専門医のための
眼科診療クオリファイ

シリーズ総編集
大鹿哲郎
筑波大学
大橋裕一
愛媛大学

1

屈折異常と眼鏡矯正

編集
大鹿哲郎
筑波大学

中山書店

シリーズ刊行にあたって

　21世紀はquality of life（生活の質）の時代といわれるが，生活の質を維持するためには，感覚器を健康に保つことが非常に重要である．なかでも，人間は外界の情報の80％を視覚から得ているとされるし，ゲーテは「視覚は最も高尚な感覚である」（ゲーテ格言集）との言葉を残している．視覚を通じての情報収集の重要性は，現代文明社会・情報社会においてますます大きくなっている．

　眼科学は最も早くに専門分化した医学領域の一つであるが，近年，そのなかでも専門領域がさらに細分化し，新しいサブスペシャリティを加えてより多様化している．一方で，この数年間でもメディカル・エンジニアリング（医用工学）や眼光学・眼生理学・眼生化学研究の発展に伴って，新しい診断・測定器機や手術装置が次々に開発されたり，種々のレーザー治療，再生医療，分子標的療法など最新の技術を生かした治療法が導入されたりしている．まさにさまざまな叡智が結集してこそ，いまの眼科診療が成り立つといえる．

　こういった背景を踏まえて，眼科診療を担うこれからの医師のために，新シリーズ『専門医のための眼科診療クオリファイ』を企画した．増え続ける眼科学の知識を効率よく整理し，実際の日常診療に役立ててもらうことを目的としている．眼科専門医が知っておくべき知識をベースとして解説し，さらに関連した日本眼科学会専門医認定試験の過去問題を"カコモン読解"で解説している．専門医を目指す諸君には学習ツールとして，専門医や指導医には知識の確認とブラッシュアップのために，活用いただきたい．

大鹿　哲郎
大橋　裕一

序

　眼科診療には多くの検査法と治療法があるが，なかでも最も基本的で重要な検査は屈折と視力の測定であり，同様に治療の基盤をなしているのが眼鏡による屈折矯正である．

　屈折異常を検出・測定し，裸眼および矯正視力を測定することから，眼科診療は始まる．視力検査の結果には多くの情報が含まれており，眼疾患の発見やスクリーニングにつながる貴重なデータを与えてくれる．診療の高度化に伴って，現在では視野，色覚，調節力，コントラスト感度，角膜形状解析，波面解析など多様な視機能評価法が行われるようになっているが，最も基本的な視機能評価法はと問われれば，やはり視力検査ということになる．その視力検査も，簡単に行える症例ばかりとは限らず，屈折の知識を駆使して慎重に行わなければならないケースもある．そのような症例にこそ，屈折と視力の正確な測定値が診断および治療に結びつく大切なデータとなることが多い．正しい情報を得るためにも，眼科医と視能訓練士は，屈折・視力検査の基礎と応用に精通している必要がある．

　屈折異常の矯正手段としては，眼鏡，コンタクトレンズ，オルソケラトロジー，laser *in situ* keratomileusis（LASIK）や photo refractive keratectomy（PRK）などのエキシマレーザーを用いたもの，角膜内リング，角膜熱形成，有水晶体眼内レンズ，refractive lens exchange，角膜切開による乱視矯正など，さまざまな modality があり，状況により使い分けられている．しかし，安全性，可逆性，利便性，簡便性などの点で，眼鏡矯正が依然として屈折矯正法の主座であり，最もベーシックなものである．

　幼児や小児における屈折矯正が視機能の健全な発達のために重要であることは言うまでもない．成人における近視・遠視・乱視などの矯正も，ますます高度化する情報化社会においてその重要性を増している．一方，人は必ず老視化する．人口の高齢化に伴い，多くは人生の半分を老視の状態で過ごすことになる．屈折矯正と一生無縁である人は皆無に近いであろう．

　正しい屈折矯正を通じて快適な"視生活"を提供し，国民の眼の健康を守ること，それは眼科医および眼科医療に関わるものの重要な仕事であり義務でもある．屈折異常は疾患であり，屈折矯正は医療行為である．いかに診断・治療テクノロジーが進歩しようとも，屈折矯正はきちんとした眼科医学知識を有する眼科医と視能訓練士が行わなくてはいけない．正しい屈折矯正を行うためには高い知識と経験が必要とされる．屈折矯正の基礎と応用をもう一度学んで，患者の quality of vision および quality of life を最大限に守り生かすこと，そのために本書が少しでも役に立つことを願って序としたい．

2010 年 10 月

筑波大学大学院人間総合科学研究科（臨床医学系）疾患制御医学専攻眼科学分野／教授
大鹿哲郎

専門医のための眼科診療クオリファイ
1 ■ 屈折異常と眼鏡矯正
目次

1 屈折検査

オートレフラクトメータ／オートレフラクト・ケラトメータ	佐渡一成	2
検影法	西田保裕	12
[CQ] 乳幼児の検影法のコツを教えてください	西田保裕	17
レンズ交換法	山下牧子	20
二色テスト [カコモン読解] 21-一般59	山下牧子	26
乱視表	佐伯めぐみ	28
クロスシリンダ法 [カコモン読解] 18-一般69	佐伯めぐみ	31
不正乱視の検出 [カコモン読解] 18-一般68 20-一般15	二宮欣彦	35
雲霧法	根本加代子	42
調節麻痺薬	根本加代子	44

2 視力検査

成人の視力検査	内海 隆	48
近見視力検査	内海 隆	54
小児の視力検査	中村桂子	59
心因性視力障害の視力検査	中村桂子	66
logMAR 視力・ETDRS 視力表の使い方 [カコモン読解] 20-一般59	前田直之	69
その他の視機能検査（コントラスト感度など）	平岡孝浩	74
視力の種類 [カコモン読解] 19-一般59	大鹿哲郎	81
[CQ] 集まった視力の測定値の平均や偏差をとるにはどうしたらよいでしょう？ [カコモン読解] 18-一般67 21-一般61	大鹿哲郎	85

3 眼鏡調整

成人の眼鏡処方	鈴木武敏	90
[CQ] 過矯正を避けるためには？	鈴木武敏	100

眼鏡処方せんの書き方	佐野研二	103
老視用眼鏡の処方	梶田雅義	106
[CQ] 老眼鏡を掛け始める適切な時期はいつごろですか？	梶田雅義	113
VDT作業と眼鏡 カコモン読解 21一般21	渥美一成	115
偽水晶体眼の眼鏡処方	根岸一乃	121
[CQ] 多焦点眼内レンズ眼の視力測定と眼鏡処方の注意点を教えてください	根岸一乃	124
小児の近視矯正	長谷部 聡	127
小児の遠視矯正	林 孝雄	131
[CQ] 子どもの眼鏡装用を嫌がる親にどう対応しますか？	八子恵子	133
[CQ] 眼鏡を掛けたがらない患児にどう対応しますか？	八子恵子	136
小児眼鏡フレームとレンズの選び方	湖崎 淳	139
[CQ] 小児眼鏡フレームのトラブルには，どのように対処したらよいのでしょうか	湖崎 淳	145
[EV] 近視進行防止の臨床試験	長谷部 聡	148
[CQ] 近視進行の危険因子としてなにが考えられますか？	長谷部 聡	151
[CQ] 小児近視にミドリンM®は有効でしょうか？	長谷部 聡	154
[CQ] 不同視がある場合の眼鏡処方で気をつけることは何ですか？	平井宏明	157
[CQ] 視力回復センターやピンホール眼鏡について教えてください	平井宏明	160
プリズム眼鏡の処方 カコモン読解 21一般64	西村香澄	164
斜視・弱視の眼鏡処方	林 孝雄	172
眼鏡と医療費控除・療養費支給 カコモン読解 20一般61	林 孝雄	176
ロービジョン患者の矯正眼鏡処方	仲泊 聡	179
遮光眼鏡 カコモン読解 21一般20	守本典子	184
産業用保護眼鏡	岩崎常人	188
度付きゴーグル	岩崎常人	192
花粉症・ドライアイ用眼鏡	内野美樹	195
レンズメータ カコモン読解 20一般60	高橋文男	197
[CQ] 累進レンズのチェックはどのように行えばよいですか？	高橋文男	202
眼科非受診での眼鏡作製による疾患の見逃し	植田喜一	205
不適切眼鏡による不具合	植田喜一	209

[CQ] "クリニカル・クエスチョン"は，診断や治療を進めていくうえでの疑問や悩みについて，解決や決断に至るまでの考え方，アドバイスを解説する項目です．

カコモン読解 過去の日本眼科学会専門医認定試験から，項目に関連した問題を抽出し解説する"カコモン読解"がついています．（凡例：21臨床30→第21回臨床実地問題30問，19一般73→第19回一般問題73問）
試験問題は，日本眼科学会の許諾を得て引用転載しています．
本書に掲載された模範解答は，実際の認定試験において正解とされたものとは異なる場合があります．ご了承ください．

[EV] "エビデンスの扉"は，関連する大規模臨床試験について，これまでの経過や最新の結果報告を解説する項目です．

4 調節

調節力の測定　カコモン読解 18 一般70 ………………………… 川守田拓志, 魚里　博　214
調節の異常とその治療 ……………………………… 浅川　賢, 庄司信行, 石川　均　221

5 屈折異常と眼疾患

強度近視の眼底変化 ………………………………………………………… 大野京子　228
近視と網膜硝子体界面 ……………………………………………………… 佐柳香織　232
近視と緑内障 ………………………………………………………………… 富所敦男　236
強度近視と視覚障害 ………………………………………………………… 郷家和子　239

6 屈折視機能の基礎知識

成長と屈折変化 ……………………………………………………………… 小林百合　244
加齢と屈折・調節変化 ……………………………………………………… 山口剛史　248
眼鏡処方と眼光学　カコモン読解 19 一般58　20 一般56　20 一般72 ……………… 不二門　尚　253
屈折異常と眼光学　カコモン読解 20 一般58 ………………………………… 不二門　尚　266
眼鏡レンズの種類 …………………………………………………………… 白栁守康　272
眼の屈折要素　カコモン読解 18 一般4　19 一般3　19 一般4　21 一般11 ……………… 魚里　博　278
瞳孔径と視力　カコモン読解 18 一般64　21 一般60 ………………………… 根岸一乃　287
三歳児検診, 学校検診　カコモン読解 20 一般18 ……………………………… 橋本禎子　292
自動車免許と視機能　カコモン読解 20 一般19 ………………………………… 丹治弘子　296
眼鏡処方と法律　カコモン読解 19 一般17　20 一般17 ………………………… 笠井祐子　299
身体障害者福祉法　カコモン読解 21 一般19 …………………………………… 笠井祐子　301
労働者災害補償保険 ………………………………………………………… 鳥居秀成　303
職業・資格と視力 …………………………………………………………… 鳥居秀成　306

文献*　311
索引　　323

---

*"文献"は, 各項目でとりあげられる引用文献, 参考文献の一覧です.

編集者と執筆者の紹介

シリーズ総編集	大鹿　哲郎	筑波大学大学院人間総合科学研究科（臨床医学系）疾患制御医学専攻眼科学分野
	大橋　裕一	愛媛大学大学院医学系研究科視機能外科学分野（眼科学講座）
編集	大鹿　哲郎	筑波大学大学院人間総合科学研究科（臨床医学系）疾患制御医学専攻眼科学分野
執筆者 （執筆順）	佐渡　一成	さど眼科
	西田　保裕	滋賀医科大学眼科学講座
	山下　牧子	東京医科歯科大学医学部眼科学教室
	佐伯めぐみ	慶應義塾大学医学部眼科学教室
	二宮　欣彦	行岡病院
	根本加代子	根本眼科
	内海　隆	内海眼科医院
	中村　桂子	大阪医科大学眼科学教室
	前田　直之	大阪大学大学院医学系研究科視覚情報制御学寄附講座
	平岡　孝浩	筑波大学大学院人間総合科学研究科（臨床医学系）疾患制御医学専攻眼科学分野
	大鹿　哲郎	筑波大学大学院人間総合科学研究科（臨床医学系）疾患制御医学専攻眼科学分野
	鈴木　武敏	鈴木眼科吉小路
	佐野　研二	あすみが丘佐野眼科
	梶田　雅義	梶田眼科
	渥美　一成	セントラルアイクリニック
	根岸　一乃	慶應義塾大学医学部眼科学教室
	長谷部　聡	岡山大学大学院医歯薬学総合研究科機能制御学講座眼科学
	林　孝雄	帝京大学医療技術学部視能矯正学科
	八子　恵子	北福島医療センター
	湖崎　淳	湖崎眼科
	平井　宏明	平井眼科
	西村　香澄	聖隷浜松病院眼科
	仲泊　聡	国立障害者リハビリテーションセンター眼科
	守本　典子	岡山大学大学院医歯薬学総合研究科機能制御学講座眼科学
	岩崎　常人	産業医科大学眼科学教室
	内野　美樹	両国眼科クリニック
	髙橋　文男	株式会社ニコン　コアテクノロジーセンター 研究開発本部光学設計研究室
	植田　喜一	ウエダ眼科
	川守田拓志	北里大学医療衛生学部リハビリテーション学科視覚機能療法学専攻
	魚里　博	北里大学医療衛生学部リハビリテーション学科視覚機能療法学専攻
	浅川　賢	北里大学医療衛生学部リハビリテーション学科視覚機能療法学専攻
	庄司　信行	北里大学医療衛生学部リハビリテーション学科視覚機能療法学専攻
	石川　均	北里大学医療衛生学部リハビリテーション学科視覚機能療法学専攻
	大野　京子	東京医科歯科大学医学部眼科学教室
	佐柳　香織	大阪厚生年金病院眼科
	富所　敦男	東京大学大学院医学系研究科外科学専攻感覚・運動機能医学講座眼科学分野視覚矯正科
	郷家　和子	帝京大学医療技術学部視能矯正学科

小林　百合	国立成育医療研究センター眼科
山口　剛史	東京歯科大学市川総合病院眼科
不二門　尚	大阪大学大学院医学系研究科感覚機能形成学
白栁　守康	セイコーオプティカルプロダクツ株式会社　商品本部商品企画部R＆D
橋本　禎子	桜水さかい眼科
丹治　弘子	福島県立医科大学医学部眼科学教室
笠井　祐子	京都府立医科大学眼科学教室
鳥居　秀成	慶應義塾大学医学部眼科学教室

1. 屈折検査

オートレフラクトメータ／
オートレフラクト・ケラトメータ

　言うまでもなく，オートレフラクトメータ（オートレフ，auto refractmeter）[*1]は，検査対象眼の他覚的屈折度数を自動的に測定する器械である．矯正視力の測定は眼科検査のなかで最も基本的で重要なもので，この矯正視力の測定に他覚的屈折検査は必須である．正確な屈折検査の後に行われる視力検査に比べて，屈折検査に基づかない視力検査の信頼度は低く，あくまで参考程度のものである．

　この重要な屈折検査を自動で行ってくれるのが，オートレフである．操作方法はきわめて簡単なので，操作はだれにでもできるが，非常に重要な検査である．

[*1] オートレフラクト・ケラトメータ（auto refract-keratometer）とも呼ばれる．

自覚的屈折検査と他覚的屈折検査

　屈折検査には，自覚的屈折検査と他覚的屈折検査がある．自覚的屈折検査は被検者（患者）の答えを必要とする屈折検査のことである．「1番のレンズと2番のレンズ，どちらが見やすいですか」などと答えを確認しながら，近視の場合は最良の視力が得られるなかで最も弱いレンズ度数（遠視の場合は最良の視力が得られるなかで最も強いレンズ度数）を見つける検査，レンズ交換法が該当する．

　一方，他覚的屈折検査は被検者（患者）の答えを必要としない屈折検査のことで，検影法やオートレフラクトメータによる測定が該当する．

オートレフの測定原理

　オートレフの測定原理は，現在，表1に示す五つである．あらためて，並べてみると，測定原理というか屈折状態を数字化するためのアプローチがそれぞれに異なって興味深い．

1. **検影式**：Foucault（フーコー）テストの原理を応用した方法である．検影法に近い原理のため，検影式といわれる．図1のように正視の場合，眼底からの反射光は平行光線となって眼外に出てくる．この平行光線を収束させるために被検眼の前に凸レンズを置くと凸レンズの焦点で眼外に反射してきた反射光が収束する．この焦点の

表1　オートレフの測定原理

1. 検影式
2. 合致式
3. 結像式
4. 画像解析式
5. フォトレフラクション法

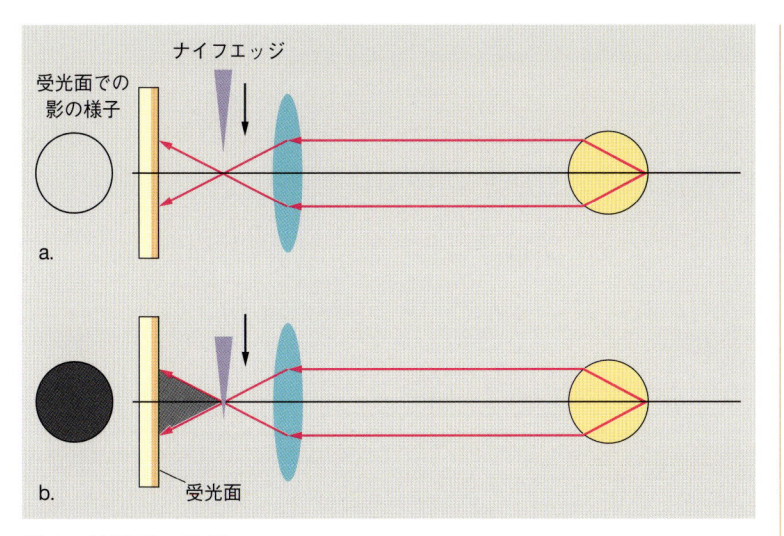

図1　検影式：正視

眼底からの反射光は平行光線となって眼外に出てくるので，凸レンズの焦点で反射光が収束する（a）．この焦点の位置にナイフエッジを入れていくと，正視の場合は一瞬にして暗くなる（b）．

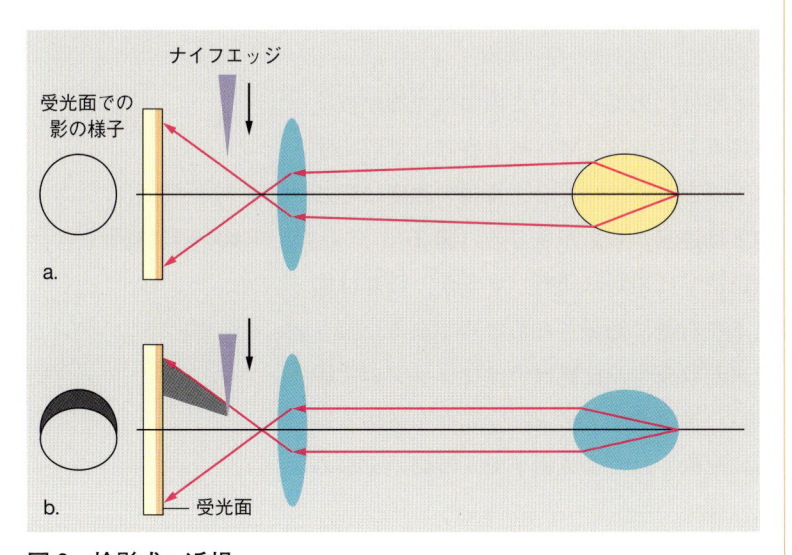

図2　検影式：近視

近視の場合，眼底からの反射光は収束光線となって眼外に出てくる．この収束光線が被検眼の前の凸レンズを通ると焦点よりも手前で（被検眼寄り）で収束する（a）．焦点の位置にナイフエッジを入れていくと，近視の程度に応じてナイフエッジが入る方向と同じ側から影が生じる（b）．

位置にナイフエッジを入れていくと，正視の場合は一瞬にして暗くなる（**図1**）．近視の場合，眼底からの反射光は収束光線となって眼外に出てくる．この収束光線が被検眼の前の凸レンズを通ると焦点よりも手前で（被検眼寄り）で収束する（**図2**）．焦点の位置にナイフエッジを入れていくと，近視の程度に応じてナイフエッジが入る方向と同じ側から影が生じる（**図2**）．逆に遠視の場合は，眼底から

図3 検影式：遠視
遠視の場合は，眼底からの反射光が開散光線となって眼外に出てくる．この開散光線が被検眼の前の凸レンズを通ると焦点よりも遠くで（検者寄り）で収束する（a）．焦点の位置にナイフエッジを入れていくと，遠視の程度に応じてナイフエッジが入る方向とは逆側から影が生じる（b）．

の反射光が開散光線となって眼外に出てくる．この開散光線が被検眼の前の凸レンズを通ると焦点よりも遠くで（検者寄り）で収束する．焦点の位置にナイフエッジを入れていくと，遠視の程度に応じてナイフエッジが入る方向とは逆側から影が生じる（図3）[1]．

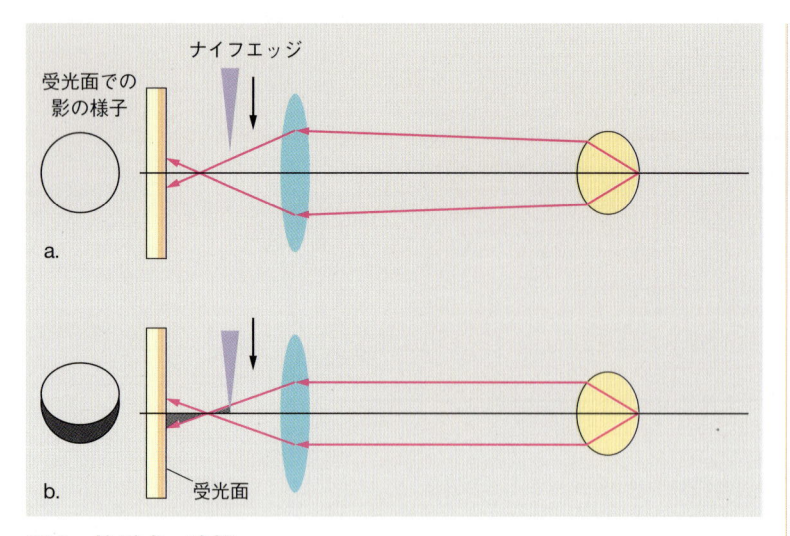

近視（遠視）の場合，検影法では逆行（同行）するが，これは網膜に届いた影（映像）は上下左右逆に知覚されるためである．

屈折異常が強いほど，光束が収束する位置はナイフエッジの位置（被検眼の前の凸レンズの焦点）から離れるため，受光面を横切る影の速度が遅くなる．受光面に配置された受光素子で，時間差を求めて屈折度に換算している[1]．

2. 合致式：Scheiner（シャイネル）の原理[*2]に基づく方法である．Scheiner板という二つのピンホールの空いた遮閉板を眼前に置き，無限遠の視標（点）光源を見た場合，視標と網膜が"互いに共役"でない場合は，視標は二つに見える（図5）．正視では視標と網膜が"互いに共役"なので，視標の像は網膜上に結び，視標は一つに見える（図5）．言い換えると，視標と網膜が"互いに共役"の場合に，二つのピンホールによって二つに分かれた光が合致するのである[1]．

無限遠の視標光源は現実には不可能なので，眼前に凸レンズを置くことで，有限距離の視標光源の光を平行光線として眼内に入射する．

文献は p.311 参照．

[*2] **Scheinerの原理**
Scheiner's disk principle. 原理図は，点光源と二つの穴が開いたScheiner板と凸レンズで構成される（図4）．調節を無視して考えると，一番上の図の状況では光源の像は2点であるが，光源を被験者側に近づけていくと，ある位置で光源の像が1点になり，さらに被験者側に近づけていくと二つに分離する．光源の像が1点に見える位置から屈折度が算出できる．

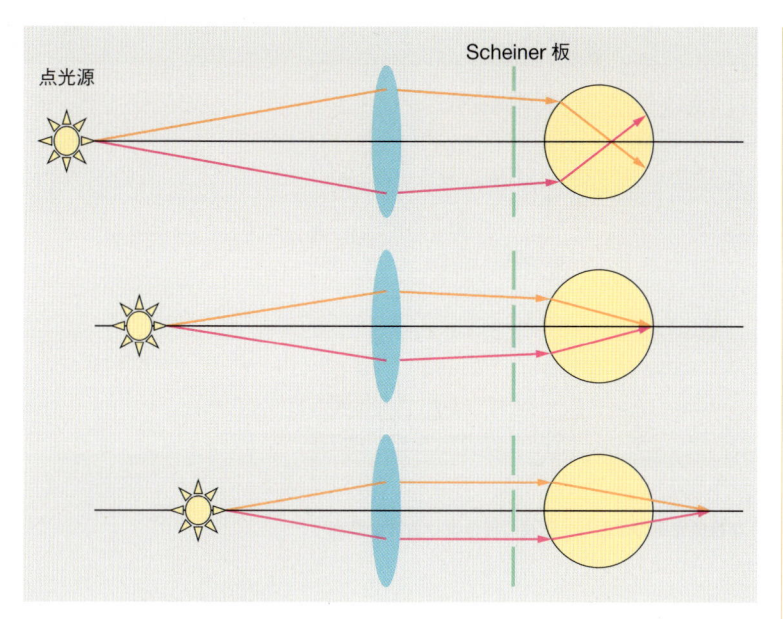

図4　Scheinerの原理
正視（遠点が無限遠）や遠視も測定可能になるように，凸レンズが使われており，これにより遠点が無限遠や眼球後方の位置であっても，点光源の像が1点になる位置が測定できる．

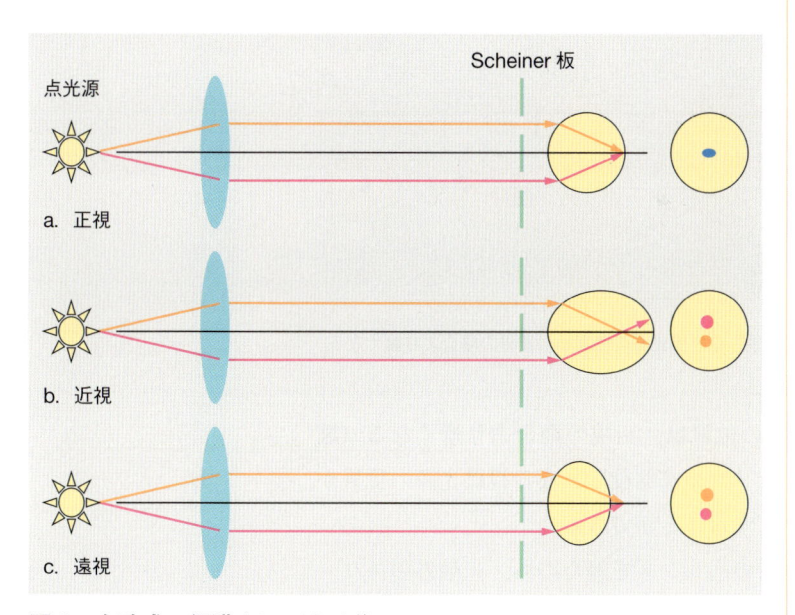

図5　合致式：網膜上にできる像
Scheiner（シャイネル）板という二つのピンホールの空いた遮閉板を眼前に置き，無限遠の視標（点）光源を見た場合，視標と網膜が"互いに共役"でない場合は，視標は二つに見える（b, c）．正視では視標と網膜が"互いに共役"なので，視標の像は網膜上に結び，視標は一つに見える（a）．言い換えると，視標と網膜が"互いに共役"の場合に，二つのピンホールによって二つに分かれた光が合致するのである．

　近視の場合，網膜と"互いに共役"な視標光源の位置は，正視の場合よりも被検眼寄りになる（**図6**）．逆に遠視の場合は，網膜と

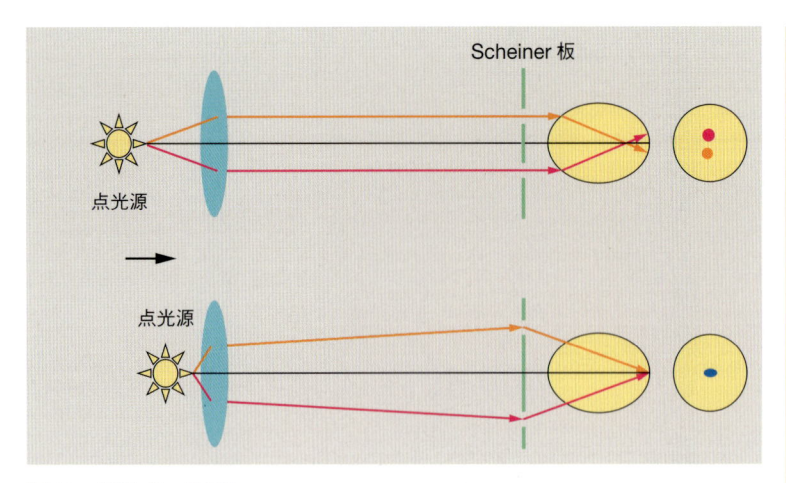

図6 合致式：近視
近視の場合，網膜と"互いに共役"な視標光源の位置は，正視の場合よりも被検眼寄りになる．

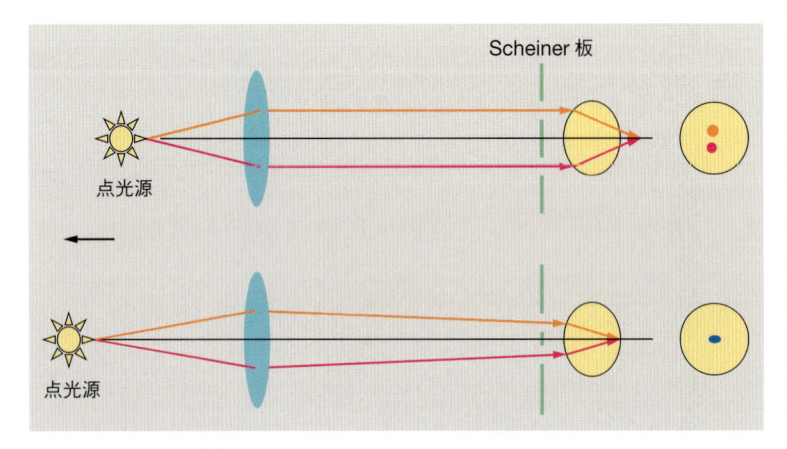

図7 合致式：遠視
遠視の場合は，網膜と"互いに共役"な視標光源の位置は，正視の場合より遠くなる．

"互いに共役"な視標光源の位置は，正視の場合より遠くなる（図7）．言い換えると，網膜と"互いに共役"となる視標光源の位置から，その眼の屈折度を換算することができる．

視標光源からの光は眼前の凸レンズを経たのち，光軸外のスリットから眼内に入射し，眼底からの反射光は瞳孔中心から取り出される（図8）．光軸上で光源を移動させ，光軸周囲に配置した受光素子で光量・位相を測定し，光量差が"0"となる（光軸上に結像する）位置（図8）から屈折度を求める[1]．

さらに，これを180°スキャンさせて（図9），全経線の屈折度数を求め，球面度数（S），乱視度数（C），乱視軸（A）[*3]を演算し算出する[2]．

[*3] S：sphere
C：cylinder
A：axis

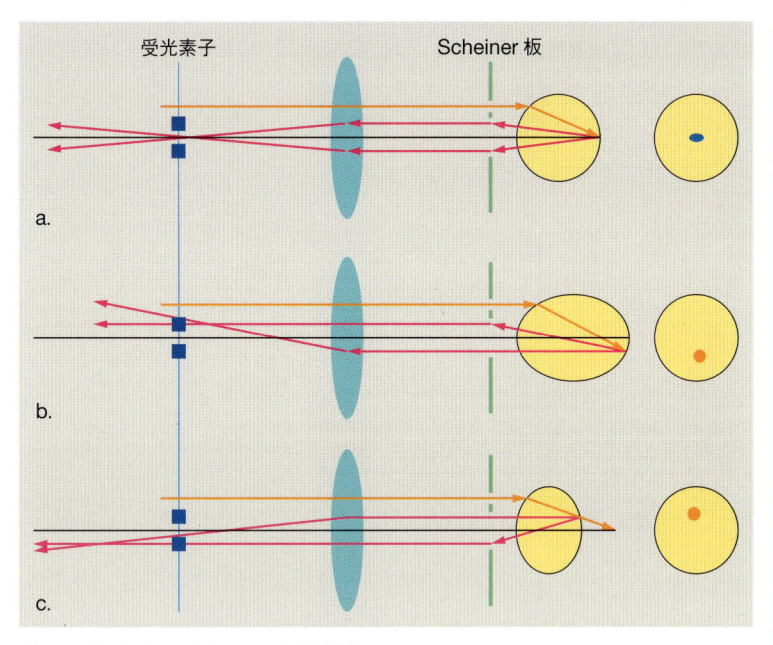

図8 合致式：眼底からの反射光

視標光源からの光は眼前の凸レンズを経たのち，光軸外のスリットから眼内に入射し，眼底からの反射光は瞳孔中心から取り出される．光軸上に結像する場合，二つの光電素子の光量差は"0"となる．

a. 視標と網膜が共役の場合，光源の像は光軸上の網膜に結像する．光軸上の網膜に生じた像を新たに光源と考えると，ここからの光は瞳孔中心から眼外にでて，光軸上に結像する．この図の場合，上下の受光素子の光量差は"0"である．

b. a よりも眼軸長が長い（近視）の場合，光源の像は（この図の場合は）光軸よりも下方の網膜にぼけた像が生じる．網膜上のぼけた像を新たに光源と考えると，ここからの光は瞳孔中心から眼外にでて，a の場合より被検眼寄りの光軸外に結像する．この図の場合，下の受光素子よりも上の受光量が大きい．つまり，光源を眼球に近づけていくと光源の像は光軸上の網膜に結像するようになり，上下の受光素子の光量差は"0"となる．

c. a よりも眼軸長が短い（遠視）の場合，光源の像は（この図の場合は）光軸よりも上方の網膜にぼけた像が生じる．網膜上のぼけた像を新たに光源と考えると，ここからの光は瞳孔の中心から眼外にでて，a の場合より遠い位置の光軸外に結像する．この図の場合，上の受光素子よりも下の受光量が大きい．つまり，光源を眼球から遠ざけていくと光源の像は光軸上の網膜に結像するようになり，上下の受光素子の光量差は"0"となる．

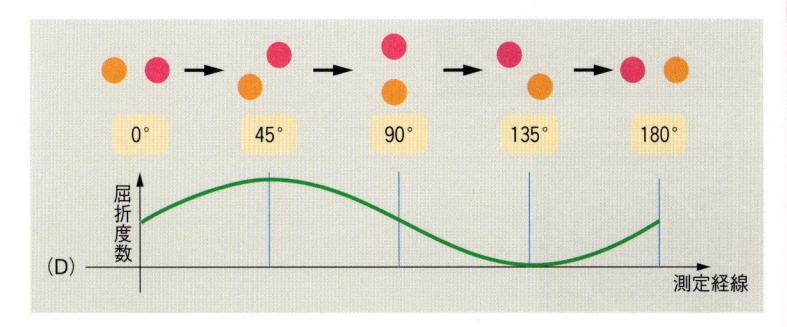

図9 180°測定

全経線の屈折度数を求めるために，180°スキャンする．

a. 正視

b. 近視

c. 遠視

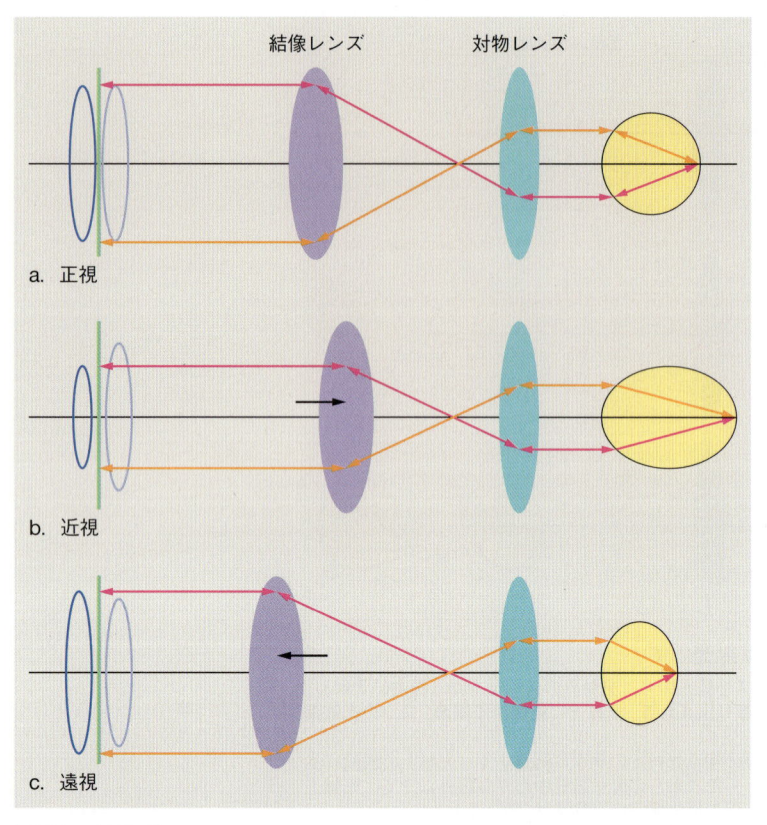

結像レンズ　対物レンズ

図10　結像式
コントラストが最大になる結像レンズの位置から被検眼の遠点位置を求めて，屈折度を知る方法である．正視眼（a）の場合に比べ，近視では結像レンズが被検眼に近づき（b），逆に遠視では結像レンズが被検眼から遠ざかる（c）．

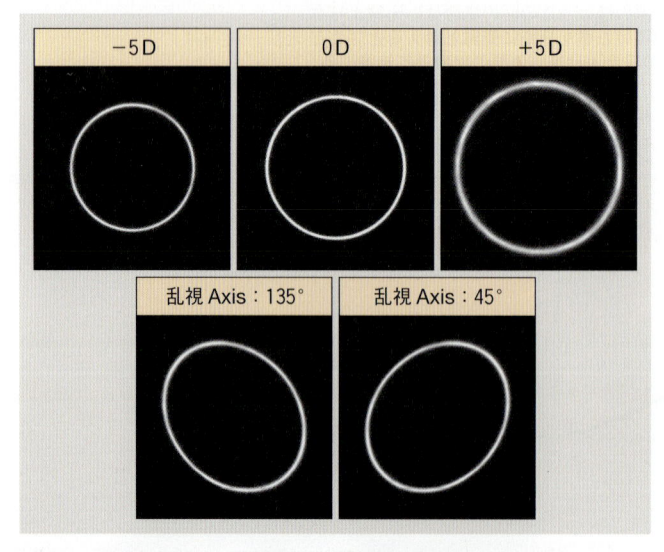

−5D　　0D　　+5D

乱視 Axis：135°　　乱視 Axis：45°

図11　結像式によって得られる像の屈折度による違い
結像した像の大きさは，正視眼（0D）の場合に比べ，近視（−5D）では小さく，遠視（+5D）では大きくなる．さらに像は，乱視がない場合は"正円"であるが，乱視の大きさに応じて"楕円"の度合いが強くなる．

3. **結像式**：視標光源から被検眼の眼底に像を投影し（屈折状態に応じてぼけた状態で返ってくる），眼底からの像を鮮明にできるレンズ（結像レンズ）の位置から被検眼の遠点位置を求めて，屈折度を知る方法（図10）である[1]．

　正視眼の場合に比べ，近視では結像レンズが被検眼に近づき，逆に遠視では結像レンズが被検眼から遠ざかる（図10）．また，結像した像の大きさは，正視眼の場合に比べ，近視では小さく，遠視では大きくなる（図11）．さらに像は，乱視がない場合は"正円"であるが，乱視の大きさに応じて"楕円"の度合いが強くなる（図11）．

　このリング像をマイクロコンピュータにて画像処理／演算して，球面度数（S），乱視度数（C），乱視軸（A）を算出する．

4. **画像解析式**：近赤外線光束を光軸外から被検眼に入射する．入射した光束は被検眼の屈折度に応じて眼底に像（眼底像）を形成する．さらに，この眼底像の反射像を（眼外で）CCDセンサー（CCD；charge coupled device）で検出し，コンピュータによる画像解析で球面度数（S），乱視度数（C），乱視軸（A）を算出する[1]．

5. **フォトレフラクション（photo refraction）法**：ストロボ光源がついたカメラで離れた位置から両眼同時に撮影し，撮影された写真の瞳孔内の光の分布の様子から屈折異常の種類，程度を知る方法である[1]．

オートレフでの雲霧

　正確な屈折検査を行うためには，"調節の影響をいかに除くか"ということが重要である．このため，オートレフには簡単な雲霧機能が組み込まれている．

　オートレフでは，測定時に接眼部と視標の間に凸レンズ（プラスレンズ）を入れたのと同じ効果が得られるように，光学系を工夫して（たとえばニデックのARK-700A®では，被検眼の眼鏡装用位置〈VD＝12mm〉に1.6Dのプラスレンズを追加するような光学的な仕掛けを働かせて）短時間の"雲霧"状態をつくっている．凸レンズ効果が入ったときに，"視標（図12）が一瞬ぼやけて見える"のである．

　オートレフのなかを覗き込むと，"気球"などの視標（図12）が見える．われわれの眼は，ものを見ようとすると調節が（無意識に）働く．雲霧機能がなければ，測定された結果は，ある場合に比べて調節の影響が大きくなる．言い換えると雲霧機能によって，調節の

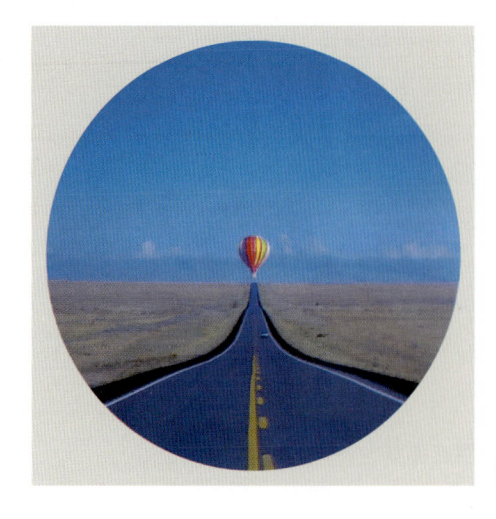

図12　オートレフの視標

影響を小さくしているのである．
　ただし，オートレフのような短時間"雲霧"では，効果がほとんど期待できないことが知られている．一瞬の雲霧だけで，調節の影響のない屈折値が得られるわけではないのである．オートレフの普及によって"過矯正"が増えたと言われている．オートレフは非常に便利で手放せない道具であるが，限界や欠点を理解したうえで使用（利用）する必要がある．

ケラトメータの役割

　眼内レンズのパワーを算出する際には眼軸長とともにケラトメータ測定値が必須である．ソフトコンタクトレンズの処方の際には必要とは言えないが，ハードコンタクトレンズの処方，ベースカーブの選択の目安としては今でも役に立つ（ベースカーブの決定にはフィッティングの判断が必要で，器械で得られた数値だけでは決まらない）．

ケラトメータの表示は，曲率半径とジオプトリーの二つ

　曲率半径（mm）とジオプトリー（diopter；D）は，お互いに換算・書き換えすることができる．つまり，角膜表面のカーブ（曲率半径）を知ることは，同時に角膜表面の屈折力（ジオプトリー）を知ることでもある[*4]．換算表（表2）を見ると，曲率半径が小さいとジオプトリー（角膜表面の屈折力）は大きく，曲率半径が大きいとジオプトリーは小さいことがわかる．
　同じ媒質（屈折率）の物体であれば，表面のカーブを変えること

[*4] **角膜前面の屈折力が眼球屈折系では最大**
眼球全体の屈折力は平均約＋60D，角膜約＋40D，水晶体約＋20Dと言われている．グルストランド（Gullstrand）の模型眼[3]によると，眼球全体の屈折力は58.64D，角膜は43.05D，水晶体は19.11Dであり，より詳しく見ると角膜前面は48.83D，角膜後面は－5.88D，水晶体前面は5.0D，水晶体核5.985D，水晶体後面8.33Dである．
角膜の厚さは中央部で約0.5mm，周辺部で約1.0mmであるから角膜自体は凹レンズだが，（光の）屈折は媒質と媒質の境界面で起こり，媒質と媒質の屈折率の差が大きいほど大きな屈折力が生じるため，眼球全体の屈折力のうち，角膜前面の屈折力が最大である．
つまり，角膜曲率半径を測定することで，眼球屈折系で最大の角膜前面の屈折力を知ることができるのである．

表2 ケラトメータ換算表

D	mm	D	mm	D	mm	D	mm	D	mm	D	mm	D	mm	D	mm
36.00	9.38	38.00	8.88	40.00	8.44	42.00	8.04	44.00	7.67	46.00	7.34	48.00	7.03	50.00	6.75
.12	9.34	.12	8.85	.12	8.41	.12	8.01	.12	7.65	.12	7.32	.12	7.01	.12	6.73
.25	9.31	.25	8.82	.25	8.39	.25	7.99	.25	7.63	.25	7.30	.25	7.00	.25	6.72
.37	9.28	.37	8.80	.37	8.36	.37	7.97	.37	7.61	.37	7.28	.37	6.98	.37	6.70
.50	9.25	.50	8.77	.50	8.33	.50	7.94	.50	7.58	.50	7.26	.50	6.96	.50	6.68
.62	9.22	.62	8.74	.62	8.31	.62	7.92	.62	7.56	.62	7.24	.62	6.95	.62	6.67
.75	9.18	.75	8.71	.75	8.28	.75	7.90	.75	7.54	.75	7.22	.75	6.92	.75	6.65
.87	9.15	.87	8.68	.87	8.26	.87	7.87	.87	7.52	.87	7.20	.87	6.91	.87	6.63
37.00	9.12	39.00	8.65	41.00	8.23	43.00	7.85	45.00	7.50	47.00	7.18	49.00	6.89	51.00	6.62
.12	9.09	.12	8.63	.12	8.21	.12	7.83	.12	7.48	.12	7.16	.12	6.87	.12	6.60
.25	9.06	.25	8.60	.25	8.18	.25	7.80	.25	7.46	.25	7.14	.25	6.85	.25	6.59
.37	9.03	.37	8.57	.37	8.16	.37	7.78	.37	7.44	.37	7.12	.37	6.84	.37	6.57
.50	9.00	.50	8.55	.50	8.13	.50	7.76	.50	7.42	.50	7.11	.50	6.82	.50	6.55
.62	8.97	.62	8.52	.62	8.11	.62	7.74	.62	7.40	.62	7.09	.62	6.80	.62	6.54
.75	8.94	.75	8.49	.75	8.08	.75	7.72	.75	7.39	.75	7.07	.75	6.78	.75	6.52
.87	8.91	.87	8.46	.87	8.06	.87	7.69	.87	7.36	.87	7.05	.87	6.77	.87	6.51

D：ジオプトリー，mm：曲率半径（mm）

で屈折力が変わる．眼軸長が同じ場合，（角膜曲率半径が小さく）角膜の屈折力が大きい場合は近視気味に，（角膜曲率半径が大きく）角膜の屈折力が小さい場合は，遠視気味になる．

ケラトメータの測定原理

　光源を球面に投影したときに，球面の表面反射による像の大きさは，光源から球面までの距離が一定であれば球面の曲率半径に比例するという原理を用いて，角膜前面での反射を測定し，その曲率半径（強・弱主経線上）を算出している[4]．オートケラトメータでは，4つの点光源（360点〈1°ごと〉のものもある）から投射した光点の反射像をCCDカメラで取り込み，位置を測定して，マイクロコンピュータがその4点を通る楕円を算出して強・弱主経線を決定する[4]．

ケラトメータの測定ポイント数

　ケラトメータは，角膜の中心から半径3～4mmの部分の角膜曲率を測定している．測定ポイントは，4点のものから360°全周を1°ごと（360点）に計測するものもある．さらに，角膜形状解析装置（角膜トポグラフィー，角膜ビデオケラトグラフィー）は，角膜中央部から周辺部まで広い範囲に測定ポイントがあり，非常に多くの角膜曲率半径（屈折力）をまとめて表示してくれる．

（佐渡一成）

検影法

　検影法（図1）は，レチノスコピー（retinoscopy）またはスキアスコピー（skiascopy）とも呼ばれ，光源からの光を経瞳孔的に照射し，眼底からの反射光の動きから屈折値を求める他覚的屈折検査である．オートレフラクトメータの登場以前は，検影法が他覚的屈折検査の主流であった．

検影法の利点

　他覚的屈折検査の現在の主流であるオートレフラクトメータに比べ，以下のような利点がある．
1. 検影法では，検査機器がポータブルなために，患者の姿勢や場所に合わせて検査が可能で，検査可能対象が広い．
2. オートレフラクトメータのように器械を覗き込む検査でないため，調節介入（器械近視）が少ない．
3. 中間透光体の評価が可能である．

検影法に必要な機器

　検影法には，検影器（レチノスコープ）と板付レンズが必要である（図2）．また，検影法の練習のためには任意の屈折状態が再現で

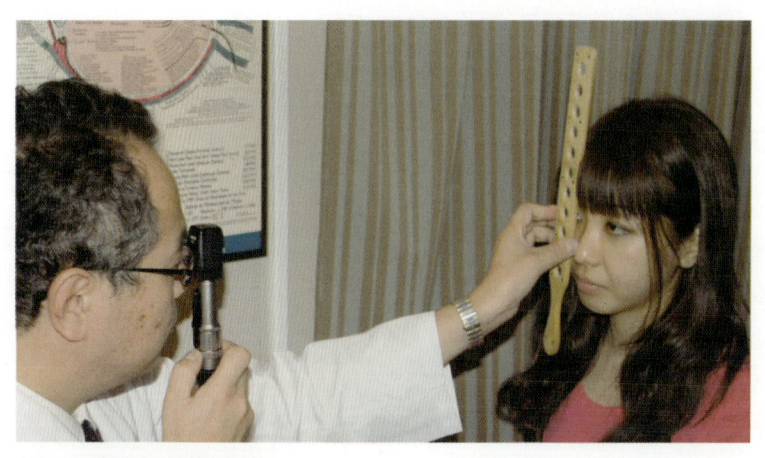

図1　検影法の実施風景

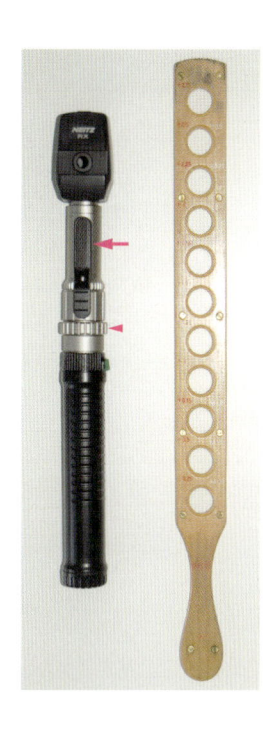

図2 検影器（レチノスコープ）と板付レンズ
ナイツ社製の線条検影器ではノブ（←）を上下にスライドすることで開散光～収束光を選択できる．ダイヤル（◀）を回すことで，主経線に応じた任意の傾きの線条光が選択できる．

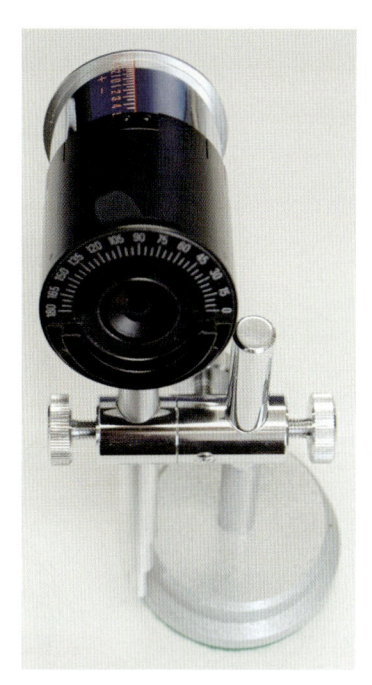

図3 模型眼
後方にある銀色の内筒を前後させて，模型眼の眼軸長を変化させれば，任意の屈折状態を再現することができる．また，模型眼前方に円柱レンズ装着すれば，乱視の再現も可能である．

きる模型眼があることが望ましい（**図3**）．レチノスコープには光源からの投射光の形により，点状・円状投射光の点状検影器と線条投射光の線条検影器がある．線条検影器では，検査眼の主経線方向に合わせてスキャンが行えるため，乱視の計測に適している．本項では線条検影器での検影法を解説する．

検影法での開散光と収束光

図4のように，検影器からの投射光は距離とともに広がる開散光と，距離とともに狭くなる収束光の選択がある．そして，収束光には，被検者眼より遠方に光の収束点をもつ長収束光と，被検者眼より手前に収束点をもつ短収束光[*1]がある．本項では開散光での検影法を解説する．

検影法での同行，逆行，中和

検影器の線条光で経瞳孔的に眼球内を照らし，**図5**のように左右にスキャンすると，眼底反射光が光源と同方向に動く場合を同行，逆方向に動く場合を逆行，瞳孔全体が光って同行も逆行も生じない場合を中和と呼ぶ．そして，中和が生じたときの板付レンズ度数により，被検者眼の屈折値が決定される．

[*1] 短収束光で検影法を行うと，後に解説する同行と逆行の結果が，ほかの投射光とは逆になる．

a. 開散光

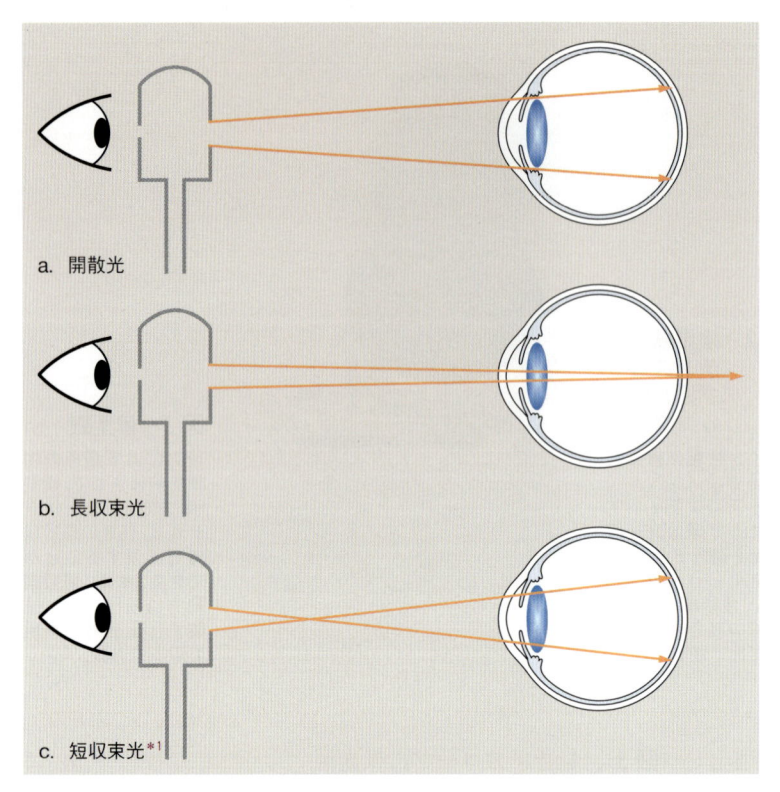

b. 長収束光

c. 短収束光*1

図4　検影器の投射光

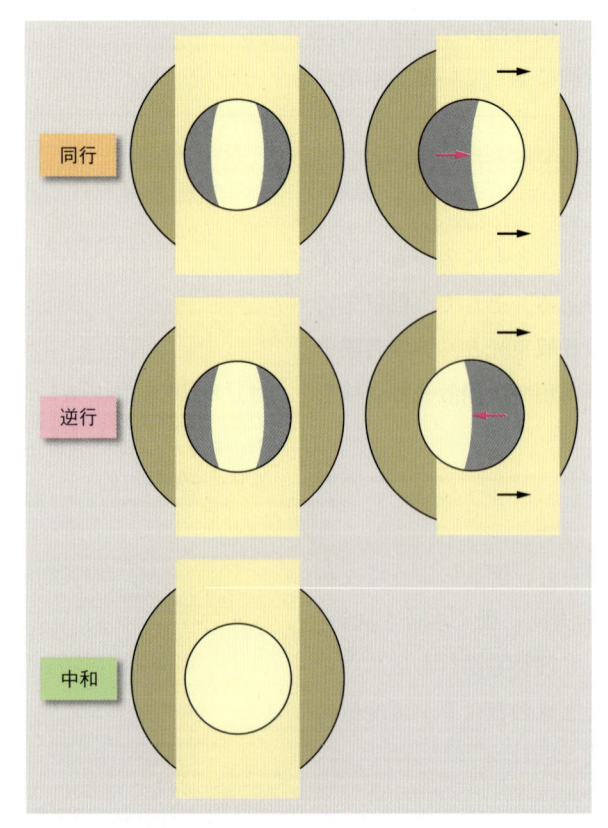

同行

逆行

中和

図5　同行，逆行，中和
上段の同行では，線条光を右にスキャンすると，眼底反射光も同方向の右に動く．中段の逆行では，逆方向の左に動く．中和は瞳孔全体に反射光が観察され，同行も逆行も生じない．

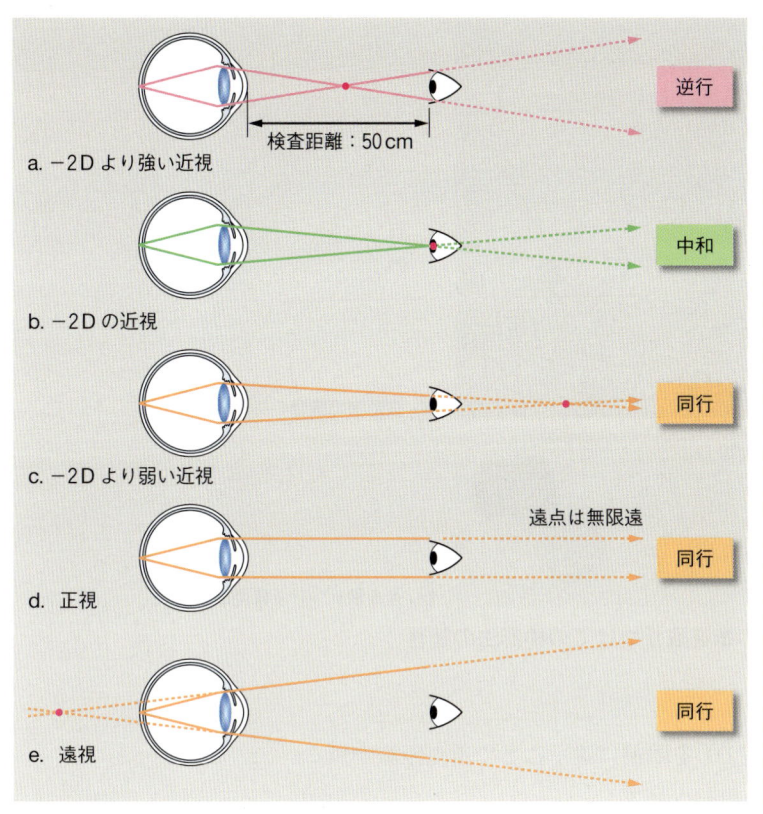

図6 遠点と同行・逆行・中和の関係
（●：遠点，D：ジオプトリー〈diopter〉）

検影法の原理

　同行，逆行，中和は被検者眼の遠点の位置で決定される．検影法での検査距離は50cmが一般的であるため，本検査距離で解説する．

a. 被検者眼が−2Dより強い近視の場合（図6a）：被検者眼の遠点は眼前50cm以下，すなわち被検者眼と検者眼の間に存在することになる．このため，遠点をはさんで上からの光は下，下からの光は上と，光の向きが検者眼では逆となり，逆行となる．凹レンズを眼前に置くことで遠点距離が長くなり，検者眼に一致して中和が生じる．

b. 被検者眼が−2Dの近視の場合（図6b）：被検者眼の遠点は眼前50cm，すなわち検者眼に一致するため，中和が生じる

c. −2Dより弱い近視の場合（図6c）：被検者眼の遠点は眼前50cm以上，すなわち検者眼の後方に存在することになる．このため，上の光は上，下の光は下で向きが同じで，同行となる．凸レンズを眼前に置くことで遠点距離が短くなり，検者眼に一致して中和が生じる．

d. 正視の場合（図6d）：被検者の遠点は無限遠にあり，cと同様に

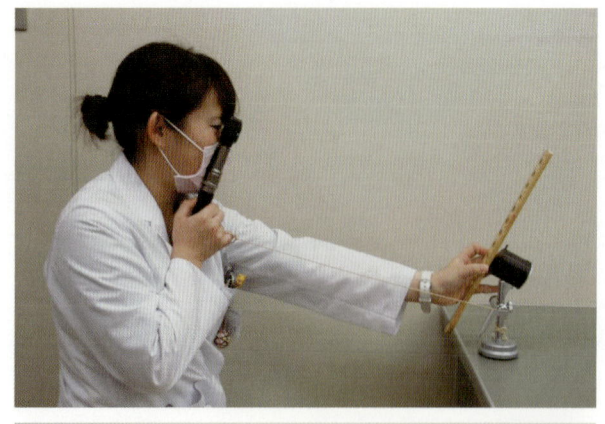

a. 検影法の練習の様子

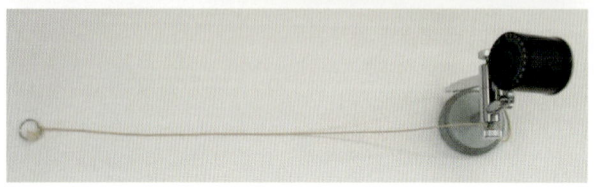

b. 糸を取りつけた模型眼

図7 模型眼に検査距離用の糸を取りつけての検影法の練習

同行となる．凸レンズ（＋2D）を眼前に置くことで遠点距離が短くなり，検者眼に一致して中和が生じる．

e. **遠視の場合**（図6e）：被検者の遠点は眼球後方にあり，cと同様に同行となる．凸レンズを眼前に置くことで遠点距離が短くなり，検者眼に一致して中和が生じる．

検影法による被検者眼の屈折度数の決定

中和に要したレンズ度数(D)と検査距離(m)の逆数から，以下のように求めることができる[*2]．

$$屈折度数(D) = レンズ度数(D) - \frac{1}{検査距離(m)}$$

[*2] 一般の検査距離である50 cmでは，
屈折度数＝レンズ度数 −2
で求められる．

検影法の練習

正確な検影法を実施するためには検査距離50 cmを体得する必要がある．練習の際には図7のように糸を模型眼に取りつけ，その長さでの腕の伸ばし具合を体得するようにする．その際，検者の上体が検査眼と正対するように心掛けることも，正確な検査距離の維持に重要である．

（西田保裕）

1. 屈折検査

クリニカル・クエスチョン
乳幼児の検影法のコツを教えてください

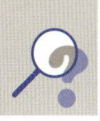

Answer　検査では，患児が静止を保てるような環境を整え，近方ではなく，可能な限り遠方の固視目標を設定することが重要です．検査値をオーバースキアスコピー[*1]で検証することも有用です．

重要だが困難を伴う小児の屈折検査

視覚の発育段階である乳幼児にとって，正確な屈折状態の把握は成人よりも重要となってくる．しかし，小児では大きな調節介入や検査への非協力的傾向のため，屈折検査が困難なことも多く，検影法も例外ではない．本項では，乳幼児での検影法のポイントについて述べたい．

検影法に際して

最低でも，1～2分は静止できる環境を整える必要がある．図1のように，基本的には親の膝の上で坐位が保てるようにする．検影法では厳密な暗室化は不要なため，照明も可能な範囲の減光に止め，患児に不要な恐怖感を与えないようする．また，眼底検査や細隙灯検査に引き続いて実施するより，最初から検影法を実施するのが望ましい．

検影法の際の板付レンズの保持

小児では頭部が不安定なことが多く，板付レンズの眼前での保持にも留意する必要がある．板付レンズの尾部にある柄をもつのではなく，図2のようにスキャンに用いるレンズ付近を指で把持し，患児の頬部上で指を軽く固定すると安定する．この把持により，レンズ面も視軸に垂直になり，しかも頂点間距離[*2]を保ちやすい．

検影法での固視目標

屈折検査では固視目標を設けず，無限遠を眺めてもらうのが理想だが，小児には困難である．キョロキョロと固視が安定しない場合は，図3aのように，可能な限り遠方に固視目標を設定するように

[*1] **オーバースキアスコピー**
眼鏡や検眼レンズ，あるいはコンタクトレンズを装用した上からスキアスコピーを行い，度数を確認すること．オーバースキアとも略される．オーバーレチノスコピーも同義．

[*2] **頂点間距離**
角膜頂点と矯正レンズ後面の距離で，12mmを保つ．

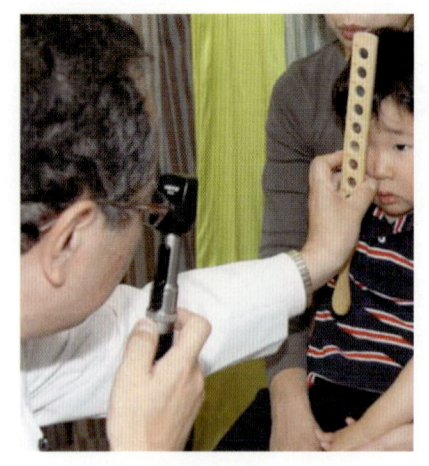

図1 小児の検影法

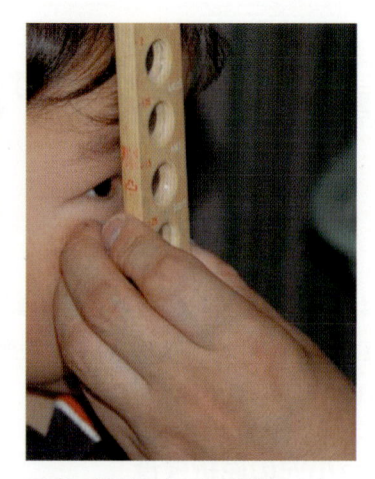

図2 板付レンズの把持

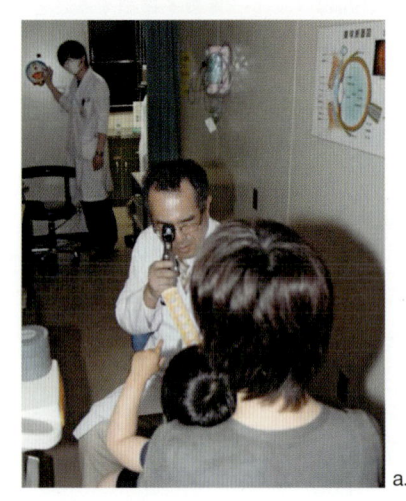

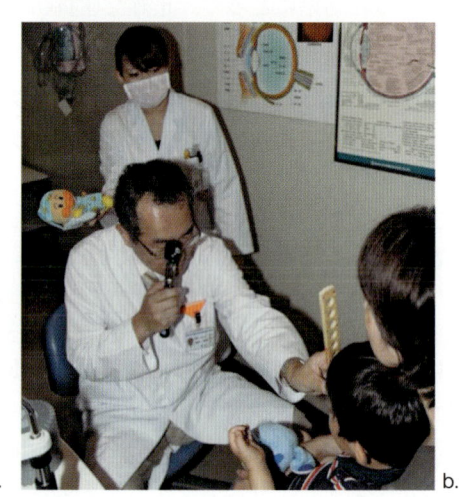

図3 固視目標
aは遠方に固視目標を提示しているが，bは近方に提示され不要な調節が生じる．

する．図3bのような近方での固視目標は，不要な調節が生じる結果となる．

オーバースキアスコピーでの検証

検影法は，習熟を要する屈折検査法である．しかも，オートレフラクトメータ以上に検査時間を要する．このような背景から，小児の未知の屈折値を検影法のみで求めることは，初心者にとっては大きな負担となる．一方，検影法をほかの屈折検査（オートレフラクトメータや矯正視力測定による自覚的屈折検査）の検証目的で使用するオーバースキアスコピーは，検査時間も短く有用な検査法である．具体的には，図4のようにほかの屈折検査で得られた度数のレ

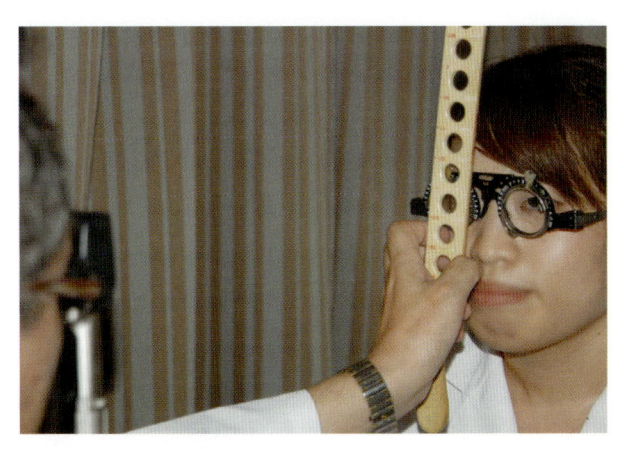

図4 オーバースキアスコピー
検眼レンズ上から検影法を行い,検眼レンズ度数の妥当性を検証する.

ンズを設置した検眼鏡を被検者に装用させ,そのレンズ上から検影法を行うものである.あらかじめ検眼レンズで矯正されていることから,検査距離50cmなら板付レンズ+2.0D付近で中和が得られる予想があるため,中和点を短時間で求められる.+2.0Dより大きい度数の板付凸レンズが中和に必要な場合は,近視なら過矯正,遠視なら低矯正であることを意味する.眼鏡上からオーバスキアスコピーを実施すれば,適切な眼鏡であることの根拠が得られる.このように,小児のみならず成人にもオーバースキアスコピーは実用性の高い検査法である.

〔西田保裕〕

レンズ交換法

この検査の種類と目的

　レンズ交換法は自覚的屈折検査法で，視力検査による球面レンズ度の検査，乱視表やクロスシリンダーによる乱視の検査（円柱レンズ度の決定），二色テストによる球面レンズ度の調整などからなる（図1）．レンズ交換法を行う目的は，得られた被検者の屈折度から最高の矯正視力を知り，眼鏡処方，眼疾患の有無やその進行状態などの判断に使うことである．このとき矯正される屈折異常には遠視，近視，乱視（ここでは正乱視を示す）などがある（図2, 3）．

条件および使用する用具

　レンズ交換法の条件は，視力検査と同じで一般に検査距離5 m，室内照度50 lux以上（視標輝度以下），視標輝度500±125 rlx[*1]，視標のコントラスト比85％以上，被検者の眼の高さが視力表1.0の位置で行うことである．

　使用するレンズは一般に検眼レンズセットにあり，遠視，近視を矯正する凸および凹球面レンズ（spherical lens）[*2]と，乱視を矯正する凸および凹円柱レンズ（cylindrical lens）[*3]がある（図4）．レンズの単位はジオプトリー（diopter；D）で焦点距離（m）の逆数である（焦点距離0.5 mのレンズは1/0.5＝2〈D〉）[*4]．検眼レンズには両凸，両凹レンズとメニスカスレンズがあるが，後者を使うことが望ましい．また，遮閉板，散瞳時に使用する円孔板なども入っている．

手順

　他覚的屈折検査の値を参考に行う（図5，表1）．眼鏡を装用している場合は，装用眼鏡の屈折力を測定しておく．視力表から眼の位置まで5 m離れたところに座らせる．片眼に遮閉板を入れた検眼枠を被検者に装用させ，片眼ずつ検査する．

　はじめに裸眼視力を測定する．次に，＋0.25 D（または＋0.50 D）のレンズを装用させ（レンズ後面と角膜頂点間距離12 mmの位

乱視表
二色テスト

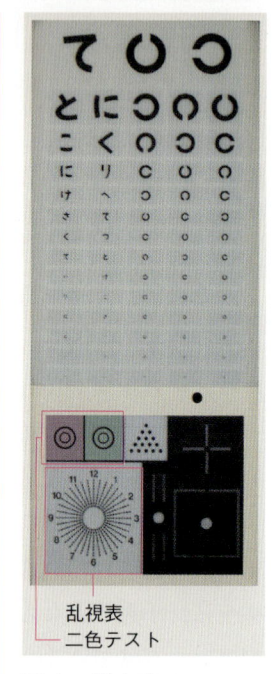

図1　視力表

[*1] rlx
ラドルックス＝反射率×lux

[*2] spherical lens
どの経線方向も同じレンズ度数をもつ．

[*3] cylindrical lens
軸方向は屈折度0，軸と直交する方向にレンズ度数をもつ．

[*4] レンズ度数の計算
レンズの度数：D
レンズの焦点距離：f(m)
$$D=\frac{1}{f}$$

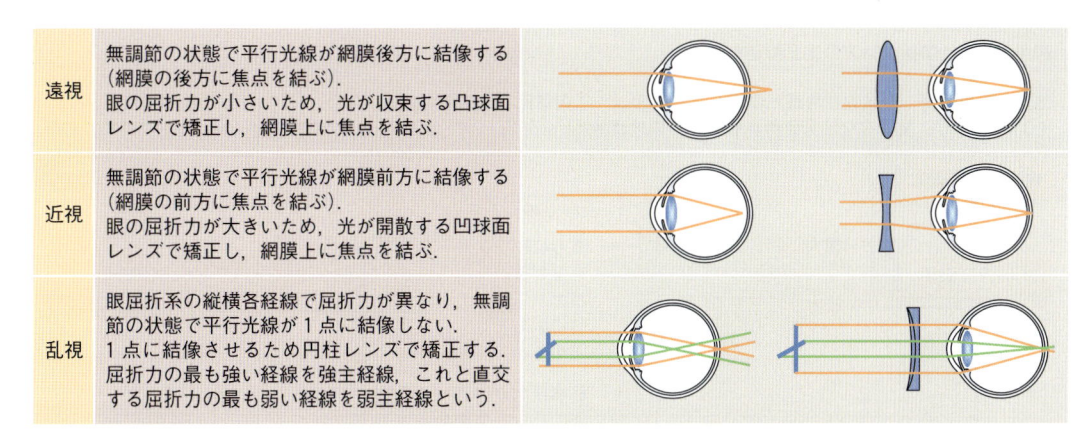

遠視	無調節の状態で平行光線が網膜後方に結像する（網膜の後方に焦点を結ぶ）．眼の屈折力が小さいため，光が収束する凸球面レンズで矯正し，網膜上に焦点を結ぶ．		
近視	無調節の状態で平行光線が網膜前方に結像する（網膜の前方に焦点を結ぶ）．眼の屈折力が大きいため，光が開散する凹球面レンズで矯正し，網膜上に焦点を結ぶ．		
乱視	眼屈折系の縦横各経線で屈折力が異なり，無調節の状態で平行光線が1点に結像しない．1点に結像させるため円柱レンズで矯正する．屈折力の最も強い経線を強主経線，これと直交する屈折力の最も弱い経線を弱主経線という．		

図2 屈折異常

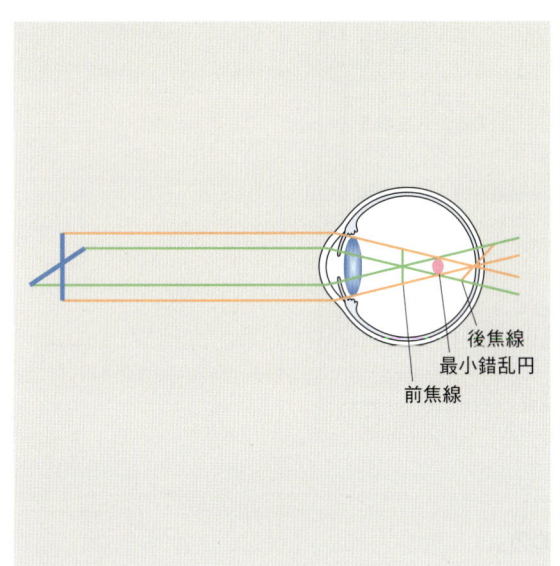

	倒乱視（強主経線が水平方向の乱視）の例
前焦線	水平方向（180°）が強主経線の場合，水平から来た平行光線は他の経線より前に光が集まる．この位置では垂直方向（90°）からの平行光線は集光せず上下にぶれ，点にならず縦線が見える．ここを前焦線という．
後焦線	垂直方向からの平行光線は弱主経線となり，ほかの経線より後に光が集まる．この位置では水平方向からの光は集光せず左右にぶれ，横線に見える．ここを後焦線という．
最小錯乱円	両焦線の中間に縦横のぶれが同じ蒙輪ができる．これを最小錯乱円といい，球面レンズ矯正では最高視力が得られる．

強主経線が垂直方向の場合を直乱視という．垂直方向の光は前焦線（横線）に，水平方向の光は後焦線（縦線）として結像する．このほか斜乱視がある．

図3 乱視

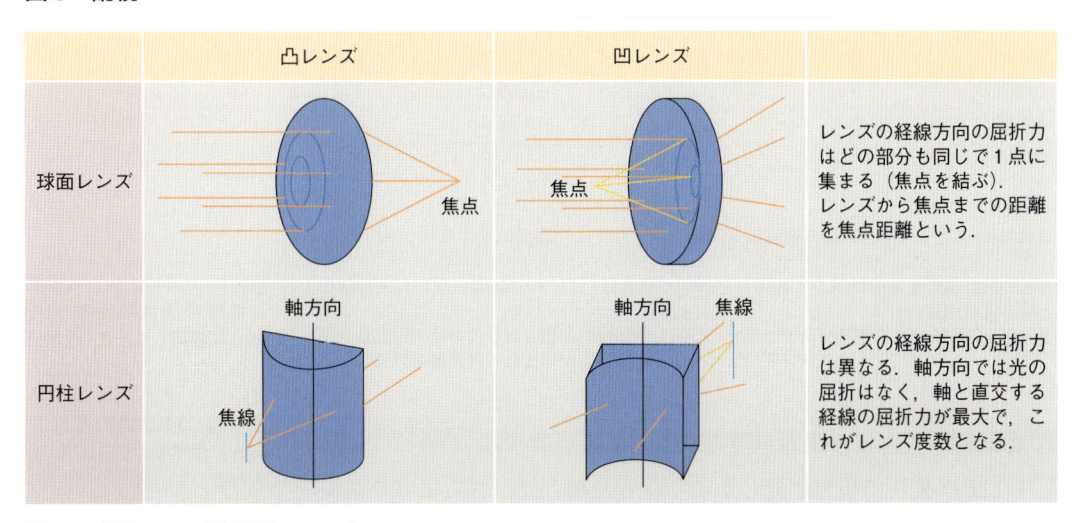

	凸レンズ	凹レンズ	
球面レンズ	焦点	焦点	レンズの経線方向の屈折力はどの部分も同じで1点に集まる（焦点を結ぶ）．レンズから焦点までの距離を焦点距離という．
円柱レンズ	軸方向／焦線	軸方向／焦線	レンズの経線方向の屈折力は異なる．軸方向では光の屈折はなく，軸と直交する経線の屈折力が最大で，これがレンズ度数となる．

図4 球面レンズと円柱レンズ

```
装用(持参)眼鏡レンズの度を測定する

他覚的屈折検査:他覚的屈折検査の値がある場合は,この球面レンズ度数に
+0.50〜1.00D加算した値を装用させて以下の検査を行う.
```

```
裸眼視力を測定
   ↓
+0.25D装用 → 視力:同じかよくなる → さらにプラスレンズ度数
                                    を上げる
                                    視力が低下したら,その
                                    前に試したレンズ度数を
                                    求める
           → 視力:低下する
                                    最高視力が得られる最強
                                    度の凸レンズ度数を求め
                                    る球面レンズ度とする

           → 視力:よくなる      → さらにマイナスレンズ度
                                    数を上げる
                                    視力が同じか低下するレ
                                    ンズの前のレンズ度数を
                                    求める
-0.25D装用
                                    最高視力が得られる最弱
                                    度の凹レンズ度数を求め
                                    る球面レンズ度とする

           → 視力:同じか悪くなる → 球面レンズ度は0
                                    (乱視がなければ正視)

乱視の検査  乱視表またはクロスシリンダによる検査
```

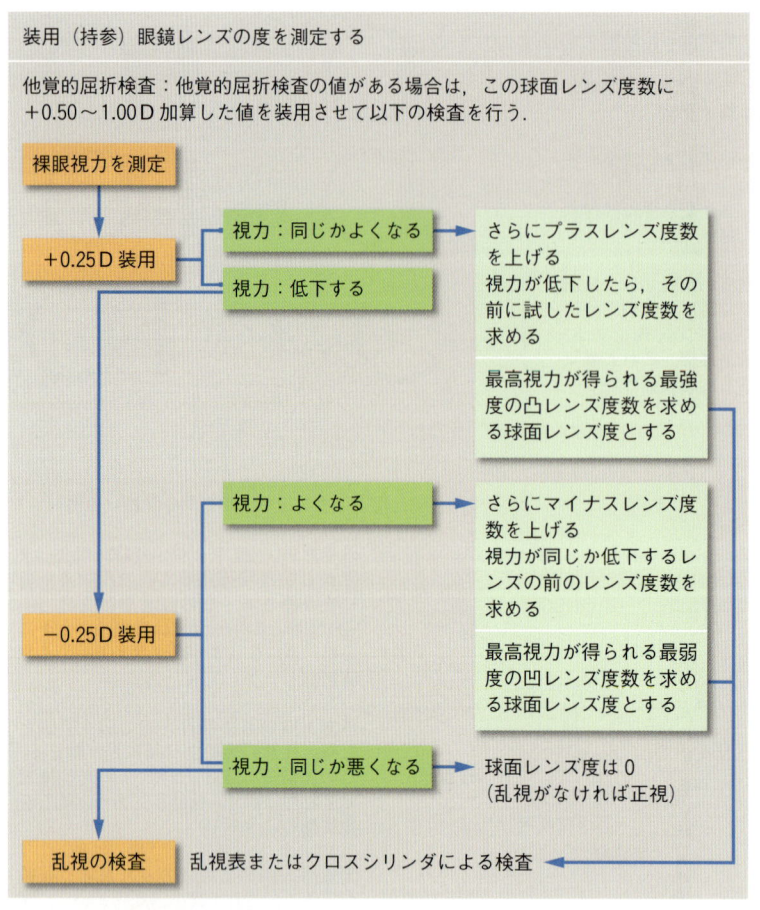

図5 レンズ交換法の手順

表1 レンズ交換法による球面レンズ度数の求め方

裸眼視力	0.8	裸眼視力	1.0	裸眼視力	0.8
+0.25D装用	0.8	+0.25D装用	0.7	+0.25D装用	0.7
+0.50D	1.0	−0.25D	1.0	−0.25D	0.9
+0.75D	1.5	−0.50D	1.0	−0.50D	1.0
+1.00D	1.5			−0.75D	1.5
+1.25D	1.2			−1.00D	1.5
				−1.25D	1.2
球面レンズ度	+1.00D	球面レンズ度	0D	球面レンズ度	−0.75D

他覚的屈折検査を参考にレンズ装用して行った場合は,はじめに装用したレンズの値に
上記の値が加算される.
球面レンズの決定:プラスレンズ(凸レンズ):最高視力が得られる最強度の球面レンズ
　　　　　　　　　マイナスレンズ(凹レンズ):最高視力が得られる最弱度の球面レンズ

置*5),裸眼視力より視力が同じかよくなるか調べる.

　+0.25D装用で視力が同じかよくなった場合は,さらにプラスレ
ンズの度数を上げて視力が低下したら,その前に試したレンズ度数

*5 レンズは,レンズ後面と角膜の頂点間距離が12mmに装用したとき,収差が一番少なくなるよう設計されている[1].そこでレンズ交換法では,頂点間距離は12mmに保てるようにレンズを入れる.

文献はp.311参照.

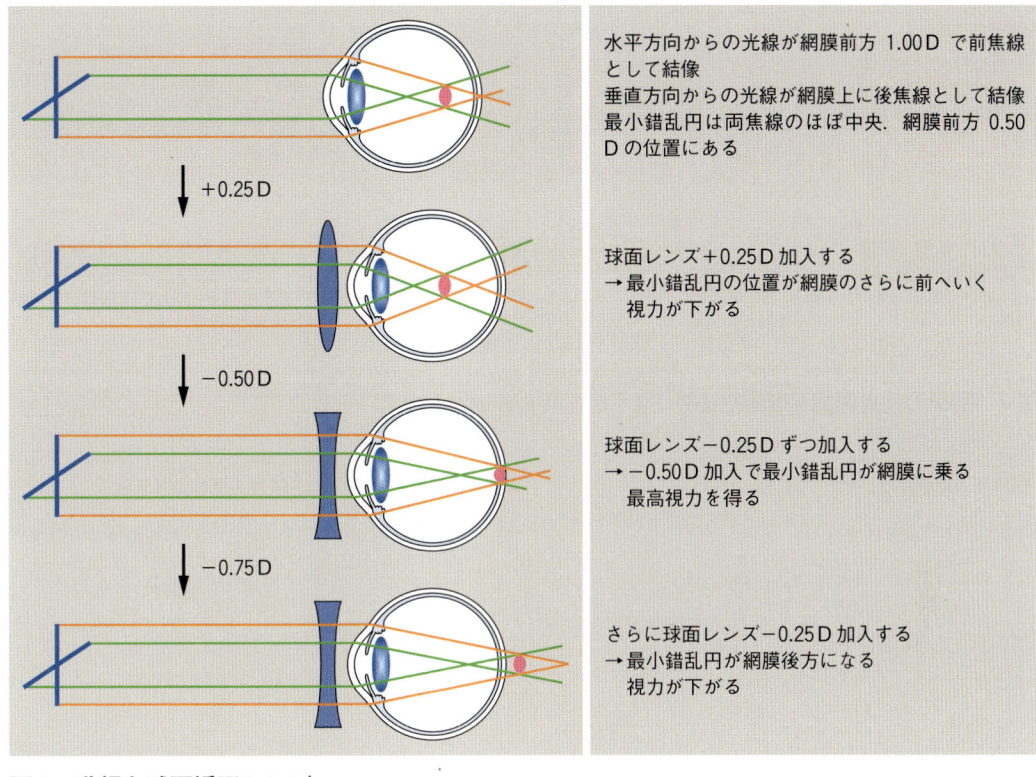

図6　乱視と球面矯正レンズ
(乱視：cyl-1.00 D Axis 90°の検査の例)
乱視は，無調節の状態で平行光線が1点に焦点を結ばない（眼屈折系の縦横斜め経線方向で屈折力が異なる）状態である．球面レンズ－0.50 Dで最高視力が得られる．この後，乱視の矯正をする．

を求める．この値が遠視の状態で最高視力の得られる最強度の凸レンズ度数であり，求める球面レンズ度になり，乱視の検査へ進む．

　＋0.25 D装用で視力が低下したら，－0.25 Dのレンズを装用させ，視力がよくなるか調べる．視力がよくなった場合は，さらにマイナスレンズの度数を強くしていき，視力が同じか低下するレンズの前のレンズ度数を求める．この値が近視の状態で最高視力が得られる最弱度の凹レンズ度数が球面レンズ度になり，乱視の検査に進む．－0.25 D装用で視力が低下，または同じ場合は，球面屈折度は0（乱視がなければ正視）になる．

　他覚的屈折検査による屈折値がある場合は，その球面レンズ度に＋0.50～1.00 D加算した値を装用させて視力検査を行い，同様な手順で行う．

　乱視がある場合には，球面レンズのみでは十分な矯正視力が得られない．球面レンズのみの矯正では通常，最小錯乱円で見ている位置を矯正している（**図6**）．すなわち，乱視の値の半分を球面レンズ

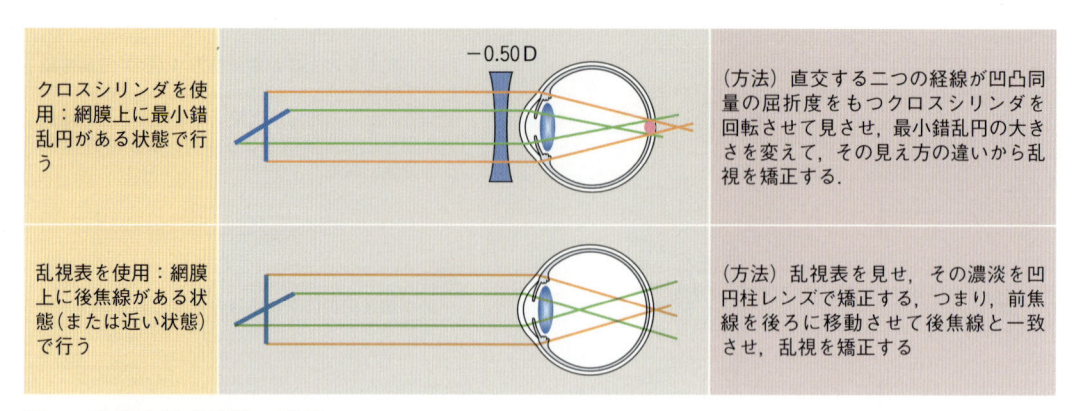

クロスシリンダを使用：網膜上に最小錯乱円がある状態で行う	−0.50 D	（方法）直交する二つの経線が凹凸同量の屈折度をもつクロスシリンダを回転させて見させ，最小錯乱円の大きさを変えて，その見え方の違いから乱視を矯正する．
乱視表を使用：網膜上に後焦線がある状態（または近い状態）で行う		（方法）乱視表を見せ，その濃淡を凹円柱レンズで矯正する，つまり，前焦線を後ろに移動させて後焦線と一致させ，乱視を矯正する

図7　乱視の検査開始の状態（乱視：cyl−1.00 D Axis 90°の検査の例）

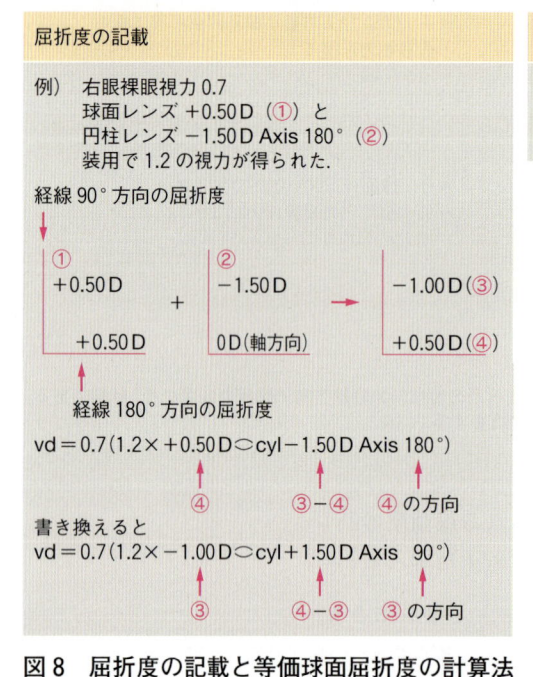

屈折度の記載

例） 右眼裸眼視力 0.7
　　　球面レンズ ＋0.50 D （①） と
　　　円柱レンズ −1.50 D Axis 180° （②）
　　　装用で 1.2 の視力が得られた．

経線 90°方向の屈折度
↓
①　　　　　　②
＋0.50 D　＋　−1.50 D　→　−1.00 D （③）
＋0.50 D　　　0 D（軸方向）　　＋0.50 D （④）
↑
経線 180°方向の屈折度

vd＝0.7(1.2×＋0.50 D ◯ cyl−1.50 D Axis 180°)
　　　　　　　④　　　③−④　　の方向

書き換えると
vd＝0.7(1.2×−1.00 D ◯ cyl＋1.50 D Axis 90°)
　　　　　　　③　　　④−③　　の方向

等価球面屈折度＝球面レンズ度＋円柱レンズ度/2

例） ＋0.50 D ◯ cyl−1.50 D Axis 180° の等価球面屈折度
　　 ＋0.50＋(−1.50/2)＝＋0.50−0.75＝−0.25（D）
　　 等価球面屈折度　−0.25 D

図8　屈折度の記載と等価球面屈折度の計算法

度に加えた等価球面屈折度で見ている．乱視の検査は乱視表（"乱視表"〈p.28〉参照）か，クロスシリンダ（"クロスシリンダ法"〈p.31〉参照）を使用して行う．乱視表は弱主経線が網膜上にある状態で，クロスシリンダは最小錯乱円が網膜上にある状態で始める（図7）．

　球面レンズと円柱レンズが決定された時点で，二色テスト（赤緑テスト，"二色テスト"〈p.26〉参照）で球面レンズ度の微調整を行う．記載法と等価球面屈折度計算法は図8に示す．

注意点

　レンズ交換法で屈折検査を行うとき，最も注意が必要なのは調節

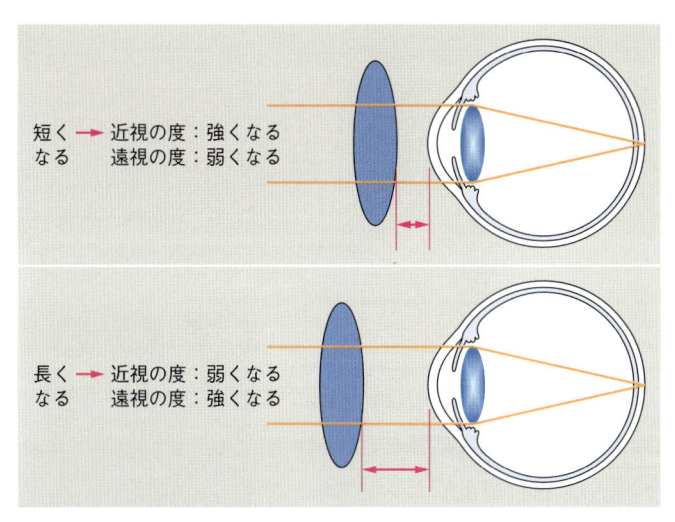

図9　頂点間距離と屈折度の関係
頂点間距離：角膜頂点から矯正レンズ後頂点までの距離.
レンズの度数（頂点間距離12mmのときの度数）が頂点間距離が変わると，眼に対する屈折力も変わる.

$$A = \frac{L}{1-kL}$$

A (D)：角膜頂点屈折力
L (D)：レンズの屈折度
k (m)：頂点間距離

レンズ度数	+10 D	−10 D
頂点間距離	角膜頂点屈折力	
12 mm (0.012 m)	+11.36 D	−8.93 D
15 mm (0.015 m)	+11.76 D	−8.69 D

図10　頂点間距離と角膜頂点屈折力[*6]の計算式
レンズと眼との間には距離があるため，レンズの屈折度と眼自体の屈折度（角膜頂点屈折力）とは異なる．そこで頂点間距離が違う場合を比較するには，この条件に影響を受けない眼に対する屈折度（角膜頂点屈折力）を計算し，比較するとよい．

の関与である．潜伏遠視や軽度の遠視眼では調節することで良好な矯正視力が得られる．そこで，遠視が見逃され，近視眼では過矯正になることがある．調節の介入を防ぐために雲霧法（"雲霧法"〈p.42〉参照）や特に幼小児には調節麻痺薬（"調節麻痺薬"〈p.44〉参照）も使われている．

また，レンズ交換のとき検査中調節の介入を防ぐため，遠視では交換前後の凸レンズを重ねて雲霧しながら，近視は入れ替えるレンズをはずしてから次のレンズを入れる．

また，角膜頂点と装用レンズの後頂点間距離である頂点間距離（通常12mm）が変わると，同じレンズでも眼に対する屈折効果が変わる（図9, 10）[1)*7]．瞳孔間距離と眼鏡のレンズ光心間距離[*8]がずれるとプリズム効果が現れる．また瞳孔径は視力に影響するので，散瞳時には3mmの円孔板を入れて検査することがある．

屈折検査距離について距離無限遠では無調節だが，5mでは無限遠に比べて0.20D近視化する．一般にレンズの間隔は0.25Dであり，距離による屈折度の変動の0.25D以内なので誤差と考えてよい．3m視力表は無限遠との差が0.33Dであり，3m視力表の視標作成上の誤差も大きく好ましくない．遠方を明瞭に見たい場合には考慮することが必要になることがある．海外ではわが国より検査距離が長い6m，または20フィート（ft）などで屈折検査を行っている．

（山下牧子）

[*6] 眼の主点屈折力 A (D) は，以下の計算式で求められる．これで比較してもよい．
$$A = \frac{L}{1-(k+h)L}$$
h (m)：眼の主点位置

[*7] 2枚以上のレンズを検眼枠に入れるときは，強いレンズの位置が角膜頂点間距離12mmに保てるようにする．

[*8] 眼鏡処方せんでは瞳孔間距離と書かれていることが多いが，本来は心取り点間距離という．

二色テスト

検査法

二色テスト（duochrome test）あるいは赤緑テスト（red-green test）とは，自覚的屈折検査で屈折度を求めた球面度数の微調整を行う検査である（図1）．検査法は，片眼ずつ行い，屈折矯正したレンズを装用した状態で二色テスト（図2）を行う．赤地の中の黒図形と緑地の中の黒図形を見てもらい，「どちらの視標がよく見えますか」と聞く．「同じように見える」と答えた場合は球面レンズ矯正は正しい．「赤地の黒図形が見やすい」と答えた場合は，近視が矯正不足（遠視は過矯正）なので凹レンズを追加して，赤地と緑地両方の黒図形が同じような濃さに見えるようにする．「緑地の黒図形が見やすい」と答えた場合は，遠視が矯正不足（近視は過矯正）なので凸レンズを追加して，両方の黒図形が同じような濃さに見えるようにする．

原理

原理は，色収差のうち軸上色収差（図3）[*1]を使用している．白色光はプリズムを通すと虹のように色の帯ができる（色の分散という，図4）[*2]．これは白色光はそれぞれ異なる波長からなり，短い波長のもの（緑）は屈折が大きく，長い波長のもの（赤）は屈折が小さいために起こる．この性質を利用したのが二色テストである．

図1　視力表
視力表には二色テストが組み込まれていることが多い．単独の二色テストもある．

[*1] 色収差には軸上色収差（縦の色収差）と倍率色収差（横の色収差）がある．たとえば白色光が凸レンズを通るとき，色（波長）により屈折率が違い，焦点の位置はずれる．このずれを軸上色収差という．倍率色収差は波長により像の大きさが異なることをいう．

[*2] 白色光がプリズムを通ると光の帯（スペクタクル）が現れる現象を光の分散という．プリズムを通った白色光は波長の長いもの（屈折率小）から短い（屈折率大）ものへ屈折していき，色も赤から青へ変化する光の帯をつくる．

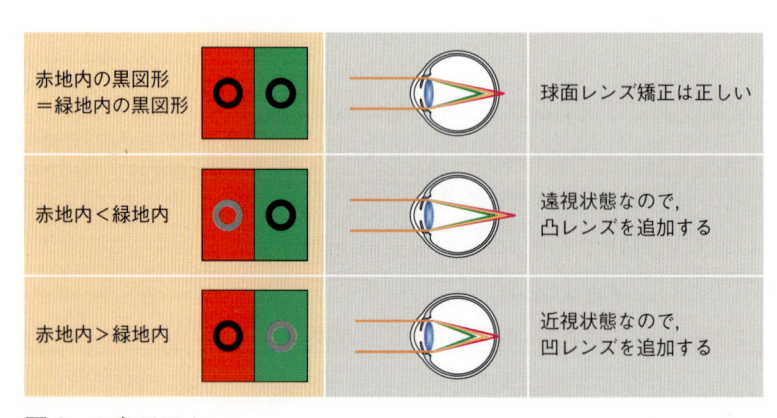

図2　二色テスト

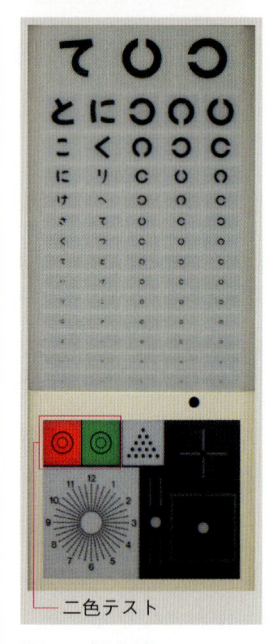

赤地内の黒図形＝緑地内の黒図形		球面レンズ矯正は正しい
赤地内＜緑地内		遠視状態なので，凸レンズを追加する
赤地内＞緑地内		近視状態なので，凹レンズを追加する

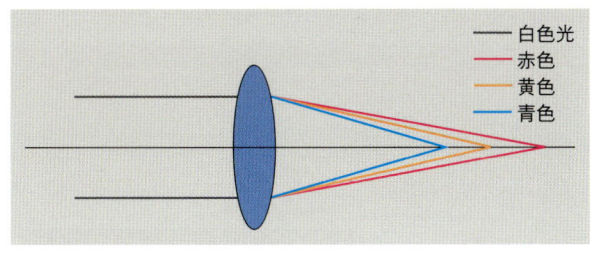

図3 軸上色収差（縦の色収差）

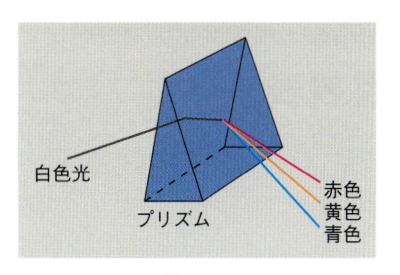

図4 光の分散

　自然光として黄色（たとえば，波長555nm）を基準に見れば，無調節状態で正視眼では黄色の結像位置は網膜上で，赤は網膜後方，緑は前方に結像する（**図2**)[1]．したがって緑地の中の黒図形がよく見えれば網膜が緑の焦点の位置に近いので，黄は網膜の後方にあり遠視状態になるので凸レンズを加える．赤地の中の黒図形がよく見える場合は，網膜が赤の焦点の位置に近い近視状態なので凹レンズを加える．

文献はp.311参照．

注意点

　二色テストは，正常眼の色収差をもとに作成されているので，色収差が変化する白内障，無水晶体眼，眼内レンズ挿入眼，加齢などではその使用に注意を要する．また，矯正視力が悪いと信頼性が低下する[2]．

　現在使用されている視力表についている二色テストに明確な規定[*3]はなく，黄色光の波長は545～588nm，緑色光波長は530～550nm，赤色光600～660nmの間にあることが多い．また視標や照明などにより光の波長と眼の屈折度差の精度は変わる．

[*3] 二色テストにJISなどでの規格がない．

カコモン読解　第21回　一般問題59

眼鏡処方に用いる二色テスト（red-green test）で緑色光と赤色光の眼の屈折度（D）の差はどれか．
a 0.1　　b 0.2　　c 0.5　　d 1.0　　e 2.0

解説　緑色光と赤色光の眼の屈折度差について色々あるが，青領域の486nmの波長（F線）と赤領域の656nmの波長（C線）間の色収差は約0.9Dという報告[1,3] などがあり，ヒトの眼では青色光と赤色光間の色収差は約1.25D（縦の色収差）といわれる[2]．

模範解答　d

（山下牧子）

乱視表

乱視表とは

　乱視表とは，自覚的屈折検査における円柱（乱視）度数検出方法の一つであり，放射状乱視表を注視したときの見え方を，患者自身に答えてもらう自覚的検査である（図1）．そのため，応答があいまいな小児や高齢者，矯正視力不良の患者には不向きであるが，明確な応答が得られる患者には有用である．また，球面レンズをプラス側にシフトさせ，雲霧をしたうえで検査を行うため，調節が介入しにくいのが利点である．

原理

　最高視力が出る最もプラス寄りの球面度数から雲霧を行ったうえで，放射状乱視表の線の濃淡に差がないかを問い，差がある場合は，円柱凹レンズを用いて調整を行う．十分な雲霧がされている場合，前焦線は後焦線に比べて網膜よりも前方に大きく離れ，強主経線からの光は弱主経線からの光に比べ，網膜上に焦点が合わない状態となる．そのため，強主経線方向のだぶりが大きくなり，放射状の一方向の線が濃く，明瞭に見える（図2）[*1]．この原理を利用して，前焦線および後焦線の方向，その差を検出し，円柱凹レンズで前焦線を後方に移動させて，乱視の矯正を行う方法である[*2]．

雲霧量について

　雲霧量は，後焦線を網膜の前方へ移動するために十分な球面凸レンズ度数を加入しなくてはならない．これは，予想される乱視度数の2分の1+αの雲霧量が必要ということを意味する．たとえば，2.0D（ジオプトリー；diopter）の乱視度数を検出するためには，+1.25D以上の雲霧が必要である（図3）．

① **他覚的屈折検査で乱視度数がある程度予測できる場合**

　最高視力が出る球面レンズに，オートレフラクトメーター（オートレフ）によって得られた円柱度数の2分の1+αの球面凸

[*1] 濃く見える線（点がつながって見える線）というのは，その方向がぼけにより重なって見えるために，その方向の線がつながって，濃く見えるのである．そのために，明瞭に見える方向が強主経線方向ということになる．

[*2] 乱視表を使用する場合，円柱レンズには凹レンズを用いる．円柱凸レンズを用いるためには，球面レンズをマイナス側にシフトさせて前焦線を網膜上に移動させなくてはならない．この作業を行うと，眼の調節作用が働いてしまうため，前焦線が不安定となり正確な乱視度数の検出が不可能となる．

正誤表

2010年11月刊行の小社「専門医のための眼科診療クオリファイ1. 屈折異常と眼鏡矯正」のなかに下記の誤りがありましたので，お詫びし訂正いたします．

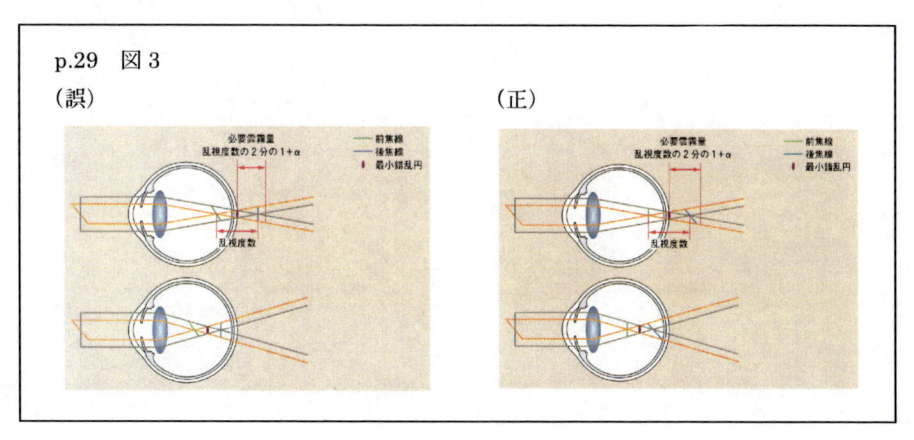

p.29　図3

（誤）　　　　　　　　　　　　　　　　　　　　（正）

株式会社　中山書店

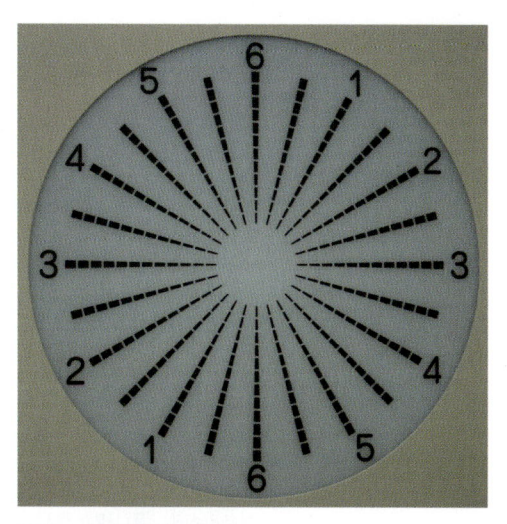

図1　放射状乱視表
このように番号がついている乱視表であれば，濃く見える線の番号を問う．番号がない場合は，「時計でいうと何時か」と聞くとよい．

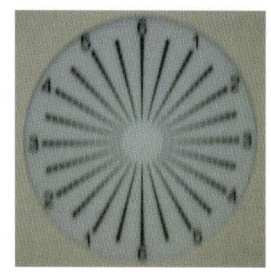

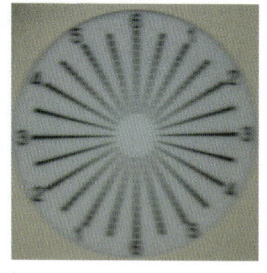

図2　乱視表の見え方
a. 強主経線が90°の場合，縦線が濃く（つながって）見える．この場合，円柱凹レンズの軸を180°方向に挿入する．
b. 強主経線が180°の場合，横線が濃く（つながって）見える．この場合，円柱凹レンズの軸を90°方向に挿入する．

必要雲霧量
乱視度数の2分の1＋α

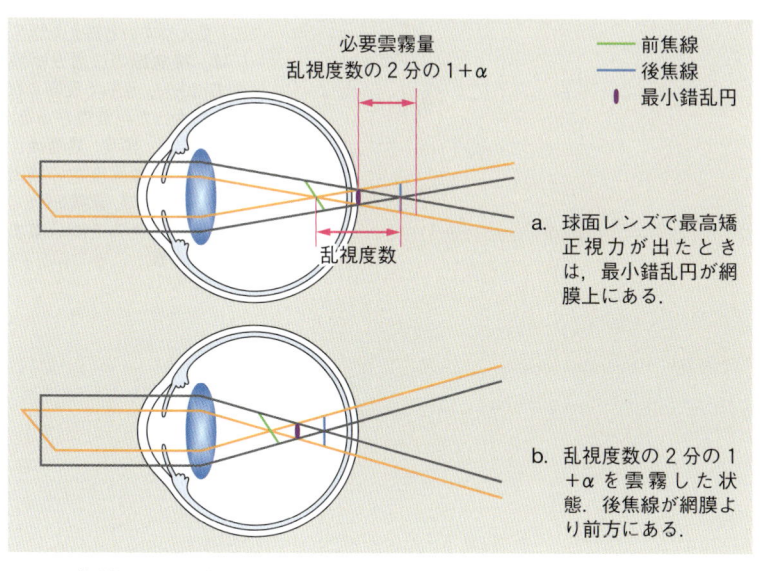

― 前焦線
― 後焦線
▮ 最小錯乱円

乱視度数

a. 球面レンズで最高矯正視力が出たときは，最小錯乱円が網膜上にある．

b. 乱視度数の2分の1＋αを雲霧した状態．後焦線が網膜より前方にある．

図3　焦線と最小錯乱円

レンズを加入し，雲霧を行う（例：オートレフでC−1.5Dであった場合，S＋1.0D以上を加入する[*3]）．

② **乱視度数が予測できない場合（オートレフが測定できない場合など）**

　最高視力の出る球面レンズに，仮に1.0Dの球面凸レンズを加入し，雲霧を行う（仮雲霧）．この場合，1.75Dまでの乱視度数の検出が可能である．

[*3] S：spherical（球面）の略
C：cylinder（円柱）の略

①，②いずれかの度数で雲霧を行い，濃く見える線（点がつながって見える線）と答えた線と，直交する方向に円柱凹レンズの軸を入れ[*4]，徐々に度数を上げていき，乱視表の濃淡が均一になる円柱度数，または濃淡が逆転する一段階手前の度数を求める（図2）[*5]．

②の方法により1.0Dの仮雲霧を行った場合で，1.75Dまで乱視矯正を行っても乱視表の濃淡が逆転しない場合には，雲霧量が足りないために，後焦線が網膜の前方に位置しておらず，乱視度数を正確に検出できなかった可能性がある．この場合，2.0D以上の乱視があると考え，雲霧量を増やして，再度検査を行う必要がある．

球面度数の調整

乱視表が均一に見える度数が検出できたら，正しく雲霧されていたか確認を行うために，+0.5Dの球面レンズを眼前に置き，乱視表がさらに見えにくくなることを確認する[*6]．最後に，球面度数を徐々にマイナス側にシフトし，最高矯正視力が出る球面度数を検出して，自覚的屈折検査を終了とする．

（佐伯めぐみ）

[*4] 円柱凹レンズは，軸方向には度数が入っておらず，軸と直交する方向に度数が入っている．乱視表が明瞭に見える方向と直交する方向に軸を置くことにより，明瞭に見える強主経線方向の焦点を後方に移動させることができる．

[*5] 円柱度数を増減させている途中で，それまでと違う方向が濃いと答えた場合は，乱視軸がずれている可能性があるため，濃い線が移動した向きと同じ方向に，乱視軸を5～10°ずつ移動させて微調整する．

[*6] +0.5Dを加入したときに，見えやすいと答えた場合には，後焦線の位置が網膜後方にあり，正しく雲霧されていなかった可能性がある．この場合は，再度，最高矯正視力が出る球面度数の検出を行ったうえで，雲霧を行い，乱視表の見え方を問い直す必要がある．

クロスシリンダ法

眼科検査としての意義

　クロスシリンダ法は，円柱凹レンズと円柱凸レンズから構成される"クロスシリンダ（cross cylinder）"と呼ばれるレンズを回転させることにより，乱視軸および乱視度数を判定する検査法である[*1]．±0.25D，±0.5D，±0.75D，±1.0Dの4種類が市販されているが，一般的に利用しやすいのは±0.25Dと±0.5Dである（図1）．円柱度数が大きいクロスシリンダのほうが回転させたときの表と裏の見え方の差が大きくなるため，矯正視力が良好な場合や，応答が明快である場合は±0.25D，それらがやや不良である場合は±0.5Dと使い分けることもある．クロスシリンダ法は，自覚的な応答が困難である場合や矯正視力が不良な場合には検査不可能であるが，乱視表による検査法と比べ，精密な乱視軸，および乱視度数の検出が可能であるため，利用価値が高い．

原理

　一般的に，円柱凹レンズ（マイナス）の軸は赤，円柱凸レンズ（プラス）の軸は黒や緑で示されている．それぞれの軸の中間に柄がついており，レンズを回転させると軸が反転するために度数が変わるという仕組みになっている．

　円柱凹レンズ軸が180°である場合，その方向には凹レンズの度数は入っておらず，直交する90°方向に凹レンズの度数が入っている．このとき，同じクロスシリンダの90°方向には円柱凸レンズの軸があり，直交する180°方向に凸レンズの度数が入っている．このことから，凹レンズ軸（マイナス軸）を180°方向に置いた±0.5Dのクロスシリンダの度数は，S+0.5D C−1.0D Axis 180°の混合乱視ということになる（図2）[2]．

　柄の部分を中心に回転させると，クロスシリンダの＋と−の位置（円柱凸レンズの軸と円柱凹レンズの軸の位置）が入れ替わるので，どちらの位置のほうがより見えやすいかよって円柱レンズの軸角度

[*1] クロスシリンダは，これを臨床に普及させたEdward Jackson氏から，別名"Jackson cross-cylinder"とも呼ばれている[1]．

文献は p.311 参照．

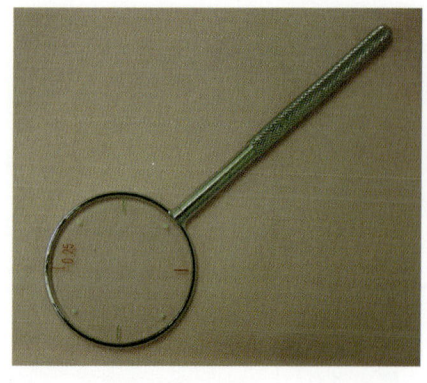

図1 クロスシリンダ
写真のクロスシリンダのように，凹レンズ軸と凸レンズ軸の間に白点の印などがついているものも多いので，円柱凹レンズ軸に重ねる場合は，この白点を目印にするとよい．

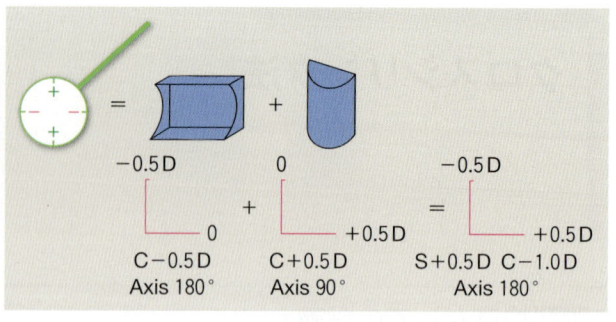

図2 円柱凹レンズ（マイナス）の軸を180°方向に置いたクロスシリンダの度数

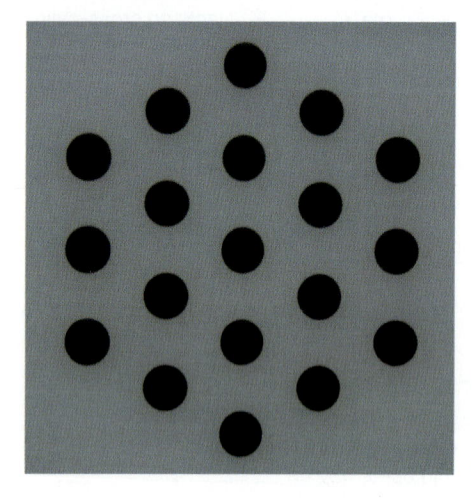

図3 クロスシリンダに用いる視標
一般的に，字づまり視力表の下部にある．

を調整していく．また，あらかじめ装用している円柱レンズの軸に，クロスシリンダの軸を重ね，プラスとマイナスの軸を重ねた場合の見え方に，差があるかを問うことによって，円柱度数を増減させる．この二つの検査の繰り返しにより，円柱レンズ（乱視）の軸および度数が決定される．この検査は，最小錯乱円の大きさの比較をすることにより，乱視を矯正していくため，最高矯正視力が出る最もプラス寄りの球面レンズを用いて，最小錯乱円を網膜上に置いた状態で検査を開始し，円柱度数を増減させる際には，最小錯乱円が常に網膜上にあるよう，球面度数の調整しながら検査を行う必要がある[3]．検査の視標は，Landolt（ランドルト）環で代用することも可能であるが，基本的には，図3のような点の集合体の視標を用いる[*2]．

① 乱視の有無の検出：乱視が存在するか不明な場合は，最高矯正視

[*2] 点像の一つ一つが，ぶれずに，正円に見えるほうを見えやすいレンズとして，見え方の差を問う．クロスシリンダ用の視標がない場合は，Landolt環で代用することも可能であるが，Landolt環の切れ目が水平方向のものと上下方向のものでは，見え方が違うため，横1列を点灯させ，複数のLandolt環で比較するようにする．

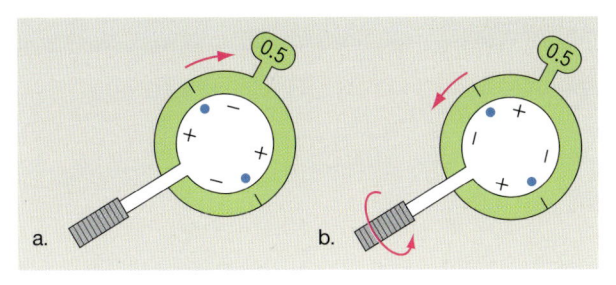

図4 乱視軸の調整
a. 円柱凹レンズの軸よりも右側にマイナス軸があるときが見えやすいと答えた場合，その方向に5〜10°，円柱凹レンズの軸を移動させる．
b. 円柱凹レンズの軸よりも左側にマイナス軸があるときが見えやすいと答えた場合，その方向に5〜10°，円柱凹レンズの軸を移動させる．

力が出る最もプラス寄りの球面レンズの上にクロスシリンダを重ねて，表と裏で見え方に差があるかを問う．たとえば，クロスシリンダのマイナス軸の位置が，180°より90°方向が見えやすいと答えた場合，C−0.5Dの軸を90°に合わせて装用する．このとき，最小錯乱円を網膜上に保つために，0.25Dプラス寄りに球面度数を調整する必要があるため，実際には，S+0.25とC−0.5Dを同時に挿入することになる．

180°方向と90°方向の軸で見え方に差がなかった場合，次に45°と135°方向で見え方に差がないかを問い，前と同様に，見えやすいと答えた軸の方向に合わせて円柱レンズを追加する[*3]．いずれの方向も見え方に差がなかった場合，乱視がないと判断する[*4]．

② **乱視軸の調整**：オートレフラクトメータなどで予測された円柱度数があらかじめ挿入されている場合や，①でいずれかの方向に円柱度数が入った場合は，次に乱視軸の調整を行う．クロスシリンダの柄の部分は，プラスとマイナスの軸の中間に位置しており，柄を中心に回転させると，プラスとマイナスの軸の位置が変わる．このときに，どちらか一方が他方より見えやすいか，あるいは，どちらも差がないかを問う．どちらか一方の位置が見えやすいと答えた場合，円柱凹レンズを用いて検査をする場合には，見えやすいと答えたマイナス軸の方向に向かって，円柱凹レンズの軸を5〜10°程度近づける（図4）．これを繰り返し，両者の見え方に差がない軸角度，もしくは応答が反転する軸角度を検出する[*5]．

③ **乱視度数の調整**：円柱レンズの軸に，クロスシリンダのプラスおよびマイナスの軸を重ね，どちらか一方の軸を重ねたほうが，他方の軸より見えやすいか，あるいは，どちらの軸を重ねても見え方に

[*3] 円柱凹レンズを用いて検査を行う場合は，クロスシリンダのマイナス軸（赤印）に注目して検査を行うとよい．たとえば，マイナス軸が90°方向にあるほうが見えやすいと答えた場合は，S+0.25DとC−0.5D Axis 90°をレンズホルダーに入れる．

[*4] 見え方に差がないかを聞くとき，「どちらが見やすいか」と問うと，患者は，いずれかを答えなくてはならないと思ってしまうことがあるので，「見え方に差がない」という答えもあってよいことを，あらかじめ伝えておく必要がある．

[*5] 筆者の経験では，「1番目と2番目のレンズで，どちらか見えやすいほうはありますか？」，「表と裏で，どちらか見えやすいほうはありますか？」と聞くと，いずれかを無理に選ばせてしまうことが少なく，両者の見え方に差がないという軸角度，度数の返答が導きやすい．

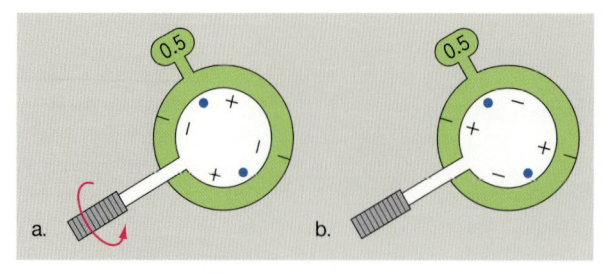

図5 乱視度数の調整
a. 円柱凹レンズの軸マークと，クロスシリンダのマイナス軸を合わせたほうが見えやすいと答えた場合，円柱凹レンズの度数をマイナス側にシフトする．
b. 円柱凹レンズの軸マークと，クロスシリンダのプラス軸を合わせたほうが見えやすいと答えた場合，円柱凹レンズの度数をプラス側にシフトする．

差がないかを問う．円柱凹レンズの上に，マイナス軸を重ねたほうが見えやすいと応答があった場合には，円柱凹レンズの度数を増やす（図5）．このとき，最小錯乱円が常に網膜上に保つために，円柱レンズを－0.5Dを増やすごとに，球面度数を＋0.25D加入する．

①〜③の手順で，乱視の有無の検出，乱視軸および乱視度数の調整を行い，最後に球面度数を微調整して，最後に視力測定を行って終了する．

> **カコモン読解** 第18回 一般問題69
>
> 0.50Dのクロスシリンダはどれか．
> a ＋0.50D◯cyl－0.50D　　b ＋0.50D◯cyl－1.00D
> c ＋0.50D◯cyl＋0.50D　　d ＋0.50D◯cyl＋1.00D
> e ＋1.00D◯cyl－0.50D

解説　±0.5Dのクロスシリンダは，0.5Dの円柱凹レンズと，0.5Dの円柱凸レンズの組み合わせであり（図2），それを球面度数と円柱度数に分解すると，S＋0.5DとC－1.0Dの組み合わせとなり，S＋0.5D C－1.0Dの混合乱視が導き出される（下図）．

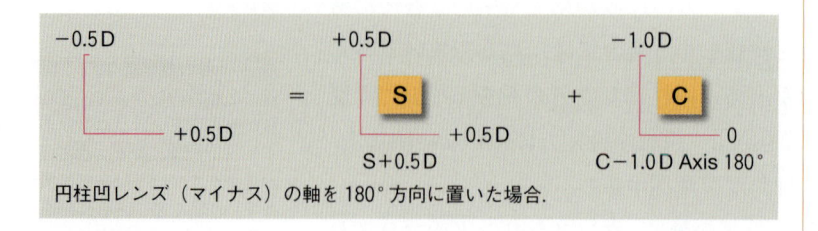

円柱凹レンズ（マイナス）の軸を180°方向に置いた場合．

模範解答　b

（佐伯めぐみ）

不正乱視の検出

不正乱視とは

通常の眼鏡は球面・円柱面の屈折異常を矯正するが，眼鏡では矯正できない屈折異常を不正乱視（irregular astigmatism）と呼ぶ．

収差とは

レンズ系を用いる光学系において，1点から出た光が1点に収束しない場合のずれを収差（aberration）という[*1]．

さて幾何光学において，級数展開を用いれば $\sin\theta = \theta - (\theta^3/3!) + (\theta^5/5!) + \cdots$ と表されるが，右辺の第1項のみを考えればよい（近似できる）ような，光線付近の狭い領域を，Gauss の空間または近軸領域と呼び，この領域で成り立つのが近軸光学もしくは Gauss 光学である．一方，第2項（3次の項）までの近似ですむ領域をザイデル（Seidel）領域と呼ぶ．ザイデル収差[*2]はこの領域によっていて，①球面収差，②コマ収差，③非点収差，④像面弯曲，⑤歪曲収差の5種類に分類される（ザイデルの5収差）[1)]．以下に，それぞれを概説する．

①球面収差（spherical aberration，図1）：球面レンズで近軸領域を通る光よりも，周辺部を通る光のほうがより大きな屈折を受け，

[*1] 幾何光学では，理想的な光学系においては1点から出た光線は反射，または屈折により1点に結像する．収差には色収差（chromatic aberration）と単色収差（monochromatic aberration）がある．

[*2] ザイデル収差は古典的収差の代表格で，波面高次収差は現代的収差．

文献は p.311 参照．

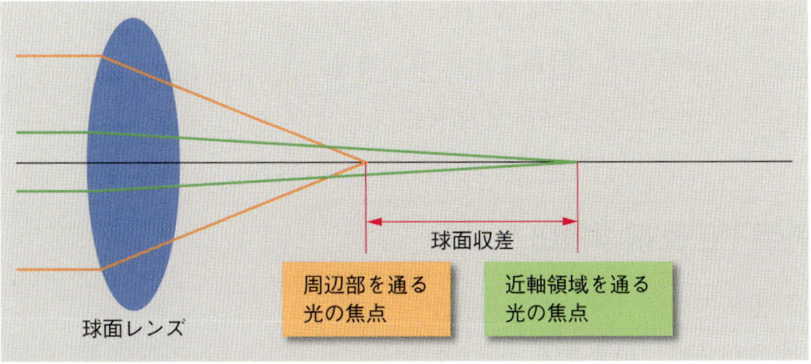

図1　球面収差（spherical aberration）
球面レンズで近軸領域を通る光よりも，周辺部を通る光のほうがより大きな屈折を受けることにより，光線が光軸を切る点が異なる．これを特に縦球面収差という．

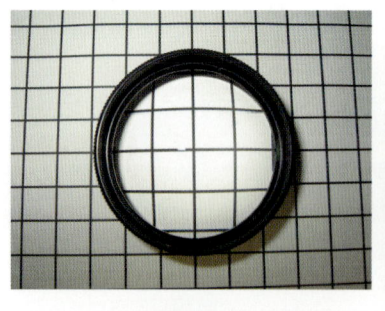

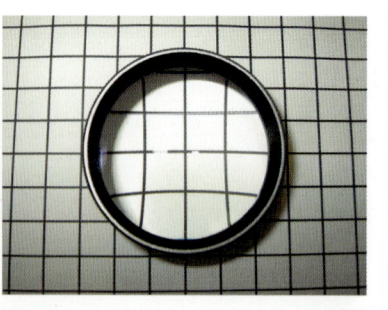

a. 眼底観察用 20 D レンズを方眼紙に表 b. レンズを裏向きに置いた場合
向きに置いた場合

図 2 歪曲収差（distortion）の身近な例
方眼紙の上に眼底観察用 20 D レンズを，表向きに置くと樽形（負の歪曲），裏向きに置くと糸巻形（正の歪曲）に方眼が変化する（像の形状が相似でなくなる）．

その結果，光線が光軸を切る点が異なる（これを縦球面収差という）ほか，同心円上にぼけた像（これを横球面収差という）が観察される．球面収差は軸に対して対称的な収差である．

② コマ収差（coma aberration）：軸からずれた位置から入ってくる光が，1 点にならずに彗星のように尾を引く像のことで，軸に対して非対称的な収差の代表である．

③ 非点収差（radial astigmatism）：軸外物点からの光線束が，一度線状に結像してから発散し，再びそれと垂直な方向に線状に結像するような収差である．非点収差は光軸上の物体では存在しない．

④ 像面弯曲（curvature of field）：光軸に垂直な平面状の物体の像が，平面状に結ばれる（理想）のではなく，お椀のような弯曲した面上につくられることをいう．

⑤ 歪曲収差（distortion）：ほかの四つのザイデルの収差のような，できる像の鮮明さとは関係なく，像の形状に関係する収差であり，光軸に垂直な平面状の物体とその像が相似でなくなることをいう（図 2）．

角膜形状解析による角膜不正乱視の検出

そもそも眼球においては全屈折力の約 3 分の 2 を角膜が担っていて，眼球屈折系の収差の大部分が角膜に由来する．一本のリング状照明ないし同心円状の複数の点光源を（通常，中央部の直径約 3 mm 付近の）角膜に投影し，その角膜前面からの反射像すなわち Purkinje

（プルキンエ）I像を用いて，角膜中心部の主経線の角膜曲率半径・角膜屈折力や軸を求めるのがケラトメータであるのに対して，複数のリング状の照明の反射で生じるマイヤー（mire）像（またはリング）を記録することで，角膜前面の形状を評価するのがフォトケラトスコープである．さらにビデオケラトスコープでは，投影するリング数が多数でより詳細な評価が可能であり，得られたマイヤー像をコンピューター処理することで，カラーコードマップとしての表示や定量的な評価が可能となっている[2]．

フーリエ解析とは

　フーリエ（Fourier）解析とは，周期性のある任意の波形を，異なる振幅と周期をもった正弦曲線の和に近似することである．マイヤーリング上の屈折力データ分布を1本のマイヤーリングに注目して，軸角度（°）を横軸（x）に，屈折力（D）を縦軸（y）とした座標上にプロットしてみると，複数の山と谷を有する連続した波形を呈する．たとえば正乱視（直，倒，斜乱視）眼では，リング1周360°中に山と谷が等間隔に二つずつある（2周期を有する）正弦曲線を描く（**図3**）．しかし実際の角膜では波形は複雑であり，Fourier解析により，たとえば

$$y \fallingdotseq a + b \times \sin(x - e_1) + c \times \sin 2(x - e_2)$$

に近似される．ここで，aが球面成分，bが非対称成分，cが正乱視

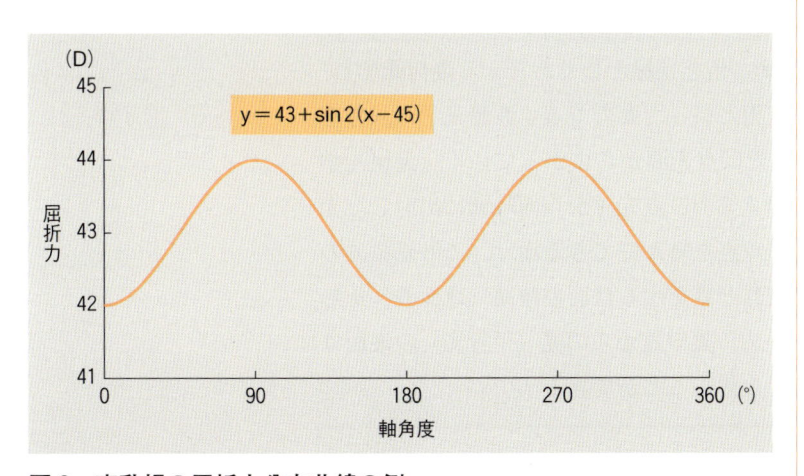

図3　直乱視の屈折力分布曲線の例
角膜屈折力が90°方向で44.0 D，180°方向で42.0 Dの角膜直乱視を例にとる．屈折力分布曲線は，0°，180°（および360°〈＝0°〉）（弱主経線）では屈折力が42.0 Dと最も小さく，90°，270°（強主経線）で44.0 Dと最も大きい値をとる正弦曲線となる．Fourier解析の近似式 $y \fallingdotseq a + b \times \sin(x - e_1) + c \times \sin 2(x - e_2)$ では，aは43，bは0，cは1，e_2 は45となる．

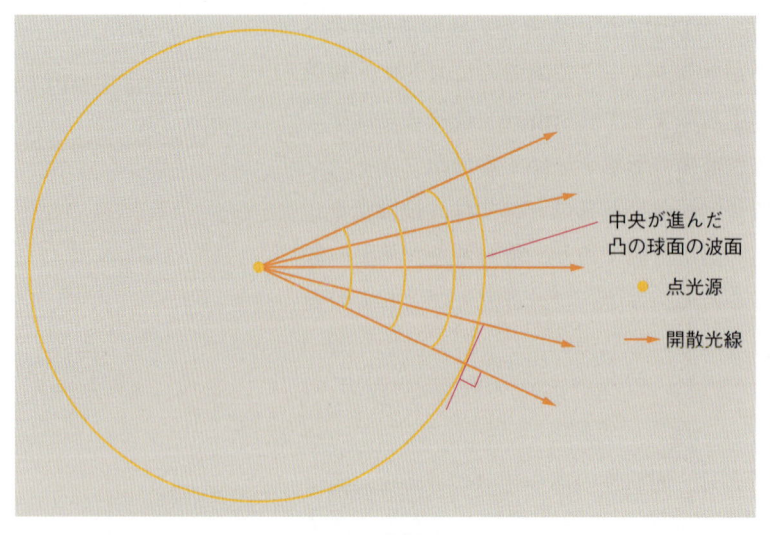

図4 光線と等位相波面（点光源の場合）
点光源から同時刻に出射し開散する光線群が特定の時経過で進んだ点を結んでできる面は，この正弦波の等位相波面と呼ばれ，光線群と直交する球面の波面（球面波）を形成する．

成分を表し，近似されずに残った部分が高次の不正乱視で，これとbを合わせたものが（広義の）不正乱視となる．

ビデオケラトスコープでは，角膜上のマイヤーリングごとにこのFourier解析の手法を用いることで，多量のデータを定量的に評価したり，屈折成分ごとに分解しカラーコードマップ化することで角膜形状異常を特徴的に表示したりすることができる．

波面とは

"波面（wavefront）"とは，光を光線としてとらえる幾何光学と，波としてとらえて振幅や位相といった要素で表す波動光学の双方を併せた概念である[2]．たとえば点光源から広がっていく（幾何光学でいう"開散する"）光を考えると，点光源から同時刻に出射した光線群が特定の時経過で進んだ点を結んでできる面は，この正弦波の等位相波面と呼ばれ，光線群と直交する球面の波面（球面波）を形成すると考える（**図4**）．一方，無限遠からの光（平行光）の波面は光線に垂直な平面としてとらえることができる[3]．

波面収差解析とは

波面が特定の光学系を進むのに際し，光学系の収差の影響を受けて進んだり遅れたりするのを面の位相としてとらえて評価するものである[4]．たとえば点光源からの開散光が凸レンズを通る系（**図5**）

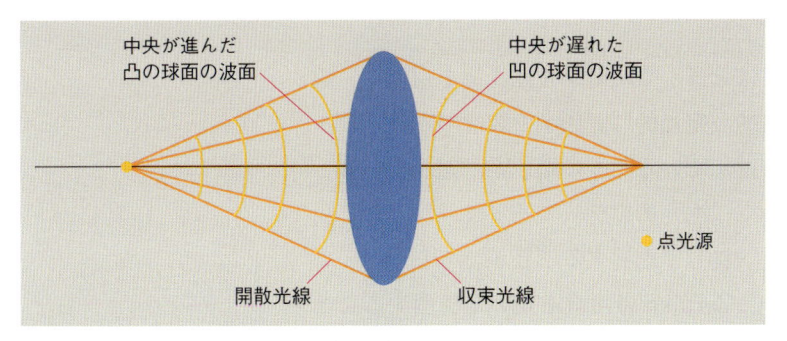

図5 凸レンズで屈折される光の波面
点光源からの球面の波面は凸レンズを通ることで変化を受け，レンズを通った後中央が遅れて凹んだ形になる．
(二宮欣彦ら：眼科における最新医工学．I．診断機器への応用．波面収差解析．臨床眼科 2005；59：70-75 より引用，改変．)

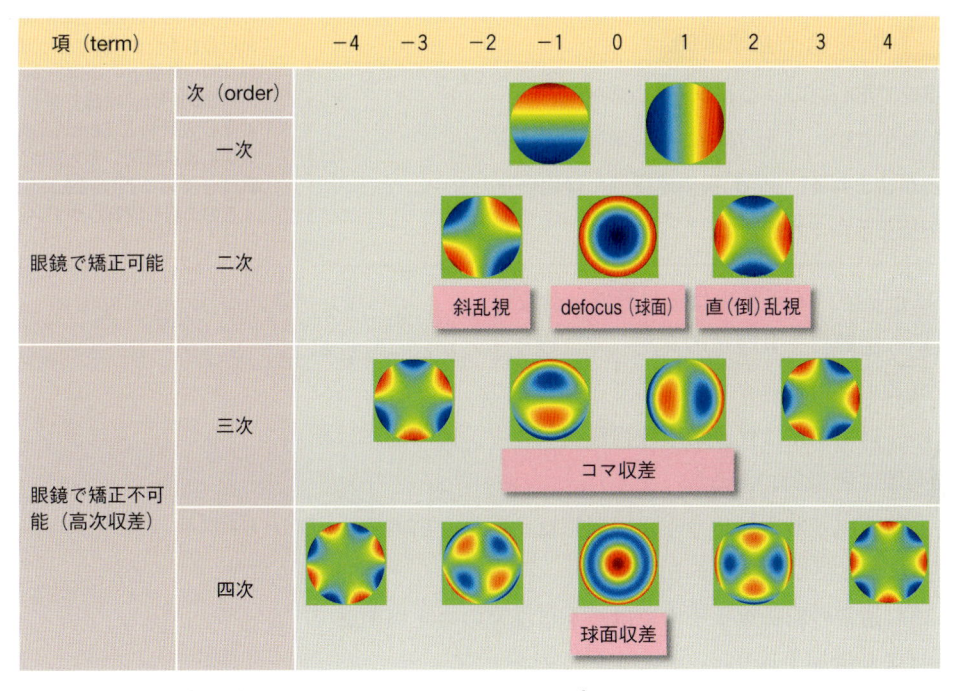

図6 Zernike 多項式の各項のエレベーションマップ
二次の成分は眼鏡(球面および円柱レンズ)で矯正できる成分で，コマ収差や球面収差に代表される三次以上の高次収差は眼鏡で矯正できない不正乱視である．
(二宮欣彦ら：眼科における最新医工学．I．診断機器への応用．波面収差解析．臨床眼科 2005；59：70-75 より引用，改変．)

において，点光源からの開散光は波面光学では光源を中心とした球面の波面としてとらえられる．この凸に丸みを帯びた球面波はレンズを通ることで波面の形に変化を受ける．すなわち，レンズの中心部を通る光は，屈折率の高いレンズの厚みを通る分だけレンズの周辺部を通る光より波面が遅れ，凸レンズを通った後の波面は中央が

凹んだ形になる[3].

波面センサーは，たとえば黄斑から出射する点光源を用いて，眼球光学系全体の収差を定性的，定量的に評価する装置である．

定性的解析では，波面が進んでいるときに暖色系，遅れているときに寒色系の擬似色を用いて二次元的カラーコードマップとして表示され，不正乱視の特徴を一見して把握することができる．

一方，計測された波面を，Zernike多項式を用いて展開することにより定量的に表現することができる．Zernike多項式の各項は本来三次元であるが，エレベーションマップとして二次元的に表すと図6のようになる．二次の成分は眼鏡で矯正できる成分で，三次以上の高次収差は眼鏡で矯正できない不正乱視[*3]である．

[*3] 角膜形状解析装置のFourier解析では，同心円状のマイヤーリングごとに計算が行われるため，隣り合うリング間（角膜上の経線方向）の定数的評価は困難である．波面収差解析とZernike多項式による展開の考え方が，眼球全体の不正乱視を評価するのに最も理解しやすい．

カコモン読解 第18回 一般問題68

波面高次収差で正しいのはどれか．2つ選べ．
a 正視眼では少ない．　b 加齢に伴い増加する．
c コマ収差が含まれる．　d 視機能評価には用いられない．
e 角膜屈折矯正手術で増加する．

解説　aは正しい．不正乱視は正視眼では少ない．

bは正しい．加齢により眼球の高次収差は増加するが，これは水晶体および角膜の高次収差が増加することによる[5]．

cは正しい．コマ収差は代表的な波面高次収差で，臨床的にはたとえば円錐角膜に特徴的である[6]．

dは誤り．波面収差解析は，今や角膜屈折矯正手術や白内障手術の術前検査[7]などとして重要である．

eは正しい．通常の屈折矯正手術では，不正乱視の矯正は困難でむしろ手術により増加する[8]．

模範解答　a，b，c，e（不適切問題）

カコモン読解 第20回 一般問題15

レンズの光軸を通る光線と光軸から離れたところを通る光線との結像点が異なることによって生じるのはどれか．
a コマ収差　b 球面収差　c 波面収差　d 非点収差
e 歪曲収差

解説　選択肢のうち，まずcの波面収差は，低次の収差（二次の収差の球面レンズ値，円柱レンズ値）と高次の収差（奇数次のコマ

様収差，偶数次の球面様収差）を含む，収差全体を表す新しい概念であるので，問題文のような特定の収差のみを示すものではない．ほかの選択肢はすべて，ザイデルの5収差と呼ばれるものである．

bの球面収差は，球面レンズで近軸領域を通る光よりも周辺部を通る光のほうがより大きな屈折を受け，その結果，光線が光軸を切る点が異なる（これを縦球面収差という）．球面収差は軸に対して対称的な収差である．

[模範解答] b

（二宮欣彦）

雲霧法

目的と有用性

　小児や若年者では調節力が強いため，調節過緊張状態が継続しやすく，遠見視力検査時にも調節の混入していることが多い．そのためできるだけ調節が入らないようにする工夫が必要である．調節介入を防ぐ方法として雲霧法と調節麻痺薬の使用がある．雲霧法（fogging）は自覚的屈折検査値にさらに凸レンズを加えることにより調節しにくい状態（雲霧）をつくり，調節を寛解させるが，これは調節刺激[1]*1の3要素を妨げることにより調節介入を絶つと考えられる．

検査の実際

　雲霧法は調節が介入しにくい自覚的屈折検査方法としてよく用いられるが，臨床では主に"両眼雲霧法"を行う[2]*2．また，自覚的屈折検査時の乱視度数決定時の際[3]にも用いる．ほかに眼鏡処方時の"両眼同時雲霧法[4]"がある．

両眼雲霧法
1. 他覚的屈折検査（オートレフラクトメータ，あるいは検影法）後に片眼ずつ屈折度（自覚的屈折検査）を測定．
2. 1.で得られた屈折度に両眼それぞれ2〜3Dの凸レンズを負荷し20〜30分間装用させる．疲れを感じさせないようリラックスさせ，ぼんやりと遠方を見るように指示する．このとき，重要なことは眼前などを見ないよう，調節させないようにすることである．被検者は雲霧中に近くを見てしまいがちなので，ときどき注意を喚起することが大切である（声掛けできる範囲にいてもらう）．
3. 20〜30分後，レンズを装用したままの状態から片眼ずつ視力検査を行う．このとき，非検査眼は雲霧したレンズのまま，開放しておく．なお，凸レンズの交換は現在入っているレンズと次に交換するレンズの2枚を必ず重ねてから，先のレンズをはずし，裸

*1 blurring（かすみ，ぼやけ），chromatic aberration（色収差），awareness of proximity（近接の認識）は，調節を惹起する刺激とされる[1]．

文献は p.311 参照．

*2 雲霧法で防ぎうる過矯正度数は，経験上および過去の報告[2]から0.5程度と考えられ，眼鏡作製に影響を与える数値である．

眼で見させない（調節する機会を与えない）ように行う．凹レンズの交換は先のレンズをとりだしてから次のレンズを入れる．
4. 検査眼の視力を上げつつ，0.5D刻みでレンズ度数をマイナス側へ下げていく．（0.5〜0.7）の視力を得られたら0.25D刻みで最高視力が得られるまで球面度数をマイナス側へ下げていく．
5. 乱視度数決定は最高視力の球面度数（以下，遠視は最強度，近視は最弱度を意味する）に＋1.00Dを負荷して雲霧（後焦線が網膜上に移動し，調節介入ができなくなる）し，乱視表あるいはクロスシリンダ法を用いて行う[*3]．乱視表は放射線が均一（ぼやけていても）に見えるときに乱視度数は正しいとみなす．乱視表に濃淡があるときは濃く見える線と直行する方向に軸をとり，マイナス円柱レンズを負荷する．このとき挿入する乱視度数の半分よりやや強めのプラス球面レンズを負荷（雲霧）しておく．乱視表の軸が逆転する前の度数を求め乱視度数とする．他覚的屈折時の乱視より少なめになるはずである．乱視度数が決まったら，先の負荷しておいた球面レンズの度数を再度マイナス側に下げ，最高視力の球面度数を求め，自覚的屈折検査値とする．
6. 5.で自覚的屈折検査値を得られた眼は，その度数に2〜3Dの凸レンズを負荷して雲霧し開放しておく（必要に応じプラス度数を加える）．他眼についても3.から同様に行い，自覚的屈折検査値を求める．

[*3] 乱視の検出および度数の決定は，乱視表のほかにクロスシリンダ法を用いる（"乱視表"，"クロスシリンダ法"の項を参照）．

自覚的屈折検査時の乱視度決定の際に用いる方法

この方法は上記5.で行った乱視度数決定の手順と同様であるが，他覚的屈折値（オートレフラクトメータあるいは検影法）から乱視度数を求める場合，最高視力の得られる球面度数を求めたのち，その度数に，予想される乱視度数の1/2の凸レンズを雲霧量として加える．そのうえで，乱視表あるいはクロスシリンダ法を用いて[*3]乱視度数を決定し，その後は最高視力の球面度数を求める．

調節麻痺薬との併用

小児では，調節麻痺薬を使用しても調節がとりきれない場合がある[5]とされている．眼鏡度数を求める際は調節麻痺下で得られた自覚的屈折値に，2〜3D凸レンズを負荷し，"両眼雲霧法"と同じ手順で進める．

（根本加代子）

調節麻痺薬

なぜ調節麻痺薬が必要なのか

　屈折異常の有無を知ることや，それをもとに必要な眼鏡処方を行うことが診断と治療につながる疾患では，正確な屈折検査が重視される．特に発達途上にある小児で弱視や斜視を有するものでは早期に正しく屈折矯正を行い，適切な眼鏡を装用することが治療の一歩であるが，小児は調節力が強い（10～12D）[1]ために，遠視でありながら，調節介入によって正視や近視を呈することも少なくない．調節を排除して正確な屈折値を知るために調節麻痺薬（cycloplegics）を用いる．調節麻痺薬は小児の屈折検査において，欠かすことのできない検査薬である．また，調節緊張や通常の近視矯正において不要な眼鏡使用や過矯正を防ぐための検査薬としても用いる．

調節麻痺薬の作用と副作用について

　調節麻痺薬として使用されているものはアトロピンとサイプレジン®である（図1）．これらは副交感神経支配の毛様体筋と虹彩括約筋を弛緩（副交感神経遮断）させて調節麻痺と散瞳を起こす．主な副作用は散瞳・調節麻痺に伴う羞明や近業困難である．

　患者と家族に対しては，遠視，近視や乱視の種類と程度を正確に知るために薬を使用すること，および点眼によって引き起こされる羞明や近業困難と起こりうる副作用，および回復までの時間などについてわかりやすく説明する．患者用説明書の作成が奨められている[2]．点眼は散瞳禁忌ではないことを確認してから行う．調節麻痺薬の使用前に小児のスケジュール*1を確認するなどの配慮も必要である．その他の作用・副作用を表1に示す．

薬剤選択と使用方法／硫酸アトロピン（日点アトロピン®）1％点眼液

　小児の弱視・斜視の精密屈折検査や必要に応じて眼鏡経過観察時に用いる．幼少児では0.5％に薄めるか，全身副作用の出にくいと

文献は p.312 参照．

*1 学童期の調節麻痺薬使用は，緊急を除いて運動会や遠足，旅行，プール，テストなどの行事の前後は避けるなどスケジュールを考慮することが望ましい．

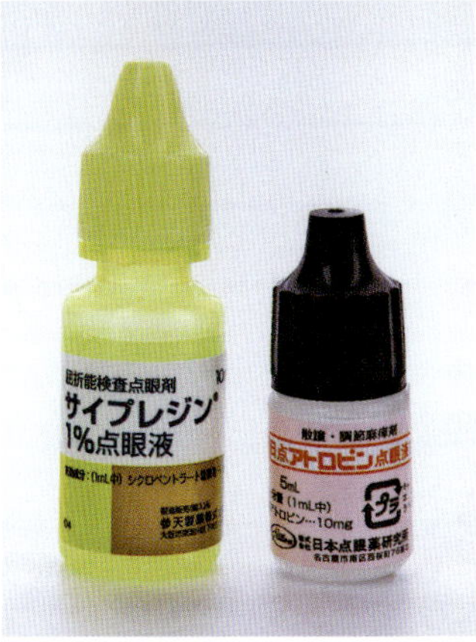

図1 調節麻痺薬として使用されているもの

表1 調節麻痺薬の作用と副作用

薬剤	点眼	最大作用時間	回復期間	副作用
硫酸アトロピン（日点アトロピン® 1%点眼液）	1日1～3回 5～7日間	60～180分	2～3週間	眼圧上昇（狭隅角眼，閉塞隅角緑内障は禁忌）アレルギー性結膜炎，眼瞼結膜炎，顔面紅潮，発熱，口渇，悪心，心悸亢進，血圧上昇など
硫酸シクロペントラート（サイプレジン® 1%点眼液）	5分おきに3～2回点眼	最終点眼後30～60分	調節麻痺1～2日 散瞳3～4日	眼圧上昇（狭隅角眼，閉塞隅角緑内障は禁忌）一過性の結膜充血，点眼直後の熱感，頻脈，一過性の幻覚，運動失調，情動錯乱

（臼井千恵：調節麻痺薬．理解を深めよう視力検査屈折検査．東京：金原出版；2009．p.70-74．
溝部惠子：調節麻痺薬．眼科診療プラクティス57．東京：文光堂；2000．p.32-34．
野邊由美子ら：1%サイクロジール点眼による調節麻痺作用の再検討．神経眼科 1989；6：217-221 より改変．）

される硫酸アトロピン眼軟膏を用いることもある[3]*2．1日1～3回（夜1回～朝昼夜），5～7日間点眼し，点眼後屈折検査を行う．

　アトロピンは家庭での点眼が主となるため，正しい点眼方法，副作用に関する諸注意を必ず伝える．特に顔面紅潮，発熱したりする副作用に注意して，点眼後は涙点部を押さえ涙嚢部に流れないよう指示する．異常が認められたら直ちに点眼をやめ，連絡をしてもらい，対処方法を指示する．点眼期間が終了した点眼薬は廃棄してもらう．回復までには2～3週間を要する．学童期では近業困難に対するクレームの可能性があることを念頭に置き，あらかじめ説明するとともに，学習時に困らないよう必要に応じて凸レンズの貸し出しも考慮する．

*2 1%アトロピン約20滴分は幼児の致死量といわれており，家庭における点眼薬の管理には十分な注意を要する[3]．

薬剤選択と使用方法／塩酸シクロペントラート（サイプレジン®）1%点眼液

　斜視や弱視の経過観察中の眼鏡適正確認や，小児の矯正視力不良とそれに伴い弱視が疑われるもので，眼科的疾患がみられないもの

など，小児の屈折異常の有無を知るために外来で用いる．5分おきに2～3回点眼し，45～60分後（2回の場合は90分後[4]）に屈折測定する．

　しみる点眼薬であるため，患者が理解できる年齢の場合には必要に応じて説明する．サイプレジン®の副作用には**表1**のように，一過性の幻覚，運動失調や情動錯乱がみられた報告があるので，測定まで管理下におく必要がある．調節は回復まで数日であるが，散瞳による羞明は3～4日続くことも説明する．

　ほかには，弱視や斜視のない高学年以上でミドリンP®（トロピカミド0.5%と塩酸フェニレフリン0.5%の合剤）が用いられることもある．

調節麻痺薬使用下の屈折検査の注意点

　それぞれの薬剤での麻痺持続時間を知り，最適検査時間を逃さず測定することを厳守とする．測定直前に，ペンライトなどにより対光反応がないことも確認する．調節麻痺薬がすべての異常緊張をとり除くとは限らないため，また，生理的トーヌスもとれてしまうなど，自然状態での眼の屈折を表すとは限らないことを念頭に置く[5]*3．

（根本加代子）

[*3] サイプレジン®では約+1～2.00Dの残余調節量があるとされる．

2．視力検査

成人の視力検査

視力とは何か

　視力（visual acuity）は空間的知覚のなかの形態知覚，すなわち形態として見た空間の姿を認識する能力である視的空間覚の鮮明度，精密さをいう．視的空間覚には光学的空間覚と光学的分解能があり，前者には最小視認閾（minimum visible）と副尺視力（vernier acuity）[*1]，後者には最小分離閾（minimum separable）がある．これら三つの閾値で視力を量的に表す（図1）．なお，最小可読閾（minimum legible）は心理的・知能的因子の影響を大きく受けるので，純粋に視力を反映するものではない．

　このうち，最小視認閾は，点が見えるか見えないか，見える場合にはその大きさはどの程度かを問う，視力本来の定義に最も近い．しかし，最小視認閾は応答のばらつきが大きい心理物理的現象の権化であり，測定の手間も大きく，臨床には適さない．副尺視力は特殊な感覚・機能であり，一般的な視力の範疇にはない．最小分離閾は最小視認閾と違って被検者が感覚の有無を自己判定しやすい，応答しやすい，という長所を有し，現在の通常の解釈では視力は最小分離閾を意味する．

文献は p.312 参照．

[*1] 副尺視力
2本の線のずれを視認する力をいう．通常，視角2秒（2″）以下のずれでも視認でき，あえて小数視力値に直すと30.0にもなる！

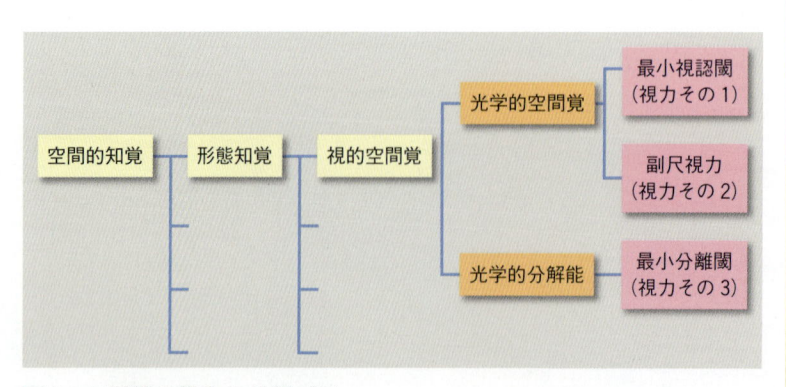

図1　3種類の視力の位置づけ

図2　Snellen 文字
（数値は視角，単位は分）

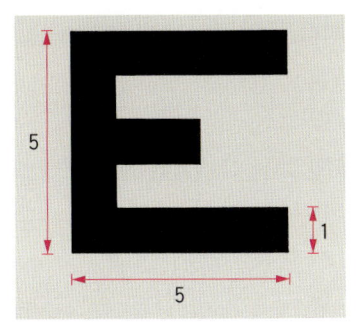

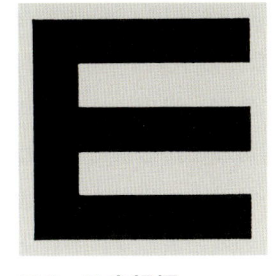

図3　E 字視標

最小分離閾測定の実際

　最小分離閾は 2 点を 2 点と視認する力である．本来は平面上に置かれた 2 つの点を離れた 2 点と自覚できる機能であるが，この方法もまた応答にばらつきが大きく，手間もかかる．そこで国際眼科学会（1909 年）で国際的統一基準を決める際，最小分離閾としてランドルト環[*2]を標準視標としようという von Hess C 委員長の意見が出され，賛成されたという歴史がある．これは自己矛盾を含んでおり，ランドルト環の切れ目を問えば最小分離閾以外に方向覚なども動員されるのである．この基準は純粋に学問的なものでなく，実際的な面を重視したものであると評価されながら，他の基準を議論されることなく現在に至っている．実際，国際標準化機構（International Organization for Standardization；ISO）では 1972 年から 1982 年に至る討議を経て，"ISO/DIS・8596" として視力表ならびに検査条件に関する基準を決定したが，そこでも "標準視標はランドルト環とする" と定められている．にもかかわらず，ランドルト環を標準視標として用いてきているのはわが国だけであり，欧米では，いまだ Snellen（スネレン）文字（図2）や E 字視標（図3）が主流に用いられ，眼科界のいくつかの不思議のひとつとなっている．

最小可読閾測定の是非

　最小可読閾は文字（ひらがな，カタカナ，アルファベット，数字）や図形（絵など）を視認する力で，数字とランドルト環のみを用いた視力表は国際視力表と称されている．知能（大脳皮質の機能）が関与する．国際眼科学会（1909 年）で決められた基準に，"ランドルト環の切れ目と同じ程度に視認できる数字や文字を視標としてもよい" とあり，最小可読閾も正式に視力に含まれたことを意味して

[*2] ランドルト環
Landolt ring といい，幅のあるリングが一部欠け，かじられたドーナツのような形をしている．欠けた部分（切れ目）が右にあると，アルファベットの C に見えることから，ランドルト環はランドルト C（Landolt's C）とも呼ばれる．
［外径：ring の幅：切れ目の幅］は常に［5：1：1］である．
原型（prototype）は［外径 5 mm：ring の幅 1 mm：切れ目の幅 1 mm］のもので，5 m 離れてみる場合の視力 1.5 のものである．
小数視力 1.0，すなわち視角 1 分の場合の切れ目の幅は，5 m 離れてみる場合，正確には 1.454 mm で，外径はその 5 倍である．一般に視角 θ 分の場合のランドルト環の切れ目の幅 k は

$$k = \tan \frac{\theta}{2} \times 10^4 \text{ mm}$$

である．

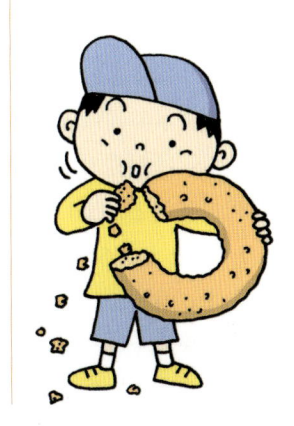

いる．会議で議論を主導していた von Hess C は，「一般的な視力検査は実際的な問題であり，最小視認角などの学問上の問題ではない．したがって視標は点や線よりも文字・数字・環のような複雑なもので測定するのが適している．最小視認角などが必要な場合は学術的に適当な方法で別に測ればよい」と述べ，Hess 氏の本音が読みとれる．"ISO/DIS・8596" においても，同じ視力値のランドルト環との 120 回もの比較測定による相関づけを条件づけてはいるものの，ランドルト環以外の視標を用いることを認めている．

視力測定のマニュアル

視力測定では，視標との距離は一般的には 5 m であるが，純光学的には理想的には，本来は∞である．距離 5 m のときは，S−0.20 D までの近視は見逃される．4 m の距離も可とされているが，S−0.25 D までの近視が見逃される．欧米では 6 m（20 ft〈フィート〉）である．なお，規格外ではあるが，わが国の狭い診療の場を考え，3 m 用視力表も市販されているが，前述の近視の見逃しはあるものの，高齢者では 5 m 視力よりも良好なことが多い．

視標の種類は，対数刻みを考慮して，0.1，0.125，0.15（0.16），0.2，0.25，0.3（0.32），0.4，0.5，0.6，0.8，1.0，1.2（1.25），1.5（1.6），2.0 と置くのが正しい．カッコ内は理想的なサイズを示したものだが，現実に頻用されている視標の大きさをその前に記してある．0.1 から 1.0 までは上記 11 段階を置くのが正しい．しかしわが国では，運転免許条件などの要求から 0.7 が，子どもの近視進行に敏感な母親への説明での必要性から 0.9 が，規格外とはいえ必要となっている．

白地部分の明るさは 2002 年 JIS（日本工業規格）で 200（80〜320）cd/m^2（＝nit）と決められた．また，あまり配慮されていないことだが，視力検査を行う部屋の明るさが視標輝度を上まわって明る過ぎないようにするのも重要である．

視標提示時間は 3 秒，小児はやや長めの 5 秒程度が奨められている．これは視覚の寄せ集め[*3]を考慮したものである．

判定基準としては，視標数の 50％以上の正答が要求され（恒常法），たとえば 5 列中 3 列正解でその視力値とする．1〜2 列正解の場合は p（partial）をつけること（例：1.2p）も行われているが，臨床的意味はない．また，視力値の記載法で最も大切なことは，矯正レンズを掛けての矯正視力には必ずカッコをつけることである．

[*3] 視覚の寄せ集め
視覚の寄せ集めには次の二つがある．
1. 時間的寄せ集め：短時間では見えないけれども，見る時間を長くすると見えるようになる現象．
2. 空間的寄せ集め：小さいと見えないけれども，大きくすると見えるようになる現象．

片眼遮閉して片眼ずつ視力測定を行うが，遮閉の際に眼球を圧迫しないように注意する．両眼開放して両眼視力を測定することも行われる．

最小の 0.1 の視標が見えないときは，視力表に近づかせて視力を測る．5 m 用視力表の 0.1 の視標が 4 m で見えたら $0.1 \times 4/5$ と計算し，0.08 である．同じく 50 cm で見えたら $0.1 \times 1/5$ で 0.01 である．

0.01 未満の視力測定法（指数弁，手動弁，光覚，0）

視力が 0.01 未満のときは，眼前に示した検者の指の数を問い，指の数を正解できた距離でもって視力を表現する．たとえば，眼前 50 cm で指数を正解できた場合は，指数弁（指数弁別）50 cm とし，カルテには "50 cm/指数弁（あるいはラテン語を略して n.d.*4）" と記載する．1 m/n.d. は 0.015 に相当する．

指の数がわからないときは，眼前で動かした検者の手の運動の方向を問い，運動の方向を正解できた距離でもって視力を表現する．たとえば，眼前 50 cm で運動の方向を正解できた場合は，手動弁（手動弁別）50 cm とし，カルテには "50 cm/手動弁（あるいはラテン語を略して m.m.*5）" と記載する．1 m/m.m. は 0.0008 に相当する．

手の運動の方向がわからないときは，光覚しか残っていないと臨床的に判断され，眼前 10〜30 cm に置いたペンライト光の点滅を問う．光の点滅を正確に回答すれば，"光覚あり，あるいは 1/∞*6" とカルテに記載する．さらに，ペンライトを照射する方向を動かし，光の方向がわかれば "投影確実" と記載する．また，赤，緑，青のガラスに光を通して光の色がわかれば，"色覚あり" と記載する．光もわからない場合は，"0" と記載し，全盲（失明）を意味する．

視力に影響する因子

明るさ：視力表の明るさが，まぶしくて明る過ぎる場合でも，暗い場合でも，視力は低下する．また，視力測定のマニュアルで記したように，視力検査室の明るさが視標輝度を上まわって明る過ぎると，眩暈のため視力は低下する．

視標のコントラスト：白地の部分と黒色視標の部分のコントラスト（輝度の比）が低いと視力は低下する．基準では 74 % 以上必要と決められている．古い紙製の視力表では本来白である地が黄ばみ，コントラストが低下し，視力が低下する．

網膜像の鮮明度：近視などの屈折異常，白内障や硝子体混濁などの

*4 指数弁
ラ：numerus digitorum (n.d.)
英：finger counting (f.c.)
独：Finger Zahl (F.Z.)
ラ：ラテン語，英：英語，独：ドイツ語の意．*5，*6 も同じ．

*5 手動弁
ラ：motus menus (m.m.)
英：hand movement (h.m.)
独：Hand Bewegung (H.B.)

*6 光覚
ラ：sensus luminis (s.l.)
英：light sensation (l.s.)
独：Licht Sinn (L.S.)
1/∞ とも表示される．

透光体混濁がある場合には，像が不鮮明となって視力が低下する．

片眼か両眼か：一般的にいえば，両眼開放時の両眼視力のほうが片眼視力よりも$\sqrt{2}$倍（1.41倍），対数刻みでは1〜2段良好である．これは他の視機能にもみられる両眼加重（binocular summation）による現象の一つである．ただし，斜位近視（phoria myopia）においてのみ，両眼視力のほうが悪い（近視化する）．

瞳孔の大きさ：光学的に理想の瞳孔の円の大きさは直径で2.4 mmである．これより大き過ぎると散瞳による収差の増大・焦点深度の低下が起こって視力が低下し，小さいとピンホール効果で収差の減少・焦点深度の増加が起こって見やすくなる．臨床の場では，何らかの理由で散瞳している眼では，検眼枠で眼前12 mmに直径2 mmの穴（円孔板）を人口瞳孔として置き，視力を測るとよい．しかし，高齢者では加齢によって生理的に縮瞳しているので，特に近見時には輻湊性縮瞳が加わって縮瞳過剰となり，光学的に回折と網膜照度の低下が起こって視力が低下する*7．

年齢：発育としては，3歳半で1.0以上の視力に発達し，6歳でほぼすべての視覚が完成する．この観点から，3歳児健診で小児の視力を測るとき，3歳半時に測定するのが合理的である．

知能：知能低下の状態では，最悪の場合は視力は測定不能であるし，測定できる場合でも小児と同じ"字ひとつ視標"が適している場合がある．

空気の透明度：空気の透明性が悪ければ当然視力は低下する．

環境：ざわついたところでは視力の実力を発揮できないという影響がある．

視力の他覚的測定

フラッシュ光による視覚誘発電位：閃光刺激による脳波（視覚誘発電位〈visual evoked potential；VEP〉）の変化をとらえて光覚の有無を定性的に知る．定性的とは，光が見えているか見えていないか（all or none）のみを判断できる．

視運動性眼振：縦縞を水平（右向けあるいは左向け）に流したとき，縞が見えていれば縞の流れの方向と逆向きの衝動性眼振，すなわち視運動性眼振（optokinetic nystagmus；OKN）が誘発される．このとき，縞の幅から視力を推察することができる．実際的には，縞の幅を視覚（分）に計算し，その逆数を求めれば，小数視力に換算することができる（"縞視力と空間周波数"の項を参照）．

*7 瞳孔径2 mm以下で著明となる．

視運動性眼振の抑制：視運動性眼振測定のセッティングで，すべての縞の中央部を横一線に白く抜き，そのなかに黒い小さな点（円形）を投影する．この状態で縞を水平に動かしたとき，黒い点が見えれば眼振（視運動性眼振）が誘発されない．この眼振が起こらないときの黒い点の最小サイズを求め，視覚（分）に直してその逆数を求めれば，小数視力が得られる（オーム〈Ohm〉法）．詐盲の看破に用いられる．

パターンによる視覚誘発電位（VEP）：点滅する千鳥格子（checkerboard）を見せたとき，VEPの波形がw型に反応すれば，千鳥格子が見えたことを意味する．この反応が得られる最小サイズの千鳥格子の幅を視覚（分）に直して逆数を求めれば，小数視力が得られる．実験室的条件ではあるが，屈折異常の他覚的矯正に用いることも可能である．

縞視力と空間周波数

縞視力（grating acuity）は縞を縞と認め得る最小の縞の幅をいい，通常は，縞の幅と縞と縞のすきまの幅を等間隔に置いてある．縞は真っ黒，すきまは真っ白で，両者のコントラストは100％に近い．視認できる最も細い縞1本の幅を測定し，これを視角に直し，その逆数をとって小数視力値と対照させる．

このとき，視角1°の幅の中に同じ幅の縞とすきまのペアがいくつあるかを電気生理学では空間周波数（spacial frequency）といい，cycle/degree（ペアの数／°）で表す．たとえば，眼前1mの幅の白紙の中に10 cycle/degreeの縦縞模様が描かれているというとき，視角1°は17.45 mmであるから，この幅の中に縞が10本，すきまが10本，言い換えると縞とすきまのペアが10ペアあることを意味し，1本の縦縞の幅は17.45/20＝0.875 mmとなる．10 cycle/degreeの縦縞模様が見えるということは，幅が1°（＝60分）/20の縞が見えるということを意味し，幅が視角3分の縞が見えることを意味する．これはその逆数である0.33がその眼の小数視力であることを意味する．このように，空間周波数を n cycle/degreeとすれば，縞の幅は視角で60分/$2n$＝30分/nとなり，小数視力はその逆数の $n/30$ となる計算式をあらかじめ得ておく，すなわち空間周波数の値を30で割ると小数視力となることを知っておくと便利である．

（内海　隆）

近見視力検査

近見視力検査の適応

　わが国では，近距離とは眼前 30 cm のことをいい，近見視力表などもこの距離で測定するように設計されている．欧米では，近距離は 1/3 m を指す．近見視力検査の適応となるのは，① 老視を代表とする調節障害，② 遠視例（幼児～若年者），③ 臥位患者，④ 医学的弱視，⑤ 社会的弱視である．

文献は p.312 参照．

近見視力表の種類

　現在市販されている近見視力表には字づまり近見視力表と字ひとつ近見視力表とがあるが，一般的な製品は活版印刷で作成されている．問題はその印字精度で，0.5 より小さな視標では印字エッジ（縁）ばかりか形も乱れている（**図1**）．このような不正確な印字では正確に近見視力が測れるはずがない[*1]．

　近見視力（near visual acuity）を正確に測定するためには，精密写真製版などの方法で超精細に印字するばかりでなく，印字する紙としてもポリエステルフィルムや特殊ペーパーを用いなければな

[*1] 以前，筆者はこの点を解消すべく，特殊紙精密写真製版で字ひとつ近見視力表を自作し，現在も用いてきているが（図1），入手しやすい精密な印字の字ひとつ近見視力表は，まだ市販されていない．本当に必要なわが国らしい高品質の精密写真製版の字ひとつ近見視力表の市販が待たれる．

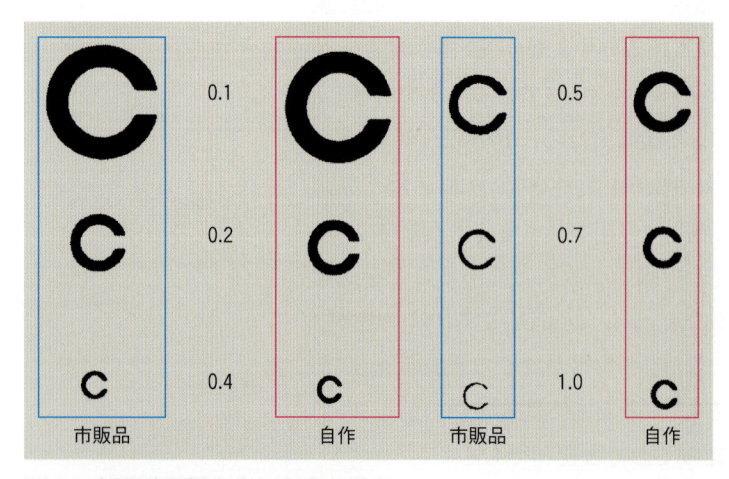

図1　市販近見視力表の印字の乱れ
　□：自作，□：市販品．右側にある 0.5 以下の小さな視標では，市販品の場合，印字が乱れている．

ない．

　字づまり近見視力表としては，日本点眼薬研究所製の近距離標準精密試視力表（神谷貞義撰編）がポリエステルフィルムへの精密写真製版で市販されている[*2]．

近見視力検査のマニュアル

　近見視力表を用いる．測定は 30 cm の検査距離を保つ．視標面の明るさは明るい明室を目安とするが，視標面輝度としては 2002 年 JIS（日本工業規格）で 200（80〜320）cd/m^2（＝nit）が基準として定められている．最小視標がわからず矯正不能のときは検査距離を縮めて測る．たとえば 0.1 の視標が 15 cm でわかれば，

$$0.1 \times \frac{30}{15} = 0.05$$

となるが，この値は本来の意味の眼前 30 cm の近見視力ではなく，ものを読むときに最小どの程度の大きさの文字が読めるか，すなわち実用視力の目安となるものであり，視力値の記載にも検査距離を付記する[*3]．このため最小視標として 0.1 以下の小さな視標が用意されている視力表を備えておく必要がある．

　検査成績の判定は，視力検査基準に従い，同じ大きさの視標の数の 50％以上視認できた場合に，その段階の視力として評価する．

近見視力検査の注意

　検査距離を厳密に 30 cm とすることが何よりも重要で，物差し，メジャー，糸などで眼と視標の距離を規定する必要がある．また，欧米製の視標は検査距離 1/3 m（33 cm）でサイズが決められており，注意を要する．通常の普通紙に印字した視力表では経年変化，汚れなどによるコントラストの低下があり，よく使うところでは 1 年，そうでなくとも 3 年ごとに新しいものに入れ替える必要がある．基準ではコントラスト比 82％以上と規定されている．

老視を代表とする調節障害における近見視力検査

　老視（presbyopia）とは，加齢によって完全矯正眼鏡装用下の 30 cm 近方視が不自由になった状態と定義される．老視は調節障害であるから，近見視力値を得ながら近用付加度数を決めていくのは基本的に間違っている．老視において，近見視力低下は調節障害による二次的な現象でしかない．老視眼鏡処方のマニュアルは，遠方視力値よりも 2 段階（対数刻みで）程度大きな近見視力表の視標，

[*2] この視標を一つ一つ正円状に切りとり，直径 8〜10 cm の白い正八角形の厚紙に貼りつけ，近見用字ひとつ視標として使う方法も奨められる．

[*3] 0.1 の視標が 15 cm でわかれば，0.05 とではなく，0.1（15 cm）と記載する．これは実用視力値を表す書式である．

表1　5m視力と30cm視力

距離	正視	近視	随意遠視	相対遠視	絶対遠視	老視
5m	1.0	0.3	1.0	1.0	0.7	1.0
30cm	1.0	1.0	1.0	0.3	0.2	0.3
特徴			自分で遠視を打ち消すことができる	近見時に遠視を打ち消せない	どこを見てもピントが合わない	

新聞や週刊誌を患者の両手にもってもらい，これを前後に移動させながら，眼前30～35cmで最もはっきり見える付加度数を決めていくことである．はっきり見える距離が眼前30～35cmよりも遠ければ付加度数（プラスレンズの度数）を増やし，近ければ付加度数を減じる．これを片眼ずつ行い，左右それぞれの眼に適した付加度数を決め，最後にそのまま両眼で見てもらって付加度数を微調整する．多くは両眼開放で見たときのほうが，片眼視のときよりも付加度数が0.25～0.50D少ない[*4]．床（畳）に置いた長唄の教則本を見るための眼前30～35cmと異なった距離の眼鏡処方では，患者に検査室の場でその姿になってもらい，眼と教則本などとの距離を実測し，これで求めた距離で同様に付加度数を決める場合もある．

　老視における近見視力検査の目的をあえて挙げれば，裸眼で近見視覚がどの程度視力値として残されているかを知ること，所持近用眼鏡が眼に適しているかどうかを視力値として知ること，新たに近用眼鏡として決定した付加レンズ度数で近見視力がどの程度あるかを知ることであり，あくまで参考程度の補助検査でしかない．

　なお，近見視力は高齢者では遠見視力よりも低下することが多い．

遠視例（幼児～若年者）における近見視力検査

相対遠視の場合：遠見視力がよい相対遠視（absolute hyperopia）（表1）の場合は，遠見視力だけを見て眼鏡処方不要と判断しがちだが，近方視に相応の調節努力が強いられるので眼精疲労を来たし，原因を特定されないままに読書嫌いや三叉神経第Ⅰ枝根部痛に陥ってしまっていることが多い．これを見逃さないために，近見視力検査が必要である．

絶対遠視の場合：絶対遠視（relative hyperopia）（表1）の場合は，眼鏡レンズ度数を決定するときに，遠見視力のみをみて処方すると近見困難を来たすことがある．遠見視にはやや過矯正であっても，

[*4] 両眼開放時のほうが片眼視時よりも視機能がよい現象を，一般に両眼加重（binocular summation）という（p.52参照）．

近見視力を重要視した度数決定がコツである．

臥位患者における近見視力検査

　臥位しかとれない患者の場合は，坐位で通常の遠見視力が測定できないので，臥位のままでも測れる近見視力で視力をおおまかに知る必要のある場合がある．全身状態が悪いときの病室や居室での視力検査しかできないとき，往診で視力を測るときなどに有用な方法である．

医学的弱視における近見視力検査

　乳児においては一般に，近見視覚のほうが遠見視覚よりも優れている[*5]．これは乳児がまず生命に必要な乳首を視認する必要があるからといわれている．さらに，視覚発達の過程においても，遠見視覚よりも近見視覚が先に発達すると考えられている．

　弱視の治療経過にあっては，弱視は視覚発達が遅れており，弱視治療はその遅れをとり戻す（catch up）作業であると考えられるので，弱視治療中では，視力は遠見のみならず近見も毎回検査し，その差を知ることによって弱視の程度を把握していく必要がある．

　アトロピンを健眼に点眼する弱視治療（薬剤ペナリゼーション；drug penalisation）[*6]においては，健眼での近見に霧視を与え，健眼を近見時に光学的に遮閉する．視覚が近見から育つという特性を利用し，近見にもっぱら弱視眼を使わせることによって弱視を治療していこう基本概念である．このとき，アトロピンの調節麻痺作用によって健眼の近見視覚がどの程度抑制されているか，設定どおりに弱視眼の近見視覚が使われる状態にあるのかを，両眼の近見視力を比較することによって監視していなければならない．

　たとえば，左眼の不同視弱視で健眼の右眼にアトロピンを点眼している経過中に，下記のようなデータが得られた場合を考えてみる．

　　　RV ＝（1.0×S＋1.50 D）→ 健眼
　　　LV ＝（0.2×S＋4.50 D）→ 不同視弱視眼
　　　RNV ＝（0.3×S＋1.50 D）→ アトロピン点眼下の健眼
　　　LNV ＝（0.2×S＋4.50 D）→ 不同視弱視眼

　この場合，近見視力が健眼である右眼（RNV）のほうが弱視眼である左眼（LNV）よりも良好なので，通常の 30 cm 近見では健眼を使ってしまい，健眼にペナルティーがかからない．この場合は，試行錯誤しながら近見視力が逆転する距離を求め，たとえば次のよう

[*5] 乳幼児において近見視覚のほうが遠見視覚よりも優れていることは，幼年視覚[6]の特徴の一つである．

[*6] ムーアジョンソン（Moore-Johnson）石川変法やペナリゼーション（penalisation）法において健眼にアトロピンを点眼する．アトロピン遮閉ともいう．

な結果を得たら，20 cm の近見を行って弱視眼を使うように指導しなければならない．

$$RNV = (0.1 \times S + 1.50\,D) - 20\,cm \rightarrow アトロピン点眼下の健眼$$
$$LNV = (0.3 \times S + 4.50\,D) - 20\,cm \rightarrow 不同視弱視眼$$

社会的弱視における近見視力検査

視覚障害者の視機能評価：日常の読み書きでどの程度の視能力（実用視力）があり，どのような文字サイズが必要か，あるいは low vision aids として何倍の弱視レンズが適当かを判断する材料とする．たとえば近見矯正視力が（0.2）しか得られず，0.6 の視力を必要とする文字のある書物を読まなければならない場合，3 倍に拡大するレンズを処方する．また，学童では普通学級，弱視学校（学級）あるいは盲学校のいずれが適しているのかを判定する資料とする．

職業適性判断材料としての近見視力検査：制限された視覚でもってどのような職業が適しているか，近見視力（実用視力）からみて判定～助言する．

近見視力に準じた視力検査

飛行機パイロットが眼前の機器を見る距離として 70 cm が適当かどうかなどの研究をするためには，中距離視標が必要である．最近では，パソコンやデスク仕事用に中近レンズや近々レンズの処方も盛んである．また，多焦点眼内レンズを挿入したあとの中間距離での見やすさの評価（中距離視力）も，臨床の場では今後の重要な課題となっている．これらレンズ処方時には，中距離としての設定距離に相当する 50 cm，67 cm，100 cm における視力も測定できるように，それぞれの距離に応じた視力表を備えておくほうがよいだろう．手早くは，視標のサイズに限度があるが，5 m 用字ひとつ視標を縮小コピーして自作する方法がある．

〔内海　隆〕

小児の視力検査

小児の視力検査の特徴

発達途上にある小児の視力をできるだけ早く測定することは，視力障害の早期発見，早期治療のために重要である．しかし，小児は環境に慣れず，検査できなかったり，できても集中力の持続時間に限界がある．特に視力検査は患児にとって楽しい検査ではないので，少しでも信頼性のある結果を得るためには，できるだけリラックスさせる雰囲気をつくり，楽しみながら検査できる工夫が大切である[1-7]．

文献はp.312参照．

自覚検査のできない乳幼児期

乳幼児期はまだ自覚検査ができないため，視反応をみる定性的な検査が主となる．対光反応や視運動眼振（optokinetic nystagmus；OKN）[*1]，瞬目反射は新生児ですでに認められ，その後，固視反射，追従運動などが認められるようになる．片眼弱視を疑う場合は，左右それぞれの片眼を遮閉して嫌悪反応などをみながら行動を観察する．左右差があれば弱視の可能性がある．

定量的な検査を試みる場合は，自覚的な検査ができないために心理物理学的な特性を生かした手法として，縞視力を用いる検査法が多い．一般的にはpreferential looking法（PL法）とgrating acuity cards（その代表的なものがteller acuity card〈TAC〉）などが用いられている．視運動眼振，視覚誘発電位（visual evoked potential；VEP）[*2]などの方法もあるが，臨床的にはあまり普及していない．それらの検査は視反応や視力の左右差を調べるのには役立つが，各方法で測定された視力は同次元のものとして扱うことはできないので，単純に数値を比較することはできない．

縞視力検査法（preferential looking法〈PL法〉とteller acuity card〈TAC〉）：PL法は暗室で検査を行い，二つの窓の片方に縞視標，反対の窓には無地の視標をプロジェクターから投影して検査を行う（図1）．乳幼児は無地の視標より縞視標を好んで見るという特

[*1] 視運動眼振
縞模様のドラムなどを回転させ，それを見たときに誘発される衝動性眼振で，視標の移動方向へ追跡する緩徐相と，その反対方向に速く戻る急速相が生じ，視反応の存在が確認できる．そのときに固定の視標を提示し，注視すると視運動眼振が抑制される現象を利用して視力を評価する方法もある．

[*2] 視覚誘発電位
視覚刺激により誘発された後頭葉視中枢での脳波で，臨床的には眼底透見不可能な眼疾患，心因性視力障害，視力発達遅延，皮質盲などに用いることが多い．フラッシュVEPとパターンVEPがある．振幅と潜時を参考に判定する．

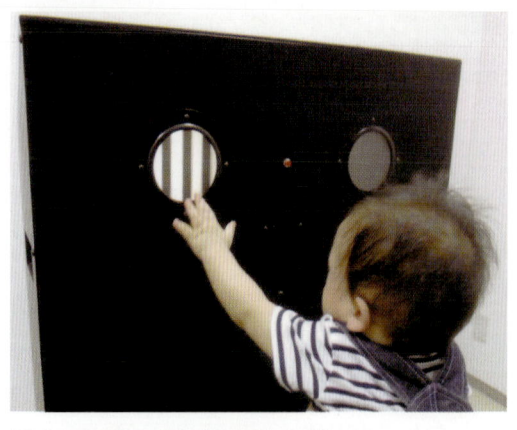

図1 preferential looking 法（PL法）
暗室で行い，検査距離50cm．乳幼児の視線が縞視標のほうを向いたかどうかで，視力を評価する．

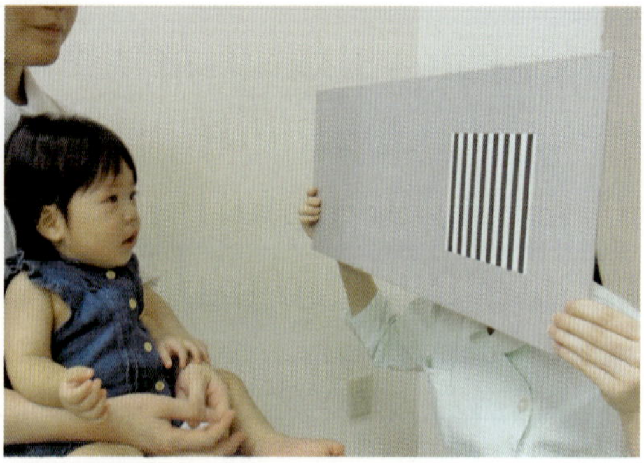

図2 teller acuity card（TAC）
明室で行う．検査距離は38，55，84cmと変えることができる．PL法同様，視線が縞視標を向いたかどうかで評価する．縞の幅と検査距離から視力を換算する．

性を利用して検査を行う．乳幼児の視線が縞視標のほうを向いたかどうかで，視力を評価する．1歳半以降くらいになると指さし（pointing）できるようになるので評価しやすくなる．眼振や潜伏眼振[*3]などがある場合でもpointingできれば検査可能である．片眼遮閉を嫌がる子どもが多いので，まず両眼開放下で検査を行う．縞視力の単位は空間周波数で表し，視力1.0に相当する視覚1分の視標は30 cycle/degreeとなる．

TACの原理はPL法と同じであるが，明室で行うことと，視標が紙カードでの提示であるため，距離を変えての検査も可能で，PL法に比べて安価で簡便である．臨床的にはPL法より普及していると思われるが，まだ一般的にどの施設でも対応できる検査ではない（図2）．

自覚的な視力検査

2歳後半から3歳くらいになると自覚的な検査が可能となる．そこで基本となるのはLandolt（ランドルト）環字ひとつ視力検査である．検査が難しい場合は，次に絵視標やドットカードなどを用いて検査する．

Landolt環字ひとつ視標：小児の視力の発達特性として8～10歳くらいまでは読み分け困難があるので，基本的には字づまり視標は用いずに字ひとつ視標を使用する．切れ目の方向は口答の場合は左右の理解が十分でないため，左右の答えが混乱しやすく，斜め方向は苦手である．視標は上下左右の4方向提示するのが基本で，答え

[*3] **潜伏眼振**
latent nystagmus. 潜伏眼振は両眼視時には眼振は発現せず，片眼遮閉して注視することにより起こる眼振で，耳側方向へ急速相をもつ衝動性眼振の一種である．両眼開放視力は良好であるが，片眼遮閉時には眼振が出現し，視力は低下する．視力検査時には必ず，日常の視力を知るために両眼開放視力を測る必要がある．

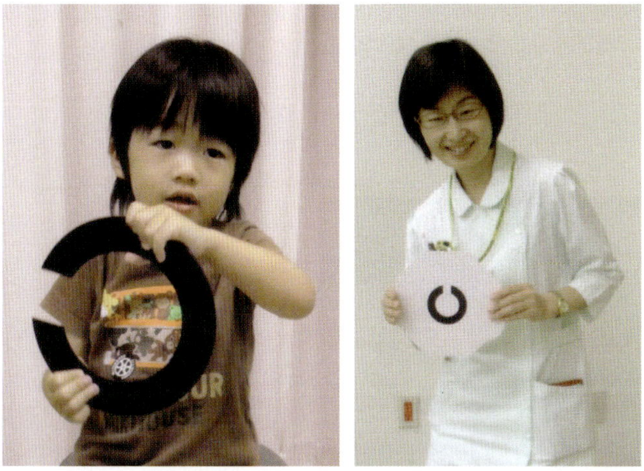

図3 単一 Landolt 環による視力検査
小児は左右の区別がはっきりしないことが多いので，指さしや Landolt 環の模型をもって形を合わせる方法で答えてもらうと検査可能率が高くなる．

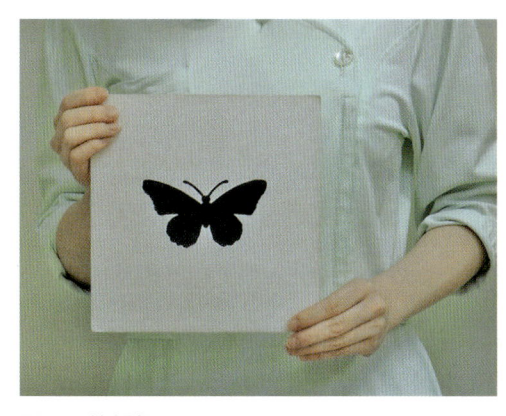

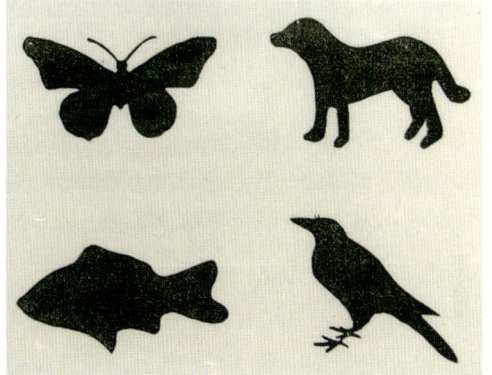

図4 絵視標（はんだや）
紙視標を検者が1枚ずつ提示．検査距離5m．はんだや製の紙視標．絵の種類が4種類でカードの枚数が全体で20枚と少ないので，検査精度には限界があるが，視反応の左右差などを確認するには手軽で有用．絵の名前が言えないときは，応答用の絵の見本を見て同じものを指さして答えてもらう．

方は切れ目の方向を指さしたり，Landolt 環模型のハンドルをもって同じ形に合わせる方法などで検査を行うほうがわかりやすい（**図3**）．

絵視標：2歳くらいの小児や，発達障害などにより形の認知に問題がある場合には，Landolt 環の検査が難しいので絵視標が有用である．紙視標（はんだや，**図4**）と液晶タイプの視標システムチャート（ニデックシステムチャート，**図5**）が用いられているが，液晶タイプの視標はモニター画面に映し出されることで小児の注意を引きやすく，視標が0.06〜2.0まで各段階ごとに6種類の絵を提示す

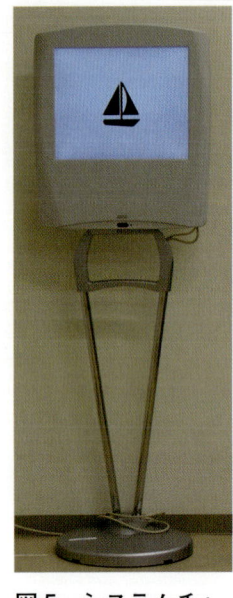

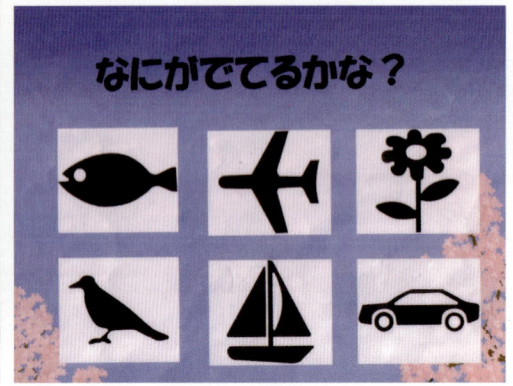

図5 システムチャートの絵視標（液晶モニタータイプ）
検査距離5m．SC-2000システムチャート®（ニデック）は，液晶モニターにいろいろな視標が提示できるが，そのなかの絵視標は，0.06～2.0まで各段階ごとに6種類の絵を提示することができる．絵の名前が言えないときは，応答用の絵の見本をもたせて同じものを指さししてもらう．

ることできるので，検査精度が高くなり非常に有用である．Landolt環での視力値と同等に扱うことはできないが，Landolt環でなくても，どのくらいの大きさの形まで見えるのかを確認できただけで保護者に非常に安心感を与え，喜ばれる．

そのほか，まだ一般的ではないが，乳幼児の検査視標としてLEA symbols® playing card（図6）があり，発達障害などを伴い，形の認知や表現が十分でない乳幼児に楽しみながらできる検査として有用という報告もある．

森実ドットカード（近見視力）：絵視標やLandolt環で測定できない小児に用いる検査で，近見での最小視認閾を測定する．最小分離閾を測定しているLandolt環による視力と単純には比較はできない．"くま"と"うさぎ"の2種類の絵があり，「おめめどこにあるかなあ？」と指さししてもらう検査方法なので，小児の興味を引きやすく大まかに視力を把握するのに役立つ．目があるカードとないカードを2枚提示して，目のあるほうを答えてもらう方法もある．検査視標が8枚しかなく検査精度としては限界があるが，臨床的には視力の左右差などを検出するのに役立ち，有用である（図7）．

近距離用単一Landolt環視標（近見視力）：小児の場合，視力は近見から発達するといわれており，遠視例で近見時の見えにくさを調

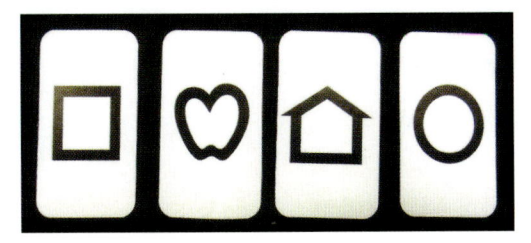

図6 LEA symbols® playing card (Good-Lite. Co.)

LEA symbols®は乳幼時の検査視標で遠用と近用がある．発達障害などを伴い，形の認知や表現が十分ではない乳幼児が，楽しみながらできる検査として役立つ．

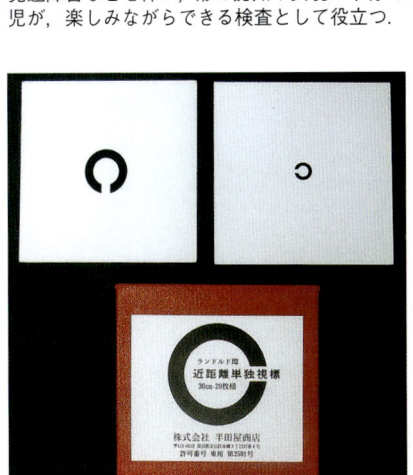

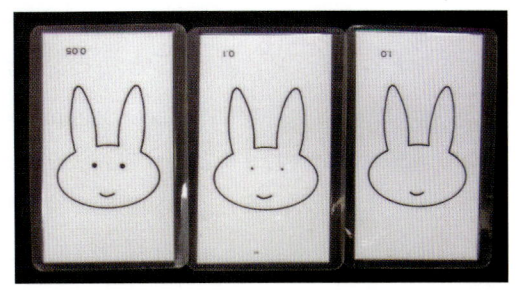

図7 森実ドットカード

近用の視標で"うさぎ"と"くま"の2種類がある．目の位置を指さしてもらい，最小視認閾を測定する．カードは8枚で絵視標もできない乳幼児の大まかな視反応の左右差を見るのには役立つ．

図8 近距離用単一 Landolt 環視標（はんだや）

近見視標で小児の検査には必需品である．ロービジョン児の検査にも有用である．

べたり，弱視例の治療経過を判定するときや，遠見視力が集中して測れない場合などに近見での Landolt 環視力測定が有用である．セットに入っている紙の小さな模型の Landolt 環などで興味を引きつけると検査に協力的となる（図8）．

小児の視力検査の特徴

視力の不安定さ：検査時の集中力のなさや調節の介入により，視力値は不安定であることも多く，診断にあたっては，必ず調節麻痺薬を用いて他覚的屈折検査を行い，再度，視力の再現性を確認することが必要である．

読み分け困難：小児は脳の発達の未熟な幼年型視覚の発達段階にあり，並列視標を用いた字づまり視力よりも単一 Landolt 環を用いた字ひとつ視力のほうが2〜3段階よいという傾向があり，8〜10歳ころまで続くといわれている．

視知覚の発達が不十分：視知覚は視的な体験や学習によって発達するが，個人差も大きく，絵視標の場合など絵の種類によっては見慣れない形のときは反応が悪くなる．Landolt環に対する慣れも重要となるので，形を合わせるという検査法を家庭で練習するだけで検査がスムーズになる．また，形の認知で特異的な発達をしている高機能自閉症などの場合，Landolt環では検査ができなくても，数字視標，アルファベット視標，ひらがな視標などでスムーズに答えることができる場合もあるので，本人が興味のあるものを保護者に聞いて情報を得ておくことも，より正確な検査を行ううえで大切なポイントとなる．

視力検査のコツ

呼び方の工夫：親しみをもって，名前や愛称で呼ぶ．キャラクターの人形などを使って遊んだり，検者の優しい声掛けが検査を容易にしてくれる．子どもと眼の高さを同じにして顔を見ながら検査する．

集中できる時間の限界：検査に集中する時間に限界があるので，見えていると思われる大きさの視標は何度も繰り返さずに進め，答えるのに時間がかかったり，注意力が散漫になったところが見えにくくなったサインなので，そのあたりからていねいに確認する．あいまいな答えのときは何度も同じ方向を出して再現性を見るようなトリック的な出し方も必要である．

検眼枠や遮閉具への配慮：検査時に使用する検眼枠なども，小児が少しでも楽しめるように小児用のカラフルで軽量のものを使用するとよい（図9）．検査に親しみをもってもらうために，遮閉板にキャラクターのシールを貼るのも一方法である．眼鏡につける遮閉具は一般的には黒のプラスチックのオクルーダーが使われているが，動いて安定が悪く検査しにくい場合，小児の弱視治療に使っているアイパッチ®などの遮閉具や布パッチなどを利用することもできる（図10）．

検査時の行動を観察：検査時の様子は大切な情報となるので，注意深く観察する．眼を細める，頭位異常，レフラクトメータを覗くときに同じ眼で見ようとする，片眼遮閉時にかなり嫌がり左右差を感じるなど，必ずコメントを記載しておく．

潜伏眼振がある場合：潜伏眼振がある場合，通常の視力検査のように片眼を遮閉具でふさぐと，遮閉されていない眼が揺れるので，実際の視力より悪い結果となる．そこで日常の生活視力を知るために

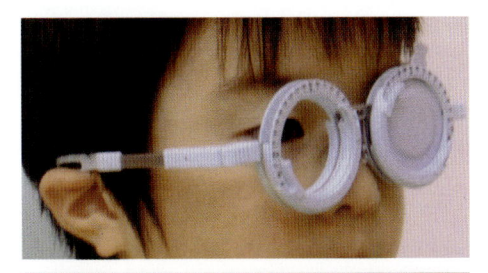

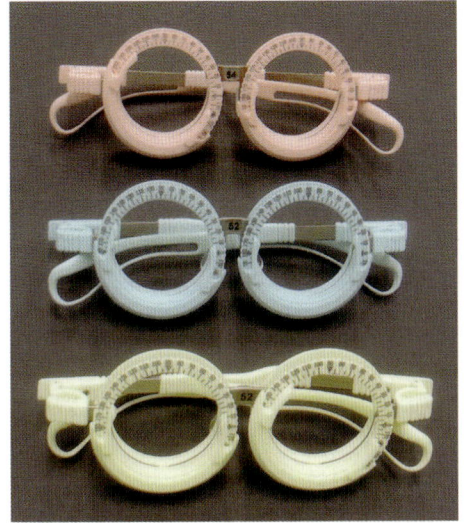

図9 小児用の検眼枠（けんがんくん®，増永眼鏡）
カラフルで軽量の検眼枠は装用感がよく，楽しく検査するための道具として有用である．

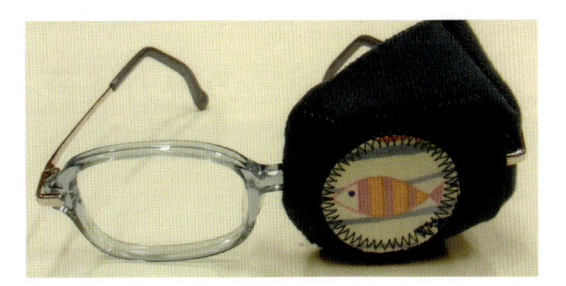

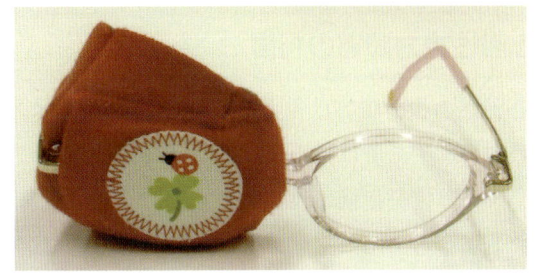

図10 布パッチ（JOY-PATCH®，オグラ眼鏡）
視力検査時に遮閉を嫌がる場合に，かわいい布製の眼鏡用のパッチを利用する．本来は弱視治療用のパッチだが，かわいい絵が検査時の気持ちを和ませてくれる．

は，まず必ず両眼開放視力を測定する．次に片眼の視力を測定するための遮閉具の工夫が必要である．偏光メガネを使った両眼開放視力器があれば，それを用い，そのような特殊な機器がない場合は遮閉板の代わりに凸レンズ（本人のベストレンズ+3D程度）を用いて両眼開放しているような形で片眼視力を測る．また片眼視力測定時に face turn することがあるが，非遮閉眼は内転位すると眼振が減少することがあるので，頭位異常をとったまま測定することが大切である．

〈中村桂子〉

心因性視力障害の視力検査

心因性視力障害の特徴

　心因性の視力障害は視力低下が主訴で来院するが，多くの場合，実際の日常生活では見えにくいことで特に困ることはなく，学校検診で視力障害を指摘され，眼科を受診する．些細な打撲などが誘因となる場合もある．視力は0.1～0.4程度が多く，女児に多くみられる．好発年齢は6～15歳で，女児では8～9歳くらいがピークという報告が多い．視力の検査時の反応には特徴があり（表1），データにはばらつきがみられる．

　しかし，心因性視力障害は詐病ではないので，患児を疑うような目でみたり，嘘を見破ってやろうという態度で検査を行ってはいけない．感受性豊かで周囲の反応に敏感なタイプが多いのであまり緊張感や威圧感を与えず，あせらずに信頼関係を築いていく．

　本症の診断においては，器質的な疾患を除外し，正常な視力を確認することが重要であるが，必ずしも良好な視力がすぐに確認できる症例ばかりではない．各検査の矛盾点や眼所見の不一致が診断の

表1　心因性視力障害の場合での視力検査時の応答の特徴

- 応答に時間がかかる
- 検査を始めると，見えにくそうに眼を細める
- ハキハキしないで，自信なさそうに答える
- 答えるたびに首をひねる
- 答えるときの声が，いつもより小さくなる
- 左右反対方向を指す
- ある視力値から，しっかり見ないで「見えません」と答える
- 「よく見えるよ」と励ますと，次から答えなくなる

表2　レンズ打ち消し法での視力検査

屈折異常のない症例の場合
RV＝0.3(0.1×S＋1.0D) 　　　(0.4×S＋0.5D) 　　　(1.0×S＋0.5D＝S－0.5D)→S±0D
声かけの仕方
「がんばって」と，励ますのは禁物 気軽に答えやすいような雰囲気をつくり，「ちょっとでもわかったら答えてみて」，「こっちかな？でもいいよ」と促す．
暗示
「さっきの大きさと同じだよ」 「レンズ2枚入れてみるね．ほら，よく見えるでしょう！」 　と声をかけると「うん」といったあと，応答しはじめる． 子どもは1枚のレンズより，2枚のレンズで見えるようになったと錯覚する．

決め手となる．自覚的な視力検査には限界があり，実際不安定な調節緊張状態で縮瞳している場合もあるので，調節麻痺薬を使用したうえでの他覚的屈折検査は重要である[1-4]．

文献は p.313 参照．

視力検査の手順（1）通常の視力検査

　初めは通常の視力検査を行う．十分な視力が確認できない場合でも，その視力値が患児の心理状態を表す重要な情報となるので，そのままカルテに記載する[*1]．心因的な要素が疑われる場合は，次にトリックによる検査などを行う．

視力検査の手順（2）トリックなどでの検査の工夫

レンズ打ち消し法：最もよく用いられるのが，中和法とも呼ばれているレンズ打ち消し法である．いろいろなレンズの選択方法があるが，球面レンズの凸レンズと凹レンズを順に重ねて用いて，最終的にはレンズ合計が度のないレンズを入れたような効果になるように検査を行う（表2）．打ち消し法の検査の手順を以下にまとめる．

1. はじめ凸レンズを入れる．本人にレンズを入れると見やすくなったか聞く．しかし，凸レンズではぼやけて見えるので，患児はぼやけて見えにくいと答える．
2. 少し凸レンズを弱める．ぼやけが軽減し，視力が少し上がる．
3. 次に「もっと強い度数のレンズを入れてみよう」といいながら，凸レンズの効果を打ち消す凹レンズを入れる．すると「これは見やすい」といい，スムーズに答えてくれる．

　打ち消し法の検査の過程では，暗示的な声かけが重要である．リラックスした状態であれば，レンズを入れ替えるごとに視力は少しずつ上がる．実際には軽度の屈折異常などを有する場合も多いので，度数の組み合わせには工夫が必要である．

雲霧法：+2〜3Dの凸レンズを両眼に装用させ，かなり焦点をぼかして見えにくい状態にしておく．その後，両眼開放下あるいは片眼遮閉下において，0.5D刻みくらいに凸レンズ度数を下げて矯正していく[*2]．この方法は，眼の調節をリラックスさせる効果があり，ぼやけた見え方からよりクリアに見えるようにレンズを入れていくので，見え方の鮮明さが答えやすく，効果的な場合も多い．

視標の種類や距離を変える：検査条件を変えることでの結果の相関を見るために，検査視標の種類を Landolt（ランドルト）環の字づまり，字ひとつ，ひらがな，絵，アルファベットなどと変えたりし

[*1] 視力がうまく出せないときでもあまり相手を追い詰めず，自然に対応する．「がんばって見てね」と励ましすぎるのは禁物．

[*2] レンズ交換時は次のレンズを検眼枠に入れてから，前のレンズをはずし，裸眼にする状態をつくらないように注意する．

ながら検査を行う．また，検査距離を5mに限らず，設備があれば3mや1m視標を使ったり，30cmの近見視力を単一Landolt環で測定したりしてデータの再現性をチェックする．視力検査時の矛盾点を記録しておくことは診断のための重要な情報となる．

行動の観察

待合室や診察室での患児の歩き方や眼の動き，顔の表情などの何気ない動きも大切な情報なので注意して見ておく．検査中に「今，何時かな？」と聞いたりして，そのとき，遠方の時計に視線を合わせる様子を見たり，答えてもらったりする．保護者に「家庭での生活の様子やテレビはどのような距離で見ているか」なども確認する．本人にも「生活で困っていることはないか」と聞くと，「あまり不自由なことはないけど，学校で黒板が見にくい」というような答えが返ってくることが多い．

経過の見方

一度の診察で心因性と診断したあと，眼科的には問題がないからと再診の必要はないと考えるのはよくない．脳腫瘍などを誤って心因性と診断する可能性もあるし，一度視力が出ても，心因性の原因となる問題が解決しない限り，視力低下の症状は繰り返すのでしばらく定期的な受診を促す．

医師は，本人はもとより保護者の心理状態までもサポートする姿勢で患児の症状を受け入れ，精神的に安定するまであせらず経過観察する必要がある．検者は，本人が話しやすい雰囲気づくりなどを心掛け信頼関係を築くことが大切である．原因はさまざまであるが，治療においては主に親子関係が重要な要素になるので，患児と一緒に病院に受診する時間は大切なコミュニケーションのチャンスであるとアドバイスする．難治例の場合は精神科への依頼が必要となるケースもあるので，軽視はできない．

（中村桂子）

logMAR 視力・ETDRS 視力表の使い方

近年，治験のエンドポイントとして視力が用いられる場合や臨床研究で視力を統計的に解析する場合に，小数視力や分数視力が使用されず，ETDRS 視力表を用いて logMAR 値として視力が表示される傾向にある．

なぜ小数視力や分数視力ではいけないのか？

わが国では，明室で 5 m の距離で，眼鏡試験枠にレンズを挿入して標準視力表ないし準標準視力表（図 1）を用いて小数視力を測定することが一般的であるが，欧米では Snellen（スネレン）チャート（図 2）をプロジェクターでスクリーンに投影して，暗室で 6 m あるいは 20 ft（フィート）でホロプタ[*1]を用いて分数視力が測定されていることが多い．

準標準視力表の問題点：一つは検査間，検者間で測定結果の再現性

[*1] ホロプタ
ターレット式自覚検眼器とも呼ばれる．回転する台に複数のレンズが装着されていて，台の回転によって使用するレンズを切り替えることができ，眼鏡枠の代わりに使用して，自覚的屈折値を測定する．

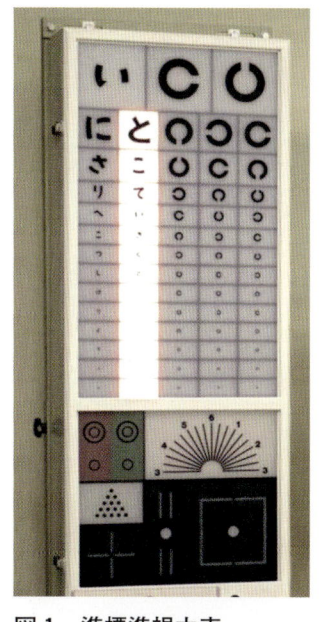

図 1 準標準視力表
小数視力測定用で，視標が Landolt 環とひらがなで構成されている．

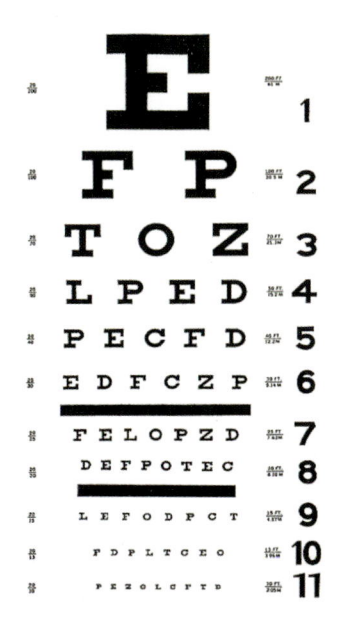

図 2 Snellen チャート
分数視力測定用で，視標がアルファベットで構成されている．

が悪いという点である．現在の視力表は，1列の視標がすべて読めて初めて，下の列を読むことになっている．たとえば，ある列の一つの視標が読めなければ，1列あるいは，2列下の指標のいくつかを認識できても，視力としては認識できなかった視標がある列の視力となってしまう．これが検査間の測定値のばらつきの一因になっている．次に，視標が等間隔でないという問題点がある．一般的に，心理的な感覚量は，刺激の強度ではなく，その対数に比例して知覚される[*2]．このことによって，月明かりから日中の砂浜まで，あるいは光と影の強いコントラストある風景など，広範な範囲の刺激に対応することが可能となっている．実際，聴力検査や視野検査での感度はdB（デシベル）で対数表示されており，視力でも対数を用いるのが自然である．ところが小数視力を対数に変換した場合，その間隔が等間隔でない．また，0.1の文字数が5文字ないこと，Landolt（ランドルト）環とひらがなが混在していること，あるいは低視力を測定することが困難であること，視標の大きさと視標間の距離の比率が一定でないために，字づまりによる影響が列によって異なっていることも問題となる．

Snellenチャートの問題点：暗室で検査が行われていること，プロジェクターの電球の消耗などで視標の条件が変化しやすいこと，列ごとの文字の縮小率が異なっているので，同じ2段階の視力改善でも，その変化率は違ってくることなどがある．加えて，視力表の一段の文字数が異なると，1回の誤りの意味が列によって異なってくる．さらに，"A"と"L"は"E"より認識しやすい，といった文字の読みやすさ難易度は考慮されていない．さらに，分数視力では統計処理できないし，小数視力で相加平均をとることには問題がある．

このように視力検査自体が自覚検査であるうえに，測定法が大きく異なり，しかも統計処理に問題があることから，視力をより客観的にばらつきなく測定するためにlogMAR視力とETDRS視力表を使用する．

logMAR視力とは

MARは，minimal angle of resolution（最小分離角）の略であり，logMARは文字どおり，最小分離角の対数値である．logMARと小数視力の関係は，

$$\log \mathrm{MAR} = \log \frac{1}{\text{小数視力}}$$

[*2] **ウェーバー・フェヒナーの法則**
Weber Fechner's law．ヒトの感覚器における基本法則．つまり，感覚はその強度が10倍，100倍になったとしても，2倍，3倍というように，もとの情報量の対数として知覚される．

表1 各種視力と視角の換算

小数視力	logMAR視力	視角（分）	分数視力
0.1	1.0	10	20/200
0.2	0.7	5	20/100
0.5	0.3	2	20/40
1.0	0	1	20/20
1.25	−0.1	0.75	20/16
2.0	−0.3	0.5	20/10

となる．表1に，分数視力，小数視力，logMAR視力および視角の換算を示す[*3]．

ETDRS視力表とは

ETDRS視力表は[*4]，logMAR視力を用いた視力表の一つである．ETDRS視力表では，白色背景に黒色でアルファベットの視標が使用されている（図3）．各列は5文字に固定されている．また，各列は，対数で等間隔，すなわちlogMARとして0.1ステップで文字の大きさが縮小する．その文字は"Sloan letters"と呼ばれる10種類の文字が使用され，文字のデザインも統一されている．そして文字認識の難易度（difficulty score）を各段で同じにするべく，文字の組み合わせも定められている．

英語圏以外，あるいは小児や高齢者で使用する場合を想定して，特殊なデザインの数字やLandolt環が用いられることもある．

視力測定は，暗室で通常4mの距離で行うが，各段の縮小率が均一なので同じ視力表を使用して3.2，2.5，2.0，1.6，1.3，1mで測定しても，4mでのlogMAR視力にそれぞれ0.1，0.2，0.3，0.4，0.5，0.6を加えることによって換算することができる．これによって低視力の測定が可能となるし，逆に視力良好例における視力測定では検査距離を長くすることにより対応可能となる．

ETDRS視力表の使い方

チャートR，チャート1，チャート2の三つのテストフェースより成り（図4），他覚屈折値を参考にチャートRで完全矯正し，その後チャート1で右眼の，チャート2で左眼視力を測定する．

ETDRS視力表を使用する治験や臨床研究では，視力表だけでな

[*3] ちなみに近見視力などを含めた詳細な換算表が，Journal of Cataract & Refractive Surgery に Visual Acuity Conversion Chart として毎号掲載されていて便利である．

[*4] ETDRS視力表
最初に Bailey と Lovie によって開発された．ETDRS（Early Treatment Diabetic Retinopathy Study）が，視力をエンドポイントとする前向き多施設研究で正式に採用したことで有名となり，エビデンスレベルの高い，視力をエンドポイントとする臨床研究や治療効果を視力で判定する治験においては，ETDRS視力表を使用することが国際標準となった．

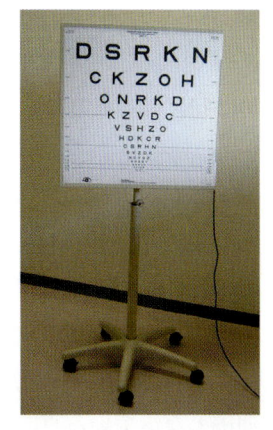

図3 ETDRS視力表
（Lighthouse社製）

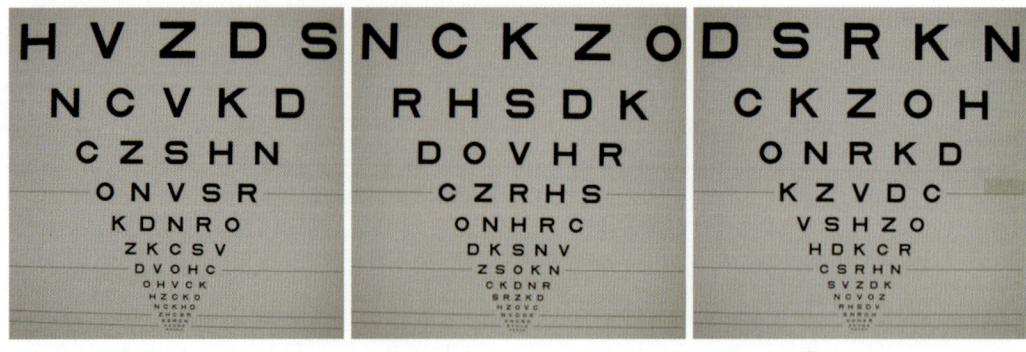

a. チャートR　　　　　b. チャート1　　　　　c. チャート2

図4　ETDRS視力表の三つのフェース

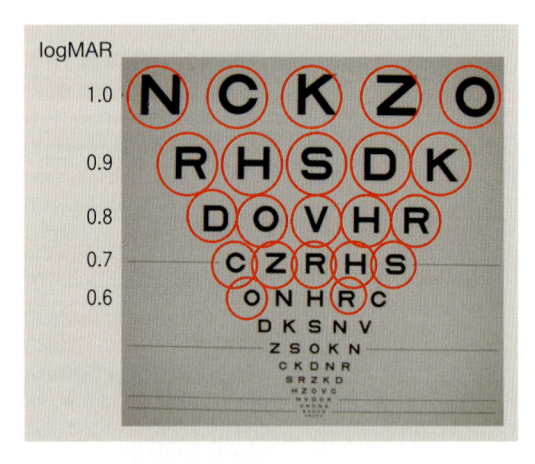

図5　logMAR視力の表示方法
0.7の列まで読めて，あと2文字可読なので，logMAR値は0.7+(−0.02×2)=0.66となる．

く，視力測定の手順に関してもプロトコルが定められており，これを遵守して視力を測定することになる．プロトコルでは，視力測定を行う部屋，部屋の照明，視力測定装置の設置方法，内部照明の蛍光灯の交換方法，視力測定時の質問内容や，矯正レンズの交換の方法，あるいは屈折値の決定法など細部にわたって標準化されている．

　結果は読めた列で判断するのではなく，可読文字数ないしlogMAR視力として表示する．たとえば，図5のようにlogMARが0.7の列まですべて読め，さらにその下列の2文字が読めたとすると，0.7+(−0.02×2)=0.66がlogMAR視力となる．ある治療によって対象のlogMAR視力が平均0.66から0.14になったとすると，0.14−0.66=−0.52となり，その群の視力が平均で0.52，つまりだいたい5段階改善し，可読文字が26文字増えたことがすぐに理解できる．

　ETDRS視力表の利点として，視標の大きさの縮小率が対数で等間隔となっている点，低視力，高視力への対応の容易さが強調されているが，列ごと(row-by-row)でなく，可読文字数(letter-by-letter)

で評価していることも重要である．1文字に0.02 logMAR値の重みをつけることによって，従来より5倍細かい目盛りで視力測定がなされる．

視力を列ごとで記録した場合，検査の信頼区間はlogMARで0.2，すなわち2列とされる．これは，日常われわれが列ごとに視力を記録して，2段階以上の変化を有意な変化としていることに一致している．しかし視力を可読文字数として記録すると，信頼区間は0.1とばらつきが半分になるため1列の変化で有意になる．表示を列ごとでなく，可読文字数とするだけで，検査間，検者間のばらつきは減少し，視力の統計処理が容易になる．

このようにETDRS視力表を用いたlogMAR視力の評価は，単に視力表が従来と異なるだけでなく，視力のばらつきに関与する因子をできる限り排除することによって，主観的な視力検査をできるだけ定量的にする努力がなされているということを理解して使用することが大切である．

カコモン読解　第20回　一般問題59

視力で正しいのはどれか
a 対数視力の平均は幾何平均で行う．
b 分数視力の逆数が小数視力である．
c 小数視力の両眼累加作用は$\sqrt{5}$倍である．
d logMAR値の1.0は小数視力の0.1である．
e logMAR値は等比級数的に配置されている．

解説　相加平均は算術平均，相乗平均は幾何平均とも呼ばれる．対数視力の平均は，算術平均できる．幾何平均が必要なのは小数視力の場合であるのでaは誤り．分数視力の分数を小数に変換したものが小数視力であり，bは誤り．ちなみに小数視力の逆数が視角である．片眼視力に比べて両眼視力は10％ぐらい良好であるが，$\sqrt{5}$ではなく誤り．logMAR視力と小数視力の換算は，

$$\text{Log MAR} = \log \frac{1}{\text{小数視力}}$$

であるので，dが正解．logMAR視力は等差級数的に配置されているのでeは誤り．

模範解答　d

（前田直之）

その他の視機能検査（コントラスト感度など）

視覚の質の評価の重要性

近年，白内障手術や屈折矯正手術における裸眼視力の向上は非常に精度の高いものとなった．しかし日常診療では，視力がたとえ1.0以上であっても，「なんとなく見えづらい」と訴える患者は少なくなく，視力だけで視機能を説明することができないのは誰もが感じるところである[*1]．通常の視力検査に用いるランドルト環は白背景に黒字のきわめて明瞭な視標であるが，日常生活においては濃淡がはっきりしない不明瞭なものを見る機会のほうがむしろ多い．特に雨・霧の日や日没に伴い余計に輪郭が不鮮明になってくる．このような状況下での視機能評価としてコントラスト感度（contrast sensitivity）測定が行われるようになってきた．この検査は空間周波数特性（modulation transfer function；MTF）というカメラなどの画像光学分野で応用されていた概念を視覚系に応用したものであり，形態覚全体を定量的に評価することが可能な検査法である．したがって視力に比べて視機能異常を鋭敏に反映すると考えられ，視覚の質（quality of vision；QOV）を評価するためのツールとして近年広く用いられるようになってきている[*2]．また夜間の視機能を評価する検査として薄暮時コントラスト感度（mesopic contrast sensitivity）測定，さらにグレア光が存在する状況下での視機能もさまざまな機器で評価できるようになってきている．また，視力変化を経時的に評価する方法として実用視力計（functional visual acuity）が開発され，応用されるに至っている．

[*1] 視機能にはそれぞれ光覚，色覚，形態覚，視野，立体視とさまざまなものがあり，なかでも形態覚が重要とされるが，視力は形態覚の一部を評価しているに過ぎない．

[*2] 非球面や多焦点眼内レンズなど新しい光学特性をもつレンズが臨床に導入された現在，コントラスト感度検査はQOVを評価するために非常に重要性の高い検査法として浸透しつつある．

コントラスト感度／検査の原理

コントラスト感度検査とは，すなわち視覚系のMTFを測定・評価することである．図1に示すように，画像光学系のMTFはLow-Pass型といって右下がりのパターンとなるが，視覚系のMTFは通常Band-Pass型という山型の曲線を示す．

通常，MTFの評価には正弦波格子縞が視標として用いられる．正

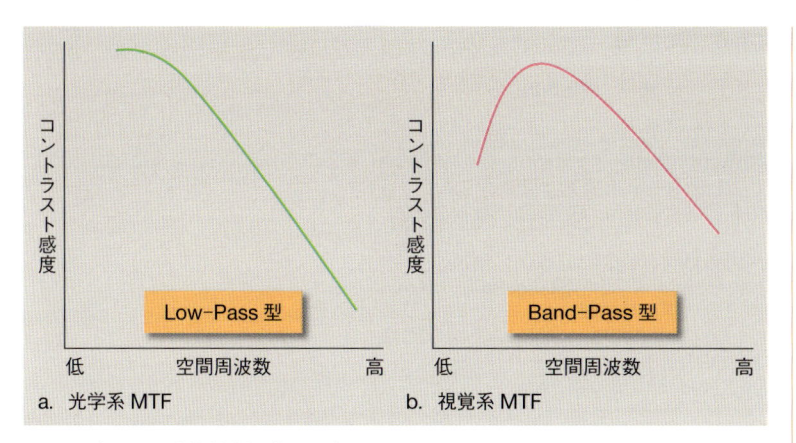

図1 空間周波数特性（MTF）

眼球光学系でのMTFも理論上Low-Pass型になるのだが，網膜以降の視覚伝達情報処理の過程で側抑制（lateral inhibition）などが関与することにより，高周波数と低周波数域での応答が弱くなり，その中間（6cpd近傍）で最も識別感度が高くなる．その結果，視覚系MTFは山型のBand-Pass型特性を示す．

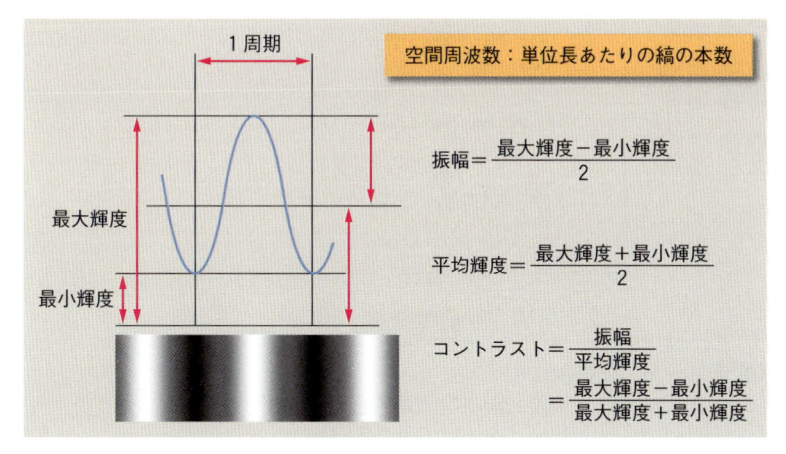

図2 正弦波格子縞とコントラスト

弦波格子縞とは正弦波曲線に従ってその輝度が変化する縞模様で，その最大輝度と最小輝度からコントラストを求めることができる（**図2**）．要するに正弦波の振幅が大きくなれば（白黒の濃淡が強くなれば）コントラストは大きくなる．正弦波格子縞を識別できる最小コントラストをコントラスト閾値といい，コントラスト閾値の逆数がコントラスト感度となる．また空間周波数は単位長（視覚1°）あたりの縞の本数で定義され，cycles/degree（cpd）という単位で表される[*3]．そして縦軸にコントラスト感度を，横軸に空間周波数をとり，縞として見分けられた点を結んだものが視覚系のMTF，すなわちコントラスト感度曲線となる．

[*3] 空間周波数が低いと1本1本の縞は太く間隔も広いが，空間周波数が高くなるにつれ縞が細くなり間隔も狭くなっていく．

表1 コントラスト感度評価法と測定機種

コントラスト感度の評価法	機種：測定距離
縞視標コントラスト感度	CSV-1000 E® (Vector Vision)：2.5m VCTS 6500® (Vistech)：3m MCT-8000® (Vistech)：覗き込み型 OPTEC 6500® (Stereo Optical)：覗き込み型
文字コントラスト感度	CSV-1000 LV® (Vector Vision)：2.5m Pelli-Robson チャート® (Haag-Streit)：1m
低コントラスト視力	CSV-1000 Lan® C10% (Vector Vision)：2.5m 10% ETDRS チャート：2.5m Wang-Katsumi® (興和)：3m

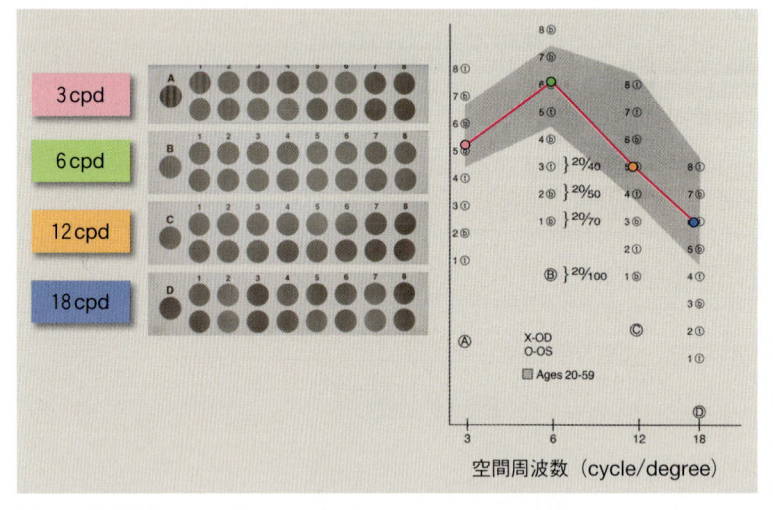

図3 縞視標コントラスト感度チャート（CSV-1000E®）
左端にAからDのサンプル視標があり，下に行くほど空間周波数が高くなる．そして各サンプル視標の右側に1から8までの縞指標が2段に並んでおり，上下どちらかが縞視標，もう一方が単色指標となっている．右に行くほどコントラストが低くなる．各周波数で判別できた最も低いコントラストを，右の記入用紙にプロットし，これらの点を結んだものがコントラスト感度曲線となる．正常範囲はグレーのゾーンで表示されている．

コントラスト感度／測定の実際と応用

　現在，コントラスト感度の評価方法にはさまざまなチャートが考えられているが（**表1**），評価法の違いにより，① 縞指標コントラスト感度，② 文字コントラスト感度，③ 低コントラスト視力の3種類に大別される．ここではCSV-1000®（Vector Vision）を用いた評価法を解説する．

縞視標コントラスト感度：図3左に示すように，3, 6, 12, 18 cycle/degreeの4つの空間周波数に対して，それぞれ8段階にコントラストを変化させ，どこまで判別できるかを問い，各空間周波数でのコ

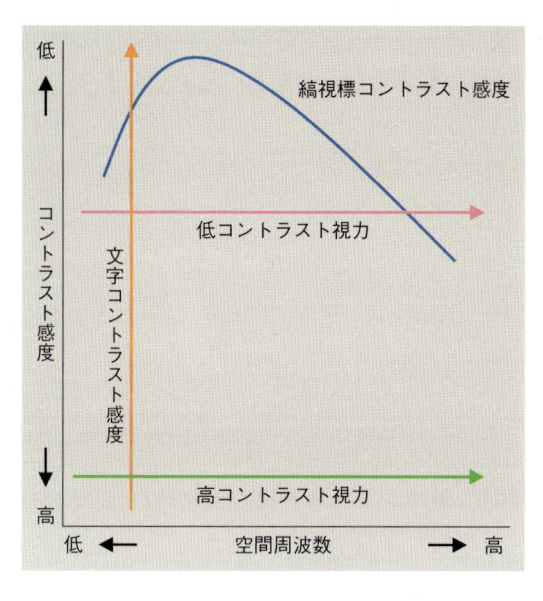

図4 各種コントラスト感度検査の測定領域

ントラスト閾値・感度を求める．このチャートは**図4**に示すような空間周波数とコントラスト感度で規定される平面を二次元的に広い範囲で調べることが可能であり，最も汎用されているチャートである．

文字コントラスト感度：すべて同じ大きさの計24文字で構成されるチャートを用いて測定する．コントラストは8段階に設定されており3文字ごとに低くなっていく（**図5**）．文字の大きさは2.4 cpdで2.5 mの距離で約0.08のランドルト環（Landolt ring）の大きさに相当する．ある一定の空間周波数において，どの程度のコントラストまで判別できるかを評価している（**図4**）．

低コントラスト視力：従来のETDRSチャート[*4]の視標のコントラストを100％から10％に低下させたものである．各列に同じ大きさのランドルト環が5つずつ配置されており，下方に行くにつれて視標が小さくなる（**図6**）．ある一定のコントラストにおいて，どの程度の空間周波数まで判読可能かを調べている（**図4**）．

測定自体は通常の視力検査とほぼ同様であるが，結果の表記が異なる（**図6**）．各列で一つでも二つでも判読できる視標があれば，その結果が総合判定に反映される算出法であり，より詳細な評価ができる．

臨床応用：コントラスト感度検査はさまざまな疾患で応用されており，その意義が広く確認されている[*5]．屈折矯正手術後や初期の円錐角膜など，視力検査では視機能の変化が検出できないような場合

[*4] ETDRS：Early Treatment Diabetic Retinopathy Study

[*5] 軽度の白内障では，主として高周波数域，視神経疾患では低周波数域，中心性漿液性網脈絡膜症では，全空間周波数でコントラスト感度が低下するとの報告がある．また，緑内障の初期ではほぼ正常であるものの，進行してくると高周波数域が低下することが知られている．このように疾患や病変部，さらに進行度により影響を受ける空間周波数が異なる点も興味深い．

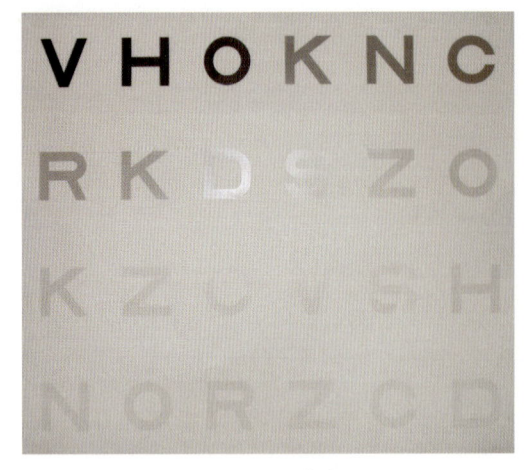

図 5 文字コントラスト感度チャート (CSV-1000 LV®)
測定はアルファベットを左上より順に答えてもらい, 判読できた視標の個数を記録する. 全部読めれば 24 である.

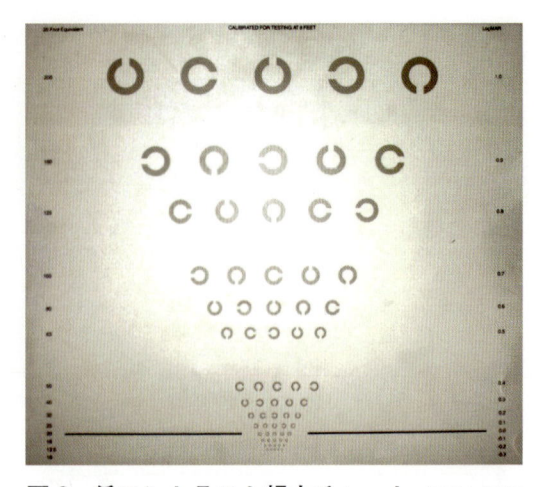

図 6 低コントラスト視力チャート (CSV-1000 LanC® 10%)
視力のように各列で過半数（3 個）判読できればそのレベルの視力になるという方法ではなく, 一つの視標に対して 0.02 logMAR 単位を割り当て, 正答できた視標の合計数から算出する. 正答個数を N とすると,
$$\text{logMAR 値} = +1.1 - 0.02 \times N$$
で計算できる.

は特に有効であり, 患者の漠然とした愁訴を理解するのに役立つ. 最近では点眼薬によるコントラスト感度変化も報告されており, 応用が拡大している.

夜間・薄暮時視機能

屈折矯正手術後, 昼間の視機能に満足していても, 夜間運転時には視機能低下を自覚している症例は珍しくない. 夜間や薄暮時の視機能は明視時と大きく異なり, 分けて考える必要がある[*6]. 現代の夜間交通量増加など社会的背景もあり, 夜間視機能を評価する重要性が近年広く認識されるようになってきた.

夜間・薄暮時視機能（mesopic visual function）の評価には, 主にコントラスト感度検査を応用したものが使用されている. 代表的な測定機器として Mesotest II®（Oculus), MCT-8000®（Vistech), CAT-2000®（Neitz), CGT-1000®（タカギセイコー）などがある. これらの機器はすべてグレア光[*7]を負荷できるようになっており, つまりグレア検査（glare test）を行うことも可能である. ただし, これらの検査に関しては国際的な基準がなく, 各機種で使用している視標や背景輝度がさまざまであるため, 結果の単純な比較はできない.

Mesotest II® はドイツ眼科学会が定めた基準に従った測定装置で

[*6] 夜間は瞳孔径が大きくなるが, その結果, 収差や散乱が増加するため視機能に大きな影響を及ぼす. また照度低下に伴いコントラスト感度は悪化し, 特に高周波数域が著明に低下することが知られている. さらに背景が暗くなる夜間はグレア[*6]の影響を受けやすくなる.

[*7] グレアとは時間的・空間的に不適切な輝度の分布や極端な対比により, 見え方が低下したり不快感を覚えたりする現象を指す.

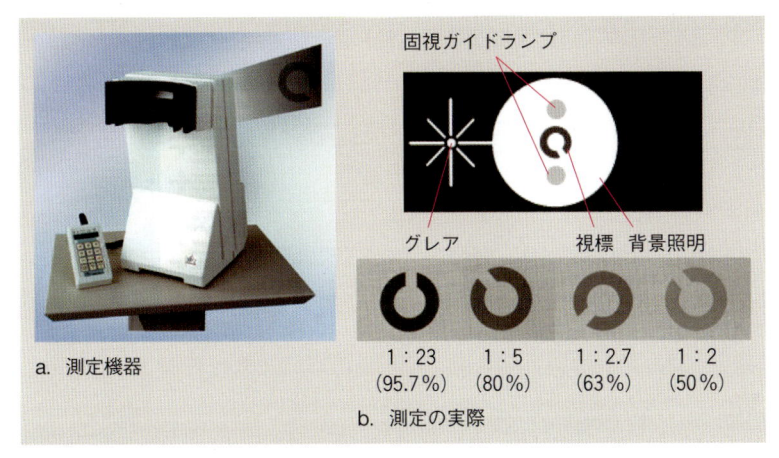

図7 薄暮時コントラスト感度検査（Mesotest II® 〈Oculus〉）
測定時の注意点としては，暗順応下で検査することと，夜間近視といって暗所では$-0.5～-1.5$D 屈折が近視側に推移するので，症例ごとにマイナスレンズを適度に追加矯正して測定する必要がある．

あり，対向車のヘッドライトを想定したグレア光の負荷も可能である．実際にドイツでは本装置が運転免許の取得基準として使用されている．覗き込みタイプであり，薄暮時を想定した $0.032\,\mathrm{cd/m^2}$ の暗い背景輝度のなかにランドルト環が提示される．ランドルト環のコントラストは4段階に変化し，高コントラストから順次低下させ，正答が可能であった最も低いコントラストレベルを検出する（図7）．

実用視力

　従来の視力検査は自由な瞬目下の，ある一時点での視力を測定するものである．一瞬でも見えればそれが視力となり，いわば視力の最大値が計測される．しかし日常生活において人は，この最高視力を常に維持しているわけではない．たとえば車の運転やVDT作業など集中してものを見ている間は瞬きの回数が減少し，涙液層が不安定（そして眼表面の光学面が不整）となって視力が低下する可能性がある．そこで従来の視力検査に時間の要素を加味し，絶えず変化している視力を連続的に評価するというコンセプトで実用視力計（FVA-100® 〈ニデック〉）[*8] が開発された．

　モニターに表示されるのランドルト環に対して，被検者がジョイスティックを動かし回答する（図8）．あらかじめ測定した最高視力に相当するランドルト環を表示して検査を開始するが，回答の正誤によって次に表示される視標の大きさが決定していく仕組みとなっ

[*8] 実用視力計を用いて，ドライアイ患者や屈折矯正手術後，コンタクトレンズ装用，白内障，眼内レンズ挿入眼，眼瞼けいれん，さらに涙点プラグの治療効果や各種点眼薬や軟膏の影響などが評価されており，さまざまな新知見が報告されている．

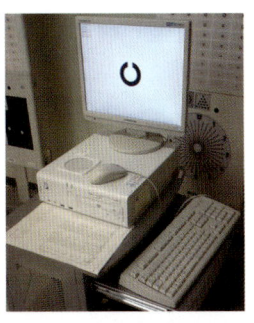

図8 実用視力計（FVA-100® 〈ニデック〉）

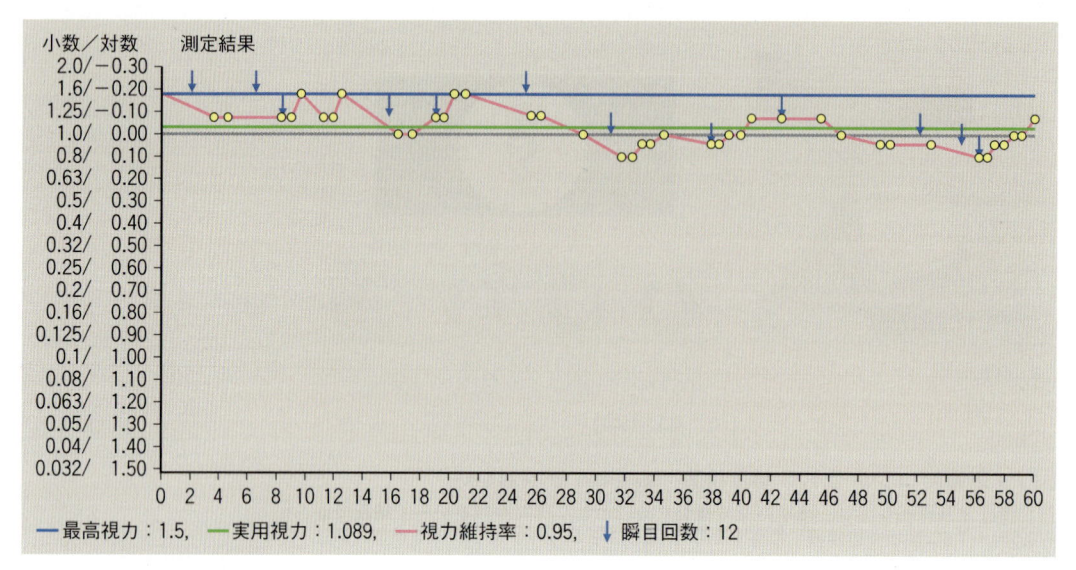

図9 実用視力測定結果
60秒間測定した結果が折れ線グラフとして赤表示される（—）．このグラフの平均値が実用視力となる（—）．視力維持率は，開始時の最高視力がどの程度維持できたかという指標で，折れ線グラフ（—）下の面積を算出し，スタート視力が60秒間維持できたと仮定した長方形の面積（—の下の面積）との比から求める．瞬目回数も評価可能である（↓）．

ている．誤答や制限時間内（2秒）に答えられなかった場合には視標は1段階大きくなり，2回連続で正答すると1段階小さくなる．これを連続して60秒間測定し，結果を折れ線グラフとして表示する．このグラフの平均値が，実用視力（functional visual acuity）となる（図9）．また開始時の最高視力（スタート視力）がどの程度維持できたかという指標として視力維持率（visual maintenance ratio）という評価項目が導入されている．

〔平岡孝浩〕

視力の種類

　視力（visual acuity）とは，2点を識別する眼の能力のことである．かろうじて判別できる2点が眼に対してなす角度を最小可視角（minimum visual angle）といい，角度の単位"分"で表す[*1]．最小可視角の逆数が視力である[*2]．

　物の形態覚を知るには4つの尺度がある．
1. 最小視認閾（minimum visible）：1点または1線を認める閾値．
2. 最小分離閾（minimum separable）：2点または2線を識別して感じる閾値．
3. 最小可読閾（minimum legible）：文字を判読できる閾値．
4. 副尺視力（vernier acuity）：2直線または3点の位置の違いを感じる閾値[*4]．

　視力は基本的にはランドルト環で最小分離閾を測定して表すが，実際にはランドルト環との比較実験で作製された文字や数字を用いて最小可読閾を測定して判定している．

裸眼視力と矯正視力

　矯正装具を用いずにそのままで測定した視力を裸眼視力（uncorrected visual acuity；VAs，VAsc），眼鏡レンズやコンタクトレンズで完全に矯正して測定した視力を矯正視力（corrected visual acuity；VAc）という．眼科で単に視力といった場合は矯正視力を指す．

　完全矯正下で測定された視力は最高矯正視力（best-corrected visual acuity；BVA，BCVA）であり，眼鏡レンズで完全矯正された視力は最高眼鏡矯正視力（best spectacle-corrected visual acuity；BSCVA）である．

片眼視力と両眼視力

　片眼を遮閉して測定した視力を片眼視力（unilateral visual acuity, monocular vision）といい，これが通常の測定方法である．両眼を開放して測定したものは両眼視力（binocular visual acuity）あるいは両眼開放視力という．片眼視力より約10％良好で，これを両眼加

[*1] 1分は1/60°．

[*2] 1909年のナポリにおける国際眼科学会で決められた．この際にランドルト環（Landolt ring）が標準視標に決定している（図1）．

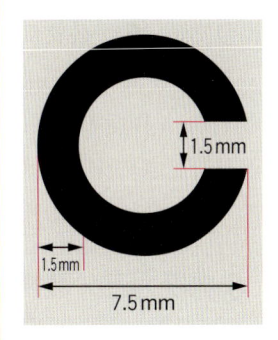

図1　標準ランドルト環[*3]

[*3] 標準ランドルト環の切れ目の視角は1分で，検査距離5mでこの視標が判読できれば視力1.0となる．

[*4] 超視力（hyperacuity）ともいう．最小分離閾の1/5〜1/6の閾値まで判別できる．

算あるいは両眼加重（binocular summation）という（p.52 参照）.

潜伏眼振の場合は片眼を遮閉すると眼振が起こるため，両眼視力のほうが著しくよい.

遠見視力と近見視力

遠距離での視力を遠見視力（遠方視力；distant vision, far vision），近距離での視力を近見視力（近方視力；near vision）という．わが国では通常，遠見視力は 5 m，近見視力は 30 cm で測定する．わが国では近見視力を小数視力で表記するが，欧米ではポイント数や Jaeger（J）スコアが使用されている（表1）.

多焦点眼内レンズ時代の視力表記

多焦点眼内レンズが使用されるようになって，これまでにはない視力の表記法が必要になっている.

まず，中間視力（intermediate visual acuity）で，これは 50 cm から 100 cm 程度の距離で測定される視力をいう．さらに，遠見用に矯正したときの中間視力や近見視力という考え方も必要になっている．表2にまとめる[1].

小数視力と分数視力

わが国では小数で視力を表記しているが（小数視力；decimal visual acuity），欧米では分数視力（fractional visual acuity）を用いている．分子に検査距離，分母に検査に用いた視標を視力 1.0 の人がかろうじて判別できる距離を示したものである（Snellen 方式）．検査距離は通常，20 ft（フィート）あるいは 6 m なので，1.0 の視力は 20/20 あるいは 6/6 と表す（表3）．分数を計算して小数に直すと，小数視力と同じ値になる.

"字ひとつ視力" と "字づまり視力"

視標を一つ一つ提示して測定する視力を字ひとつ視力（angular vision，図2），多数の視標が配列された通常の視力表を用いて測る視力を字づまり視力（cortical vision）という．小児では字づまり視力のほうが字ひとつ視力より悪い[*5]．読み分け困難（separation difficulty），あるいはこみあい現象（crowding phenomenon）という．弱視でも字ひとつ視力と字づまり視力に差があることが多い.

表1 近見視力の表示法

近見小数視力	ポイント	Jaeger（J）
1.2	3	1
0.9	4	2
0.7	5	
0.6	6	3
0.45	8	6
0.35	10	
0.3	12	8
0.25	14	11
0.23	16	
0.18	20	

文献は p.313 参照.

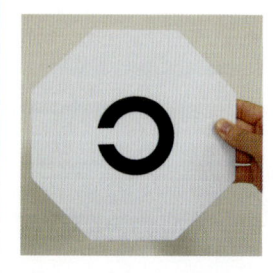

図2 字ひとつ視力

[*5] 小学校低学年ぐらいまでで，字ひとつ視力が字づまり視力より良好である.

表2 遠見，中間，近見視力の新しい表記法

裸眼視力	
裸眼遠見視力	uncorrected distance visual acuity (UDVA)
裸眼中間視力*	uncorrected intermediate visual acuity (UIVA)
裸眼近見視力*	uncorrected near visual acuity (UNVA)
両眼裸眼視力	
両眼裸眼遠見視力	binocular uncorrected distance visual acuity (Binocular UDVA)
両眼裸眼中間視力*	binocular uncorrected intermediate visual acuity (Binocular UIVA)
両眼裸眼近見視力*	binocular uncorrected near visual acuity (Binocular UNVA)
矯正視力	
矯正遠見視力	corrected distance visual acuity (CDVA)
矯正中間視力*	corrected intermediate visual acuity (CIVA)
遠方矯正中間視力*	distance-corrected intermediate visual acuity (DCIVA)
矯正近見視力*	corrected near visual acuity (CNVA)
遠方矯正近見視力	distance-corrected near visual acuity (DCNVA)
両眼矯正視力	
両眼矯正遠見視力	binocular corrected distance visual acuity (Binocular CDVA)
両眼矯正中間視力*	binocular corrected intermediate visual acuity (Binocular CIVA)
両眼遠方矯正中間視力*	binocular distance-corrected intermediate visual acuity (Binocular DCIVA)
両眼矯正近見視力*	binocular corrected near visual acuity (Binocular CNVA)
両眼遠方矯正近見視力	binocular distance-corrected near visual acuity (Binocular DCNVA)

*測定距離を付記すること．

表3 小数視力，分数視力，logMAR値の対応

分数視力		小数視力	logMAR値
20 ft	6 m		
20/200	6/60	0.1	1.0
20/160	6/48	0.125	0.9
20/125	6/38	0.16	0.8
20/100	6/30	0.2	0.7
20/80	6/24	0.25	0.6
20/63	6/20	0.32	0.5
20/50	6/15	0.4	0.4
20/40	6/12	0.5	0.3
20/32	6/10	0.63	0.2
20/25	6/7.5	0.8	0.1
20/20	6/6	1.0	0
20/16	6/5	1.25	−0.1
20/12.5	6/3.75	1.6	−0.2
20/10	6/3	2.0	−0.3

指数弁，手動弁のlogMAR値はそれぞれ2.0と3.0とする．

中心視力と中心外視力

　網膜の中心窩で見たときの視力を中心視力 (central visual acuity)，これ以外の網膜部位で見た視力を中心外視力 (extrafoveal visual acuity)，あるいは偏心視力 (eccentric vision) という．中心外視力は中心視力に比べて非常に悪い*6．

　黄斑円孔の患者用にデザインされた字多数視力表 (multiple-letter visual acuity chart) は，中心外視力の測定を目的としている[2]．

*6 通常，中心窩での視力は1.2，乳頭付近で0.1，最周辺部で0.025程度である．

静止視力と動体視力

視標が静止しているときに測定する視力が静止視力（static visual acuity）で，通常の視力検査はこれに相当する．動く対象を識別する能力を動体視力という．動体視力には横方向の動きを識別するDVA動体視力（DVA；dynamic visual acuity）と，前後方向の動きを識別するKVA動体視力（KVA；kinetic visual acuity）がある．球技に関する能力の多くは動体視力と密接な関係があるとされ，訓練により動体視力は向上する．

対数視力（logMAR）

小数視力の対数をとったものを対数視力（logarithmic visual acuity）という．最近は，最小視角（minimum angle of resolution；MAR）の対数値logMARが用いられることが多い（表3）．視力1.0は視角1分なのでlogMARでは0になる[*7]．logMAR値は等間隔になっているので，視力の1〜2段階改善，あるいは低下などの表記法に適している．

[*7] logMAR＝log（1／小数視力）．たとえば視力0.1ならlog（1／0.1）＝1.0, 視力0.5ならlog（1／0.5）＝0.3となる．

コントラスト視力（対比視力）

コントラストをわざと落とした薄い視標（100％の黒ではない）を用いて測定した視力をコントラスト視力（contrast visual acuity）という．通常の高コントラスト視力より，日常生活の状況をよく反映する．コントラスト感度についてはp.74を参照．

カコモン読解 第19回 一般問題59

5m試視力表の0.5の視標が，7mの距離で判別できる視力はどれか．
a 0.2　　b 0.4　　c 0.5　　d 0.7　　e 0.9

解説　0.5の視標は5mで$\frac{1}{0.5}=2$分の視角なので，7mに置くと$2\times\frac{5}{7}$分の視角に相当する．したがって，5mに換算するとその逆数である$\frac{7}{2\times 5}=0.7$の視力となる．

模範解答　d

（大鹿哲郎）

クリニカル・クエスチョン

集まった視力の測定値の平均や偏差をとるにはどうしたらよいでしょう？

Answer 視力の測定値は幾何平均によって計算するか，対数変換ないしは logMAR 値を用いて計算します．

視力変化をどう評価するか

視力は最小視角（minimum angle of resolution；MAR）の逆数である[*1]．視角は1分，2分，3分，4分と表され，等差数列となっているが[*2]，その逆数である視力 1.0, 0.5, 0.33, 0.25 は等差数列とはならない．

小数視力表の数字は等間隔で表現されているが，それに対応する視標のサイズは等間隔の配列とはなっていない（図1）[*3]．たとえば，小数視力 0.1 と 0.2，0.3 と 0.4 はそれぞれ数値としては 0.1 の差であるが，視角では $1/0.1 - 1/0.2 = 5$ 分と $1/0.3 - 1/0.4 = 0.8$ 分となり，等間隔にはならない．また視力が 1.0 から 0.5 に低下した場合と，0.2 から 0.1 に低下した場合を比べて，同じ 50% の低下とすることはできないし，0.5（1.0−0.5）の低下と 0.1（0.2−0.1）の低下だから5倍違うともいえない．

視力の数学処理

このように小数視力は等差数列的な連続変数とみなされないので，小数視力を単純に算術平均したり標準偏差を計算したりすることは不適切である．小数視力は機能に応じた一定の間隔を示さず，また正規分布をとらないからである．

視力の平均は，幾何平均[*4]によって計算するか，対数変換ないしは logMAR 値を用いて計算する．視力 a, b, c, ……n の幾何平均は，

$$m = \sqrt[n]{a \times b \times c \times \cdots \times n}$$

[*1] 視力＝1/最小視角．視角1分の視標を認識できる視力は 1/1＝1.0 であり，視角2分の視標であれば 1/2＝0.5 の視力である．

[*2] 等差数列とは，隣り合う二つの項の差が常に一定な数字の並びのこと．

[*3] logMAR 視力表であれば等差数列的，すなわち等間隔に配置されている（p.69 参照）．

[*4] 幾何平均は相乗平均ともいう．英語ではいずれも geometric mean（GM）．

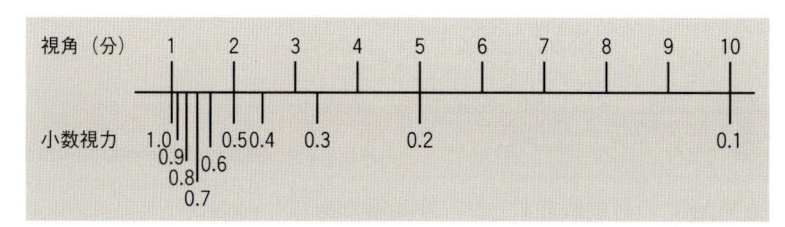

視角（分）: 1　2　3　4　5　6　7　8　9　10
小数視力: 1.0, 0.9, 0.8, 0.7, 0.5, 0.4, 0.3, 0.2, 0.1

図1　視角（分）と小数視力

となる．この両辺の対数をとると（常用対数，底は10），

$$\log m = \frac{\log a + \log b + \log c + \cdots \log n}{n}$$

対数変換して平均を計算した場合は，最後に小数に再変換する．

$$m = 10^{\log m}$$

標準偏差も同様に対数変換した値を用いて計算する．

実際の計算例

　視力 1.0, 0.8, 0.6, 0.1 の A 群と，0.7, 0.6, 0.5, 0.4 の B 群を比較したいとする．算術平均をとると A 群は 0.625, B 群は 0.550 となり，A 群のほうが視力良好のように思われるが，この計算は無意味である．一般に，小数視力の算術平均を計算すると，高い視力を有するデータ（この場合は A 群の 1.0 や 0.8 など）の影響がより強く反映される結果となる．

　正しくは，各群の幾何平均を計算する．A 群の平均 m_a は，

$$m_a = \sqrt[4]{1.0 \times 0.8 \times 0.6 \times 0.1} = 0.468$$

B 群の平均 m_b は，

$$m_b = \sqrt[4]{0.7 \times 0.6 \times 0.5 \times 0.4} = 0.538$$

となり，B 群の平均視力のほうが良好である．

　対数変換して計算する場合，A 群は，

$$\log m_a = \frac{\log 1.0 + \log 0.8 + \log 0.6 + \log 0.1}{4}$$

$$= \frac{0 - 0.097 - 0.222 - 1.0}{4}$$

$$= -0.330$$

となる．標準偏差も同様に，まず $\log 1.0 = 0$, $\log 0.8 = -0.097$, $\log 0.6 = -0.222$, $\log 0.1 = -1.0$ の標準偏差 0.456 を計算する．ここで単純に $10^{0.456}$ とは計算せず，平均値＋標準偏差（$-0.330 + 0.456$）と，平均－標準偏差（$-0.330 - 0.456$）を用い，

$$\text{平均値} + \text{標準偏差} = 10^{(-0.330 + 0.456)} = 1.338$$

$$\text{平均値} - \text{標準偏差} = 10^{(-0.330 + 0.456)} = 0.164$$

と計算する．

logMAR 値を使用する

　logMAR とは，最小視角（MAR）の対数値であり[*5]，等間隔の連

[*5] logMAR ＝ logarithm of minimum angle of resolution

続変数になっている．したがって，logMAR 値を用いれば，そのまま単純に算術平均してよい．

たとえば，logMAR 値が 0.5，0.2，0，−0.1，−0.2 の 5 眼の平均を求める場合は，

$$\text{平均} = \frac{0.5+0.2+0-0.1-0.2}{5}$$

標準偏差 = 0.277

となるので，logMAR の平均値±標準偏差は 0.08±0.277 となる[*6]．

[*6] 英文論文なら，logMAR uncorrected visual acuity (logMAR UCVA)，logMAR best-corrected visual acuity (logMAR BCVA) とし，logMAR のままデータを示せばよい．

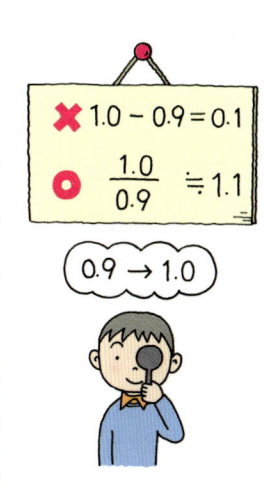

カコモン読解 第 18 回 一般問題 67

視力が 0.9 から 1.0 に上昇した視力比と 0.1 から 0.2 に上昇した視力比との割合で最も近いのはどれか．
a 1:1　b 1:3　c 1:4　d 3:4　e 5:9

解説　0.9 から 1.0 で $\frac{1.0}{0.9} = 1.1$ 倍，0.1 から 0.2 で $\frac{0.2}{0.1} = 2$ 倍となる．したがって，両者の比は 1.1:2 で，$\frac{2}{1.1} =$ 約 1.8 倍．これに近いのが $\frac{9}{5} = 1.8$．

最小視角で考えても，$\frac{1}{0.9}$ 分 → $\frac{1}{1}$ 分と，$\frac{1}{0.1}$ 分 → $\frac{1}{0.2}$ 分の変化であり，比をとれば同じ計算となる．

小数視力は最小視角の逆数であるので，二つの視力測定値を比較する場合は，測定値の加減算による変化ではなく，比をとる必要がある．

模範解答　e

カコモン読解 第 21 回 一般問題 61

小数視力が 0.1，0.3，0.9 のとき，視力の平均値はどれか．
a 0.2　b 0.3　c 0.4　d 0.5　e 0.6

解説　幾何平均を計算する．

$$\text{平均} = \sqrt[3]{0.1 \times 0.3 \times 0.9}$$
$$= \sqrt[3]{\frac{1}{10} \times \frac{3}{10} \times \frac{9}{10}}$$
$$= \sqrt[3]{3^3/10^3}$$
$$= \sqrt[3]{(3/10)^3}$$
$$= 0.3$$

模範解答　b

（大鹿哲郎）

3. 眼鏡調整

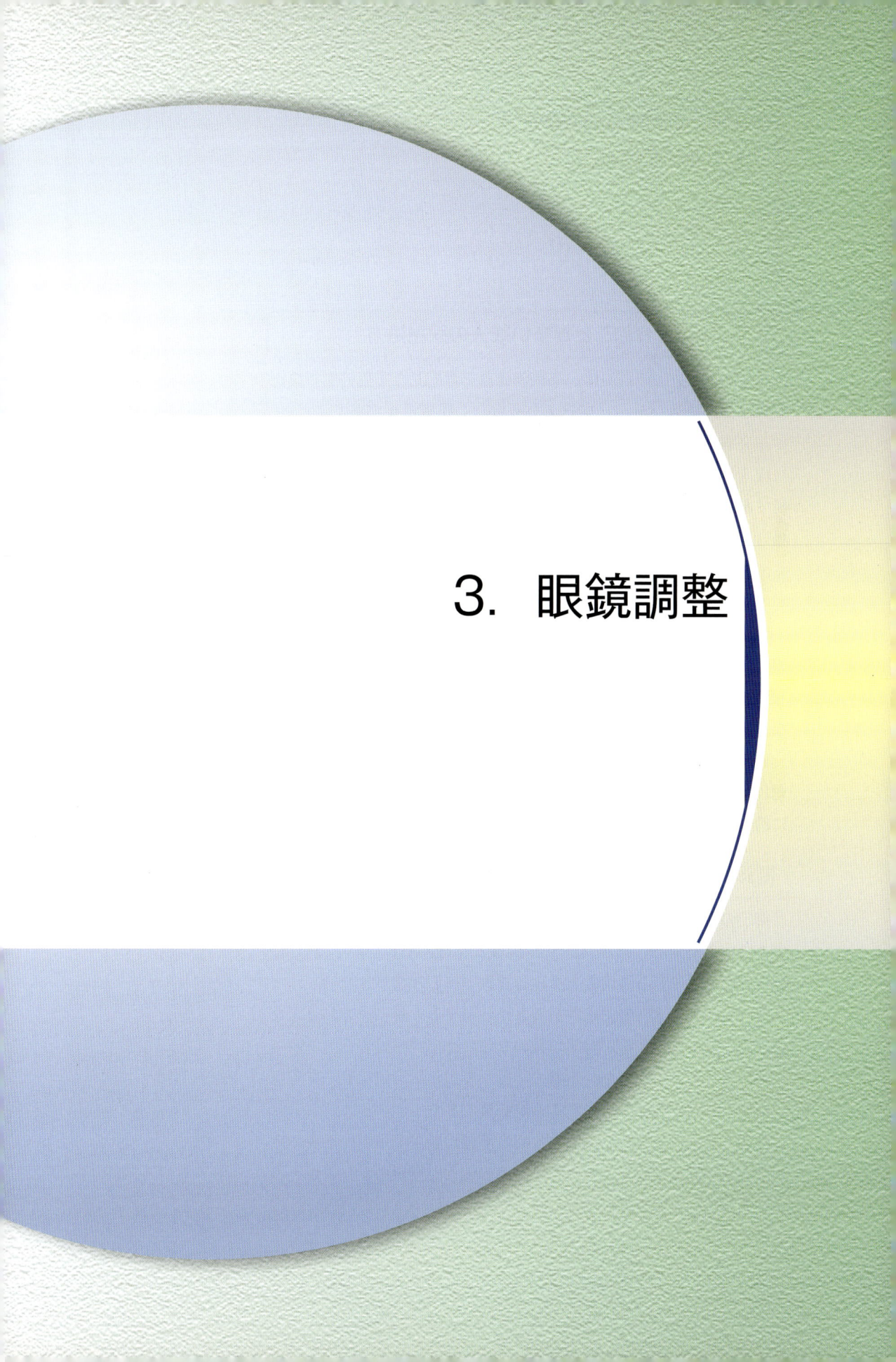

成人の眼鏡処方

小児以上に厄介なことが多い成人の眼鏡処方

　成人の眼鏡処方の目的は，視機能発達を考慮した小児の屈折矯正と異なり，快適なライフワークを考慮した屈折矯正であることと，中途失明予防のための眼疾患の発見という重要な意義もある．

　成人の眼鏡処方は調節の影響が減るので，小児の眼鏡処方より容易である，と考えがちになる．しかし，不適切な既往眼鏡装用者の場合は，その影響が大きく調節緊張状態が固定化していることも多く，簡単な検眼のみで適切な眼鏡を処方することは不可能である．パソコンに向かう作業時間が長い人に起こるVDT（visual display terminal）症候群も無視できない．さらに，当然のことながら，老眼年齢も対象であり，そういう意味でも，小児以上に調節の状態を考慮した眼鏡処方が重要になってくる．要するに，年齢がいくつになっても調節を無視した眼鏡矯正はあり得ないということになる．

　成人の眼鏡処方の場合は，新規処方のみではないことが多く，小児以上に厄介なことが多い．当院での眼鏡処方の手順を示し，それに沿って説明する（図1）．

問診が快適な眼鏡処方の一歩

　第一のステップである眼鏡処方前の検査に先立って，決して軽視できないのが問診である（表1）．問診が十分にできていなければ，装用者が満足できる眼鏡処方せんを提供することはできない．

　現時点での不満の確認をすることから始まる．単に遠方が見えないのか，遠方は見えるが新聞が読めないのか，パソコンをしていて症状が現れるのかなどを，患者の年齢（要するに調節状態）を考慮しながらしっかりと確認することが必要である．

　職業も通常の仕事距離などを中心に詳細に聞き，患者の不満や症状と関連づけて推論し，新規眼鏡にどのような種類のレンズがその人に適しているかを選択できる問診でなければいけない．たとえば，老眼鏡がほしいといわれて単純に読書用の距離の近用眼鏡を処方し

表1　検眼に先立つ問診と確認事項

1. 現状（既往眼鏡）の不満と付随する症状の確認
2. 既往眼鏡の使用状況と症状の関連性の推論
3. 眼鏡初装用も含めた装用歴（検眼施設，作製施設）
4. 既往眼鏡の検眼時の状況の確認（調節麻痺薬の使用など）
5. 既往眼鏡の度数とレンズ種類（単，累進焦点）の確認
6. 既往眼鏡のフレーム状態（アイポイントなど）の確認
7. 新規眼鏡装用の使用目的と装用の仕方

眼鏡処方前の検査

既往眼鏡の確認
- 使用目的と使用状態，検眼および作製場所
- レンズメーター，光学中心の確認
- レンズの種類（単焦点，累進?，メーカーなど）
- 眼鏡フレームの状態
- 二色テスト

　オーバーレチノスコピー

問診
- 症状
- 不満の確認
- 仕事内容と関連
- 眼鏡の使用目的

他覚的屈折，角膜曲率検査

眼疾患の確認
- 両眼視検査，眼位検査
- コントラスト感度検査
- 細隙灯，眼底検査
- 角膜形状解析

裸眼，矯正（遠方，近方）視力検査

　オーバーレチノスコピー

アイチェックチャート
- 視野障害，黄斑疾患のスクリーニング

過矯正の確認
- 定屈折近点計（D'ACOMO®）

調節異常の確認
- トライイリス® 調節解析装置（AA-1®）

調節麻痺剤
- サイプレジン®検査
  - 5分間隔2回点眼
  - 1時間後の屈折値測定と遠方矯正
  - 1週間後に処方のための矯正
- ミドリンM®点眼

眼鏡処方のための検査

テストフレーム上での確認事項
- アイポイント，頂点間距離の確認
- 眼位，瞳孔の確認

両眼開放での自覚的屈折検査
- 両眼視の確認

処方レンズの確認
- 選択と説明，装用練習
- 瞳孔間距離測定

雲霧
- 両眼視簡易検査器（ワック）とレンズ負荷

　オーバーレチノスコピー

過矯正の確認
- 定屈折近点計（D'ACOMO®）
- 二色テスト

　オーバーレチノスコピー

眼鏡完成後の検査

　オーバーレチノスコピー

クレームの有無と原因確認
- 度数，乱視軸の確認
- フレーム状態，使用方法の確認と説明

図1　眼鏡の処方の手順
大きく分けて三つのステップからなる．成人の場合，眼鏡処方前の検査がその後の結果につながる．オーバーレチノスコピーの使われる機会が多い．

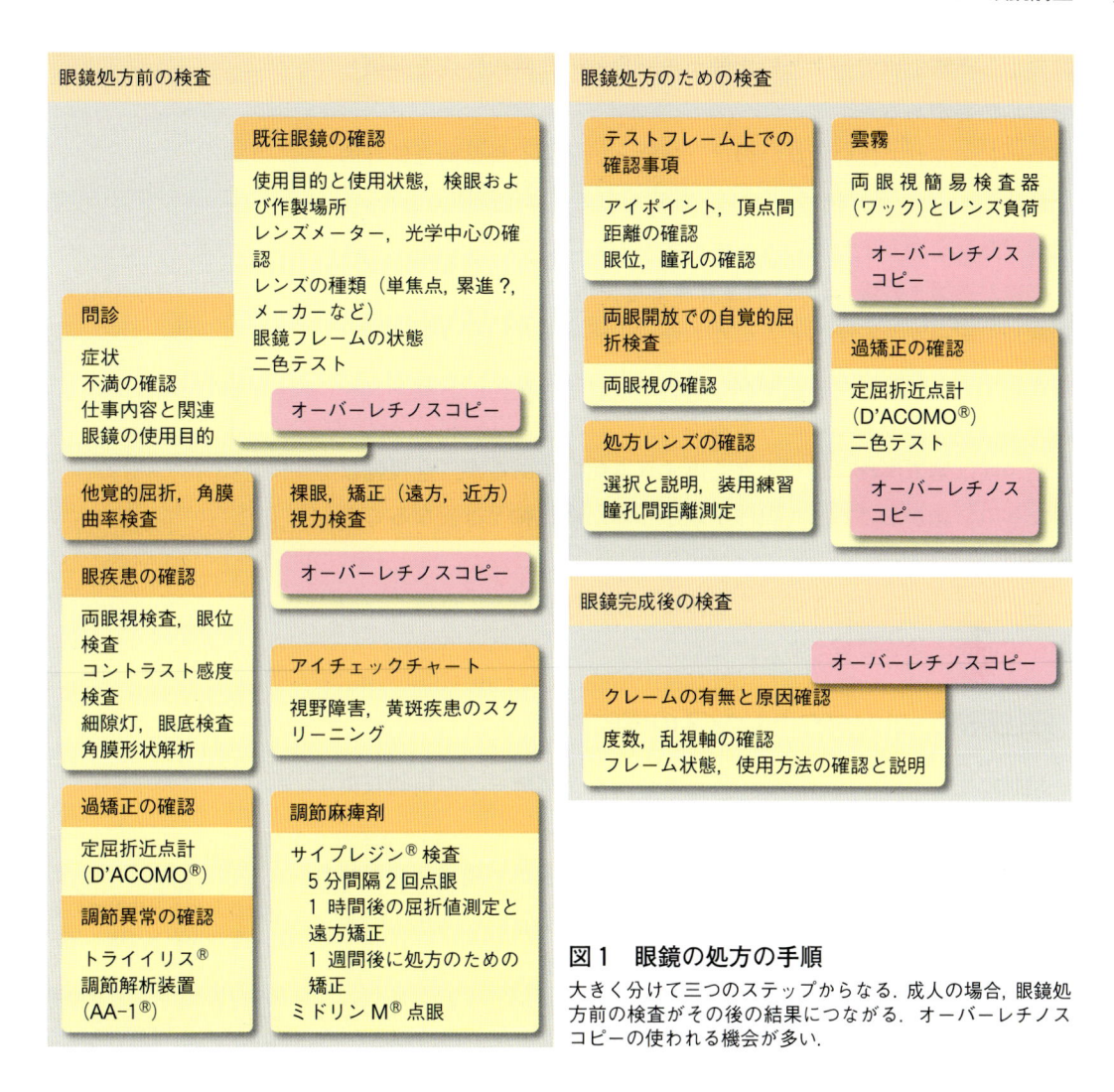

たら，本人は大正琴の演奏で楽譜が見たかった，という手違いがないようにしなければならない．

　成人の場合には車の運転をするかどうかも必須の問診事項である．視力が車の運転要件に達していない状態になっていることを自覚しないで運転している人も多く，眼鏡処方を医療側から奨めることもあり得る．

オートレフラクトメータの信頼性

　問診が終わったら，初めにオートレフラクトメータとケラトメータ（あるいはオートレフケラトメータ）で屈折値と，角膜曲率値をとっておく．オートレフラクトメータはかなりの精度のデータを出せるようになっているが，器械近視の影響は必ず存在するので，多

数の正しい矯正値データとの比較から，自分の装置の特性を評価しておく必要がある．

しかし，忘れてはいけないのは，精度といっても科学的な統計的な意味であって，症例のなかには，器械近視だけでは説明できない，遠視でありながら中等度の近視データを出すこともある．特に，既往眼鏡が過矯正の場合には，調節麻痺薬を使用した結果であっても，乖離したデータを示すことも少なくない．オートレフラクトメータの値だけから判断すると，弱めの眼鏡処方のつもりが，それでも過矯正眼鏡の処方であることもある．

乱視度は処方度数に比し大きく出すぎる傾向にあるが，乱視軸はかなりの信頼がおける．角膜曲率値からみた乱視軸とは異なることが多い．

どんなにひいき目にみても，正確な自覚的屈折検査には勝てないが，不可欠な検査装置である．

既往眼鏡，コンタクトレンズの確認

検眼に先立って，既往眼鏡の使用状態とレンズデータの情報収集が不可欠である．

眼鏡をもっていながら常用していない場合も多い．眼鏡初装用時にきちんとした検眼を受けたかどうか，特に，小・中・高校生の時代の眼鏡処方時に調節麻痺薬を使用したかは確認すべきである．成人で，遠視でありながら近視の既往眼鏡を装用している場合は，ほとんどが小児期に調節麻痺薬を使用した検査を行っていない．

既往眼鏡があればレンズの種類に関わらず，その眼鏡での遠方，および近方視力を測定する．近方視力は遠用専用の眼鏡でも必ず測定することが大切で，遠用度数の過矯正，近用度数の適否が予想できる．

最近，眼鏡作製レベルの低い眼鏡店が増えていることから，レンズの光学中心を印点し，アイポイントの適不適などフレームも含めたフィッティング状態を確認することも必要である．累進屈折力レンズは隠しマークから確認する．最近，隠しマークを確認する装置ができたので，眼科でも備えておくとよい（図2）[*1, *2]．

コンタクトレンズの装用状態も忘れてはいけない．眼鏡以上に過矯正が多く，コンタクトレンズの負荷により，適切な眼鏡度数でありながら，視力が矯正されなくなっている場合もある．

[*1] **簡易的な装用眼鏡の光学中心とアイポイントの確認法**
視線の位置とレンズの光学中心は，適切な眼鏡のチェック項目である．直像鏡で覗きながら光を装用眼鏡の正面から照らし，レンズ前面と後面の反射が一致する位置が光学中心である．累進レンズでも遠用部は確認できる．その一致した反射と角膜反射が一致するかで判定する．

[*2] **隠しマーク**
累進屈折力レンズに印字されている，レンズの商品名を表すマーク，加入度と水平基準マークである．レンズが正しくフレームにセットされているかの判断に重要である．廉価店のレンズには記載されていない場合もある．正確に判定するためには，レンズ種類に合ったアライメントシールを貼って確認することが望まれる．

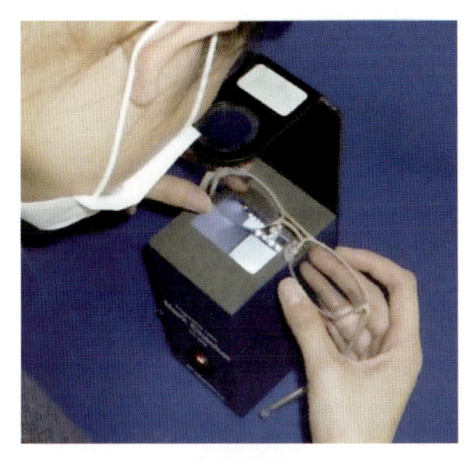

図2　隠しマーク検査器（グランド精工）
隠しマークは天井の蛍光灯管の境を利用して観察することが多いが，実際は難しい．この装置では，観察窓から覗きながらレンズを上下させてピントを合わせると，隠しマークが容易に確認できる．

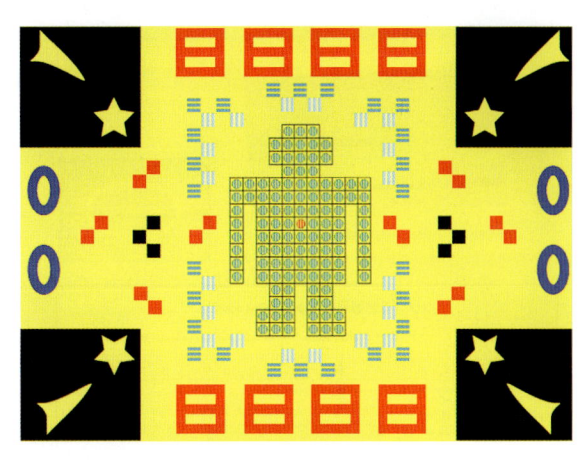

図3　アイチェックチャート
アイチェックチャートは，緑内障のみならず視神経伝導路の視野欠損を高頻度に発見し，Humphrey検査と対応することが知られている．Amsler（アムスラー）検査も兼ねているので，黄斑症のスクリーニングにも有用である．Tübingen（チュービンゲン）大学では小児の視野スクリーニングとしても使われている．

オーバーレチノスコピーで既往レンズの過矯正チェック

既往眼鏡あるいはコンタクトレンズが過矯正である場合，その装用歴が長いほど，調節機能への影響が大きい．過矯正の判定にはオーバーレチノスコピー（over retinoscopy）が奨められる．球面度数，乱視度数，乱視軸の確認が迅速にできる．オーバーレチノスコピーができなければ，すべての検眼結果ができるまで過矯正の判定はできない．新たな検眼に入る前に既往レンズの過矯正の判断ができていることは，調節麻痺薬の適応などを考えるためにも不可欠といってよい．検査手順（図1）が示すように，オーバーレチノスコピーの眼鏡処方過程での出番は多く，その有用性は非常に高い[*3]．

眼疾患の確認

眼鏡処方の検査を始める前に，単純な最高視力の確認を行うことが必要である．極端な場合，この時点では過矯正であっても構わない．目的は視力矯正に影響する眼疾患がないかの確認である．しかし，当然のことながら，視力が良好だから，眼疾患を否定できるということではない．眼鏡店の検眼の是非はこの点が存在するからであり，検眼が眼科医の仕事である根拠である．

わが国では初診時に視野のスクリーニングが行われないことが多いが，最低限の視野検査は行うべきではないか．アイチェックチャートは簡便で高齢者でも理解しやすく診療の時間を妨げない（図3）．

[*3] オーバーレチノスコピー
眼鏡，コンタクトレンズ上からのレチノスコピーで，50 cmの検査距離では+2Dのレンズを基準として過矯正か否かを判断する方法．オーバースキアコピーと同義．

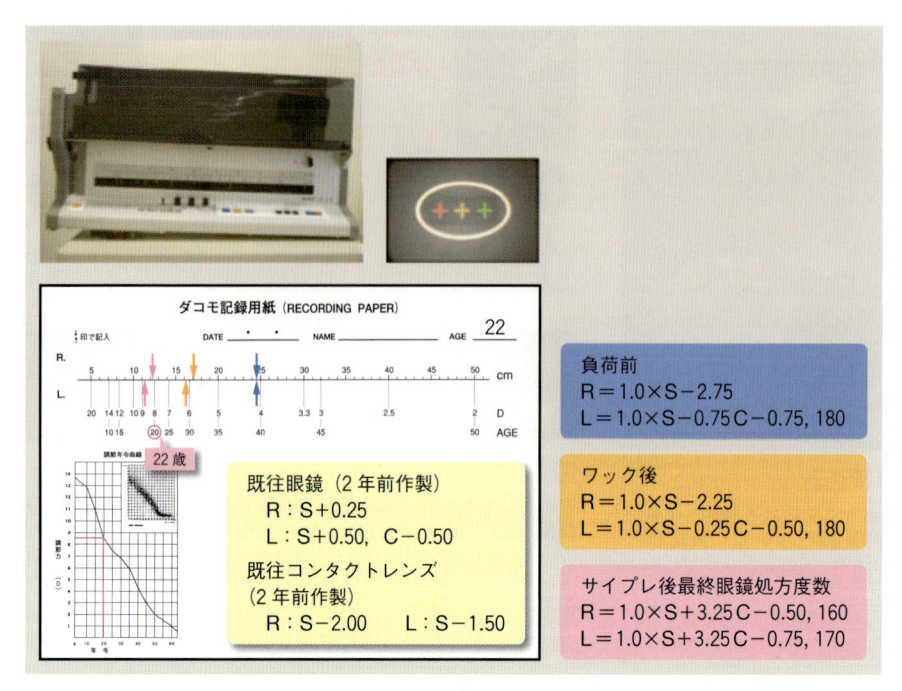

図4　両眼開放定屈折近点計 D'ACOME®（ワック）
近点の測定結果が年齢不相応である場合は，過矯正を疑うことが必要である．この22歳の症例の場合，矯正のやり直しの結果，遠視であった．

　眼鏡処方のみを希望していたとしても，眼疾患を見つけるのは眼科医の責務である．眼疾患が確認されれば，状態によっては眼鏡処方よりも，眼疾患の検査治療が優先されるのはいうまでもない．

調節系検査の重要性

　患者の多くは，見えないから度数を上げてもらえばよいと考えているだけで，過矯正の眼鏡であることを説明しただけでは，レンズの度数を下げれば視力も下がるものと思っている．過矯正眼鏡を装用している患者が多いわが国では，それが原因である頭痛，肩こり，疲れ目などの症状がなぜ起きているかを説得する必要がある．その際に，役立つのが調節系検査装置である．これらの検査結果は正常人の結果と一緒に比較提示することができて，説得がしやすくなる．
両眼開放定屈折近点計 D'ACOMO®[*4]（ワック）：この装置の特徴は，視標が等速度ではなく定屈折性であるため，測定精度が非常に高い．既往眼鏡を装用して測定した近点が年齢相応よりも遠いときには過矯正を疑うことになる（図4）．
トライイリス®（浜松ホトニクス）：近見反応を測定する装置で，テクノストレス，過矯正眼鏡装用などによる眼精疲労に起因する調節

[*4] **定屈折近点計**
視標が等速度で移動する近点計では，近方ほど精度が低下する．定屈折性に移動させることによって，近方に近づくほど視標の移動速度が遅くなり，精度が高くなる．

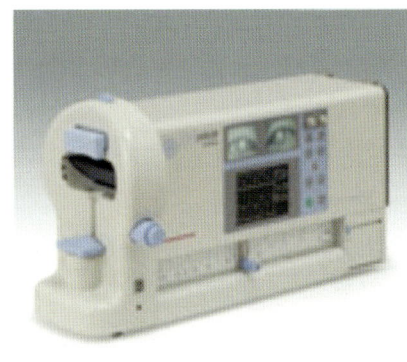

3. 眼鏡調整　95

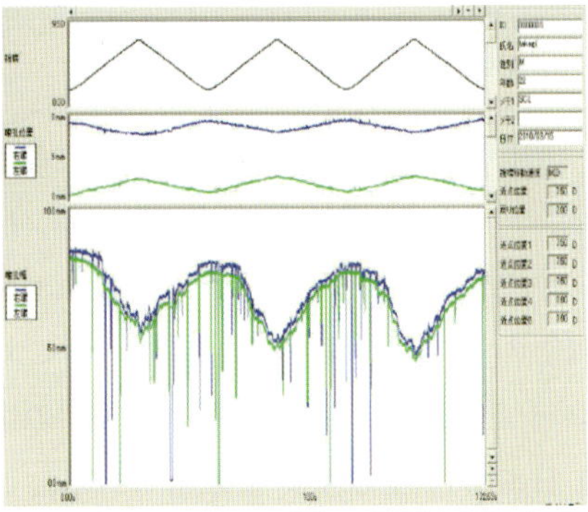

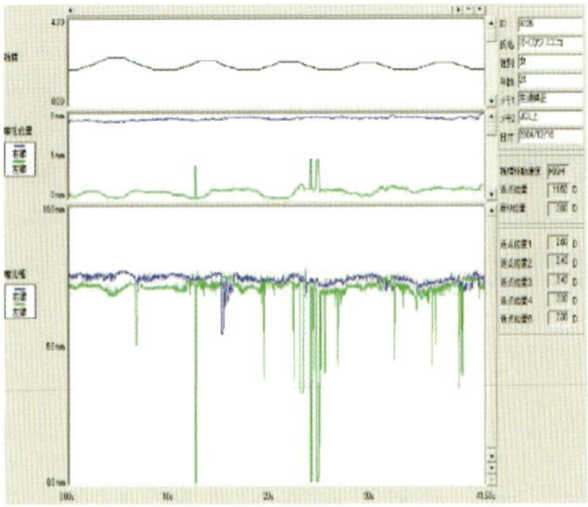

図5　トライイリス®（浜松ホトニクス）
視標が近づくにつれ瞳孔の縮瞳と輻湊が起こるが，過矯正眼鏡装用による調節異常を確認できる．正常例の縮瞳（b）とテクノストレス症（c）の症例であるが，視覚的に異常が判断できる．

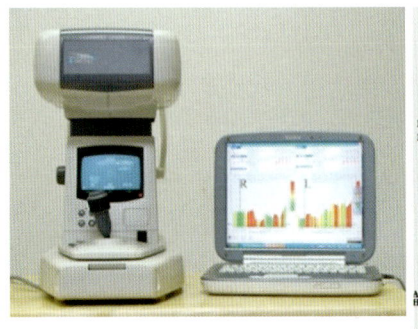

a.
b.
c.

図6　調節微動解析装置（ニデック，ライト製作所）
ある距離を固視しているときの屈折値の揺らぎの高周波成分を解析することによって調節の異常を診断する．色分けされるために患者に説明がしやすい．

a.

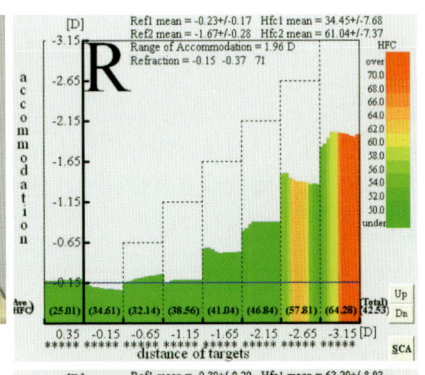

b. 正常者のパターン．緑色は毛様体筋にほとんど負担がかかっていない状態を意味する．負担を示す赤色は，近方視時のみにみられる．

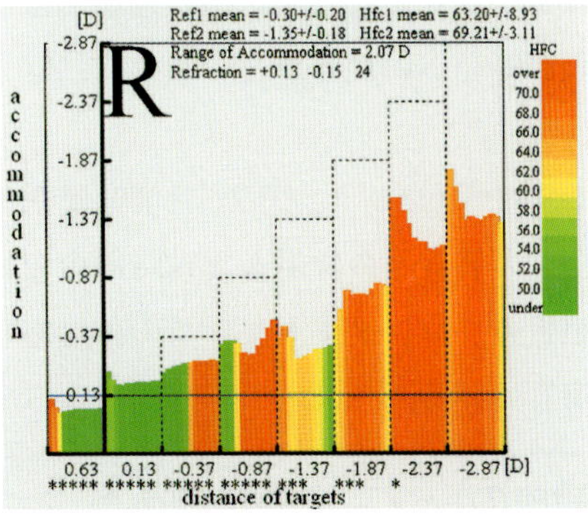

c. 調節緊張症のパターン．毛様体筋に負担がかかっていることを意味する赤色が，遠〜中距離でもみられる．

障害を波形で示すことができる（図5）．

調節微動解析装置（ニデック，ライト製作所）：調節微動から調節緊張状態を測定する装置で，視覚的に説明しやすい（図6）．

成人に対する調節麻痺薬の適応

　ここまでの検査で，納得できないような結果が出たときは，成人であっても調節麻痺薬のサイプレジン®を使用することが望ましい．特に，既往眼鏡，あるいはオーバーレチノスコピーの結果が2D（ジオプトリー）以上の過矯正の場合で，頭痛，肩こりを異常に訴える例では必須といってもよい．調節麻痺薬の散瞳の影響は思っているよりも短く，1日おけば近方作業も可能である．このような症例の場合，サイプレジン®点眼後のオートレフラクトメータの値が信頼できないことも多い．サイプレジン®を使用しても，正確な自覚的屈折検査とオーバーレチノスコピーには勝てない．

テストフレーム装着から始まるチェック

　ここからが眼鏡処方のための検査ステップになる．テストフレームも患者の顔の大きさに合っていることが大切である．そのためには，頂間距離の異なるテストフレームをできるだけたくさん備えておくべきである．調整可能なテストフレームもあると便利である．累進屈折力レンズの処方機会も増えており，累進眼鏡用のテストフレームも常備すべきである．

　また，テストフレーム装着時には通常の視力検査でも必ず，潜伏する神経疾患の発見のためにも，眼位検査と瞳孔の状態を確認する習慣をつけておくとよい．

雲霧の重要性

　プラスレンズ加入による雲霧法は小児だけの適応ではない．成人の場合は小児以上に調節緩和への反応が遅いために，30分程度の長い時間が望ましい．

　両眼視簡易検査器D5000®（ワック，図7）は調節緊張状態を緩和する雲霧効果が高く，この装置との併用も雲霧時間の短縮に奨められる．当院では，眼鏡処方，コンタクトレンズの再処方時に雲霧法の一つとして必ず使用している．

できるだけ両眼開放のレンズ交換法を行う

　眼鏡処方のための自覚的屈折検査には，調節の影響を少なくするために，両眼開放で行う両眼雲霧法が奨められる．眼鏡店などで使われるターレット式自動検眼器は両眼視の検査には非常に便利であ

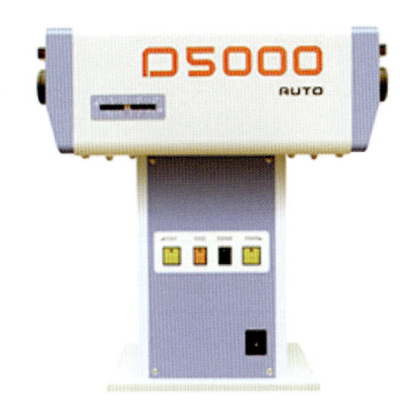

図7 両眼視簡易検査器 D5000®（ワック）
前後する立体画像を覗くことで，調節の緩和を測る装置である．プラス（＋）レンズによる雲霧よりも短時間で効果が出る．

るが，調節の影響が入りやすい．

また，最近普及してきている近距離での視力表は調節の影響を無視できない．当院での確認によれば，1m視力表では確実に0.75Dの調節が入っていた．

乱視矯正の注意

乱視矯正の確認にはいくつか上げられるが，乱視表とクロスシリンダーでは，球面レンズの設定スタートが違うことを知っていなければならない．意外と便利なのは裂孔板である．ここでもオーバースキアの出番がある．乱視の度数と軸を確認することができるからである．

過矯正にしないために乱視矯正で忘れてはいけないのが，マイナス円柱レンズを加える前に，その都度，球面レンズの等価球面を行うことである．

オートレフラクトメータの乱視データを参考にして，一つの方法で一致しなければ他の方法と併用することが不可欠である．もちろん，患者本人の自覚も大切である．

過矯正のチェック

二色テストを眼鏡矯正の最終確認に使うことには賛成しない．40代の成人でも調節の影響があることが確認できているからである．緑視標がはっきりしていたら過矯正といえるだけの検査である．

前述したようにD'ACOMO®を使った近点の測定は，過矯正の確認に有用である．

過矯正の最終チェックに最も有効であり，精度が高いのがオーバーレチノスコピーである．使えば使うほど，この検査の不可欠さ

図8 鈴木式万能板付レンズ
オーバーレチノスコピーのための板付レンズに加えて、眼鏡処方に必要な検査ができるようにつくられている．

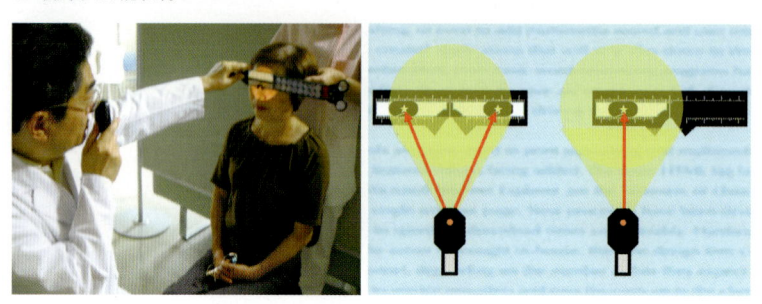

a. 鈴木式万能板付レンズ（4 プリズムベースアウト、固視目標、複像検査、瞳孔間距離測定、遮閉板、輻輳近点の目盛り、近方視用視標）
b. 検査の実際
c. 瞳孔間距離の測定（左図：両眼一度の測定，右図：片眼ずつの測定）

がわかるはずである．といっても，生体眼を扱う限りにおいて，絶対値を確約できる検査法はあり得ない．いくつかの検査法を組み合わせることが大切である．

瞳孔間距離の測定

瞳孔間距離の測定には瞳孔間距離計を使う方法と，メジャーを使う方法がある．前者は簡単なようで初心者には意外とばらつきが多い．それは覗くことに注意しすぎて鼻あてがずれていたり，計器が真っすぐでなかったりするためである．メジャーを使う場合の便利な方法として，透明なメジャーと直像鏡を使うことを奨める．角膜反射を基準にして測定できるので，眼位の確認もできる．眼鏡処方の全課程で応用できる板付レンズが便利である（図8）．

累進眼鏡が普及してきているので，瞳孔間距離は左右別々に記載することが奨められる．その理由は，最近の眼鏡店では作製前のフレームのダミーレンズ上からのアイポイントの確認をしないで眼鏡を作製している場合が多いからである．

処方せんの記入

処方せんの記入の前に，必要に応じて，患者の仕事のシミュレーションを行い，階段登りなどの装用練習をして，納得してもらったうえで，レンズの種類まで指定して処方せんは記入されるべきである．眼鏡処方せんは日本眼科医会の眼鏡処方箋検討委員会答申のモデルを使用することを奨める．

完成眼鏡のチェック

三つ目のステップである眼鏡完成後の検査も重要である（表2）．眼鏡は処方せんを出して終わりではない．資格制度が確立していないわが国では，眼鏡店の技術格差が大きい．アイポイントもとらず，レンズ装着前のフレームの前調整もしていない眼鏡店が当たり前になってきている．眼鏡店の指定ができない状態では，完成眼鏡の確認事項の一つであるフレーム調整の評価も不可欠である．完成眼鏡に対するクレームから，自分の的外れを知ることもある．使用方法のしっかりとした説明ができないためのクレームも多い．クレームは新たな眼鏡処方の学習の始まりである．

眼鏡処方の難しさ

最近，短時間での検眼から完成までを売りにしている眼鏡店が増えているが，医療としての検眼は決して短時間で，診療の合間でできる検査ではない．両眼視や眼位，輻湊の問題も含めると，限られた紙面のなかで眼鏡処方のすべてを説明することは不可能である．きちんとした眼鏡処方のためにはスタッフ教育が非常に重要である．しかし，スタッフ任せではなく最終確認がしっかりとできる眼科医でなければいけない．経験が非常に重要で，最新の装置を使用したとしても容易にマスターできる技術ではない．手を抜いた検査をしていれば，検眼技術は向上し得ない．誤矯正眼鏡処方は医療過誤の一つであるという意識をもって検眼してほしい[*5]．

最後に，眼鏡処方には経験が非常に重要であり，科学的知識を超える場合も多い．しかし，経験が装用者にとっての快適な眼鏡作製の邪魔をすることもあることを忘れてはいけない．

（鈴木武敏）

表2 眼鏡完成時のチェック事項

クレームの有無
処方せんどおりにつくられているか
レンズの種類，度数，乱視軸
処方せんの記入事項（誤記入も少なくない）
フレームの調整状態とアイポイント
正しい掛け方，使用法を守っているか（特に累進レンズの場合）
患者の希望を正しく把握していたか
新たな眼疾患の発生の有無

[*5] 昔から「眼鏡合わせ20年」といわれている．徳島大学名誉教授，三井幸彦先生の著書に「視力が簡単に測れるものだと思っている間はまだ一人前の眼科医ではありません」と記載されている．筆者の眼科医としての座右の銘である．

クリニカル・クエスチョン

過矯正を避けるためには？

Answer 過矯正は検者自身の検眼技術レベルを正しく評価できていないために起こります。技術向上のためには、複数の方法を使い分けながら確認する習慣をつけることが大切です。小児から成人まで常に調節の影響が存在することを忘れないことで、遠用眼鏡の希望であっても近点計測を欠かさないことと、矯正レンズ上からのレチノスコープ（オーバーレチノスコピー）で過矯正を大幅に減らすことができます。

問診がスタート

過矯正を避けるための一歩は、検眼に先立って問診をしっかりとり、調節緊張を引き起こしやすい生活環境であるかどうかの推測である。パソコンに何時間も向かう職業であることがわかれば、雲霧時間を長めにするなどの対応を行うことができる。疲れていない時間に改めて検査するように説得することも必要である*1。

既往眼鏡，コンタクトレンズ度数の確認

既往眼鏡やコンタクトレンズが過矯正であることを気づかなければ、再処方時の過矯正は避けられないことが多い。訴えとしては疲れ目よりも、肩こりと頭痛の存在を確認することが必要である。患者は肩こり、頭痛が過矯正眼鏡のためとは考えてもいないので、こちら側から聞き出さないと訴えてくれない。視力が下がっているから、既往レンズが弱くなっているという短絡的判断は正しくない。

オーバーレチノスコピーが使えないとどうなるか

既往眼鏡やコンタクトレンズが過矯正かどうかの判断は、オーバーレチノスコピーを使えるかどうかで、精度、時間的な面で大きく異なる。過矯正眼鏡、コンタクトレンズの判定は15秒程度でできる。さらには、乱視軸の適正も同時に判定される。これを使えなければ、再検眼結果が出るまで過矯正の判断はできないことになる。さらに、再検査の結果が正しくなければ過矯正の判断もできない*2。

*1 昔から、「眼鏡は朝つくれ、靴は夕方つくれ」といわれているとおりである。夕方に検眼した眼鏡は、仕事疲れによる調節緊張のために過矯正になりやすい。

*2 コンタクトレンズの過矯正は眼鏡よりも多く、眼鏡処方時に処方データをもってこない場合には、装用コンタクトレンズの度数はわからなくても、オーバーレチノスコピーが使えれば過矯正の程度を判定できる。

他覚的屈折検査

　オートレフラクトメータは再現性が高くなってきているものの，器械近視の影響は無視できない．常に調節が入っているデータであると考えるべきである．検眼技術が高くなれば，器械の特性でどの程度の近視寄りのデータになるかが推測できるが，科学的に説明できない症例もあることを忘れてはいけない．

　また，調節麻痺薬を使用した後のオートレフラクトメータであっても，調節の影響のとれたデータが記録されるとは限らないので，盲信してはいけない．

雲霧の重要性

　成人であっても眼鏡処方のための検眼に先立って，レンズ負荷による雲霧を行うことが，過矯正を避けるための基本である．成人の雲霧は子どもの雲霧効果よりも低く，30分は必要である．両眼視簡易検査器（ワック）による雲霧を併用することで，雲霧の効果は高くなり，雲霧時間も短くできる．

過矯正チェックとしての近点計測

　過矯正を避けるための，だれでもできる検査は近点を測定することである．遠用処方レンズを検眼枠に入れて近点を測定し，年齢不相応の近点である場合は，過矯正を疑う．

　D'ACOMO®という定屈折性の近点計を使用すると，かなりの確率で過矯正を判定することができる．D'ACOMO®の近点計がない場合は，近方視力表をゆっくりと近づけて近点を測定し判定する[*3]．

[*3] 近くが見えない子どもたちが増えているが，ほとんどが過矯正の眼鏡装用による．子どもの眼鏡処方でも近点を測定することを習慣にすべきである．

今でも片眼遮閉？

　片眼遮閉による検眼は調節が入りやすい．眼鏡処方のための検眼時は，眼位異常などがある場合を除き，両眼開放による検眼が基本である．

乱視レンズ加入時の等価球面

　乱視レンズを加える場合には，加えた度数の半分，球面度数を下げることを忘れると過矯正になりやすい．

仮コンタクトレンズの使い方

　特に既往レンズが過矯正であった場合，調節緊張が容易にはとれない場合もあり，正矯正のレンズに一気に変えると，視力が出にくく，過矯正眼鏡が正しかったのではと，信用されないこともある．そのようなときは，過矯正であることを理解してもらったうえで，使い捨てのコンタクトレンズ（遠近両用コンタクトレンズも選択の一つ）を仮処方して，徐々に正矯正に変えていくことも奨められる．その際には，ミドリンM®や希釈したサイプレジン®の点眼を処方する．正矯正に戻すのに3か月ぐらいかかることもある．

調節麻痺薬をもっと使おう

　調節麻痺薬は過矯正を防ぐために，小・中，高校生には不可欠な検査であるはずだが，実際的には小学生の初装用眼鏡の処方でさえ使われていないことが少なくない．

　調節麻痺薬の使用前後の矯正結果を比較して，自分の検眼技量を確認することが不可欠である．使えば使うほど，その重要性が理解できるはずであり，その結果，検眼技術も上がる．

　また，成人であっても，調節麻痺薬の適応例があることを知る必要がある．特に，小児期に遠視でありながら近視の眼鏡を装用させられていたような場合，40代の成人でも調節麻痺薬の適応になる[*4]．

二色テストの過信は禁物

　二色テストを検眼の最終確認という認識をもっている人がいまだに多いが，思っている以上に調節の影響を受けやすい検査であることを忘れてはいけない．緑側の視標がよく見える場合は過矯正と断定してよいが，それ以外は過信してはいけない[*5]．

オーバーレチノスコピーによる最終確認の重要性

　過矯正を避けるうえで絶対不可欠な検査が，オーバーレチノスコピーによる確認である．技術が上がれば，0.25Dの精度で過矯正を見つけることができる．眼鏡処方をする眼科医，視能訓練士にとって絶対的にマスターしておくべき技術である．オーバーレチノスコピーが使えなければ過矯正を避けることができない，といっても過言ではない．

（鈴木武敏）

[*4] 成人であっても，サイプレジン®点眼24時間後にはほとんど不自由を感じないので，土曜日に点眼すれば，月曜日には近作業も含め普通に仕事ができる．一度自分でも点眼してみるとよい．驚くほどしみる薬であることも体験できる．

[*5] 過矯正眼鏡を長く装用していた症例の場合，2D（ジオプトリー）の近視過矯正でも赤がはっきりしていると答えることもある．

眼鏡処方せんの書き方

眼鏡処方せんを書く心構え

　"検眼・眼鏡処方は医業である"という内容の厚生省通知（昭和29（1954）年11月4日　医収第426号）と，「医師でなければ医業をなしてはならない」という医師法17条を，われわれ眼科医は眼鏡処方せんの法的根拠としている．一方，眼鏡を作製・調整する眼鏡店側にとって，明らかに処方ミスの処方に対して眼鏡作製を行うことは，経済的リスクを背負い込むことであることを認識して，われわれはこの業務を行わなければならない．

眼鏡処方の前には必ず眼科的検査を

　眼鏡処方せんを書く前には眼科的検査を行い，屈折異常以外の疾患がないかどうかを把握しておくことが必須である．眼鏡による視力補正が良好であったために，かえって各種網膜症や緑内障などの発見が遅れてしまうことがあってはならない．

レンズ度数の記入

　眼鏡処方せんのひな形として，筆者が用いているものを図1に示した．まず，処方せんには，球面レンズ度数，円柱レンズ度数と軸方向を記入する．筆者は遠用眼鏡と近用眼鏡との間で異なる乱視軸を入れたり，球面レンズにも左右異なる加入度数を与えることがあるので，図1のような遠用と近用が別々になっているフォームを使用している．多焦点や累進屈折力レンズの場合は近用部分のフォームに左右それぞれの加入度数を記入する．

プリズム度数と基底方向

　プリズムは眼位異常のある場合や斜視の術前術後の両眼視機能の改善，眼振の軽減，偏心固視や異常対応の治療に行われる．ケースによっては絶大な効果がみられるので，積極的に処方しよう．処方せんにはプリズム度数とプリズムの基底方向を角度で記入する．

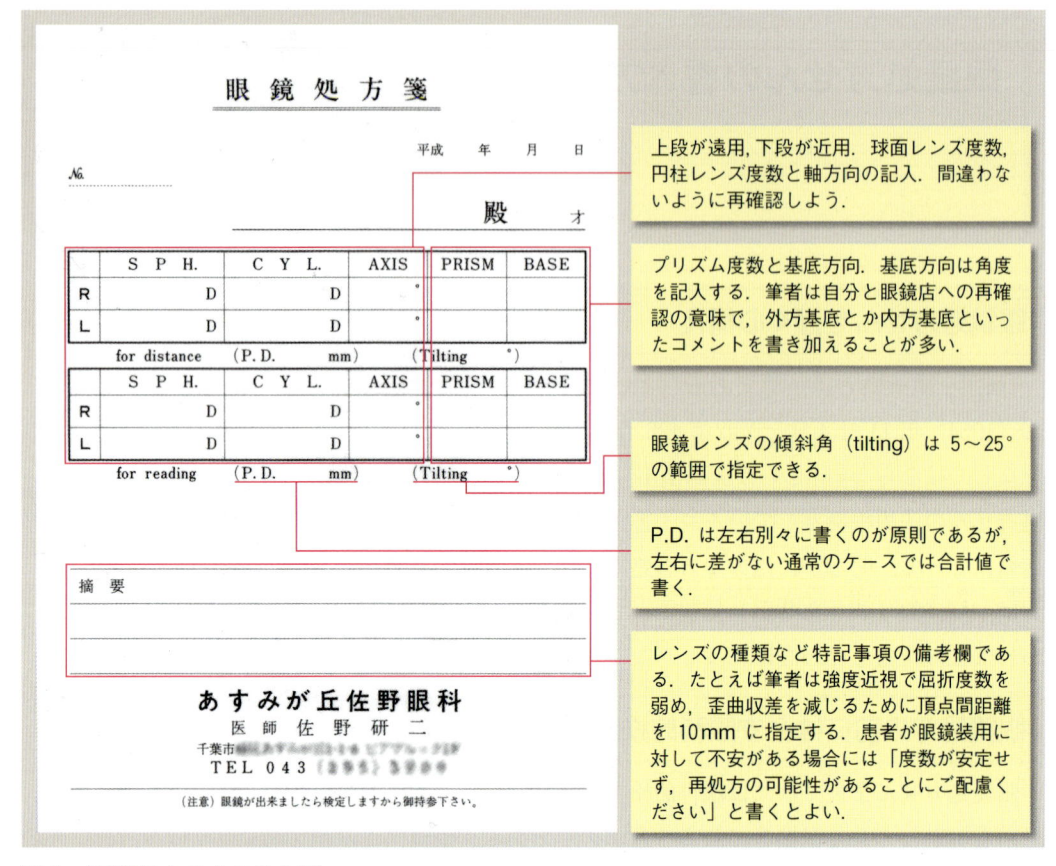

図1 眼鏡処方せんのひな形

（図中の注釈）
- 上段が遠用，下段が近用．球面レンズ度数，円柱レンズ度数と軸方向の記入．間違わないように再確認しよう．
- プリズム度数と基底方向．基底方向は角度を記入する．筆者は自分と眼鏡店への再確認の意味で，外方基底とか内方基底といったコメントを書き加えることが多い．
- 眼鏡レンズの傾斜角（tilting）は5～25°の範囲で指定できる．
- P.D.は左右別々に書くのが原則であるが，左右に差がない通常のケースでは合計値で書く．
- レンズの種類など特記事項の備考欄である．たとえば筆者は強度近視で屈折度数を弱め，歪曲収差を減じるために頂点間距離を10 mmに指定する．患者が眼鏡装用に対して不安がある場合には「度数が安定せず，再処方の可能性があることにご配慮ください」と書くとよい．

瞳孔間距離

　瞳孔間距離（pupillary distance；P.D.）は，左右眼の入射瞳中心の間隔である．無限遠方を見ている場合のP.D.測定はなかなか難しく，筆者は，オートレフラクトメータに付属している瞳孔間距離計のデータとメジャーによる測定値の両者を合わせて決定している．熟年者の遠用眼鏡では，そのままの値を，近用では3mm引いた値を，若年者も含めた遠近両用眼鏡の場合は2mm引いた値を用いることが多い．多焦点，累進屈折力レンズの近用部光心位置はレンズによって既定されているので，遠用部のP.D.のみを記入する．

眼鏡レンズの傾斜角（tilting）を指定してみよう

　眼鏡レンズの傾斜角はフレームによって調整範囲が限定されてしまう場合もあるが，5～25°の範囲で指定できる．熟年者の遠用眼鏡では，眼球を下転させて下方を見ることはまずないので，5～10°に

tiltingを指定する．調節力が十分にある若年者の場合では10～25°の範囲で患者のライフスタイルに合わせてtiltingを指定する．たとえば，パソコン作業と手書きの書類記入作業の両方を交互に行うような場合，思い切ってtiltingを20～25°くらいに設定してみるとよい．

摘要（いわゆる備考欄）

眼鏡店への申し送り事項である．高屈折率レンズ，ガラスかプラスチックか，フレームの大きさの指定，眼鏡レンズ後頂点と角膜頂点間の距離が12 mm以外の場合の指定などを書き込む[*1]．

眼鏡処方後のクレームへの対応

まず，眼鏡が処方せんどおりに作製・調整されているかを確認する．これが正確に作製されていない場合には，眼鏡店にクレームを入れればよいのであるが，困るのは，処方せんの記入が間違っていた場合や，明らかな処方ミスの場合である．作製した眼鏡店にお願いすれば，無料でレンズを交換し直してくれるケースもあるが，最近流行の超安売り店ではレンズ交換が有料になることが多い．この辺の実情は，眼鏡作製前に患者によく伝えておくと，後でトラブルになることが少ないと思う．また，クレームを受けた際に，眼鏡処方以降に新たな疾患が発生したかもしれないことを想定することも大切である．

（佐野研二）

[*1] 筆者は強度近視患者の眼鏡作製に対して，フレームの枠が小さいものを指定し，球面度数を若干弱くすると同時に，頂点間距離を10 mmくらいに設定してもらうことが多い．

老視用眼鏡の処方

　加齢に伴う調節力の低下は，だれしも避けられない生理的な現象である．高齢社会の傾向は強まる一方で，個人あてに配信される視覚情報は近距離で見る機会を増加させている．一昔前の老眼鏡の考え方では快適な視生活は提供できない．生活空間の至るところに視覚情報が存在している現代社会では，快適さを考慮すれば，近くを見るための老眼鏡と考えるよりは，調節力補助眼鏡と考えるのが望ましい[*1]．

老視用眼鏡の必要性の変遷

　パーソナルコンピュータや携帯電話が普及する以前の社会で必要な老視用眼鏡はもっぱら読書用眼鏡であった．パーソナルコンピュータを用いたVDT（visual display terminal）作業は近業距離をわずかに延長させた．さらに普及し続ける携帯端末による情報配信は，動きながらの近方視を必要とする．視覚情報伝達の変遷を考えても，老視用眼鏡の考え方を変えざるをえない現状が理解できる．

従来の老視用眼鏡の処方

　情報化社会を迎える前は調節力を測定し，調節力の3分の1あるいは半分を動員させる矯正度数を提供する処方が推奨されていた．たとえば，屈折値がD(D)で，近方作業時の注視距離がF(cm)，そして調節力がP(D)の眼であれば，老眼鏡の度数は$D+100/F-P/2$(D)，あるいは$D+100/F-P/3$(D)で処方された．しかし，この処方は調節機能が正常な場合で，近方作業時の注視距離が常に一定である必要がある．現代社会のように，さまざまな距離を注視する必要がある場合には，適切な老視矯正度数とはいえない．

新しい老視用眼鏡の考え方

　どのような眼鏡を老視用眼鏡というのか統一されたものがない．純粋に読書を楽しむときに使用する眼鏡（読書用眼鏡），長時間の近業時の視力補正と近業によって生じる眼の疲れを予防するために使

[*1]「老眼鏡を使用すると老視が進んでしまう」と巷で言われるわけ

手元が見づらくなってもがんばって何とか見ていた人が，老眼鏡を使用すると，近くを見るときにがんばらなくてもよく見えるようになる．老眼鏡使用前のようにがんばって見なくなるため，裸眼では以前よりも近くが見えなくなったと感じる．老眼鏡を使用する前と同じ程度，あるいはそれ以上にがんばれば，前と同じ程度には見えるが，がんばりたくなくなってしまっている．

老視の進行に対して，見たいものまでの距離を徐々に遠ざけて見ていた人が，とうとう耐えかねて，老眼鏡の使用を開始すると，若いときのように見たいものが快適に見える距離まで近づけても見えるので，見たいものを離して見ていたことを忘れてしまう．老眼鏡を掛けないで，老眼鏡を掛けたときと同じ距離で，ものを見ようとすると，ひどくぼけて見えるので，裸眼では急に近くが見えなくなったように感じる．

中等度以上の遠視眼が，近方の見え方に耐えかねて，ようやく老眼鏡を使用し始めるころには，図2に示されるように，近点が急激に遠ざかる時期にさしかかっており，2～3か月前の近点距離は明視できなくなり，老視の進行を強く意識する．

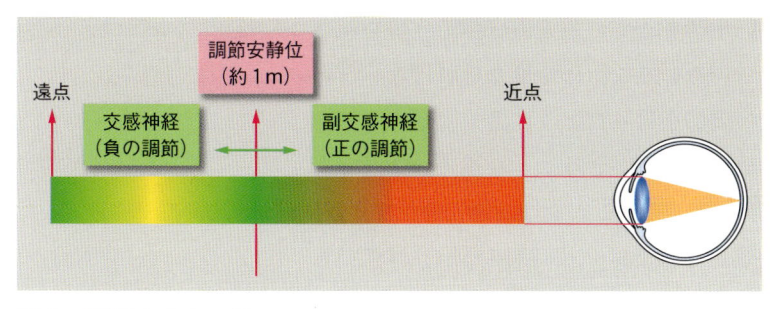

図1 調節のイメージ
ピントが合う最も遠い位置は遠点、最も近い位置は近点である．どこをみるともなくボーッとしてみているときにピントが合っている位置は調節安静位である．調節安静位から遠方に向かう調節は負の調節，近方に向かう調節は正の調節という．

用する眼鏡（作業用眼鏡），日常それほど遠くを見る必要がないので，近視低矯正で使用する眼鏡や中間距離から近方の視力補正を主目的とした眼鏡（中近用眼鏡），そして日常視では支障はないが，近方視が少しつらく感じるようになったときに使用する眼鏡（遠近用眼鏡）などは，いずれも加齢に伴う調節力の低下に対処した眼鏡である．また，それぞれで快適な矯正度数は異なる．

調節機能の考慮

調節は自律神経に支配されている．どこを見るともなくボーッと見ているときには，正視眼でおよそ1mの距離にピントが合った状態を呈している．これは調節安静位あるいは生理的調節緊張状態と呼ばれている．調節安静位から遠方へのピント合わせは交感神経が担当し，負の調節と呼ばれ，調節安静位よりも近くへのピント合わせは正の調節あるいは単に調節と呼ばれている（図1）．持続して同じ距離を見るのならば，調節安静位で見えるように矯正するのが最も疲れは少ない．

自覚的屈折検査値と快適な矯正度数

自覚的屈折検査は，片眼視で最良視力が得られる最弱屈折値を求める検査である．検査の目的は矯正度数の測定にあるのではなく，最良視力値を知ることにある．片眼視で行う検査のため，距離の情報が欠如している．したがって，負の調節が起こりにくく，調節安静位付近の屈折値を求めてしまう可能性が高い．自覚的屈折検査で得られた屈折値をそのまま遠用眼鏡度数に用いれば，調節安静位付近で遠方（5m）を見ることになる．調節力が十分にあり遠方視が多い生活をしている人ではほとんど問題にはならないが，調節力がわ

裸眼あるいは単焦点レンズでがんばっていた人は，近くにピント合わせをしているときには，毛様体筋のストレッチ体操をやっているのと同じである．老眼鏡を装用すると，ストレッチ体操を止めることになるので，毛様体筋の筋力は急激に衰え，老視の進行を意識する．老眼鏡を使用しても毛様体筋のストレッチ体操を続ければ，老視の進行は幾分遅くなる．

以上のことは単焦点の老眼鏡で対処したときに強く意識される．遠近両用累進屈折カレンズ眼鏡を常用するように処方すれば，眼鏡を取りはずししないので，急激な老視の進行は意識されにくい．

比較的若い世代で長時間のVDT作業者が，累進屈折カレンズを使用すると，作業による疲労は生じにくくなるが，調節力は幾分低下する．しかし，加齢に伴う調節力の低下は急激に進行するので，調節力の低下がさらに早まったとしても2〜3年程度である．その間を疲れに悩まされて仕事に集中できないで過ごすよりも，眼の疲れを感じることなく，快適に仕事を遂行できたほうがよいのではないかと，患者には説明して，作業用眼鏡の使用を推奨している．

ずかに低下し、近方視が多い生活をしている人では調節疲労を起こしやすい。遠方から近くまでいろいろな距離を見なければならない生活をしている人では、負の調節を行ったときに遠方にピントが合い、調節安静位では1m前後にピントが合うような矯正が快適である。また、長時間のVDT作業を行っている人では調節安静位でVDT画面にピントが合うような矯正を行えば、長時間のVDT作業でも眼の疲れが生じにくい。

快適な矯正度数の見つけ方

両眼同時雲霧法：負の調節を十分に引き出したときの屈折値を求めるには、距離の感覚がある状態で検査しなければならない。そのためには両眼同時雲霧法を用いるのが望ましい。以下の手順で行う（2D以上の不同視がない場合に適応）。

1. 自覚的屈折検査で得られた円柱度数と円柱軸度はそのまま採用し、円柱レンズを検眼枠に挿入する。
2. 自覚的屈折検査で得られた球面度数に+3.00Dを加えた値の球面レンズを検眼枠に挿入する。
3. 両眼を開放したまま、視力測定を開始する。視力値が0.5〜0.7に達するところまで、レンズ交換法で検眼枠に−0.50Dずつを加える。
4. 左右眼を交互に遮閉し、見え方に差があるかを問う。最初の1回は見やすいと答えたほうの眼に+0.25Dを加えて、再度左右眼の見え方を問う。次も同じ眼が見やすいと答えた場合は、見づらいほうの眼の矯正に−0.25Dを加える。左右眼が同じ程度の見え方にならず、0.25Dの差で、見えるほうの眼が交替する場合は、日常視で利き目[*2]と思われるほうの眼がより見やすい状態を採用する。
5. 両眼を開放のまま、視力値を確認しながら、−0.25Dずつ加えて、最良視力が得られる最弱屈折値を求める[*3]。
6. 両眼同時雲霧法で得られた矯正度数が自覚的屈折検査の値を超えてマイナス寄りの値になってしまう場合には、眼位異常の存在の可能性がある。プリズムを用いて眼位矯正を行い、両眼同時雲霧法をやり直す。

ここで求めた両眼同時雲霧による矯正度数は、最大限に負の調節を発揮したときの屈折値である。この度数で快適な矯正が得られる症例も少なくないが、すべての症例が満足できるわけではない。

[*2] 日常視の利き目判断は、ただ単に、「片目を閉じてみるときにどちらを閉じますか」程度の質問で十分である。

[*3] 1〜5の一連の操作は、速やかに行う必要がある。1分半程度の時間で仕上げることが望ましい。時間をかけすぎると、雲霧の意味がなくなってしまう。

試し装用：次に，試し装用によって個人ごとに異なる適正な矯正度数を求める．最適な矯正度数は両眼同時雲霧法で得られているが，この矯正で快適さを提供できるかは，これまでの矯正状態や，個人の性格によっても異なるため，試し装用による調整が必要である．

次の手順で行う．

1. 両眼同時雲霧法で得られた矯正度数を検眼枠に挿入して，試し装用を開始する．
2. 片眼の見え方を比較させないことが重要で，両眼で日常視に十分耐えられ支障がないかを試してもらう．
3. 20分以上経過しても見え方に違和感がなければ，常用眼鏡の適性度数は決まりである．
4. もし，遠方の見づらさを訴えるようならば，$-0.25\,\mathrm{D}$を両眼に加えて，試し装用を続ける．不満がなければ，常用眼鏡度数として採用する．
5. まだ，不満を訴える場合には，さらに$-0.25\,\mathrm{D}$を両眼に追加して，試し装用を続ける．不満がなければ，常用眼鏡度数として採用する．
6. 両眼同時雲霧法の値よりも$-0.75\,\mathrm{D}$以上の追加を必要とする場合には，調節緊張状態にあると判断し，累進屈折力レンズの処方を検討するか，あるいは，処方を断念して，調節の治療を行い，後日，再度同じ検査を試みる．

読書用眼鏡の処方

長時間の読書を楽しむ場合には，単焦点の老視用眼鏡が望ましい．老視用眼鏡の度数は近方視力値で決めるのではなく，読書距離に調節安静位をシフトさせる矯正度数を用いるのが望ましい．両眼同時雲霧で求めた常用眼鏡 $Df(\mathrm{D})$ の度数を基準にして考える．また，近見縮瞳によって$0.75\,\mathrm{D}$程度の偽調節が生じることも念頭に置く必要がある．実際に読書時のポーズを再現してもらい，書面から角膜前方$12\,\mathrm{mm}$の位置までの距離を実測する．実測距離が$40\,\mathrm{cm}$の場合には，常用度数に加える必要がある度数は$100\,\mathrm{cm}/40\,\mathrm{cm}=+2.50\,\mathrm{D}$であるが，偽調節分を考慮すると，読書用眼鏡の処方度数は$Df+2.50-0.75$，すなわち常用眼鏡度数に$+1.75\,\mathrm{D}$加えた度数でよいことになる．この度数で試し装用を行い，プッシュアップ[*4]によって最も明瞭に見える距離を探してもらい，その位置が，好みの読書距離に一致していれば，その度数を採用して処方する．もし，もう少

[*4] **プッシュアップ**
新聞紙や雑誌などを明視しながら，少し遠くから近方にゆっくり近づけて，最も明瞭に見える距離で止める．これを数回繰り返し，快適に明視できる距離を求める．

し近い距離で読みたいという訴えがある場合には，両眼に＋0.25D を加えて，再びプッシュアップを行ってみる．反対にもう少し離してみたいという要望があれば，＋0.25D を減じた矯正を提供して，再びプッシュアップを行ってみる．両眼で最も快適に見える距離と，読書距離が一致したところを，読書眼鏡度数に採用する．

　最近では，長時間読書だけを楽しむ機会が少なくなっているため，単焦点の読書用眼鏡よりも，次に述べる作業用眼鏡を好む人が多くなっている．

作業用眼鏡の処方

　作業内容によっても異なるが，最近では VDT 作業者が多いので，VDT 作業者の作業用眼鏡処方について記述する．

　VDT 作業者もディスクトップ使用者とノートタイプ使用者では視距離が異なる．また，体型やこれまでの生活習慣によって，ディスプレー画面までの距離が異なるので，作業距離 d_w を把握することから始める．d_w の距離が調節安静位になるように矯正度数を設定すればよい．筆者の経験では，両眼同時雲霧法で得られている遠用矯正度数にディスクトップタイプならば ＋0.75D を，ノートタイプならば ＋1.00D を加入した矯正度数で最初の試し装用を行ってみるのがよい．この矯正で，実際にディスプレー画面に向かい合わせてみて，少し近づいてみたい気がすると訴える場合には －0.25D を加えてさらに試し装用を行う．反対に少し離れてみたい気がすると訴える場合には ＋0.25D を加えてさらに試し装用を行い，満足が得られれば，その度数で処方する．

　最近では VDT 作業者用に，近近累進屈折力レンズが好まれる傾向にあり，長時間の VDT 作業者で書類などにも目を通す必要がある場合には，さらに快適な矯正が提供できる．近近累進屈折力レンズの処方では，先にレンズ下方の近用度数を設定し，レンズ上方に向けてマイナス度数を累進的に加入している．処方においても，近用レンズ中心間距離と近用度数を指定し，マイナス加入度数を記載する．初めて作業眼鏡を使用する VDT 作業者では前述の単焦点レンズの作業眼鏡度数に ＋1.00D を加えた値を近用度数に選択し，－1.00D の累進加入度数を検眼枠に挿入し，試し掛けを行ってみる．この場合も前述と同じように，実際に作業距離を見てもらい，球面度数の調整を行う．特に VDT 作業で疲れを訴える人には，近近累進屈折力レンズの使用が快適さを提供する．

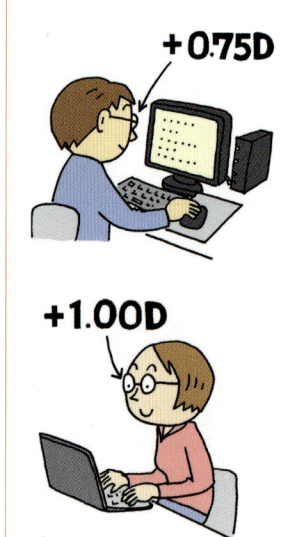

近々累進屈折力レンズを読書眼鏡として処方する場合には，読書眼鏡度数を近用度数に設定し，−1.00Dあるいは−1.50Dの加入度数の近々累進屈折力トライアルレンズを検眼枠に挿入して，試し装用をしてもらう．このときも，プッシュアップによって，最終的な球面度数を調整し，決定する．加入度数として−1.00Dと−1.50Dのどちらを選ぶかは，年齢ではなく，作業中に必要な明視範囲で決定する．読書用では高齢者でも−1.00Dを好むことが多い．

中近用眼鏡の処方

　オフィスワーカーでは，VDT作業もときどき行うが，遠くを見る必要もある．特に接客が多い場合には中間距離の明視が多くなるため，中近用が好まれる．

　両眼同時雲霧法で得られた遠用度数に+0.50D加えた程度の単焦点レンズで対応できる場合もあるが，この矯正では遠方も近方も負担が多く，疲れを生じることが多い．次に述べる遠近両用眼鏡装用中の人であれば，まったく同じ遠用度数と近用加入度数で中近用デザインのレンズで処方するだけで，中間距離から近方の見え方が改善し，作業中の疲労も軽減する．

　中近累進屈折力レンズはアイポイントの位置で，累進の加入度数が機能しているので，遠用度数を中間距離に適切な度数で処方すると，正面視では中間距離まで見えず，苦情が出る．中近累進屈折力眼鏡を処方するときには，遠用度数は通常の遠近両用累進屈折力眼鏡を処方するときと同じ度数を用いることに注意する．

遠近両用眼鏡の処方

　遠近両用眼鏡を処方する目的は大きく二つに別れる．一つは近方視に必要な近方視力が得られなくなって装用する場合であり，もう一つは近方視力には問題はないが，近方視時にかかる調節負荷を減じ，眼の疲れを予防するために装用する場合である．

近方視力のための処方：単焦点レンズで近方視力に不満が生じている場合には，遠近両用眼鏡の処方を考慮する．遠用度数には前述の両眼同時雲霧法で求めた矯正度数を採用し，累進屈折力レンズで近用加入度数を加える．近用加入度数は必要最小限に抑えることが，快適な装用を提供するコツである．高齢者でも初めて装用する累進屈折力レンズで，違和感がなく装用できる近用加入度数は+1.75D程度までである．特に近用部の度数がプラスの値になる場合には下

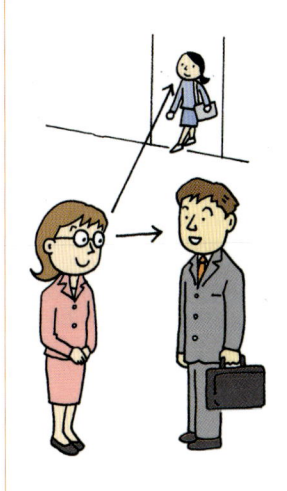

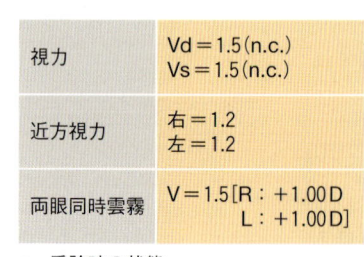

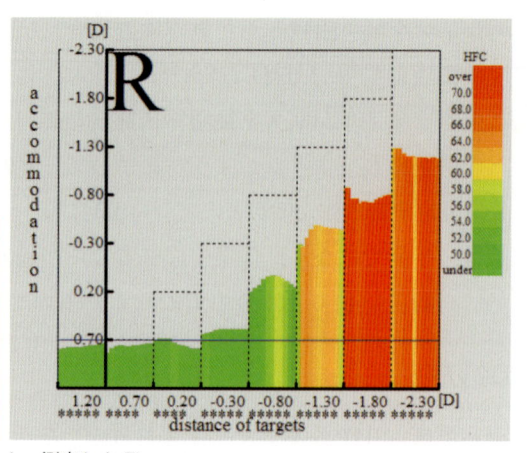

視力	Vd＝1.5(n.c.) Vs＝1.5(n.c.)
近方視力	右＝1.2 左＝1.2
両眼同時雲霧	V＝1.5[R：＋1.00D 　　　　L：＋1.00D]

a. 受診時の状態　　　　　　b. 測定したFk-map

図2　テクノストレス眼症（IT眼症）のFk-map
29歳，男性．VDT作業中に眼の奥の痛みと涙がしみるような眼の表面の痛みを訴えて来院した．子どものころから視力は良好で，眼科を受診したことはなかった．
aが受診時の状態である．実際に装用してみると，何とか掛けられそうな度数は右S＋0.50D，左S＋0.50Dであった．
　Fk-mapから，−0.80Dの負荷（1.25mの距離）までなら調節疲労は生じにくいことがわかる（b）．装用できそうな眼鏡度数が＋0.50Dなので，単焦点レンズでは77cmまでしか引き寄せられない．累進屈折力レンズを用いて左右眼ともにS＋0.50D add＋1.00Dを処方したところ，初期には作業中のみの装用だったが，常用することによって日常生活でも快適になった．

方視での違和感を訴えやすい．一般に，単焦点レンズで耐えていた人では＋1.00Dの近用加入度数を加えただけでも，これまでに比べてかなりよいという評価が得られる．もし，初めて使用する累進屈折力レンズの加入度数が＋1.75Dで不足する場合には，常用する遠近両用眼鏡と，作業用の近々累進屈折力眼鏡の使い分けを勧めたほうが快適である．

眼の疲れを予防するための処方：日常視で眼の疲れを予防するために処方する場合の近用加入度数は，調節機能を考慮するとよい．調節機能解析装置で得られたFk-mapから，毛様体筋に負担が強くなる直前までの調節で，日常視で汎用する距離に見合う位置が明視できる加入度数を設定する（図2）．

（梶田雅義）

クリニカル・クエスチョン

老眼鏡を掛け始める適切な時期はいつごろですか？

Answer　老視の主体は加齢に伴う水晶体の弾性の低下であり[1,2]，高齢者ではこれに毛様体筋の機能低下が加わります[3,4]．老視眼の矯正は一般には近方視に不自由を感じるようになった後に行われることが多いのですが，読書嫌いや近業時の易疲労感，眼の奥の痛み，肩こり，頭痛などの初期老視症状が出現したときに，早めに老眼鏡を使用したほうが快適な生活を営むことができます．

文献は p.313 参照.

年齢・調節力曲線

諸家の報告した年齢・調節力曲線を平均してみると図1のようになる．この曲線でみる限り，正視眼では調節力が3.00 D を下回る年齢はおよそ45歳であり，このころから手元が見づらくなるという訴えが増加する．この調節力曲線を近点距離に置き換えて表示すると図2のようになる．正視眼では45歳くらいで30 cm以上離さないとみえなくなるが，その後は加速度的に近点が遠ざかる．+3.00 D の遠視眼では35歳くらいで，近方視に不自由を感じはじめ，その後，急激に近点が遠ざかっていくことがわかる．もし，+3.00 D の遠視眼が35歳くらいで老眼鏡を作製したとすれば，短期間でいくつもの老眼鏡をつくり替えなければならなくなる．老眼鏡ではなく，適切に遠視眼を矯正すれば，老視の進行は正視の人とそれほど変わらずに推移する．-3.00 D の近視の人では70歳になっても裸眼で30 cm の距離が明視できるが，遠方視には眼鏡が必要で，遠用の眼鏡を装用したままでは手元は見づらくなっているので，老眼鏡は必要としないかもしれないが，老視である．

眼精疲労予防のための眼鏡

累進屈折力レンズは，初期老視のうちに処方するのが望ましい[5]．初期老視眼では肩こりや首筋のこりが生じていることが多いが，慢性的に訪れるため自覚していないことも多い．眼鏡の装用によって改善された後に，初めて首筋のこりや肩こりがあったことに気がつくことも少なくない．

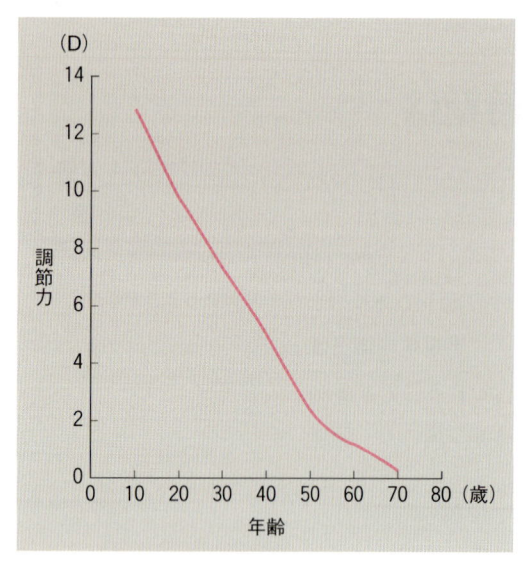

図1 年齢・調節力曲線
諸家の示す年齢・調節力の平均値を示す．調節力に関しては成長の時期は観察されない．

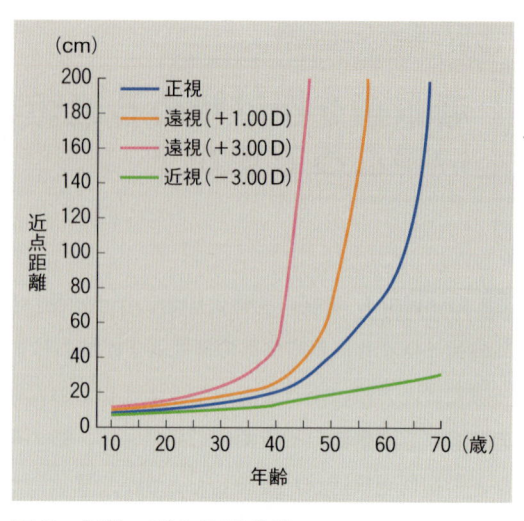

図2 年齢・近点位置曲線
正視眼では45歳ころに近点位置が30cmよりも遠ざかり，老視を意識しはじめる．遠視眼ではそれよりも若い年齢で近点位置が遠ざかったことを意識するが，その後の近点位置の遠ざかりは遠視が強いほど著しい．近視眼では近点位置の遠ざかりは穏やかで，適度の近視眼では一生涯を通して裸眼で読書が可能である．

　どのようなレンズを老眼鏡と呼ぶかは問題であるが，老眼鏡の使用には適正年齢はない[*1]．

　老視の矯正と遠視の矯正に用いるレンズがどちらも凸レンズであるために，老視と遠視が混同されていることが多い．歴史的にみても，遠視の発見は近視や老視の発見に比べて非常に遅かった．遠視が発見される以前は，裸眼で遠くも近くもよく見える眼は正視，近くはよく見えるが遠くがよく見えない眼は近視とされていた．そして，遠くは見えるのに近くがよく見えなくなった眼は老視とされていた．若くして手元が見づらくなった眼は"若年性老視"と呼ばれていたが，屈折検査が正しく行われるようになると，若年性老視と呼ばれた眼の多くは遠視であることがわかってきた．遠視眼は，遠方視力は良好であるが，近業時に眼の疲れを感じやすい．

　近くの距離を長時間みる必要があり，眼の疲れや肩こりが生じやすい人では，年齢に関係なく，近方視対策を施す必要がある．近方視対策を施した眼鏡をすべて老眼鏡と呼ぶならば，老眼鏡はいつからでも装用し始めてよい．

（梶田雅義）

[*1] たとえば，オーストリアの作曲家のシューベルト（Franz Peter Schubert, 1797-1828）は28歳のときに，すでに遠近両用二重焦点レンズ眼鏡を装用していた．おそらく，シューベルトは遠視だったのだろう．

VDT作業と眼鏡

情報高度化が視機能に与える影響

　現在，われわれはほとんどの情報を視覚機能から得ている．その最も代表的なものは，VDT（visual display teminal）に代表されるコンピュータと一緒になった情報機能端末装置である．これまでわれわれの視覚機能はテレビに代表される一方通行の情報であったが，現在は個々の人間がインターネットを通じて双方向作業をこなす．それも一つの画面で一つの仕事をするわけではなく，4画面分割とか6画面分割のように，同時に多くの，なおかつ細かい作業を高速でやらなければいけないという時代になっている．情報高度化は，われわれの視機能にどういう影響を与えるか．また，視覚負担の増加がわれわれに限度を超す視作業を課している可能性がある．

VDT作業の現況：昭和40年代には10万台にしか過ぎなかったコンピュータディスプレイが，2000年時点で3,000万台を超えている．人口の3～4人に1人がコンピュータ端末を使う時代になっている．また，携帯電話端末契約台数は2010年7月末現在，1億件を超えている．ほぼ国民1人に1台以上のなんらかの端末がある状況である．つまり，特殊作業ではなく，だれもが経験する作業になってきている．ソフトウェアの進歩により，複雑な計算からスライドの作成，論文の作成，すべてが小さな端末によって行うことができるようになってきた．これまでは大画面のカソードレイチューブ（cathod ray tube；CRT）といわれているものが主体であったが，最近では液晶ディスプレイ（liquid crystal display；LSD），プラズマ・ディスプレイ（plasma display panel；PDP），エレクトロルミネセンスパネル（EL〈electoro luminescence〉パネル），発光ダイオード（light emitting diode；LED），蛍光表示管（vacuum fluorescent display；VFD）など，多種類の視覚表示装置が主流になっている．解像度についても，現在はブラウン管の数十倍もの解像度のものが出回っており，明るさもコントラスト感度も以前とは比べようがないくらい進歩している．

われわれがこれまで見てきた本やノートを見るような反射光を通じての物の見え方と，透過光を通じての物の見え方が同一かどうかに関して，いろいろな報告[1]がある．また，反射光においては，いわゆるpositive display（背景が明るくて文字が暗いもの）が主体なのに対して，透過光ではnegative displayがよいのか，positive displayがよいのか，いろいろな議論が巻き起こっている．もう一つの問題は，このような多くの情報を，短時間に強制的に近距離で注視しなくてはならないことである．VDT作業の一番の問題は，多くの情報を，非常に高速に短時間で処理しなければならないということではないだろうか．後ほど述べるが，VDT作業特有の問題がなかったとしても，VDT作業がこれまでのデスクワークと比べると，視覚負荷が強いことは明らかであるので，視覚負荷の強さがわれわれの眼の疲労を増すことは間違いないであろう．

現在は，若年者だけではなく高齢者もディスプレイ作業をしなくてはならない．ディスプレイ作業そのものは，これまでの多くの報告[2]から，マス・スクリーニング的にみればそれほど問題はないわけであるが，調節機能の弱い高齢者，特にマルチフォーカル眼内レンズ挿入者にとっては，ディスプレイの出す光の文字は非常に見にくいものになるはずである．高齢者の場合にはさらに負荷が強くなるので，その負荷を減らすためには，高齢者用の作業眼鏡の問題も出てくる*1．

画面の問題：CRTと液晶，プラズマ，ELでは以前はCRTのほうが圧倒的にコントラスト感度がよくノートパソコンは見にくいものであったが，現在では青色ダイオードの開発などで，ノートパソコンの視認性はCRTと遜色がない程度になった．しかし，それが逆に小型化を促し，また同時に多数画面が見える分割手法もとられ，眼にとっては若者にとっても，疲れる原因になっている．

作業者の問題：これまで，中高年者はパソコンを使わなくとも仕事になっていたのであるが，IT革命以来，誰もがパソコンを扱えなくては仕事にならない時代になってきた．また，メール，文書作成など仕事のなかでIT機器を使わない日がない状態になっている．

一方，中高年者は年々調節力が低下していく．眼が疲れない状態は調節力の3割を使っているときなので，視力検査で見えるのと，疲れずに見えるのとは異なる*2．

また，中高年の人が累進屈折力レンズの収差集中型を使用していたとすると，遠用と近用30 cmは見えるが，中間距離の40～50 cm

文献はp.313参照．

[*1] コンピュータディスプレイの主役はCRTから液晶，プラズマ，ELへと移り，それに伴い据え置き型から持ち運びの便利なノートパソコンが主体となった．もちろん画面の大きさもどんどん小さくなっている．一方，IT革命のため，中高年がパソコンを扱うことは当然のこととなった．中高年の眼の調節力は年齢とともに低下しており，通常の遠用眼鏡で見えないことは当然であるが，パソコン画面が40～100 cmであるため通常の遠近両用眼鏡あるいは累進屈折力レンズでは，ディスプレイの文字が見にくいという現象が起きている[3]．

[*2] たとえば40 cmの距離でパソコンを使う47歳の人の調節力が3D（ジオプトリー；diopter）とすると，40 cmは2.5Dなので3Dの調節力があれば見えるわけであるが，楽に見ようとして調節力の30％を動員すると2.5D－3×30％＝1.5Dと，1.5Dの近用加入度数の眼鏡を掛ければよいわけである．これはパソコン画面の距離により当然変わる[2,4,5]．

は収差が強く見にくくなる．

本人は累進屈折力レンズを装用しているのだから，見えないはずはないと思っているのでやっかいである．この状態を放置するとVDT作業によって眼の状況が悪くなったと勘違いする場合もある．

対策（1）画面および作業環境

作業環境に関しては，図1のように，ディスプレイ上に光源が映り込んでグレアが生ずると非常に見にくいので，その場合はOAフィルターをつけることによってグレアを除去し，見やすくすることが可能である（図1）．グレア分類[*3] V，G0～G2の照明器具をつけることによって映り込みを減らすこともできる．最近はCRTなどのディスプレイも，動かすことによって角度を調節することができるが，それによって光が映り込まないような角度にもってくることもできる．画面はできるだけ文字の大きさを大きくする．また，作業距離を変更できる場合は，現在使用している眼鏡の焦点の合う距離に変える．また，眼が疲れないよう，外からのグレアを減らすフィルターを画面に使用する．できれば，据え置き型の液晶で16インチ以上の画面が大きいパソコンにする．なお，当然のことながら作業時間を減らすなど，作業内容を検討することも大切である[2,4]．

照明および採光に関しては，陰画表示のCRTディスプレイの場合のディスプレイ画面における照度は500 lx（ルクス）以下とし，書類・キーボード面における照度は300 lxからおおむね1,000 lxまでとする．また，CRTディスプレイ画面の明るさ，書類やキーボード面における明るさと周辺の明るさの差はなるべく小さくする，と定められている．

対策（2）年齢特性

年齢特性で問題になるのは，見える範囲である．40歳以上の人は遠近両用眼鏡を掛けることになっているが，それによってすべて0.7の視力が出るかというと，実際には図2の青色の範囲は0.7未満の視力になる．それに対しては三重焦点にすることが考えられるが，三重焦点にすると焦点の合う範囲が非常に狭くなるので，少し眼鏡がずれたり，ちょっと眼を動かしただけでもピントが合わなくなる．したがって，そのような人たちには，作業距離に合わせた中間距離眼鏡が必要になる．

図3は，実際にどの程度の調節力があったらどのくらいの眼鏡で

[*3] 照明器具のグレア分類

V	VDT画面への映り込みを厳しく制限した照明器具
G0	不快グレアを厳しく制限した照明器具
G1a	不快グレアを十分制限した照明器具
G1b	不快グレアをかなり制限した照明器具
G2	不快グレアを（若干）制限した照明器具
G3	不快グレアを制限しない照明器具

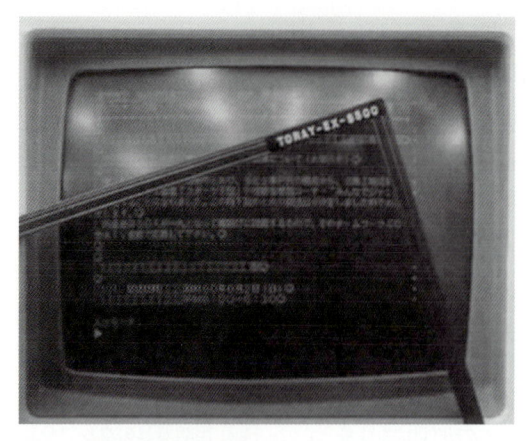

図1 画面上に写り込んだグレアとグレア除去フィルター（OA フィルター）

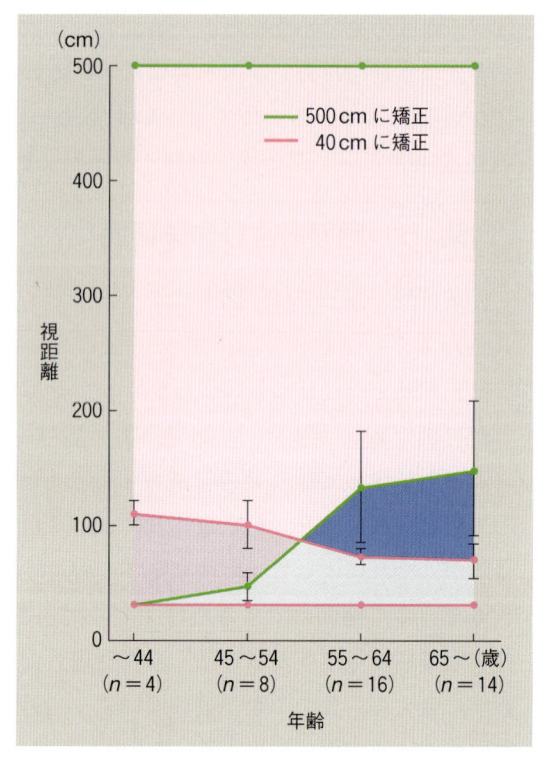

図2 視力 0.7 の視能域（各年齢による視能域の差）

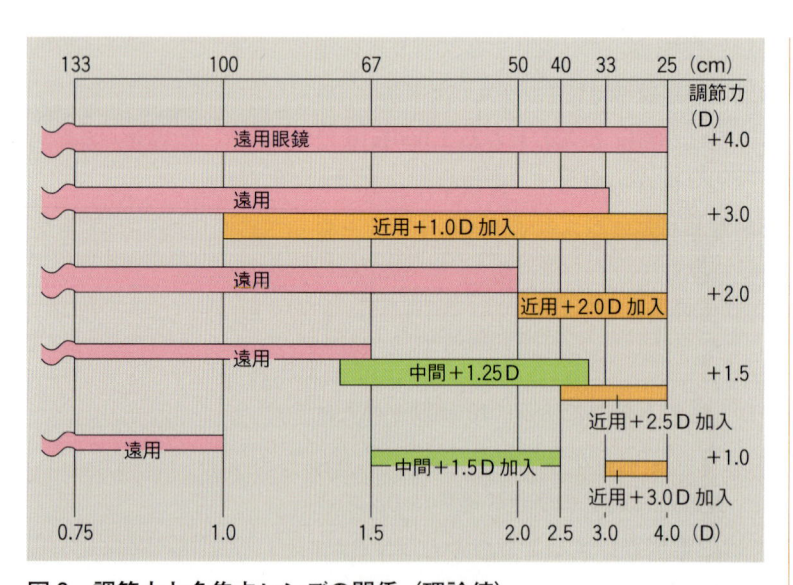

図3 調節力と多焦点レンズの関係（理論値）

よいかを示している．調節力が 4D ある場合には，近視，遠視，その他があっても一つの眼鏡ですむんだが，調節力が 3D しかない場合には遠近両用の眼鏡が必要になり，それによって一応カバーできる．

しかし，+2Dがぎりぎりのところであって，50cmの距離で重なるところがあるかないかという程度である．+2D以上は遠近両用眼鏡で十分であるが，それ以下になると遠近両用では難しくなって，三重焦点もしくは中間距離の作業用眼鏡が必要になる．調節力が1D以下になってくると，眼鏡が三つあっても全領域をカバーすることはできない．その場合には，作業用眼鏡で作業距離をカバーする必要がある．

対策（3）高齢VDT作業者の眼鏡処方

一つの方法はVDT作業の場合には遠用，近用ともに非球面にし，その側方部分に収差を拡散するので中間が見やすくなる収差分散型がよいと思われる．しかし，これの欠点は遠用と近用の明視域が狭くなるため，視野が狭いと訴える人が多い．遠近にしたい場合は，遠用5m，近用40cmの収差分散型がよいであろう．

最もよい方法は作業用眼鏡を作製することである．作業距離に合った単焦点の眼鏡が最も楽に見ることができる．それが無理であれば，近々，中近の累進屈折力レンズである．近々では，ディスプレイの距離を50cm，さらに近くを30cmにするとよいであろう．中近では中を1m，近を40cmにするとよいであろう．いずれにしろ，どのようなタイプの多焦点レンズがよいかを十分に患者と相談する必要がある．また，レンズの加入度数は調節力の30〜50％で見える度数を設定する（パソコン作業距離による度数−残余調節力×30％）．

カコモン読解 第21回 一般問題21

VDT作業における作業環境管理で正しいのはどれか．
a 老視では遠近両用眼鏡を使用する．
b ディスプレイとの距離は40cm以内にする．
c ディスプレイ画面の中央に目の高さを揃える．
d 書類やキーボード上照度は300ルクス以上にする．
e ディスプレイ画面上の照度は500ルクス以上にする．

解説 aは×．調節力が+2D以上は遠近両用眼鏡で十分であるが，それ以下になると遠近両用では難しくなって，三重焦点もしくは中間距離の作業用眼鏡が必要になる．調節力が1D以下になってくると，眼鏡が三つあっても全領域をカバーすることはできない．

その場合には，作業用眼鏡で作業距離をカバーする必要がある．

　bは×．視距離は40cm以上にすることになっている．また，作業者にディスプレイの位置，キーボード，マウス，椅子の座面の高さなどを総合的に調整させ，最も見やすい視距離に変更するべき．

　cは×．眼の高さ，あるいはそれより上にディスプレイがあると角膜が大気に触れる表面積が増え，眼の乾きが強くなる．また，瞬目回数が増える．ディスプレイ画面の上方に眼の高さをそろえたほうがよい．

　dは○．書類上およびキーボード上における照度は300 lx（ルクス）以上とすることと定められている．また，ディスプレイ画面の明るさ，書類およびキーボード面における明るさと周辺の明るさの差はなるべく小さくすること．

　eは×．ディスプレイを用いる場合のディスプレイ画面上における照度は，500 lx以下と定められている．

[模範解答]　d

（渥美一成）

偽水晶体眼の眼鏡処方

偽水晶体眼の眼鏡処方は，基本的に有水晶体眼への処方と同じであるが，手術直後は創傷治癒に伴う変化を考慮する必要がある．

眼鏡処方の時期

適切な眼鏡処方の時期は術後の屈折，すなわち球面度数と乱視が安定する時期ということになる．球面度数の安定は，眼内レンズの光学部と支持部の角度による．光学部と支持部が角度をもつ場合，術後のCCC（連続円形切嚢術；continuous curvilinear capsulor-rhexis）の収縮により，支持部角度がフラットになり，光学部が前方移動し，前房が浅くなる[1]．その結果，等価球面度数は近視化する（図1）[1]．したがって，眼鏡処方は眼内レンズの前方移動が落ち着くまで待つ必要がある．しかし，光学部と支持部の角度がないシングルピース眼内レンズの場合，等価球面度数はごく早期より安定する（図1）[1]．術後の角膜浮腫の影響などを考慮しても通常の場合，支持部の角度がなければ術後1週間以降，支持部と光学部の角度がある場合は1か月以降，前房深度は安定するので，眼鏡処方時期はそれを考慮する．

文献は p.313 参照．

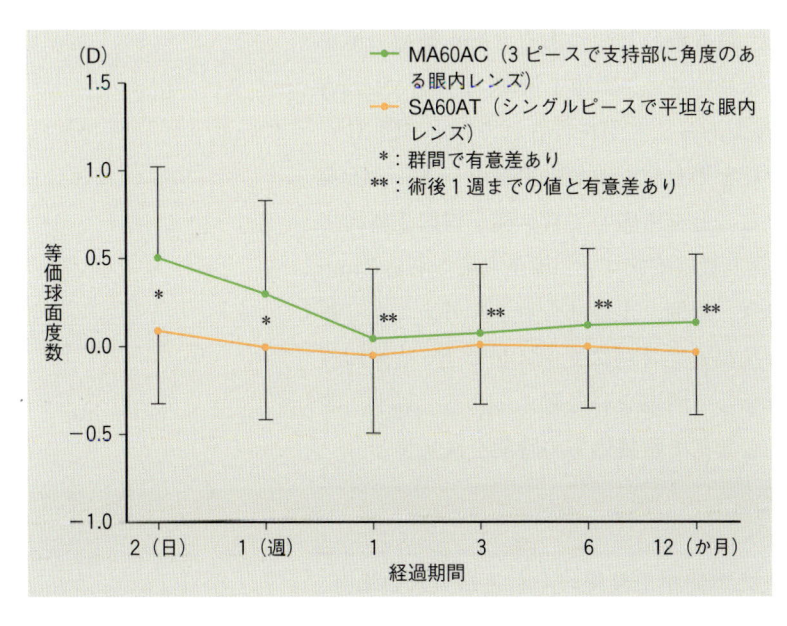

図1　等価球面度数の経時的変化

MA60ACは術後1か月以降は，術後1週間までと比較して有意に近視化している．SA60ATは，術後早期より屈折が安定している．
(Nejima R, et al：Prospective Intrapatient Comparison of 6.0-Millimeter Optic Single-Piece and 3-Piece Hydrophobic Acrylic Foldable Intraocular Lenses. Ophthalmology. 2006；113：585-590.)

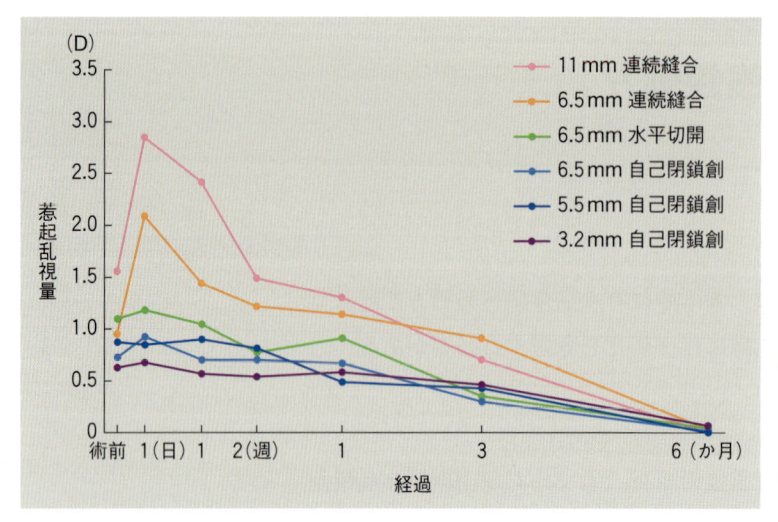

図2 切開幅と術後乱視変化

(Oshika T, et al：Astigmatic and refractive stabilization after cataract surgery. Ophthalmic Surg 1995；26：309-315.)

惹起乱視に関し，白内障手術時の切開経線方向の曲率半径は大きくなり（フラット化），角膜屈折力は小さくなる．たとえば，上方切開であれば，術後角膜は倒乱視化する．惹起乱視の大きさは切開幅に依存する．術式が水晶体囊外摘出術の場合，一般に切開幅が10mm以上となり，術後角膜乱視が安定するまでには3か月程度かかるため，眼鏡処方は術後数か月待つ必要があった．自己閉鎖創による超音波水晶体乳化吸引術が術式の主流になり，眼内レンズ挿入可能な切開幅が6mmから3mm前後まで徐々に小さくなるにつれ，乱視安定の時期は早くなった（図2）[2]．

現在では，フォルダブル眼内レンズを用いた3mm前後の切開幅での手術が主流となっている．3.2mmの切開幅では，惹起乱視が安定するのは2週間である[2]．最近普及しつつある2mm前後の極小切開手術では惹起乱視が非常に小さく，術後1週間，1か月でcravy法にて0.1D（diopter）前後であることが報告されている（図3）[3]．術後早期の角膜浮腫や炎症などの自覚計測値に影響を与えるような不確定要素を確実に排除することを考慮しても，極小切開手術の場合は，術後1週間程度で乱視度数は安定する．現在主流である3mm前後より小さい切開幅の場合，症例によるばらつきを考えても，報告されている切開幅ごとの乱視安定時期にプラスして1～2週間程度余裕をみれば，眼鏡処方をして問題ないと考えられる．以上，等価球面，惹起乱視の両面から考えて眼鏡処方の時期を決定する．

左右の屈折差

有水晶体眼では2D以上の不同視や乱視の左右差が大きい場合，

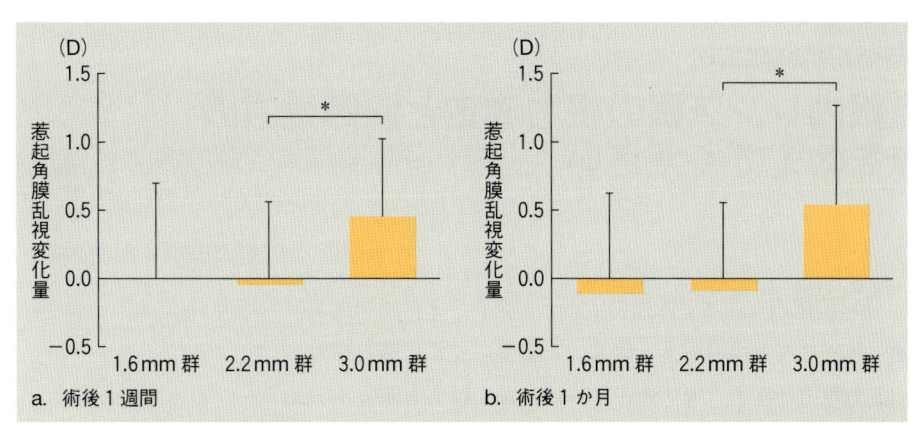

図3 切開幅と惹起乱視量
a, bとも2.2 mm群と3.0 mm群の間に統計学的に有意差を認めた. ＊：$p<0.05$
(田川考作ら：耳側角膜極小切開および耳側角膜小切開白内障手術の乱視変化量. 日本眼科学会雑誌 2007；111：716-721.)

眼鏡装用が困難になるが，両眼が眼内レンズ挿入眼の場合は可能な場合もあるので，装用テストで確認する．片眼のみが眼内レンズの場合は，装用困難なこともあるが，その場合は優位眼，あるいは視力が良好な眼を優先して眼鏡を調整し，装用テストを行う．違和感がある場合は等価球面度数を調整する．装用テストの時間は十分にとり，自覚的な装用感，不等像視，両眼視機能などをチェックする．眼鏡装用困難な場合は，コンタクトレンズによる矯正を考慮する．また，術前にモノビジョン[*1]で生活していた場合には，術後もモノビジョンで生活可能なこともあるので，考慮する．

近用眼鏡

単焦点眼内レンズ挿入眼にも偽調節はあるが，個人差が大きい．また必要な近方視力や明視域には個人差があるため，十分な装用テストのうえ，加入度数を決定する．

羞明への対処

白内障術後は眼内に入る光量が増加する．特にクリア眼内レンズではヒト水晶体と違い，短波長の可視光(400〜500 nm)が透過する．短波長の光は散乱しやすく，羞明，グレアの原因となりやすい．多くの場合は，時間とともに順応し，羞明は減少するため，経過観察で問題はない．それでも羞明が強い場合は，短波長領域をカットするフィルタや遮光レンズ（CCP400®〈東海光学〉など）を使用してもらう．

(根岸一乃)

[*1] モノビジョン
monovision. 老視眼あるいは白内障術後に片眼を遠用度数，僚眼を近用度数に屈折矯正し，眼鏡なしに遠近とも見えるようにする方法．通常は，優位眼を遠方矯正し，左右の屈折差は1〜2Dである．

クリニカル・クエスチョン
多焦点眼内レンズ眼の視力測定と眼鏡処方の注意点を教えてください

Answer 通常の眼内レンズと同様にオートレフラクトメータなどの他覚的屈折値（通常は遠方用の屈折を測定）を参考に，まず遠方視力を測定します．近方視力は裸眼，遠方矯正下，最良矯正視力を測定すると視機能評価に有用です．ただし，屈折型レンズの場合はオートレフの値が不正確な場合があり注意を要します．

他覚的屈折検査

回折型多焦点眼内レンズ：通常，臨床において他覚的屈折値は，オートレフラクトメータ（オートレフ）や波面センサーで測定される．オートレフや波面センサー[*1]の測定光は赤外光が用いられているが，この波長においては回折効率から（図1），ほとんどの光が回折せず0次光，すなわち遠方焦点に行く光となり，遠方焦点の屈折が測定される．

屈折型多焦点眼内レンズ：屈折型レンズは中央の多焦点ゾーンに遠・近・遠・近・遠の順に同心円状のゾーンが配置されており，遠用と近用の間には移行ゾーン（中間用）がある（図2a）．遠方，中間，近方のどの屈折値が測定されるのかは，実際に測定光が通過した部位によって決まる（図2b）．たとえば，眼内レンズの中心と瞳

[*1] **波面センサー**
眼球光学系の波面収差を測定する装置．他覚的屈折力，角膜曲率半径，角膜形状解析に加え，高次収差（不正乱視成分）を定量的に表示できる．

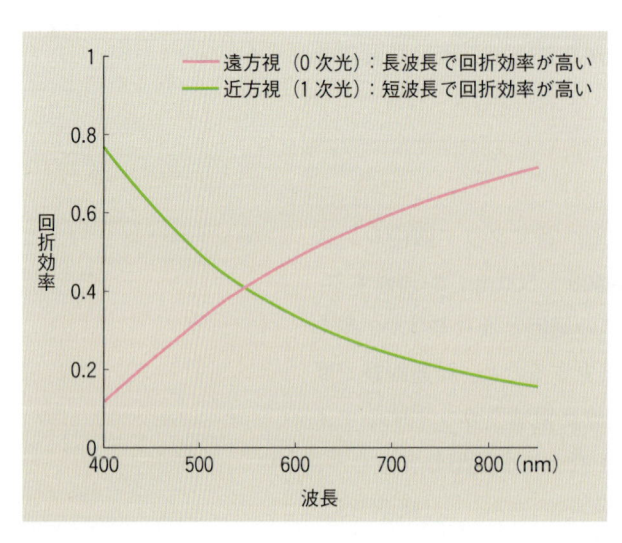

図1　波長と回折効率

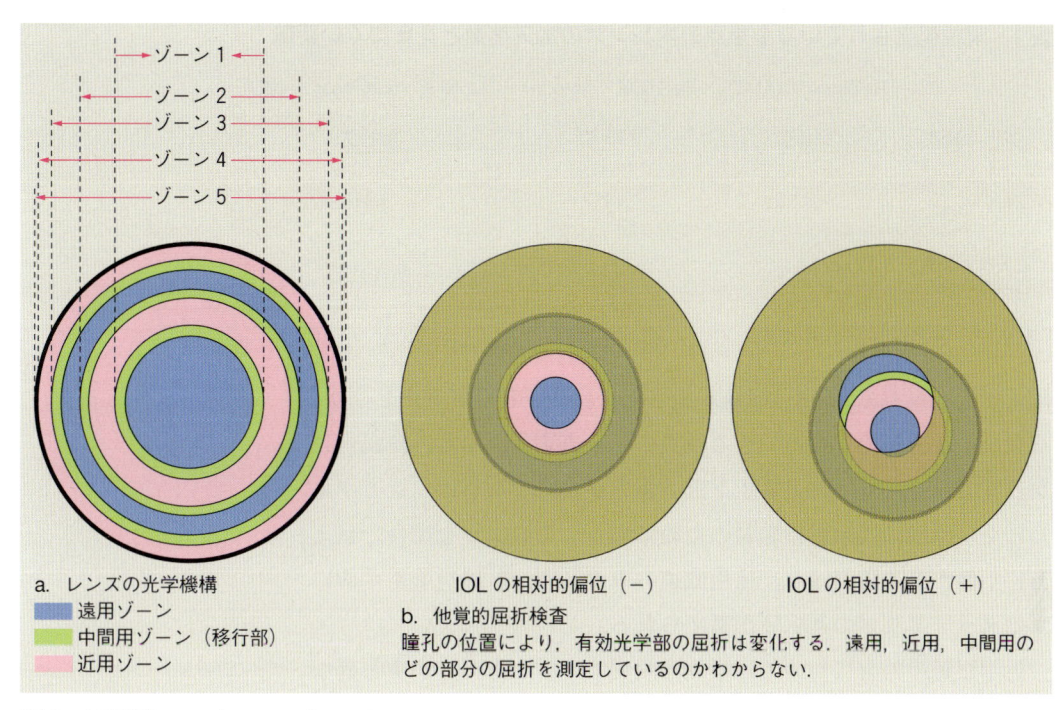

ゾーン1
ゾーン2
ゾーン3
ゾーン4
ゾーン5

a. レンズの光学機構
- 遠用ゾーン
- 中間用ゾーン（移行部）
- 近用ゾーン

b. 他覚的屈折検査
IOL の相対的偏位（−）　　IOL の相対的偏位（＋）
瞳孔の位置により，有効光学部の屈折は変化する．遠用，近用，中間用のどの部分の屈折を測定しているのかわからない．

図2　屈折型マルチフォーカル IOL

孔の中心付近が一致していれば，測定光も眼内レンズの中央付近を通過することになり，遠用の屈折が測定されるが，瞳孔が軽度偏位している場合は，必ずしも眼内レンズの中央部を測定光が通過するとは限らず，測定値がばらつき，参考にできない場合がある[*2]．

実際の測定結果例：自験例における多焦点眼内レンズのオートレフの測定結果は，自覚屈折値との差が ±0.5 D 以内であった症例の割合は回折型レンズでは 95％ であったが，屈折型レンズでは 50％ にとどまった．屈折型レンズ挿入眼で，オートレフの結果をみて測定値がばらついている場合には，遠用部分が測定されていない可能性もあるので，自覚屈折検査の際に留意する．

視力検査と眼鏡処方

遠方視：視力検査の方法は，単焦点眼内レンズ挿入眼に準じる．多焦点眼内レンズは眼鏡装用の必要性を減らす[*3]ためのものであるため，積極的な処方は行わないが，患者が日常生活で不便を感じる場合は処方すべきである．1.0 D 以上の直乱視，0.5 D 以上の倒乱視があると見づらさを訴えることがある[*4]．遠用眼鏡については，処方時期など，単焦点眼内レンズとほぼ同じである．

近方視力と近用眼鏡：近方視力は，裸眼視力で日常の見え方，遠方

[*2] 回折型レンズの場合は，このような測定部位によるばらつきはない．

[*3] **多焦点眼内レンズの眼鏡非装用率**
概して屈折型レンズで 60〜70％，回折型レンズで 70〜90％ である．

[*4] 残余屈折異常がある場合，特に夜間の運転をする場合は遠用眼鏡処方が必要である．残余屈折異常があると，グレア，halo が強くなる．

表1　現在発売されている多焦点眼内レンズの加入度数と見えにくい距離

	ReZoom® (AMO)	ReSTOR® (Alcon)	TECNIS® multifocal (AMO)
多焦点機構	屈折型	回折型	回折型
近方加入度数（IOL平面）	+3.5D	+4D	+4D
近方加入度数（眼鏡平面）	約+2.8D	約+3.2D	約+3.2D
見えにくい距離	35cm未満	40cm～1m	40cm～1m

矯正下近方視力で，多焦点機構が視機能に反映されているかどうか，最良矯正近方視力で到達できる最良の見え方を判断する．裸眼視力が良好でなくても，遠方矯正下近方視力が良好であれば，近方が見えにくい原因は残余屈折異常のためである．このような場合，見え方に不満がある場合は，①遠用眼鏡のみの装用，②屈折矯正手術によるタッチアップの選択肢が考えられる．

近用眼鏡の処方については単焦点眼内レンズと考え方が少し異なる．多焦点眼内レンズ挿入眼で安定した視機能が得られるまでには，術後3か月から6か月の順応期間が必要であるといわれている．したがって，患者が術後の近方視に関して多少の見づらさを訴えたとしても，術後早期に近方加入した眼鏡を使用すると，多焦点眼内レンズの遠用部分を使用して近方を見ることになり，順応が得られなくなる可能性がある．このため，近用眼鏡に関しては順応期間があることを患者に説明して，術後3か月まではできるだけ処方せず，早期に眼鏡を処方するとしても遠方矯正用の眼鏡のみとし，それを用いて近方を見てもらうようにすべきである．

また，多焦点眼内レンズは種類により多焦点機構および近方加入度数が異なる(表1)．このため，屈折異常がなく順応が良好であったとしても，見づらい作業距離が存在する[*5]．このような場合は，通常遠方矯正の度数に作業距離に応じた加入度数を加え，装用テストのうえで中間～近方用の眼鏡を処方する．加入度数は必ずしも理論値と一致するとは限らないので，装用テストを十分に行って決定する．

グレアへの対処と眼鏡：多焦点眼内レンズ挿入眼においては，グレアやhalo（光輪）が不満の原因となることがある．術後の残余屈折異常はグレアを増強するので，訴えが強い場合には，夜間の運転用など限定して，残余屈折異常に対する矯正眼鏡を使用してもらうようにすると，訴えが軽減する可能性がある．

（根岸一乃）

[*5] 表1からわかるように加入度の低い屈折型レンズでは，近用眼鏡（読書用など）が，+4D加入の回折型レンズでは，中間用眼鏡（パソコン作業や楽譜を見るときなど）が必要になることが多い．

小児の近視矯正

小児は視機能の発達段階にあり，近視は成長とともに進行することが多い．このため定期的な屈折検査が必要になる．さらに豊富な調節力をもつことから，屈折検査においては調節系の特性や挙動に注意しないと，誤って過矯正眼鏡を処方する場合が少なくない．

オートレフラクトメーターの注意点

オートレフラクトメーター（オートレフ）は，最もよく使用される他覚的屈折検査であろう．しかしその内部はブラックボックス化されており，測定データが屈折度を正しく表しているかどうか，常に注意を払うべきである[1]．

オートレフの多くは自動雲霧装置を搭載している．これは，意図的に視標をぼかす（雲霧する）ことで像のぼけに対する調節（表1）を，遠方に置かれたかのような物体（気球や飛行機などの絵）を視標に用いることで近接性調節（表1）を取り除き，屈折度（調節遠点）を測定しようとするものである．しかし，自動雲霧装置に対する調節応答には個人差が大きく，必ずしもすべての症例で雲霧が有効であるとは限らない．特に調節力の豊富な小児では，検査中の随意性調節や，検査直前に近業作業を続けていた場合は緊張性調節（表1）に順応（近見後効果；near-viewing aftereffect）が起こるため，測定データが実際の屈折度より近視側へシフトすることが少なくない．したがって，オートレフと視力検査のみで眼鏡処方を行うのは危険である．自覚的屈折検査や，必要ならば調節麻痺下（ミドリンP®[*1]やサイプレジン®点眼液）の屈折検査を併用して，測定データの信頼性を確認すべきである．

円柱度数については，初期のオートレフでは光学的測定装置を回転させながらスキャンしたため，測定中に調節が変動すると，時間差によって乱視の度数や軸に誤差が生ずる問題があった．しかし最近のオートレフは画像計測法が主体であり，時間差による誤差がない．頭部傾斜，注視方向のずれ，睫毛による遮閉，角膜びらんに注意すれば，信頼性の高いデータが得られるようになった．

文献は p.314 参照．

表1 Maddoxによる調節の分類

1. 緊張性調節
   (tonic accommodation)
2. 網膜像のぼけに対する調節
   (blur accommodation)
3. 輻湊性調節
   (vergence accommodation)
4. 近接性調節
   (proximal accommodation)

[*1] ミドリンP®
ミドリンP®点眼液の調節麻痺作用は，点眼後約30分でピークに達し，その後速やかに失われる．これに対して，散瞳効果は数時間持続する．したがって，屈折検査を実施するタイミングが重要である．またミドリンP®では検査中の調節の影響を軽減できるものの，完全な調節麻痺効果が得られるわけではないことに注意する[2]．

表2　自覚的屈折検査による調節力の影響の例

近視眼（a）でも遠視眼（b）でも，最良視力が得られるレンズ度数には一定の幅がみられる．最もプラスよりの度数が屈折度である．

a. 近視眼

球面レンズの度数	視力	赤緑試験	矯正の状態
−3.00	0.7	赤＞緑	低矯正
−3.50	1.0	赤＞緑	低矯正
−4.00	1.5	赤＝緑	完全矯正
−4.50	1.5	赤＝緑	過矯正
−5.00	1.5	赤＝緑	過矯正

b. 遠視眼

球面レンズの度数	視力	赤緑試験	矯正の状態
+1.50	1.0	赤＜緑	低矯正
+2.00	1.5	赤＜緑	低矯正
+2.50	1.5	赤＝緑	低矯正
+3.00	1.5	赤＝緑	完全矯正
+3.50	0.7	赤＞緑	過矯正

成人例では，乱視性不等像視の問題により，乱視を完全矯正した場合，眼鏡装用感が損なわれる場合がある[1]．しかし小児では，感覚的な順応力が強いため，乱視は完全矯正できる場合が多い．

自覚的屈折検査の注意点

近視の過矯正や遠視の低矯正では，残余の屈折異常は調節力で代償される．このため，最高視力の得られる球面レンズの度数には調節力に応じて一定の幅があることに注意する（**表2**）．

まず，オートレフで得られた乱視を円柱レンズで完全矯正したうえで，球面度数より約1〜2Dプラスよりの球面レンズを検眼用の眼鏡枠にセットする（軽い雲霧状態．調節を働かせると像がぼけるので，随意性調節を取り除く効果が期待できる）．次に遠見視力標をみせながら，0.25〜0.5Dステップでマイナス度数を上げていく（またはプラス度数を下げていく）．視標は次第にクリアになり，最高視力（通常1.0〜2.0）に達する．さらに，この度数を超えてマイナス度数を上げると，しばらくこの視力が保たれる．調節力が過剰なマイナス度数を代償するためである．屈折度（調節遠点）を得るには，最高視力が得られる最も弱いマイナスレンズ，または最も強いプラスレンズを求めればよい．

赤緑試験は，眼の色収差を応用した自覚的検査法である．近視の低矯正や遠視の過矯正では，焦点は網膜より前方に偏位するため，赤い背景の視標のコントラストが強くなる（濃くなる）．これに対し，近視の過矯正や遠視の低矯正では，焦点は網膜より後方へ偏位するため，緑の背景の視標のコントラストが強くなる．

乱視の自覚的検査法としては，乱視表とクロスシリンダがあるが，

a. 逆行　　b. 中和　　c. 強い過矯正

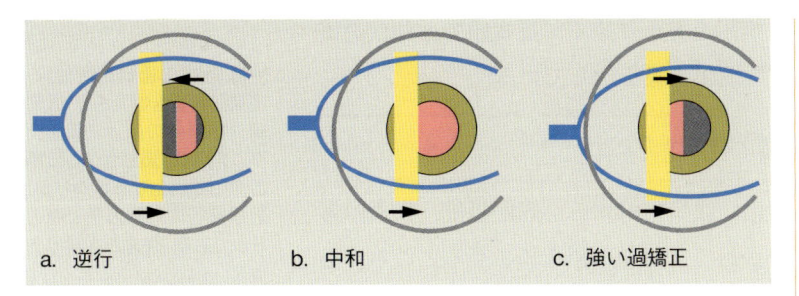

図1　近視眼鏡におけるオーバーレチノスコピー（開散光による）結果の解釈
眼鏡を装用させ，さらに+2Dレンズを眼前に置き，遠方の調節視標を注視させる．
a. 逆行：近視眼鏡は低矯正である．
b. 中和：完全矯正または調節で代償可能な過矯正である．
c. 調節により代償できないほど強い過矯正である．
近視眼鏡としてはaとbの中間が好ましい．

ここでは前者について述べる．乱視表の放射状パターンをみると，乱視があれば，経線方向によってコントラストに差がみられる．ただし最小錯乱円[*2]は前焦線と後焦線[*3]の中間にあるので，もし最小錯乱円が網膜付近にあれば，放射線パターンのぼけは均等になり，判定は困難になる．そこで乱視の検査では，オートレフで得られた球面度数に1〜2Dのプラス度数を加入して，最小錯乱円を網膜前方へ移動させるのがよい．この状況では，前焦線と網膜との距離は，後焦線と網膜との距離よりも大きくなるため，放射状パターンの違いを判定しやすくなる．

オーバーレチノスコピーの奨め

小児期には成長とともに屈折度が変化することが多い．一般的に，近視は進行し，遠視は軽減する傾向がある．このため経過観察においては，現在使用中の眼鏡が屈折異常をうまく矯正できているか頻繁に判定する必要がある．通常，眼鏡視力を測定したりオートレフの値と使用中の眼鏡度数と比較する．

オーバーレチノスコピーは，眼鏡での矯正状態を短時間かつ確実に判断できる便利な検査法である．実空間で，遠方に置いた視標を見ながら行うため，随意性調節や近接性調節の影響を受けにくい利点がある．まず眼鏡を装用させたうえで，遠方に置いた調節視標を両眼開放下で注視させる．次いで，眼前に+2Dレンズを置き，50 cmの距離から検影法を行う（図1）．もし眼底反射が逆行すれば，眼の焦点（網膜共役点）は無限遠方よりも近く，近視眼であれば低矯正眼鏡，遠視眼であれば過矯正眼鏡を示している．もし眼底反射

[*2] **最小錯乱円**
乱視では，焦点は一点に結像することはなく直線（前焦線や後焦線），楕円，または円型になる（Sturmのコノイド）．前焦線と後焦線の中間に位置し，最小面積として結像する面を最小錯乱円という．等価球面度数（球面度数+0.5×円柱度数）は，最小錯乱円を網膜に一致させるのに必要な球面度数といえる．眼鏡の乱視度数を調整する場合には，球面度数を一定に保ちながら，円柱度数を加減する．

[*3] **前焦線と後焦線**
乱視（正乱視）は，角膜や水晶体の屈折力が経線方向によって異なることにより生じる．屈折力が最も強い経線方向を強主経線，弱い経線方向を弱主経線という．それぞれの主経線に入射した光線は次第に収束するが，やがて屈折面と直角方向に一本の線となって焦点を結ぶ．強主経線により結ばれた焦点を前焦線，弱主経線によって結ばれる焦点を後焦線という（p.29図3参照）．

が同行すれば，眼の焦点は無限遠方より遠く，近視眼であれば過矯正眼鏡[*4]，遠視眼であれば低矯正眼鏡を示している[1]．

いつから眼鏡を処方すべきか？

裸眼視力，年齢，生活習慣，眼鏡に対する心理的抵抗，家人の考え方など，複数の要素がかかわっており，頭を悩ませるところである．一般に，視力 0.7 あると教室の後方の座席から，0.3 あると前方の座席から黒板の文字を読むことができるといわれており，ひとつの目安になるかもしれない．また，「眼を細めてみる」，「目つきが悪い」などの訴えがあれば，患児はピンホール効果[*5]で視力障害を代償しているわけだから，眼鏡処方を考える理由になる．

現時点で，装用開始を遅らせること，または低矯正眼鏡を処方することが近視進行を遅らせるという科学的エビデンスはない[5]．

近見内斜位がみられたとき

近視を完全矯正して眼位検査をした場合，20～30％の学童は近見時に内斜位を示す[4]．内斜位があると，両眼単一視を得るため，融像性開散運動が必要になる．しかし開散運動は輻湊性調節の働きによって同時に調節反応を低下させるため，近業時の霧視や眼精疲労が発生しやすい．このような場合には，低矯正眼鏡か累進屈折力レンズの処方を考えるべきであろう．

（長谷部　聡）

[*4] 近視の過矯正眼鏡は，調節必要量を増大させ，近業時の網膜像のぼけ（調節ラグ）を招く．調節ラグは眼精疲労の原因となるばかりか，近視進行の危険因子と考えられており，注意が必要である[3,4]．

[*5] ピンホール効果
焦点の前後では網膜像はぼける．しかし網膜の分解能には限界があるため，焦点ずれ（錯乱円）が十分小さければ，知覚される像はシャープなまま保たれる．その範囲を眼の焦点深度といい，通常の瞳孔径では±0.5Dである．瞳孔径が小さくなると，焦点ずれに伴う網膜像のぼけは小さくなるため，焦点深度は広くなる．屈折異常があってもピンホール（直径2mm程度の人口瞳孔）を通して見ることで視力が改善するのは，この理由による．

小児の遠視矯正

　小児は調節力がとても強く，レフラクトメータで測ると，+6.0D以上の遠視があっても調節してほとんど0Dにしてしまうことがある．そのため，3歳児健診*1や就学時健診などでの裸眼視力検査ではスクリーニングされることなく経過し，小学校に入学してから，偶然に結膜炎で眼科を受診し，屈折検査をして初めて強い遠視が見つかる小児をまれに経験する．このような場合には，見つかった時点で適切な眼鏡処方をする．

　また，軽度の遠視があり，裸眼視力が良好で特に困っていなければ，そのまま眼鏡処方をせずに様子をみることがある．特に+2.0D未満の遠視は眼鏡を装用させないことが多い[1]*2．

初めての眼鏡処方

　小児の遠視矯正の第一歩は，調節麻痺薬の点眼による屈折検査をしっかりと行うことから始まる．上述したように，小児では調節力が強いため，無処置でのレフラクトメータ検査では，逆に近視の値を示す場合もある．レフラクトメータの値が動揺していたり，裸眼視力と屈折値の値が相関していなかったりと，少しでも遠視を疑う場合には，まずシクロペントラート塩酸塩（サイプレジン®）を点眼する．それにより遠視があることを確認したら，必ずアトロピン硫酸塩（アトロピン®）を処方[2]する．

　アトロピン硫酸塩の処方濃度と，副作用およびそこで得られた屈折値からの眼鏡度数の決定については，"斜視・弱視の眼鏡処方（p.172）"を参考にしていただきたい．

　もし，不同視差がある場合は，両眼視機能への影響がある[3]としても，小児の場合は5～6Dの差であれば掛けられる[4]ので，その差を縮めることなく処方する（図1）．

　また，アトロピン硫酸塩の調節麻痺作用の効果は，点眼中止後もしばらくは持続する*3ので，なるべく早めに眼鏡を作製してもらい，装用を開始すれば，眼鏡を掛けることによりぼやけが解消されるので，抵抗なく掛け始めることができる．

*1　3歳児健診での視力測定は，全国の地方自治体で積極的に行われるべきであるが，いまだに行われていない地域があり，弱視の早期発見が見逃されている．早々にすべての自治体で行われることが望まれる．

文献はp.314参照．

*2　ただし，+2.0D以上の遠視があると，年齢が上がるに従い眼精疲労や頭痛が出てきたり，朝ぼうっとしているときや夕方疲れてくると見づらくなる，といった不安定な視力低下を訴えるようになる．さらには，中学校や高校に入学すると，遠視を矯正した眼鏡を処方しても，掛け慣れていないために余計に眼精疲労を自覚してしまったり，裸眼でも何とか困らずみえるために，掛けないでやり過ごすことが多い．このような中等度の遠視の場合は，やはり幼少時期から掛け慣れるようにしてやるのがよい．

*3　アトロピン硫酸塩の調節麻痺作用の効果は，点眼中止後10～15日で徐々に減弱してくる．散瞳効果はそれよりも短期間で減弱してくる．

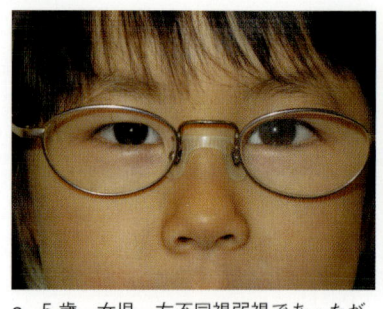

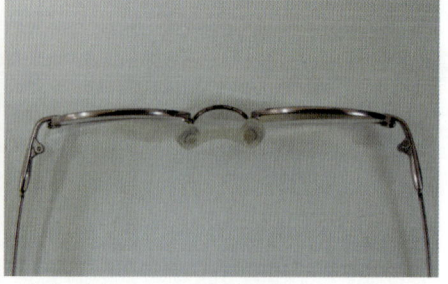

a. 5歳，女児．左不同視弱視であったが，3歳からの眼鏡装用で視力は両眼とも(1.2)である．

b. 右＋0.5 D，左＋6.5 D の眼鏡．

図1　不同視の眼鏡

眼鏡のつくり替えをする

　一度，アトロピン硫酸塩点眼により眼鏡を処方した後，何年後かに遠視度数が弱くなったり，フレームが歪んだり，あるいはレンズが傷ついたりして，つくり替えをするときには，まずシクロペントラート塩酸塩で屈折検査を行う．その値が，初回のアトロピン硫酸塩点眼での遠視度数から大きく変化していなければ，後日調節力が回復した後にシクロペントラート塩酸塩での屈折値をもとに眼鏡装用テストを行い，自覚的に装用感や違和感がない度数を見つけて眼鏡処方をしてもよい．このとき，調節緊張が強いようなら雲霧法を行う[5]．

　ただし，不同視弱視や斜視弱視などで片眼の視力が悪く，自覚的に装用感や違和感を答えられない小児や，遠視度数が大きく減少している場合は，再度アトロピン硫酸塩点眼後に屈折検査を行い，その度数から初回と同じように毛様筋の緊張分の0.5～1.0 D を差し引いて処方をする．

乳幼児の眼鏡処方

　3歳未満の乳幼児の場合には，アトロピン硫酸塩点眼後に検影法や乳児用屈折検査機器などを用いて屈折検査を行うが，非協力的であることが多く，おおまかな値しか得られないことも多い．眼鏡を処方しても本人が掛けるかどうかが問題であるが，それでも必要な場合にはもちろん，両親や家族にその必要性を十分理解してもらったうえで眼鏡を処方する[1]．

（林　孝雄）

クリニカル・クエスチョン

子どもの眼鏡装用を嫌がる親にどう対応しますか？

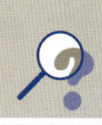

Answer 眼鏡を必要とする状況を理解してもらうことが必要です．それには，小児の視機能の発達や斜視の原因，治療に必要な眼鏡の種類，装用すべき時期などを平易な言葉で説明します．また，屈折異常についての正しい知識をもってもらうには，模型眼などを使用して説明すると理解しやすいようです．

親が子どもの眼鏡装用を嫌がる理由

「不便な様子がない」，「他の子にいじめられそうだ」，「危ない」，「掛けてくれないだろう」，「掛けるとどんどん目が悪くなる」など，理由はさまざまである．この背景には，"視力の発達の遅れや内斜視が眼鏡装用で改善することが理解できない"ことや"屈折異常についての正しい知識がない"ことがあると思われる．

小児が眼鏡を必要とする状況

弱視：視力の発達には黄斑部への鮮明な結像が必要で，それが不十分なときに弱視（視力の発達遅滞）となる．弱視のほとんどに屈折異常が関係し，ピントの合った結像を可能にする眼鏡が弱視治療の第一歩である．また，健眼遮閉など追加治療も含め弱視治療は感受性期間内に行わなければ効果がない．

斜視：小児の内斜視には，乳児，調節性，部分調節性などがあるが，乳幼児の多くは遠視であり，遠視を打ち消す努力から起こる調節性輻湊が原因で内斜視を増強したりする．したがって，内斜視の小児にある程度以上の遠視[*1]があったなら，一度は眼鏡を処方し眼位改善の有無を確認する．この場合，アトロピン点眼による調節麻痺下で得た遠視度そのままでの完全屈折矯正を行い，**表1**のように診断する．必要に応じて，膜プリズム[*2]や二重焦点眼鏡の処方や，残余斜視には手術を検討する．

外斜視に近視あるいは近視性乱視を伴う場合には，これらの矯正が正常な調節性輻湊を誘発し，外斜視を目立たなくする．一方，外斜視に遠視を伴う場合，その完全矯正はむしろ外斜視角を大きくす

[*1] 筆者は +1.5 D 以上と考えている．

表1 小児の内斜視の診断

純調節性内斜視
遠視の眼鏡で正位が得られるもの
部分調節性内斜視
改善はするものの内斜視が残るもの
非屈折性調節性内斜視
遠見は正位になるが，近見で明らかに内斜視のもの

[*2] **膜プリズム**
乳児内斜視や部分調節性内斜視において，両眼視機能の向上や獲得，さらには眼位の改善を目的に眼鏡レンズの裏面に貼って用いる．親はスジが目立って整容的にかわいそうと嫌がることが多い．膜プリズムを貼った眼鏡上での写真を撮り，角膜反射が瞳孔中心にあることや，近見の立体視が可能になることなどをみてもらうと，納得してくれることが多い．10プリズム以内なら，両眼に5プリズムずつに分けてのプリズムレンズとするのもよい．

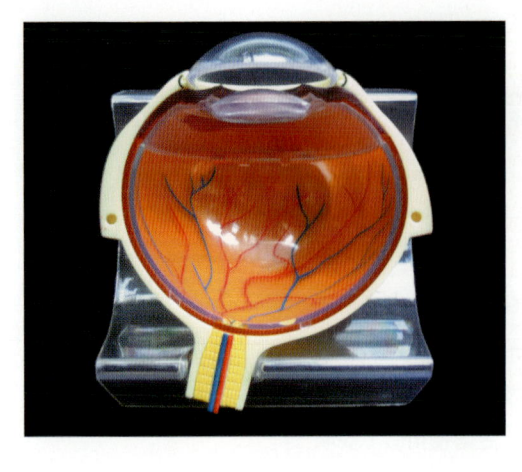

図1　模型眼
眼屈折，患児の屈折状態を説明するときに用いる．

るので，眼鏡の要否の判断，度数の設定に慎重な対応が必要である．
　斜視に眼鏡治療が有効なことは，親に眼位の変化をみてもらうことで理解してもらえる．
屈折異常：斜視も弱視もない屈折異常児に対する眼鏡は，よく見える，あるいは楽に見えるためのものである．したがって，患児の年齢や生活環境によっては必ずしも必要ではない．また眼鏡装用の経験がない児は，遠方がよく見えることや，本の字が楽に見えることを知らないため，本人が眼鏡を希望することはまれである．しかし外来での装用試で，児は見えることを体験でき，嫌がらずに掛けているほかの子どもの姿を見ることで，親も眼鏡の必要性を認識することが多い．

小児の治療用眼鏡への保険適用

　2006（平成18）年より，8歳までの小児の眼鏡のなかで，弱視，調節性内斜視，白内障術後などに対する治療用眼鏡は健康保険が適用（金額の7割を支給）されている．詳細は他書に譲るが，眼科医として知っておくべき制度である．

屈折異常や眼鏡を理解してもらう

　一般の人の多くが，屈折異常という言葉を知らないか理解していないことはむしろ当然といえる．また，近視や遠視も言葉として知ってはいても，きちんと理解している人は少なく，ましてや乱視となると，とんでもなく悪い眼に違いないと思っている傾向がある．
模型眼（図1）や眼球の図を使っての説明：眼屈折は眼球の大きさや形，角膜や水晶体の表面のカーブなどにより決まっていること，

屈折の種類によって黄斑部にピントが合わない状況が異なること，眼鏡レンズでそれらを補正できること，小児では成長に伴い眼球も形や大きさが変わるため屈折値は変化すること，などを必要に応じて説明する．眼鏡でピントの合った結像をきちんと認識できれば，眼としては正常であることも強調するとよい．

危険性，いじめ，屈折異常の進行の説明：危険性は皆無ではないが，幼児の多くが遠視で眼鏡のレンズは中央が厚く，激しい運動も多くはないため，レンズが割れることはきわめてまれである．また，マット運動や鉄棒，水泳などでも短時間であればはずしてもよい．

　学童以上では，サッカーやバスケットボールなど激しいスポーツも増え，スポーツの種類や状況に応じて，眼鏡をはずす，度入りゴーグルやスポーツ時のみの使い捨てソフトコンタクトレンズの使用など，検討が必要となる．

　いじめに対してはいらぬ心配のことも多いが，眼鏡装用開始時に担任の先生に話し，理解と指導をしてもらうとよい．また，実際に児がいじめで悩んだり眼鏡を拒否する場合には，視機能への問題が残る可能性も考えつつ，自宅だけあるいは訓練時だけの装用でもよいとし，経過をみることも考慮に入れる．

　屈折異常とくに近視の進行の程度と，眼鏡装用の有無や掛け方との関係については明らかではないが，少なくとも掛けていなくても進行はする．また近視はある年齢までは進行するものの，矯正視力が良好であれば視機能としては問題ではないことを強調する．

はずせる可能性

　矯正視力が 1.0 以上に安定したり，遠視の減少で未矯正でも内斜視にならなくなったりし，患児本人に不便がないなら眼鏡をはずすことも可能である．さらに，高校生以上ではコンタクトレンズへの切り替えができることなど，将来に向けて明るい材料を説明しておくことも眼鏡装用への理解を得る一助となる．

〔八子恵子〕

クリニカル・クエスチョン

眼鏡を掛けたがらない患児にどう対応しますか？

Answer 患児が眼鏡を掛けたがらない理由はさまざまで，年齢によっても異なります．まず，嫌がる理由をみつけ，それぞれの児に合った対応をすることが大切です．だて眼鏡の装用やほめることなど，家族や周囲の関係者の協力も不可欠ですが，こちらの話を少しでも理解できる年齢になったなら，患児に直接眼鏡が必要なわけを話すことも必要です．調節麻痺薬点眼の利用や，眼鏡で眼位がよくなっている写真を見せることもよいでしょう．外来で眼鏡を装用試し，遠方がよく見えることを自覚してもらうことは，患児本人のみならず，家族の眼鏡への悪印象を取り除く効果があります．

乳児期での対処

眼鏡を掛けてくれない乳児には，眼鏡に限らず帽子も顔をふかれるのも嫌という例が多い．眼鏡を顔に近づけようとするだけで泣いたり，手で払ったりする．この時期に絶対に掛けさせないといけない眼鏡は，無水晶体眼[*1]と乳児調節性内斜視に対するもので，前者では，乳児といえども眼鏡で見えるとの自覚があり，掛けないことはほとんどない．また，後者では視力の左右差もまだ顕著でない時期のため，固視眼や優位眼の遮閉などで様子をみつつ，掛けるようになる時期を待つことも多い．こちらが掛けようとすると拒否するが，自分では掛けようとする児もあり，それをうまく利用する手もある．眼鏡を掛けてくれなくても定期的観察は欠かしてはいけない．

幼児期での対処

この時期になると，見慣れないものへの嫌悪感，格好悪いという意識の芽生え，家族が嫌がっていることへの追従，耳の後ろや鼻パッド部が痛い，掛けると見にくくなる，友達に何か言われるなど，理由は多様になる．理由を直接聞ける年齢であれば，その理由に対してコメントをし，掛けるべき理由も本人にわかりやすく説明する．幼児とはいえ，こちらがきちんと説明することで理解を示すことが少なくない．

[*1] **無水晶体眼への高度凸レンズ眼鏡**
無水晶体眼の矯正では，眼鏡が選択されることが多く，見える実感もあるため，多くの児は嫌がらないが，まれに眼鏡嫌いの乳幼児がいる．このような場合，コンタクトレンズを用いるが，着脱時の大変さもあり，折に触れ，装用試をさせ眼鏡でも見えることを教える必要がある．年長児で凸レンズの重さ，目が大きく見える，見た目が悪いなどから嫌がる例には，いずれコンタクトレンズへの変更が可能と話す一方，家族や担任に応援を頼む．

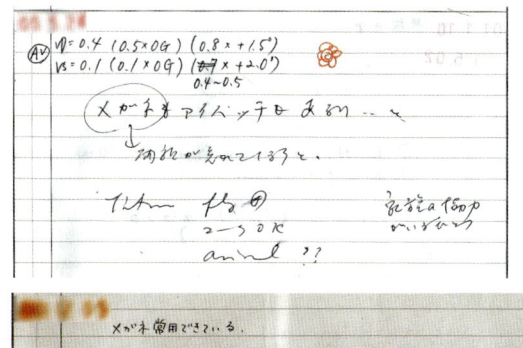

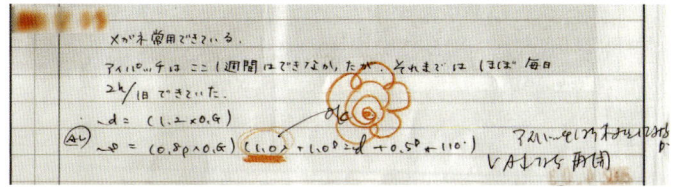

図1 弱視児のカルテ
眼鏡の常用,健眼遮閉ともにいまひとつであったが,視力が少し上昇した日には,小さな花丸(a),頑張る約束をしての次の受診日には,常用も健眼遮閉もでき,視力の向上もみられたため,大きな花丸(b)をつける.

　視力検査時の試験枠を自分が掛けるものと思っている児も少なくない.「あんなメガネを掛けている子はいないでしょう？ Ａちゃんが掛けるのはＡちゃんが好きな色と形のめがねで,お母さんと決めていいんだよ」といった説明に納得してくれることも多い.
　調節性内斜視では,眼鏡を掛けたときと掛けないときの写真をみせ,「どっちの目がかわいいかな？」などと向けると,納得する児が多い.ときに「眼鏡を掛けないと見えなくなっちゃうよ！」など恐ろしいことをいう母親がいるが,「そんなことはないけどね,大きくなってからでは眼鏡を掛けても間に合わないんだって,あのときに掛けておけばよかったな〜って思うのは嫌だよね」と,母親,患児ともに話しかけ,「掛ける約束しようね」と指切りをする.再来時にこちらが忘れないように,約束をカルテに記載しておき,患児が掛けていたら,「エライ！」と"花丸"をつけるなど工夫する(**図1**).こちらの言うことをどのくらい理解できるかは,患児の年齢や発達によって異なるので,一人ずつの判断が必要である.また,家族には児の前で眼鏡に対して悪印象をもたせるような言動を慎むよう注意をしておく.
　遠視の眼鏡を掛けないと調節が介入し,処方した眼鏡ではよく見えない状況になり,さらに掛けにくくなるという悪循環に陥る例がある.その場合には,調節麻痺薬を点眼して,遠視を顕性のものとし,眼鏡でよく見えることを自覚させると装用が可能になる例も多い.掛けていない期間が長いと,遠視が減少していることもあるた

め，確認が必要である．

痛いとの理由には，どの場所が痛いのか確認し，眼鏡店で調整してもらったり，接触部の皮膚に炎症所見があれば治療する．

学童期での対処

学童以上では，いやなことを言われる，かっこ悪い，掛けなくても不便はない，スポーツに支障がある，コンタクトレンズにしたい，などさらに具体的な理由がある．同級生に何か言われるとの患児の気持ちも理解でき，無理強いは難しいが，家族や担任の先生に協力をお願いする．幼稚園児や低学年児では，先生の言葉はとても大きな意味をもつらしく，園や学校では掛ける例も見受けられる．

かっこ悪いや不便がないといったものには，今眼鏡を掛ける理由を年齢に合わせた話し方で説明する．斜視や弱視がある例では，「眼鏡はだれでも一生に一度はお世話になるもの」，「高校生くらいになったらコンタクトレンズへの変更も大丈夫」，「眼鏡での視力がよくなって安定したら，はずせることもある」など，将来への明るい見通しも話すとよい．一方，矯正視力が良好で斜視のない屈折異常は，本人に不便がなければ，いずれ不便を自覚したときに掛けることでよしとする．矯正視力と眼位が良好でも遠視がある程度以上の場合には，近業時に見にくさを自覚している例もあり，自宅での学習時には掛けることを奨める．眼鏡で改善する内斜視があれば，近見立体視の見え方を眼鏡のあるなしで比較し，違いを認識させて掛けるきっかけとする．

どうしても掛けられない例

上記のようにさまざまな対応をしても，結局眼鏡を掛けない例がまれにあり，残念ながら視力向上の時期を逃したり，斜視が治らなかったりする．この場合，「パイロットや大型車両の運転などに必要な特殊免許の取得は難しい」と説明する一方で，健眼の視力は良好であること，残余内斜視には整容的手術が可能であること，普通運転免許の取得には問題がないなどの前向きな説明もする．そのうえで，今後も屈折の変化などにより眼鏡が必要な状況が増す可能性があることを話しておく．

眼鏡を掛けないからといって，患児のその後を見放してはいけない．

（八子恵子）

小児眼鏡フレームとレンズの選び方

　眼鏡というのは，屈折異常の強い幼児にとっては薬や手術に匹敵する重要な治療手段である．的確な診断と，正しい時期に正しい処方が要求される．そのためには，斜視，弱視，視覚発達など小児眼科の知識が必要である．また，学童期に屈折異常のある小児にとって眼鏡は学習に欠かせないもので，学習効率や根気に影響する．しかし，眼鏡の知識というのは，眼科臨床では軽視されがちである．せっかく万全の考慮をして処方しても，正しくフィッティングされ，装用されていないと期待通りの効果はない．だからこそ，正しくレンズやフレームが選択されているか，各部の強度は十分か，歪みがないかなど，レンズやフレームの知識も重要である．信頼のおける眼鏡店からの情報も必要で，いろいろと教えてもらうことも大事である．眼鏡は商品ではなく，治療器具である．したがって，指示書ではなく処方せんなのである．

レンズ

素材：大きく分けるとガラスとプラスチックがある．近視の場合はレンズの中心厚が薄くなり，割れる危険性があるので，高屈折率プラスチックレンズがよい．遠視では（特に+4〜5D以上）プラスチックレンズでは，屈折率が低いこともあって中心厚が厚くなり，表面を傷つけやすくなるので，クラウンガラス[*1]を奨めている．ガラスレンズの場合，高，超高屈折率では比重が重くなってしまう．

サイズ：遠視レンズの場合，度数が強いと中心厚が厚くなり傷がつきやすい．そのため，フレームに枠入れできる最小限の外径で，円形のレンズをつくれば薄く軽く仕上げることができる（**図1**）．そのため，処方せんに"外径指定"を明記しておくほうがよい．近視の場合，レンズに対してフレームが小さいと，コバ厚[*2]が薄くなるので外径指定は行わない．

コーティング：レンズのコーティングにはいろいろある．基本的にはレンズ表面に傷がつきにくいハードコートと反射を防止するマルチコートである．現在のレンズは，ほぼすべてこのハードマルチコー

[*1] **クラウンガラス**
屈折率は1.523で，アッベ数が高く（色のにじみが少なく透明感がある），比重が低い（軽くできる）ことから，ガラスの眼鏡レンズのなかで最も一般的に使用されるレンズ．

[*2] **コバ厚**
レンズの周辺部の厚みのこと．

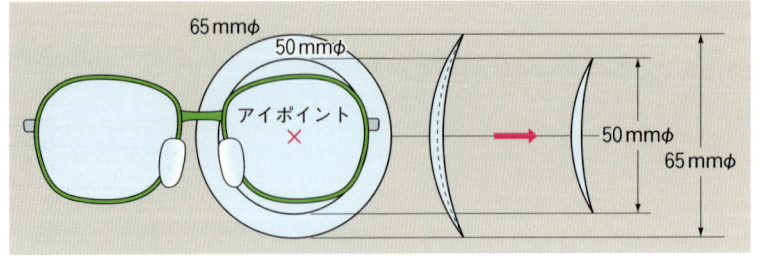

図1 外径指定（NL 70 Sph＋5.00 D の場合）
外径を小さくしてレンズを薄くする．

	中心厚	重量
65 mmφ	6.8 mm	17.6 g
50 mmφ	4.3 mm	6.9 g
差	2.5 mm	10.7 g

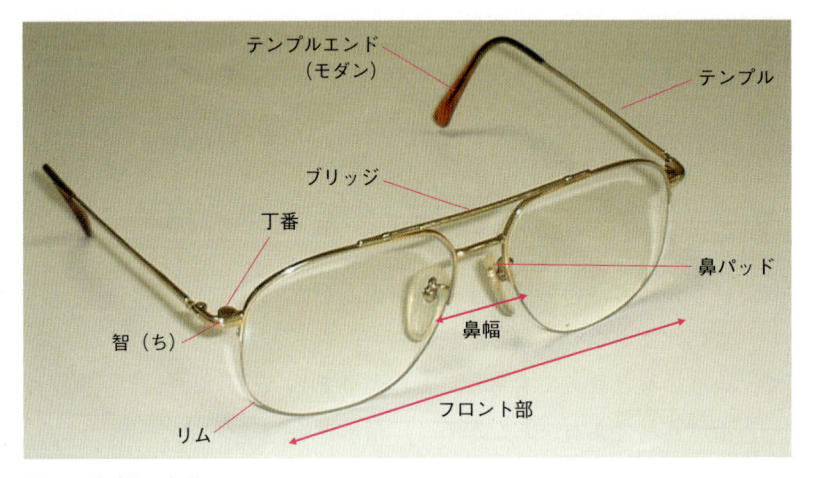

図2 各部の名称

トである．そこにいろいろなコーティングが付加される．対衝撃性強化コート，対擦過性強化コート，防汚コート，防曇コートなどである．それぞれに料金が加算されるので，高価なものになってしまう．小児や学童の場合，扱いもていねいではないし，レンズも頻回に交換するので，基本的なハードマルチコートだけでよいと思う．遠視の場合，傷つけやすいのでハードコートがよいと思われる．

フレーム

　小児の眼鏡フレームに求められるのは安定性と堅牢性である．各部の名称を**図2**に示す．
リム：レンズを保持している範囲で，フルリム，ハーフリム，リムレスに分けられる．小児は，扱いも乱暴になることがあるので，リムレスやハーフリムは奨められない．
フロント部：転倒や衝突，打撲などによる眼鏡の破損や眼および顔面のけがなどの危険性が非常に高いので，堅牢性が求められる．そ

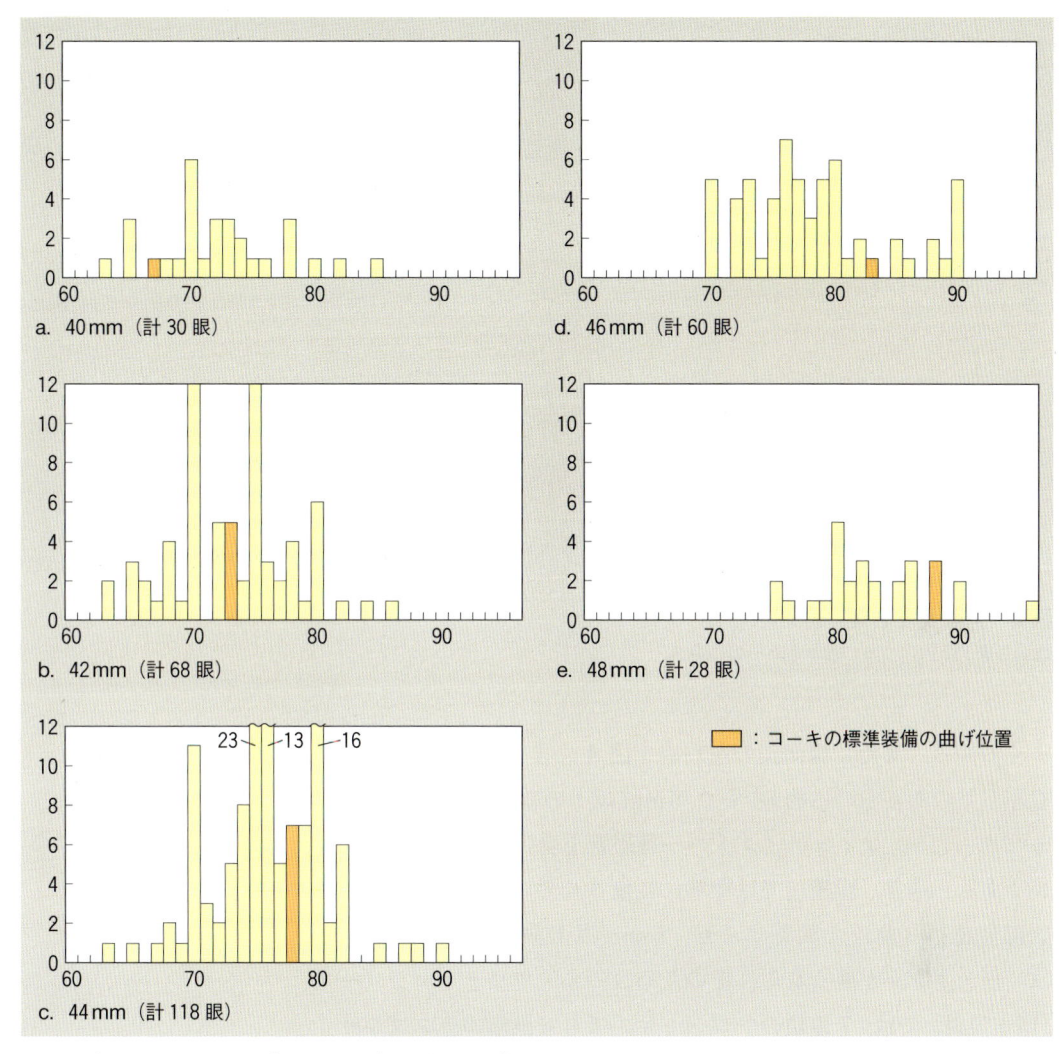

図3 各フロントサイズにおける側面長の分布

のため，歪みにくいチタンフレームかセルフレームが奨められる．小児は同じ年齢であっても顔幅はさまざまなので，同じデザインで何種類かサイズの異なるフロント部が用意されているメーカーが望ましい．

鼻パッド：小児は鼻梁が低いので，頂間距離を保つためにも鼻パッドが分厚く加工されたものや大きさが異なるものにつけ替えることができるタイプが望ましい．鼻パッドでは眼鏡の重量の70％を支えているので形状も大切である．

テンプル（つる）：小児の場合，フロントサイズと側面長の比率は大人と違ってさまざまであり，われわれの調査では各フロントサイズともに広く分布していた（**図3**）．いかに側面長がばらついているか

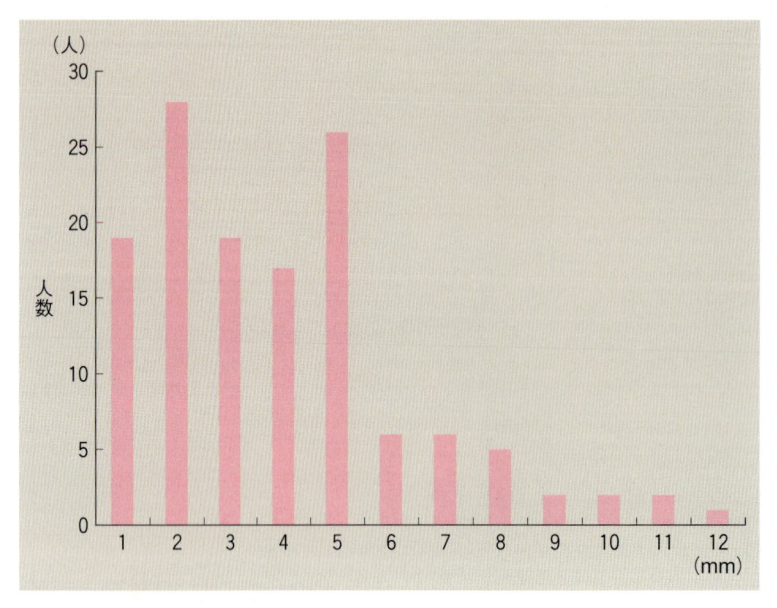

図4 側面長左右差（mm）
調査対象152人のうち，差があるもの130人．

よくわかる．また，側面長の左右差を**図4**にまとめるが，1mmでも左右差のあるものは約86％で，5mm以上の差のあるものは約31％であった[1]．フィッティングの一番影響を受けやすいのはテンプルである．通常，眼鏡店では標準に装備されているテンプルのモダン部分を折り曲げて調整するが，5mm以上曲げ位置を動かすとフィッティングが悪くなる．そのためコーキ・プリティーシリーズ（増永眼鏡）では，7種類のフロントサイズと6段階のテンプルサイズを用意してあり，交換できるようになっている（**図5**）．ただ，この方法だと眼鏡店がオプションとして全サイズのテンプルを余分に用意しなければならないという問題は残る．リッピー®（アックス）は5種類のフロントサイズと3段階のテンプルサイズが用意されている（**図6**）．**図7**は実際にリッピー®のテンプルの曲げ位置を変える手順である．まずテンプルモダンを抜いて，中の金属芯をペンチでカットする．次にモダンを45mmを目安にカットして，芯に接着剤をつけてはめ，実際に装用して合わせる．テンプルエンドの2段曲げも曲げて合わせる．これは，あらゆる側面長に対応することができるフリーアジャスタブルシステムということになる．

モダン：モダンは耳の付け根の形に正しく合わせた2段曲げが安定がよい．つる状のものや，ベルトで固定するタイプではフロント部を前後に圧迫し，12mmの頂間距離が保てなくなったり，睫毛がレ

文献はp.314参照．

3. 眼鏡調整　143

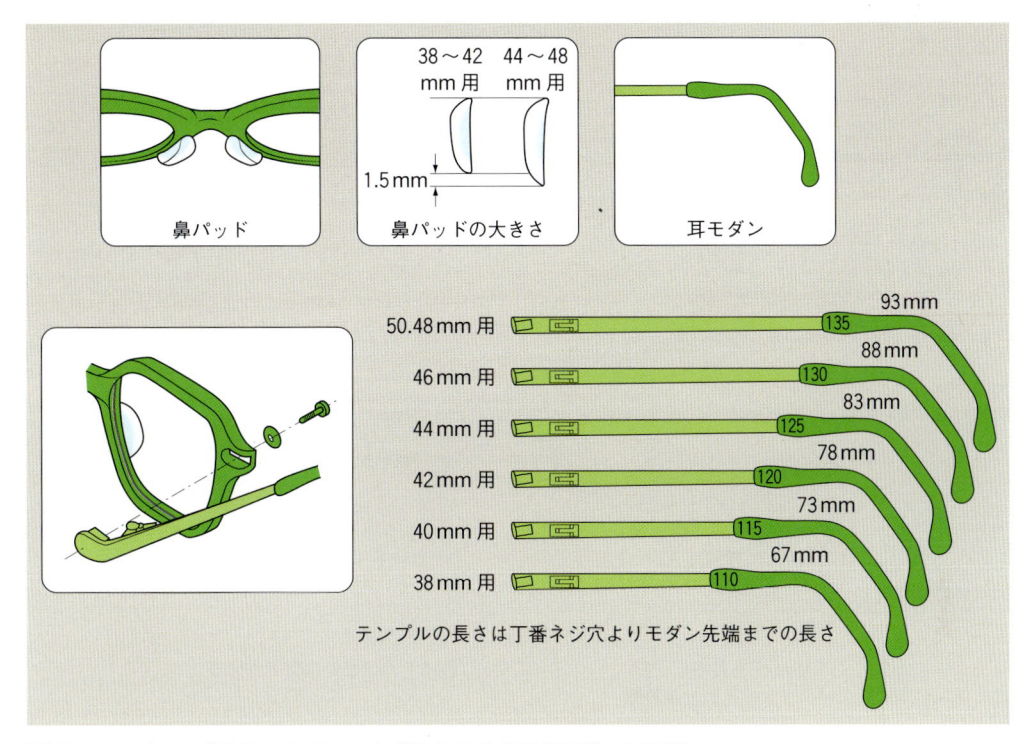

図5　コーキ・プリティシリーズ（従来の小児用眼鏡）の特徴
鼻パッド・耳モダンは，子どもの特徴を十分反映している．また，テンプルはネジ1本で交換できる．

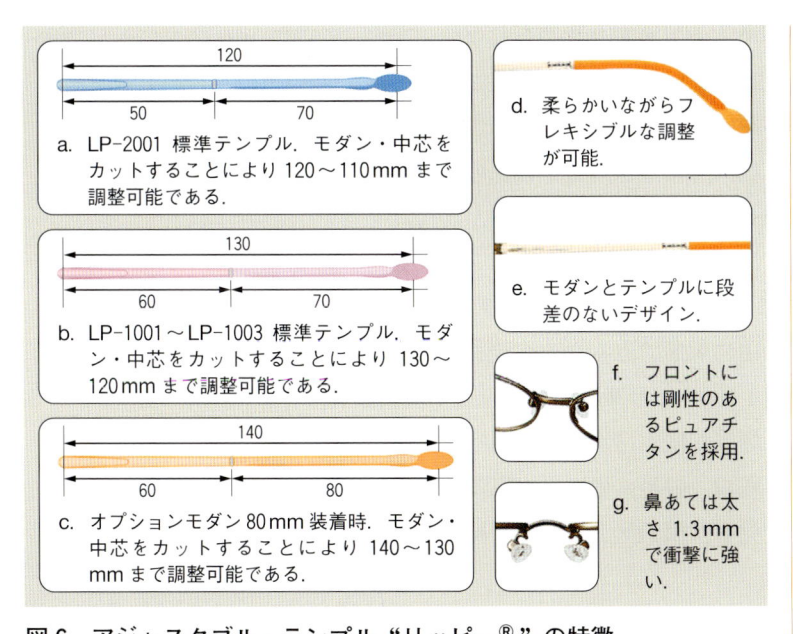

a. LP-2001 標準テンプル．モダン・中芯をカットすることにより 120〜110mm まで調整可能である．

b. LP-1001〜LP-1003 標準テンプル．モダン・中芯をカットすることにより 130〜120mm まで調整可能である．

c. オプションモダン 80mm 装着時．モダン・中芯をカットすることにより 140〜130mm まで調整可能である．

d. 柔らかいながらフレキシブルな調整が可能．

e. モダンとテンプルに段差のないデザイン．

f. フロントには剛性のあるピュアチタンを採用．

g. 鼻あては太さ1.3mmで衝撃に強い．

図6　アジャスタブル・テンプル"リッピー®"の特徴
3種の調節可能なテンプル．（a〜c）とその特徴（d〜g）．数値の単位は mm．

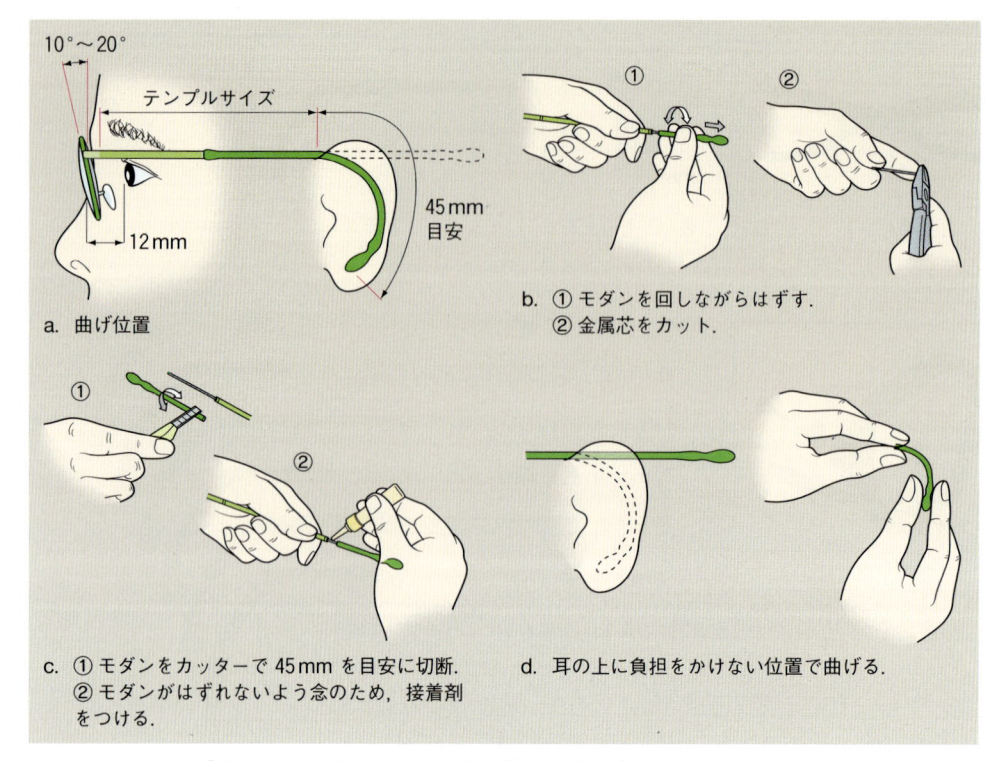

a. 曲げ位置
 10°〜20°
 テンプルサイズ
 12 mm
 45 mm 目安

b. ① モダンを回しながらはずす．
 ② 金属芯をカット．

c. ① モダンをカッターで 45 mm を目安に切断．
 ② モダンがはずれないよう念のため，接着剤をつける．

d. 耳の上に負担をかけない位置で曲げる．

図7 "リッピー®"のテンプルサイズの変更とモダンの調整

ンズに触れてしまう場合があるのであまり奨められない．

　元気に動き回る小児の眼鏡フレームは，大人よりさらに配慮が必要である．特に幼児期から眼鏡が必要な場合は，相当な度数の遠視か乱視である可能性が大きい．小児の頭の形は大人のミニチュアサイズではない．左右の側面長に差があることがある．また，フロントサイズと側面長の比率も大人と異なる．左右のテンプルとフロント部の3つの部分を自由に組み合わせることができるシリーズや，左右のテンプルの長さを自由に調節できるものが望まれる．

　なお，2006（平成18）年4月から，9歳未満の小児の治療用眼鏡，コンタクトレンズの購入に健康保険が適用されるようになった．対象は9歳未満の小児用で，弱視，斜視，先天白内障術後の屈折矯正である．領収書，医師の意見書，眼鏡処方せんを所属する各保険者に提出する．

〔湖崎　淳〕

クリニカル・クエスチョン

小児眼鏡フレームのトラブルには，どのように対処したらよいのでしょうか

Answer 小児は眼鏡のトラブルに対して自覚がなく，歪んだ眼鏡や傷ついたレンズでも平気で装用している場合が多いものです．そこで大切なことは，診察医の観察です．まず，眼鏡を装用したまま対面し，鼻めがねになっていないか（視線がレンズの光学中心を通っているか），斜めになっていないか，サイズが小さくなっていないかなどをチェックする必要があります．

小児眼鏡のトラブルは，レンズのトラブルとフレームのトラブルに分けられます．

レンズのトラブルはレンズの破損とレンズ表面の傷

レンズの破損に対処：近視用の凹レンズは中心厚が薄いので割れやすい．そのため，プラスチックレンズが奨められる．プラスチックレンズの場合，割れてもガラスレンズのように粉砕し，小さな破片になることはなく安全である．遠視用の凸レンズの場合は，厚みがあるため，割れることはない．

レンズの傷に対処：扱いの問題である．眼鏡を置くとき，レンズ面を下にしないよう指導する．また，レンズをふくときも付属のレンズふきを使うように指導する．ハンカチや服でふかないよう注意をする．強い凸レンズの場合，レンズ第1面が膨れているため傷がつきやすい．そのためガラスレンズのほうがよい．また，"外径指定"をすると厚みを減らすことができる．コーティングについては対衝撃性強化コートや対擦過性強化コートがあるが，小児の場合頻回にレンズを交換するので，経済面を考えると，通常のハードコートでよいと考える．レンズの傷が視線の障害になるようなら，新しくしなければならない．

フレームのトラブルはズレと歪み

ズレと歪みの原因はフレームの変形である

フロント部の歪みに対処：小児は転倒や打撲が多いので，フロント部には堅牢性が求められる．フィッティングが不良な場合は悪影響

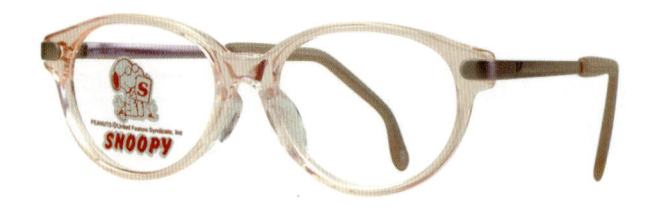

図1 コーキ・プリティーシリーズ（増永眼鏡）

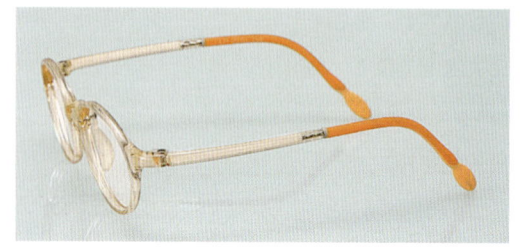

a. 低学年用のセルフレーム

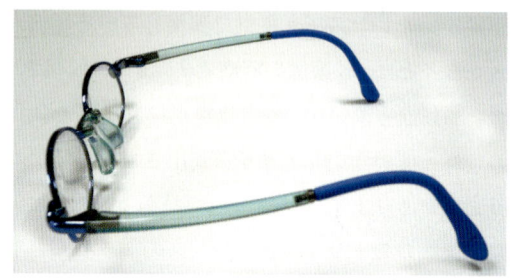

b. 高学年用のチタンフレーム

図2 リッピー®（アックス）

が考えられるので，至急に調整を眼鏡店で行ってもらう必要がある．一般のメタルフレームやツーポイント（リムレス），ハーフリム，ワイヤーリムのフレームは衝撃に弱く，小児には向かない．形状記憶合金もフレームが変形した際にレンズのエッジが欠けることがある．小児には従来から言われているようにセルフレーム（**図1**）が奨められる．また，リッピー®は高学年用にはチタンフレームで堅牢性の高いものを使用し，低学年用にはセルフレームを使用している（**図2**）．

鼻パッドの変形に対処：通常のクリングスパッドではつぶれて変形しやすい．鼻パッドが広がってしまうと，下がってしまい鼻めがねになる．そうなると視線がレンズの光学中心を通らなくなり本来の眼鏡矯正の目的が果たせなくなるので調整が必要となる．そこで，フレームの選択は，鼻パッドが分厚く加工されたもの（**図3**）や，小児の鼻梁の高さに合わせて取り替えられるもの（**図4**）が望ましい．また，メタルフレームに分厚いプラスチックパッドを取りつけているタイプもある（**図5**）．

フレームの広がりに対処：片手で取りはずしをする習慣がある場合，智部に負担がかかり片側のテンプルが外に広がってしまう．そのため，フィッティングが悪くなり眼鏡が下がってしまう．智部への負担を減らすためにテンプルに弾力性をもたせる必要がある．

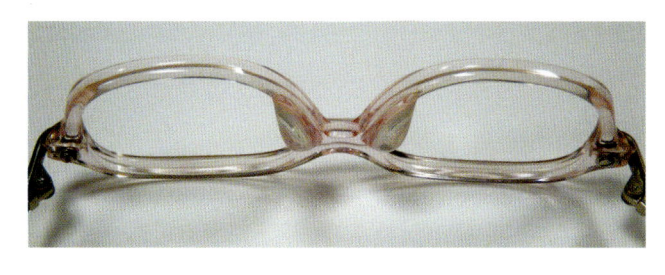

図3 鼻パッドが分厚く加工されたもの（コーキ・プリティー）

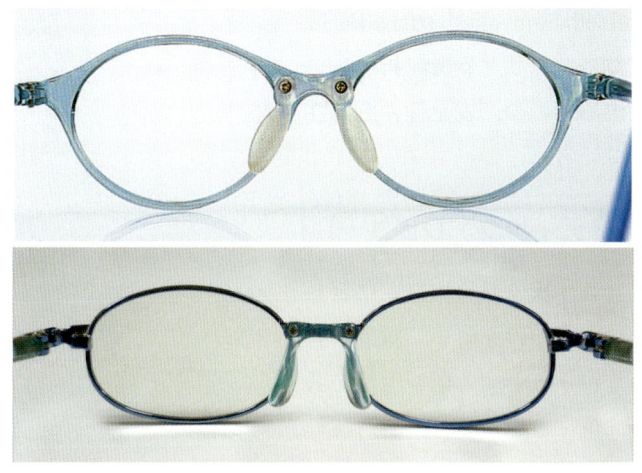

図4 鼻パッドがつけ替えできるタイプ（リッピー®）

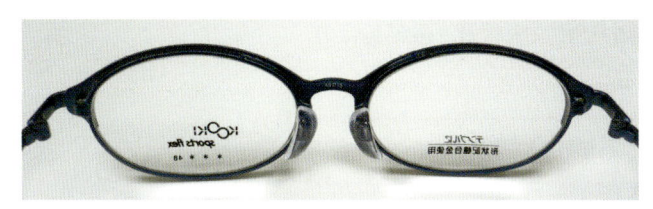

図5 メタルフレームに分厚いプラスチックパッドを装着（コーキ・ジュニア）

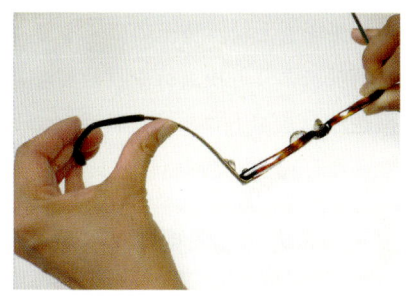

図6 形状記憶合金を使用（コーキ・プリティー）

　テンプルに弾力性をもたせるために丁番にバネを内蔵させているものがあるが，汗やほこりが入り動かなくなることがある．テンプルの素材自体に弾力性をもたせているものが望ましい．コーキ（**図6**）は形状記憶合金を使用し，リッピー®は超弾性樹脂を使用している．この弾力性で外への広がりを防止している．

　小児は眼鏡の取り扱いが荒く，よく眼鏡を傷つけたり変形させたりする．眼鏡の堅牢性も重要だが，「レンズを上向きに置いてね」とか「眼鏡は両手ではずしてね」など，扱いの"お約束ごと"も大切である．保護者へも，眼鏡の正しい取り扱いを促す．そして，信頼のできる眼鏡店との連携も重要である．

〔湖崎　淳〕

> エビデンスの扉

近視進行防止の臨床試験

複数のランダム化比較試験（randomized controlled trial；RCT）をもとにしたメタ解析によれば，アトロピン点眼と累進屈折力レンズは近視進行や眼軸長の過伸展を抑制するものの，安全性や有効性の面で，なお解決すべき問題が残されている．

近視進行防止のメタ解析（システマティック・レビュー）

メタ解析とは，すでに実施された複数の一次文献（RCT）に対して，データのばらつきや標本数をもとに重みづけを行い，統計学的に要約することによりただ一つの結論を得ようとする研究方法である．エビデンスのレベルにおいては最高位にランクされ，メタ解析の結果をもとに診療上のガイドラインがつくられることが多い．メタ解析により近視進行や眼軸長の過伸展の抑制効果が証明された治療法は，① アトロピン点眼液，② ピレンゼピン眼軟膏（眼軸長は有意差なし），③ 累進屈折力レンズである[1]．

抗ムスカリン受容体拮抗薬による臨床試験

アトロピン点眼液による近視予防については多くの研究報告がある[2-6]．RCTをもとにしたメタ解析で明らかとなった平均治療効果（0.05～1％，1回/日点眼）は，屈折度で0.65 D/年で，眼軸長で0.21 mm/年である（図1）．無治療の近視児童の近視進行速度（約0.7 D/年）と比べると，きわめて強力な治療効果といえる．メカニズムとしては，これまで考えられてきたような調節麻痺作用によるものではなく，網膜，脈絡膜，強膜に分布するムスカリン受容体[*1]に作用し，眼軸の伸展を抑制するものと考えられている[2-6]．ただしアトロピン点眼液には局所的，全身的副作用の問題があり，適用には慎重論も少なくない．散瞳作用には調光眼鏡を，調節麻痺作用には累進屈折力レンズを併用する必要がある．

M_1選択的拮抗薬であるピレンゼピン眼軟膏は，アトロピンに比べて，調節運動や瞳孔径への影響が少ない[7,8]．しかし平均治療効果は，屈折度で0.31 D/年，眼軸長で0.073 mm/年とアトロピン点眼液

文献はp.314参照．

[*1] ムスカリン受容体
神経伝達物質アセチルコリンの受容体の一つであり，角膜，瞳孔括約筋，毛様筋，網膜，脈絡膜，強膜などに分布する．動物実験モデルによれば，ムスカリン受容体拮抗薬であるアトロピンやピレンゼピンは形態覚遮断近視を強力に抑制する．このことから，網膜像のぼけ（焦点ずれ）に対する眼軸長の順応性変化（visual regulation of axial length）も，ムスカリン受容体を介するメカニズムであろうと考えられている．

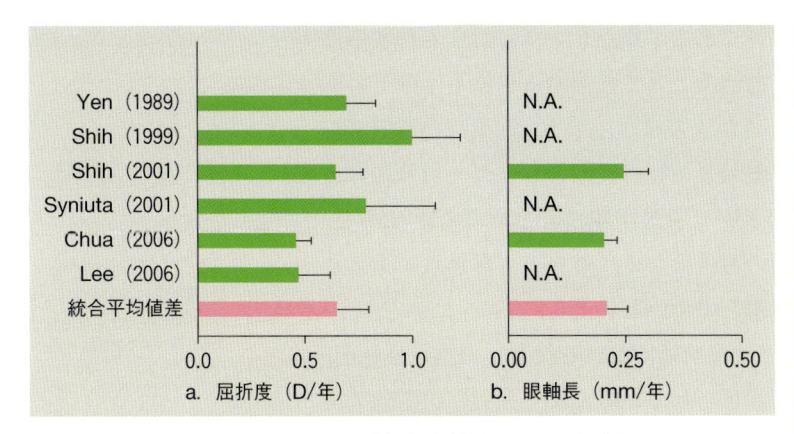

図1 アトロピン点眼液による近視抑制効果のメタ解析
平均値とその95%信頼区間を示す．NA：データなし．

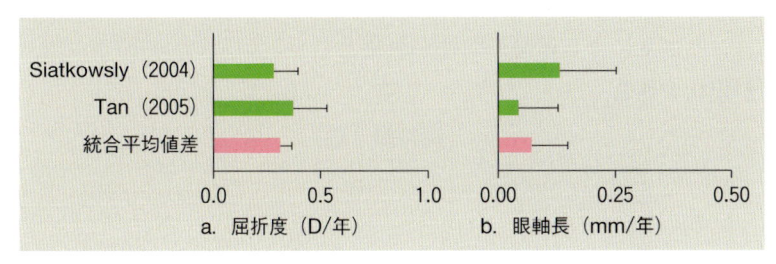

図2 2%ピレンゼピン眼軟膏による近視抑制効果のメタ解析

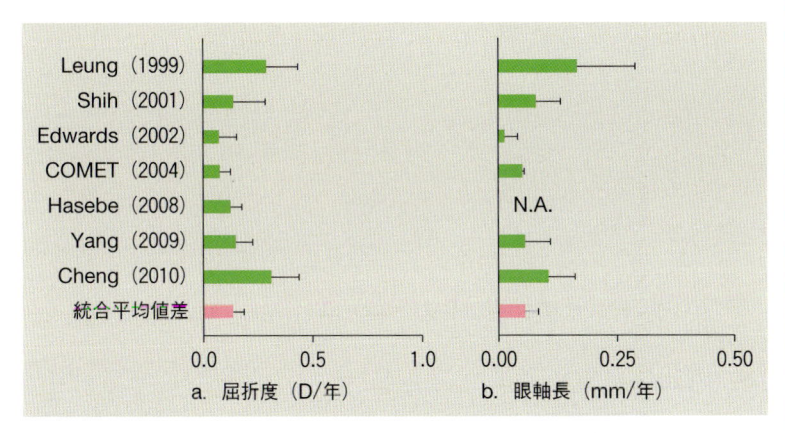

図3 累進屈折力レンズによる近視抑制効果のメタ解析

の約半分であり，また現時点では市販されていない（図2）．

累進屈折力（二重焦点）レンズによる臨床試験

　累進屈折力レンズを用いた近視予防研究は今世紀になって盛んになり[9-14]，メタ解析によって明らかとなった平均治療効果は，屈折度で0.14 D/年，眼軸長で0.054 mm/年である（図3）．統計学的に

は有意であるものの,対照群である単焦点レンズに対する抑制率はわずか12％にすぎず,臨床的治療として推奨するには不十分というのが一般的な見方である.メカニズムとしては,近業時の調節必要量を軽減することにより,眼軸長の制御機転のトリガー信号と考えられる網膜像のぼけ(調節ラグ)を最小限にとどめることにある.これまで問題となる副作用の報告はなく,外見上も単焦点レンズと差がないことから,臨床応用しやすいといえる.

近年,調節ラグとともに周辺部網膜における後方への焦点ずれが,近視進行の危険因子として注目されている.より強力な治療効果を期待して,周辺部網膜における屈折矯正を意図した次世代の累進屈折力レンズ(MyoVision™,Carl Zeiss Vision)が発売されている.近視の有病率が高いアジア諸国を中心に,ハイレベルの科学的エビデンスに基づいた,新しいコンセプトによる近視予防法が医療としてとり入れられつつあるのが現状である.

(長谷部　聡)

クリニカル・クエスチョン

近視進行の危険因子として なにが考えられますか？

Answer 複数のコホート研究は，近視進行の最大の危険因子は遺伝因子であり，近視の進行は生まれながらにプログラミングされていることを示しています．これに加えて，強度の近業習慣（読書，書字の際の視距離を含む）や乏しい屋外活動は，近視進行を促す環境因子であることを示しており，適切な生活指導により一定範囲で近視進行はコントロール可能であると思われます．

近視進行予防への関心

　第二次世界大戦中（1939 年），日本政府は近視予防法を通達し，義務教育のなかでこれを周知徹底することが求められた[1]．近視予防法の要旨を表 1 に示したが，今日でも学校教育に深く浸透し，普及していると思われる．一方，近年では，近視予防法は近視に対する一種の偏見であり，科学的根拠はないと主張する研究者も少なくなかった．

　21 世紀になると，眼鏡，コンタクトレンズ，眼内レンズに加え，エキシマレーザーによる屈折矯正角膜手術，角膜インプラント，角膜矯正術（orthokeratology）など新しい技術が発達し，屈折矯正の選択肢が増えた．このためか眼科医は以前ほど近視予防に力を入れなくなり，"近視になったら様子をみる"，"悪化すれば希望する屈折矯正を施す" という対応が一般的になっているように思える．

　しかし，これらの治療法はいずれも近視進行に伴う眼軸長の過伸展の問題解決にはならず，高度近視に伴う合併症（黄斑変性症，網膜剝離，緑内障）のリスクを低下させることはできない．医療経済

文献は p.315 参照．

表 1　1939 年に日本政府が通達した近視予防法

1. 身体を強健にし，偏食を避けて，屋外運動を奨励すること
2. 眼の疲労を防止し，眼に適当な休養を与えること
3. 姿勢を正しく保持し，読書距離は 30 cm 以上，寝転んで読書をしないこと
4. 採光に注意し，十分に明るい光線の下で勉強すること
5. 印刷物を選択し，文字の過小なものは避けること
6. 視力検査をしばしば受け，近視患者は正しい眼鏡を用いること

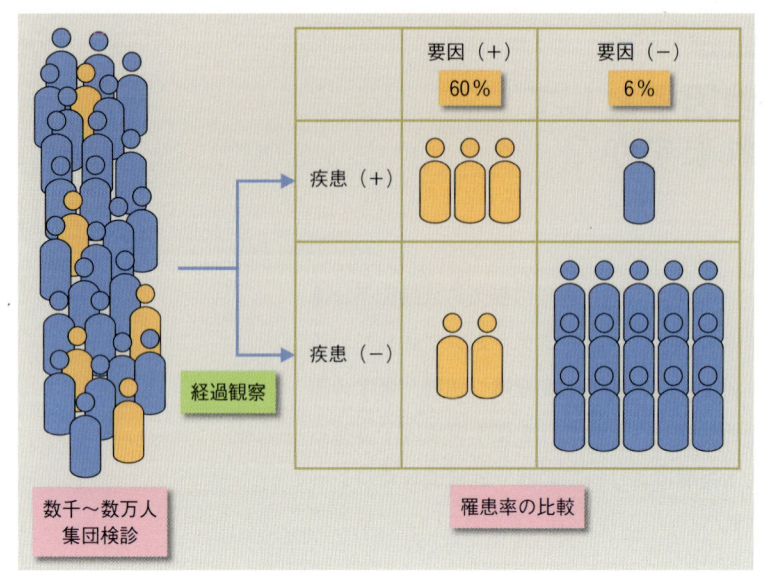

図1 コホート研究の方法
要因ごとに罹患率を比較し，疾患の危険因子を明らかにする．

表2 小児の近視進行に関する主なコホート研究

名称	実施国	n（人）	期間（年）
Orinda Study II	米国	3,889	1989〜2001
Singapore Cohort Study of the Risk Factors for Myopia	シンガポール	5,094	1999〜2002
Sydney Myopia Study	オーストラリア	2,353	2003〜2005

表3 コホート研究により明らかとなった近視進行の危険因子

1. 両親または片親が近視
2. 都市部で生活
3. IQや学歴が高い
4. 近業の程度（視距離，近業時間，読書数）が強い
5. 屋外活動が乏しい

的にも，現在再び，近視進行予防について関心が高まりつつある．

近視進行に関わる因子

　小児の近視進行に関するコホート研究[*1]としては，①Orinda Study[2,3]，②Singapore Cohort Study of the Risk Factors for Myopia[4]，③Sydney Myopia Study[5-7]が代表である（**表2**）．

　コホート研究の結果を**表3**に要約した．興味深いことに，これらの研究は従来の経験則（**表1**）の一部を裏づける科学的エビデンスを提供しているとみることができる．

　このうち遺伝の影響が最も強く，両親とも近視の子どもは，両親いずれも近視でない子どもに比べて，近視になるリスクが7倍高く，片親のみが近視の子どもは，両親いずれも近視でない子どもに比べて，近視になるリスクは2〜3倍高いことが明らかになっている[2,5]．

　また，屋外活動が近視発症を抑制する作用機序として，従来予想

[*1] コホート研究とは，ある地区の住民（数千〜数万人）に対し，数年〜数十年の経過観察を行い，疾患の発症または進行にかかわる危険因子を探る研究である（図1）．最も有名なコホート研究は虚血性心疾患の三大危険因子を解明したFramingham研究であろう．研究費用は莫大になるが，前向き研究であるため信頼性がきわめて高い．

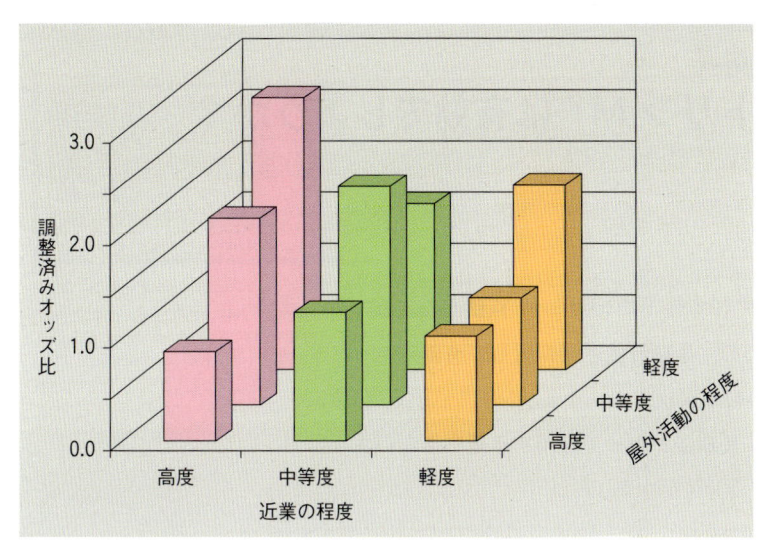

図2 近視発症における近業と屋外活動の影響
近業が高度かつ屋外活動が軽度であると近視になりやすい．しかし近業が高度であっても，屋外活動が高度であれば，近視になりにくい．
(Rose KA, et al：Outdoor activity reduces the prevalence of myopia in children. Ophthalmology 2008；115：1279-1285 より改変．)

されてきたよう遠方視による調節緩和のみではなく，皮膚や網膜が強力な太陽光線を浴びることにより，ドパミン分泌が増えること，また縮瞳により高次収差が減り，よりクリアな網膜像が得られることにより，眼軸長の伸展が抑制されるのではないかと考察されている[6-8]．近業の程度にかかわらず，屋外活動が一定の近視予防効果を示すことは興味深い（図2）．

エビデンスと民間療法

報告された科学的エビデンスは，眼科医が医療を推進するための羅針盤といえる．近視予防についてはなお，多くの民間療法が実践されているのが現状である．民間療法には科学的エビデンスがないこと，治療を行うかどうかは副作用のリスクを含めて自己責任であることを患者には伝えるべきであろう．

（長谷部　聡）

クリニカル・クエスチョン

小児近視にミドリンM®は有効でしょうか？

Answer ミドリンM®（0.4％トロピカミド）点眼液の治療効果についてはなお議論があるものの，早期発生近視に対して有効であるとする科学的エビデンスは乏しいのが現状です．ミドリンP®点眼30分後に治療効果がみられない場合，長期にわたって連用する理由はないように思われます．

米国では使用されない

近視の症状を示す小児に対し，まずミドリンM®点眼液を処方し，それでも視力低下が進む場合に，眼鏡を処方するという治療方針は，国内では広く浸透しているものと思われる．これに対し米国では，近視治療にトロピカミドが用いられることはほとんどみられない．こうした診療上の違いがなぜ存在するか，複数の視点から考察する．

調節緊張性近視および一過性近視

山地らの臨床研究：いわゆる調節緊張性近視（偽近視）に対するトロピカミドの点眼治療は，1960〜1980年代に実施された山地の研究（集団治療）が理論的根拠になっている．しかし一連の研究では，治療効果の判定に裸眼視力や非調節麻痺下の検影法を用いており，また対照群を置かないケースシリーズ研究であったことから，EBM（evidence-based medicine）の評価対象にはなっていない．

調節緊張性近視の診断と頻度：山地自身，調節緊張性近視の診断が確定した場合にのみトロピカミドによる治療を行うことを推奨しており，その診断基準は**表1**に示す[1]．

文献は p.315 参照．

表1 調節緊張性近視（偽近視）の診断基準
ミドリンP®（または1％サイプレジン®）を点眼後

1. 裸眼視力がよくなるもの
2. 同一矯正眼鏡で視力がよくなるもの
3. 同一矯正視力を得るために矯正レンズの度数が1D以上プラス側へ動くもの
4. 検影値が1D以上プラス側へ動くもの

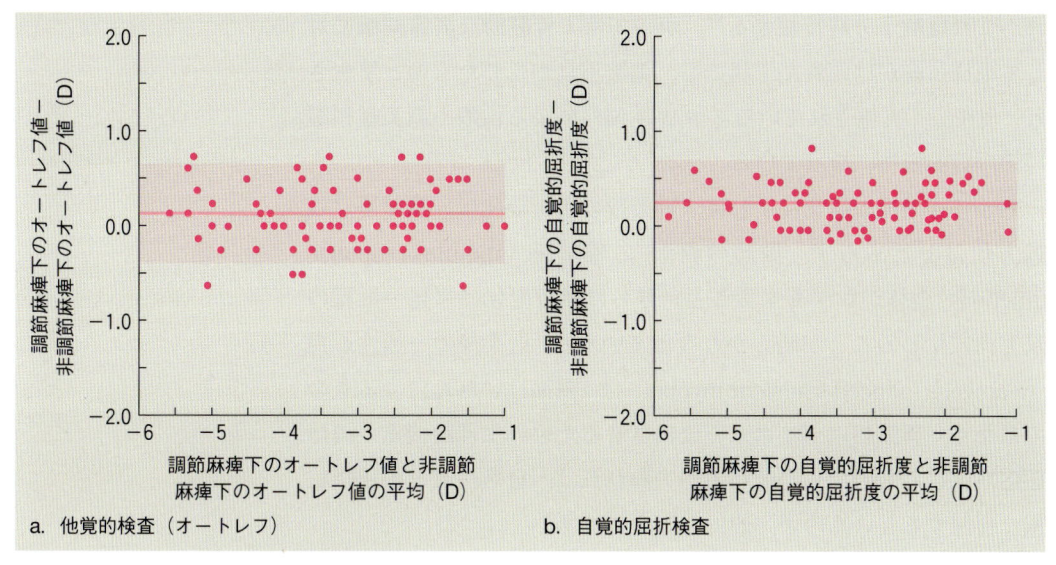

図1 ミドリン P® 点眼後の屈折変化
網掛け部分は屈折度の95％信頼区間を示す．他覚的検査（オートレフ）では平均0.11D，自覚的屈折検査（3mmの人工瞳孔使用）で平均0.22D，近視軽減がみられた．しかし1D以上近視が軽減する症例はみられなかった．
(Hasebe S, et al：Myopia control trial with progressive addition lenses in Japanese schoolchildren：baseline measures of refraction, accommodation, and heterophoria. Jpn J Ophthalmol 2005；49：23-30 より改変.)

　しかし，近視症状を訴えて受診する学童のうち，これらの診断基準を満たす症例はまれであるという指摘もある[2]．近視児童92人を対象とした筆者らの検討でも，ミドリン P® 点眼30分後，調節遠点はわずかにプラス側にシフトしたものの，診断基準である1Dを超える変化は一例もみられなかった（図1）[3]．

海外での臨床研究：米国では1966年に，トロピカミド点眼液の近視予防効果が報告されている[4]．Schwartz は，一卵性双生児25組（7～13歳）に対し，治療群には1％トロピカミド点眼液と二重焦点眼鏡，対照群には単焦点眼鏡を与え，8.5年間にわたり経過観察を行った．その結果，近視進行速度には有意差はみられなかったと報告した[5]．2群間で遺伝的背景が一致していること，観察期間が十分であることなどから，この研究結果がトロピカミドは近視予防には無効であることを示すエビデンスとして広く認識されている．

　近年のアトロピン点眼液を用いた臨床比較試験では，プラセボとしてトロピカミド点眼液が用いられる場合がある．これらの研究では，治療群と対照群の間に近視進行速度に大きな差を認めており[6]，トロピカミド点眼液には近視予防効果がないか，あったとしてもアトロピン点眼液に比べるとはるかに小さいことを示している[*1]．

近業後の一過性近視：健常者でも，近業後には軽度の近視化がみら

[*1] Luft WA は形態覚遮断近視の動物モデルを用い，複数の点眼薬の近視予防効果を報告した[7]．アトロピンやピレンゼピンに比べると弱いが，トロピカミドには有意な近視や眼軸長伸展の抑制効果があると結論されている．

れ，これは数十分間持続する[8]．かつては，持続的な調節刺激に対して毛様体筋がけいれんを起こし，弛緩不良が生じたものと解釈され，現在広く実施されているミドリンM®による治療や調節緩和訓練の理論的根拠になっている．

しかしその後の研究によれば，近業後の屈折変化は，調節遠点の近方化にとどまらず，調節の刺激-応答関係（stimulus-response function）全体がシフトすること，さらに屈折変化は遠見・近見の双方向に生じることが明らかとなっている[9]．近業後の一過性近視（near-work induced transient myopia）は，調節けいれんによるものではなく，調節誤差（ラグ）を改善させるための生理的機能（調節順応）によるもので，調節刺激が失われれば，自然にもとの屈折状態に復帰するというのが一般的な考え方である．

〈長谷部　聡〉

クリニカル・クエスチョン

不同視がある場合の眼鏡処方で気をつけることは何ですか？

Answer 年齢と処方時期，処方目的で対応を変えることが大切です．幼少時で治療的意義が大きい場合，左右差がある程度大きくても完全矯正眼鏡の装用が可能です．成人でこれまでに左右差のある眼鏡を装用していれば，左右差が大きくても装用テストのうえ，処方します．装用経験がなければ装用可能な範囲にとどめ，場合により，特に中高年者では左右差を逆に利用して明視範囲を広げることを考慮します．

文献は p.316 参照．

不同視とその成因

　左右の眼屈折度の差が 2D 以上あるものを不同視という．不同視は，その成因から軸性と屈折性に大別される．眼屈折度の差が軸性は左右眼の眼軸長の差に起因し，屈折性は眼球の屈折要素の屈折度差に起因する．図1の相対眼鏡倍率の図から左右眼の網膜像の大きさの差を少なくするには，軸性では眼鏡が，屈折性ではコンタクトレンズがよい．眼軸長測定やオートレフ値，ケラトメータ値測定でどちらかは推測できるが，実際には両因子が混在するため，明らかに屈折性といえる片眼無水晶体眼に対するコンタクトレンズ矯正を除き，実際に装用させ不等像視の測定を New Aniseikonia Test（Handaya）[*1] を用いて行い評価する．個人差はあるが，耐えうる不等像の限界は 5〜13% とされる．

[*1] **New Aniseikonia Test (Handaya)**
不等像視検査法の一つ．赤緑眼鏡を装用することで左右眼を分離する．赤と緑で印刷された半円図形を見せ，被験者が左右眼で見る半円の大きさが同じと感じる半円の大きさの比から不等像視の程度を判定する．

眼鏡処方の際の問題点

左右で屈折度の異なる症例での眼鏡処方の問題点：眼鏡では通常，

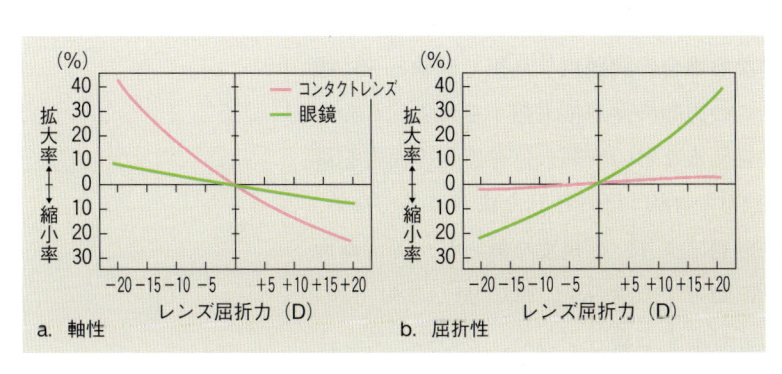

図1　相対眼鏡倍率
軸性と屈折性では，眼鏡とコンタクトレンズでの網膜像の拡大の様子が逆になる．

a. 軸性
b. 屈折性

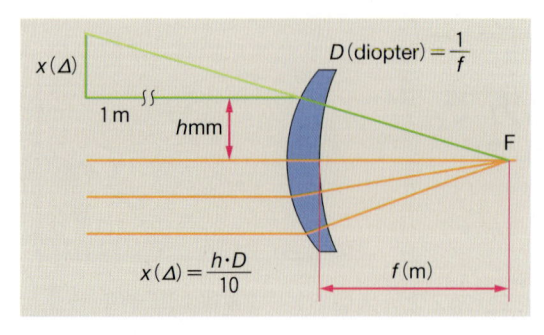

図2　Prenticeの式
視線が光学中心を通らない場合，レンズはプリズム効果をもつ．光軸から離れるほど，レンズ屈折力が大きいほどプリズム効果は大きくなる．

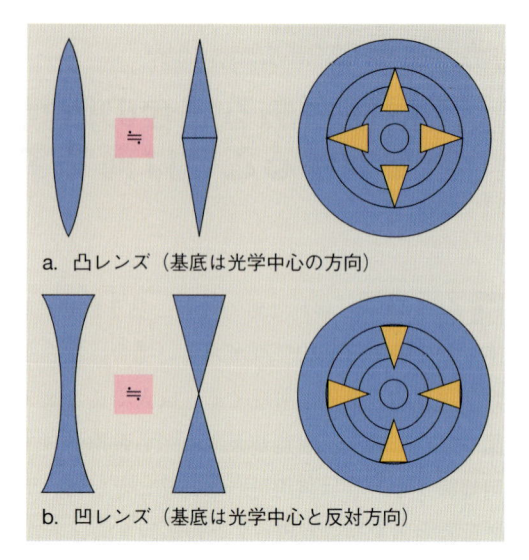

$D(\text{diopter}) = \frac{1}{f}$

$x(\Delta) = \frac{h \cdot D}{10}$

a. 凸レンズ（基底は光学中心の方向）

b. 凹レンズ（基底は光学中心と反対方向）

図3　レンズのプリズム効果
凸レンズと凹レンズでは，プリズムの基底方向は逆になる．

眼鏡レンズ後面は角膜頂点前方12 mmにあり（頂点間距離），眼鏡レンズと眼球との位置関係は変化する．すなわち，視線がレンズ中心を通る場合と通らない場合がある．眼鏡のレンズの屈折度が左右で異なる場合，視線がレンズ中心を通る場合には，左右で網膜像の大きさが異なる点が問題となる．視線がレンズの光学中心を通らない場合には，これにさらにPrenticeの式で表されるプリズム効果が加わる（図2）．このプリズム効果は凸レンズでは基底がレンズ中心方向に，凹レンズは基底が周辺方向にあるように働き，その程度はレンズ屈折度が大きいほど，レンズ中心をずれるほど大きくなる（図3）．その結果，たとえば，水平方向に左右差のある眼鏡を装用した患者が視線方向をレンズ中心からずらしたとき，余分な輻湊，開散などを強いられることになり，眼精疲労につながる．水平方向は融像幅も大きく輻湊，開散により対応することで，両眼視を維持しうるが，垂直方向の融像幅は小さいため，破綻し複視を訴えやすい（図4）．

左右で乱視度や軸方向が異なる場合の問題点：乱視では軸と90°離れた方向に屈折力がある．この方向の像が拡大縮小される．このため，柱が倒れてくるように見えるなどの空間の位置感覚の異常を訴える場合がある．特に軸を90°，180°以外とした場合に多くなる．順応できる場合もあるが，経過により，乱視度を減らし，等価球面度数として同じになるように処方する場合や，軸を90°，180°にして乱視度を減らすなどをして対応する場合がある．さらに，たとえ

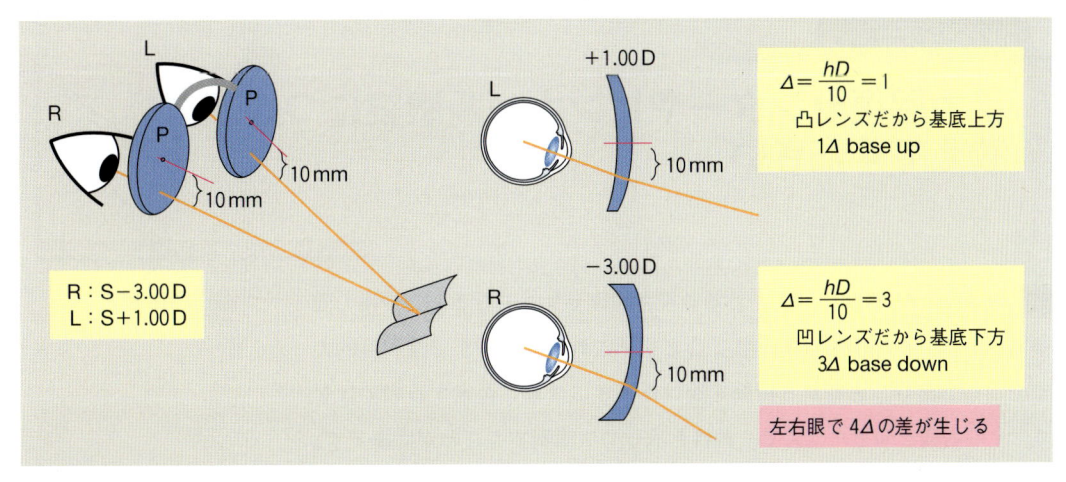

図4 レンズのプリズム効果による複視
垂直方向でレンズ屈折力が異なる場合，下方視をしたときプリズム効果が異なる．垂直方向は融像幅が狭いため複視を訴える．

球面度数が同じでも左右で乱視度が異なる場合，プリズム効果に注意が必要である．特に上下方向の融像幅が狭い点から，軸180°で乱視度が異なる場合，複視の訴えに注意する．

困った症例への対応

中高年者で左右差のある眼鏡装用がどうしてもできない場合：中高年者では，適応力が低く完全矯正眼鏡は装用できない場合がある．この場合，左右差を少なくして装用テストを行うが，逆に左右差を利用してよりプラス側を遠用，マイナス側を近用とすることで左右の屈折度差を小さくするモノビジョン（monovision）法[*2]が喜ばれる場合がある．立体視などの両眼視機能が低下し，車の運転には向かないことを説明する必要はあるが，累進焦点レンズにみられる像のひずみなどの不快感はないのでむしろ装用感がよい場合がある．ただし，不利益な点の説明と十分な装用テストが必要である．優位眼を遠用としたほうが不快感は少ない．

屈折度が異なる眼鏡（特に垂直方向）を処方する場合の装用者へのアドバイス：特に垂直方向の屈折度差が大きいと複視を訴えやすい．この現象は，視線が通る場所がレンズ中心から離れるほど顕著になる．このとき，装用者には，眼だけを見たい方向に向けるのではなく，見たい方向に顔を向けて見るよう習慣づけるようにアドバイスする．レンズ中心付近を使えばプリズム効果が減少するからである．

（平井宏明）

[*2] **モノビジョン法**
調整力がないか，または低下し，明視域が狭くなった場合，通常は明視域を広げるために累進焦点レンズの眼鏡やコンタクトレンズが使用される．しかし，使用できるレンズの部位が狭く，像のひずみやゆれによる不快感などのクレームが生じる．このとき，両眼視を犠牲にして一眼を遠用，他眼を近用とすることで，結果的に両眼開放下での明視域を広げる手法を用いる場合がある．LASIK手術や白内障手術時にも使われる手法である．これらがモノビジョン法の一例である．ただし，自動車の運転をする人や細かい手作業をするなどの立体視を要求される人には不適である．

クリニカル・クエスチョン

視力回復センターやピンホール眼鏡について教えてください

Answer 世間には，いわゆる視力回復センターなるものや視力回復トレーニングの広告があふれています．これらはあくまで営利目的のまやかしであり，患者から相談を受けたときには単に否定するのではなく，その内容を知ったうえで，資料を示しつつ説明することが大事です．ピンホール眼鏡（図1）は，ピンホール現象[*1]という物理現象を利用したものです．通常の眼鏡と異なり，光量を絞るため像が暗くなり，視界が狭くなります．角膜にピンホール板を埋め込む手術も同じ原理です．

文献はp.316参照．

[*1] ピンホール現象
適切な径のピンホールを通して外界を見ると，屈折異常眼であっても測定視力値は改善する．ただし，装用で近視などの屈折異常が治るわけではなく，単に絞ることで焦点深度が深くなる結果，見えるようになるだけである．

近年の生活環境の変化とそれに伴う近視の増加

近年，日常生活においてゲーム，携帯電話画面，パソコン画面などのモニター画面を見る機会が増加している．学童においては近視例が増加し，VDT作業者においては眼精疲労に代表される眼の不定愁訴を訴える例が増えている．眼軸長と遺伝との関係が指摘されているが，原因遺伝子は明確にされていない．薬剤としてはアトロピンが近視の進行を抑制するとされているが，散瞳，調節麻痺効果のため小児に日常的に使用するのは難しい．現時点では近視の進行を防ぐ確かな方法はない．だからこそ，逆に，視力がよくなる，老眼がストップするなどをうたう器具が販売されている．この一つとしてピンホール眼鏡がある．

ピンホールが視力に及ぼす影響

ピンホール現象とは：ピンホールカメラを例にとる．ピンホールカメラは暗箱の一面にピンホール，いわゆる針穴を開けたものである．

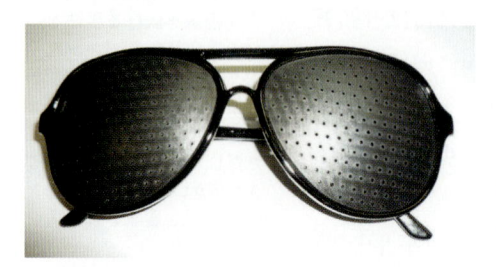

図1 ピンホール眼鏡
黒色遮閉板にピンホールと呼ばれる小穴が開いている．

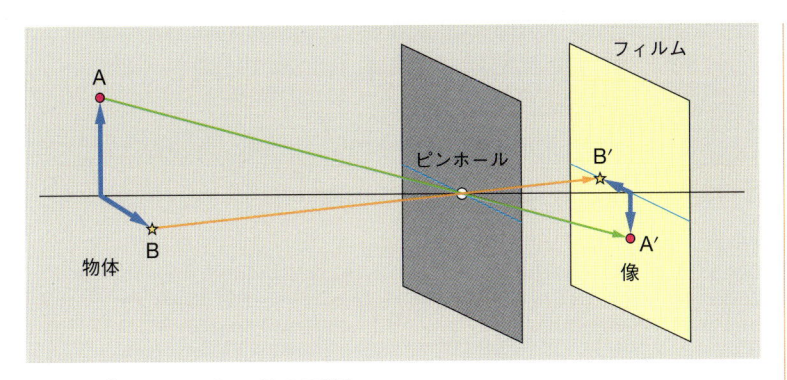

図2 ピンホールカメラの原理
物体のA点からでた光は，ピンホールを通る光線だけがフィルム面に達して点A'に光点をつくる．物体の各点からでた光が対応する光点が集まる結果，フィルム上に像ができる．

ピンホールの前に光源を置くと，この光源からはさまざまな方向に光がでていくが，暗箱の中に入るのは光源とピンホールを結ぶ光線だけで，穴を開けた面の対面にこの光源に対応する光点が映る．さらに，違う位置に置かれた光源からはこの光源とピンホールを結ぶ光線のみが暗箱内に入り，この光源に対する光点が生じる．外界の物体を小さな光源の集合と考えると，各光源に対する光点が穴の対面上に生じ，光点の集合体として対面上に外界の物体の像が生じる（図2）．

ピンホールカメラとレンズカメラの違い：レンズカメラでは，ピントを合わせた物体の一点からからでた光はレンズによりフイルム上に収束し，鮮明な明るい像をつくる．ピントを合わせた物体の前後にある物体からでた光はフイルム上には収束しない結果，ぼけた像となる．ピンホールカメラでは，外界の物体からでた光がフィルム上に点の集合としての像をつくる．そのため，レンズカメラで撮った写真とは異なり，すべての物体に対してピントが合った写真を撮ることができる．ただし，現実のピンホールはある大きさをもつ穴であるため，フィルム上にできる像は点の集合ではなく，小さな円の集合となるため，映る像にはレンズカメラのような鮮明度はない（図3）．しかも，ピンホールにより光量が絞られるため暗くなり，ピンホールカメラでは写真撮影に長時間の露出が必要となる．

ピンホールの大きさと位置：ピンホールカメラでは，最適なピンホールの径は0.2〜0.3 mmとされている．しかし，ピンホール眼鏡では，これでは穴の径が小さすぎて装用者に穴の位置がわかりにくくなるためと，暗くなりすぎるため，像の鮮明度を犠牲にし，これ

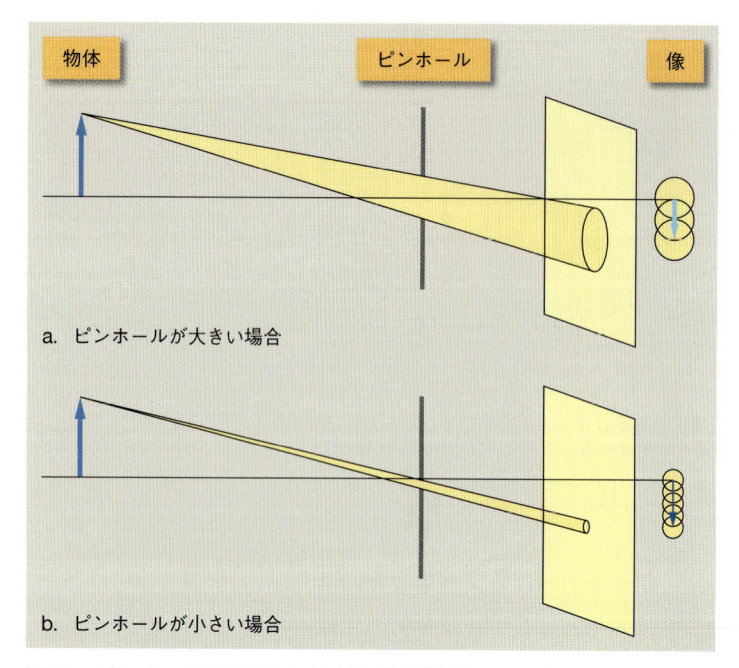

図3 ピンホールの穴の大きさと像の関係
ピンホールの穴が大きくなると点の像が円となる結果，その集合体である像の鮮明度は劣化する．

a. ピンホールが大きい場合
b. ピンホールが小さい場合

よりも大きな径にしてある．市販のピンホール眼鏡でピンホール間の間隔が狭く，複数のピンホールからの光が瞳孔に入る製品がある．この場合には，当然おのおののピンホールからの像が網膜上に生じるため，像がだぶり何個も像がみえたり，像が見る方向でジャンプするといった現象が生じる．本来は瞳孔中心に1個のピンホールが対応しているものがよいが，視界が狭くなる欠点がある．装用するピンホールが眼から離れるほど視界は狭くなる（図4）．

究極のピンホール眼鏡ともいえるもの：① 瞳孔中心とピンホールが一致し，眼との相対的位置が変化しないこと，② 眼との距離ができるだけ近いことが挙げられる．老視の改善策として，非優位眼の角膜にピンホール板を埋め込む手術があるが，究極のピンホール眼鏡ともいえる．瞳孔つきのコンタクトレンズでも同様の効果を期待できるが，瞳孔中心にピンホールを固定できない欠点がある．

患者からの相談への対応

患者から視力回復をうたう機器の購入について相談されたら，資料を提示するとよい．公的機関から出ているものが効果的である．たとえば，公正取引委員会から"視力回復を標榜する商品の販売業

a. 広い視界　　　　　　　　　　　　　　　　b. 狭い視界

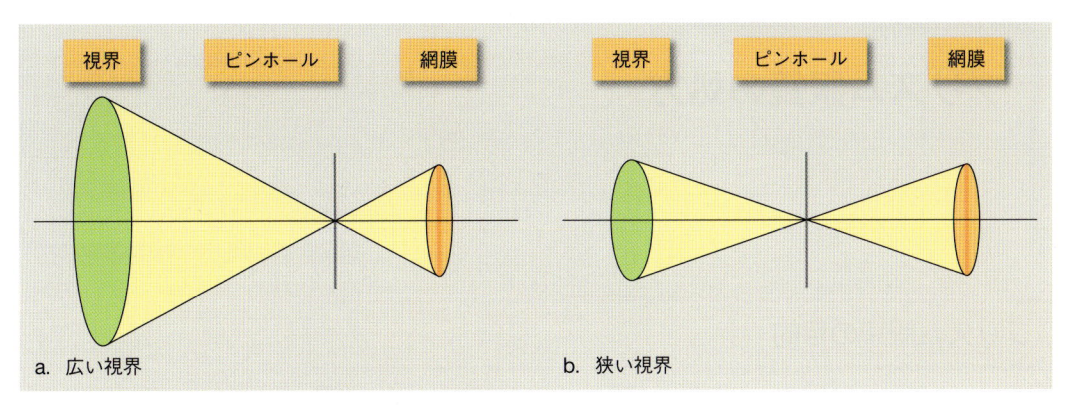

図4　眼とピンホールとの距離と視界との関係
ピンホールが眼から離れるほど視界は狭くなる．

図5　"視力回復を標榜する商品の販売業者に対する警告"（公正取引委員会）
手元に置いておき，説明に利用するとよい．ウェブサイトからダウンロードできる．

者に対する警告"がでている（**図5**）．これは，視力回復を標榜する商品に対して，折り込みちらしで低下した視力を高い率で回復させた事実があるかのように表示したり，架空の調査結果，架空の体験談を載せてたりしたことに対して不当景品類および不当表示防止法規定違反で警告を行ったものである．資料を手元に置き，読んでもらうと納得してもらえる．

〔平井宏明〕

プリズム眼鏡の処方

プリズム眼鏡の目的

　プリズム眼鏡は眼位ずれを光学的に矯正する効果をもつ．主な目的は，斜位や間欠性外斜視など眼位異常に伴う眼精疲労の軽減や，後天性眼球運動障害（外傷，虚血，甲状腺眼症など）によって引き起こされる複視や頭位異常の解消である．また，先天内斜視や術後斜視の両眼視発達を補助する目的で処方されることもある．プリズム眼鏡には"組み込み式プリズム"と"Fresnel（フレネル）膜プリズム"があり，症状に合わせて使い分けられる．

プリズムレンズとは？

　眼科プリズムは，屈折材料でできた三角形の透明体である（図1）．三角形の底辺を基底（base），対側を頂点（apex），頂点のなす角度を頂角（apex angle），頂角を二分する線をプリズムの軸（axis）と呼ぶ．頂角の単位は度（°），眼科プリズムの屈折角はプリズムジオプトリー（Δ）で表す[*1]．プリズムには光の進む方向を一定の角度だけ基底の方向に変える働きがあるが，観察者には光が頂点方向に偏位して見える（図2）．

[*1] $1\Delta ≒ 0.55°$に相当し，1m離れた物体を本来の位置より1cm偏位させる．

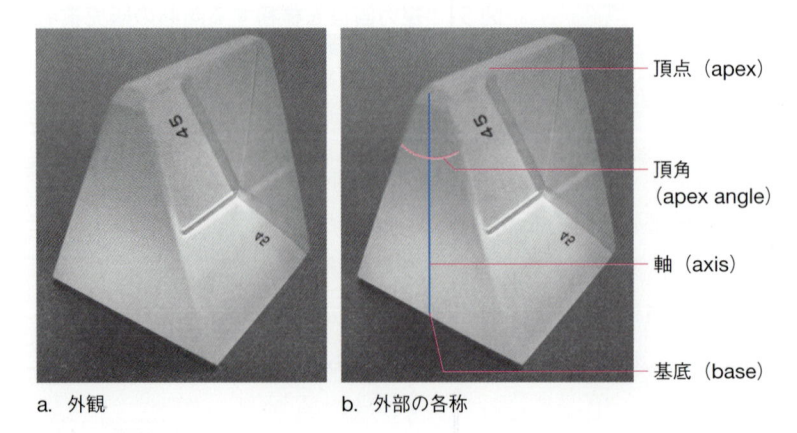

図1　眼科プリズム
a. 外観
b. 外部の各称
頂点（apex）
頂角（apex angle）
軸（axis）
基底（base）

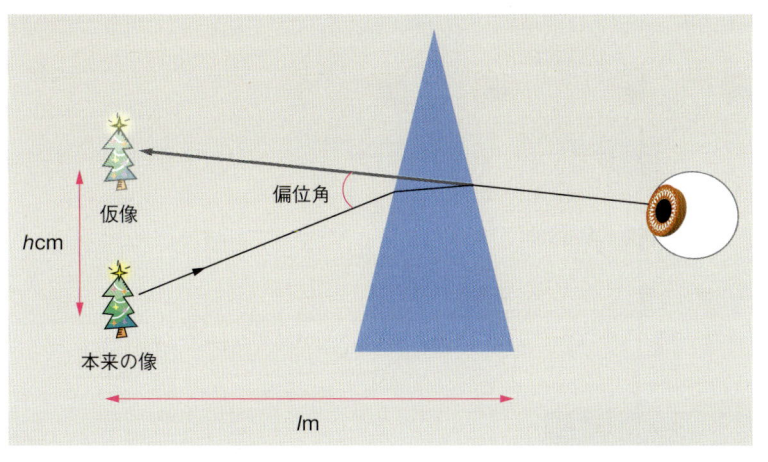

3. 眼鏡調整　165

図2　プリズムレンズのしくみ
プリズムジオプトリー（Δ）＝h/l
プリズムを通った像は基底側に偏位し，実際に見える像は頂点側に偏位して見える．

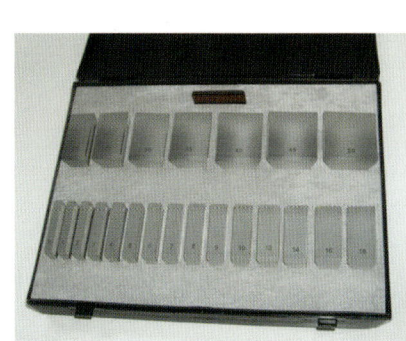

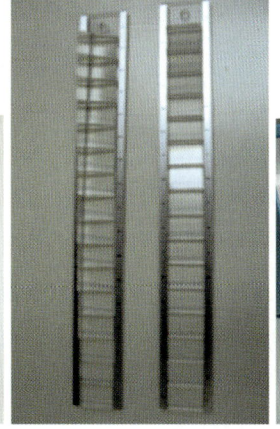

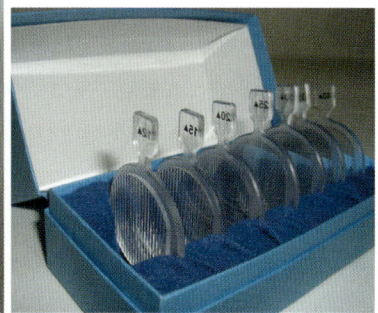

a. 角プリズム　　b. バープリズム　　c. Fresnel トライアルレンズ

図3　検査用プリズム

プリズム眼位測定

　検査用プリズムには，ガラスやプラスチックでできた四角い角プリズムとバープリズム，硬いプラスチックでできた Fresnel プリズムトライアルセット（図3a, b, c）がある．

　プリズムの置き方には Prentice（プレンティス）位置，最小偏位位置，前額面位置（図4）がある．測定法で検査結果が異なることがあるため，自分が行う方法の特性を知る必要がある[*2]．通常，測定のしやすさから Prentice 位置や前額面位置で測定することが多い．そのため，眼鏡枠で使用する Fresnel 膜プリズムや組み込み型プリズム，角プリズムも Prentice 位置で較正されている．

[*2] 小角度のときは各測定法で検査結果に大きな違いはないが，大角度のときはPrentice 位置で測定すると大きな誤差がでる[1]．

文献は p.316 参照．

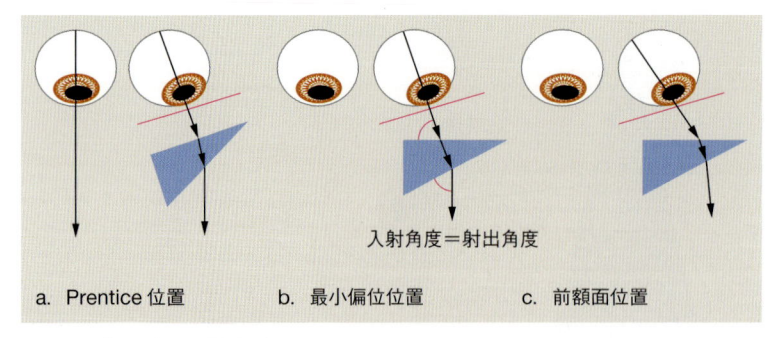

a. Prentice 位置　　　b. 最小偏位位置　　　c. 前額面位置

入射角度＝射出角度

図4　プリズムの置き方

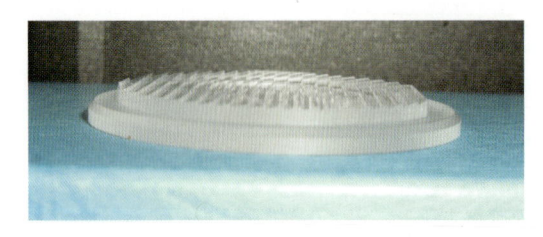

図5　Fresnel プリズムトライアル
小さな頂角が並んでいる．

　眼位測定では，大角度の斜視を測定する場合に注意が必要である．片眼に水平プリズム二つ，または垂直プリズム二つを重ねて測定してはいけない．なぜなら，30Δ と 40Δ のプリズムを重ねると 70Δ ではなく，実際の矯正効果は 141Δ となり，大きな誤差を生じるからである[1]．左右の眼にそれぞれ 30Δ と 40Δ のプリズムを分けて入れると実際の矯正効果は 80Δ となり，2 枚のプリズムを重ねるよりは誤差が少なくなる[1]．一方，水平と垂直のプリズムはベクトルが干渉しないために重ねて測定することが可能である．

プリズム眼鏡の種類

組み込み型プリズム：検眼レンズセットに 10Δ までのトライアルがある．処方は眼鏡レンズに直接プリズムを組み込む．技術的には 10Δ 程度の組み込みが可能であるが，レンズの厚みや重さが増すことにより装用感も見た目も悪くなる．そのため，片眼にプリズムを組み込む度数の限度は 5Δ 程度となる．組み込み型は像の拡大を来たすために，片眼に組み込むと不等像視を生じる．それを防ぐためにプリズムは左右均等に振り分けられることが多い．利点は Fresnel 膜プリズムと比較して縞がないために視力の低下が生じないことである．一方，欠点は色収差や歪視のために大角度の矯正ができないことと，高価であることである．

Fresnel 膜プリズム：ポリ塩化ビニールでできた柔らかい素材の膜

3. 眼鏡調整

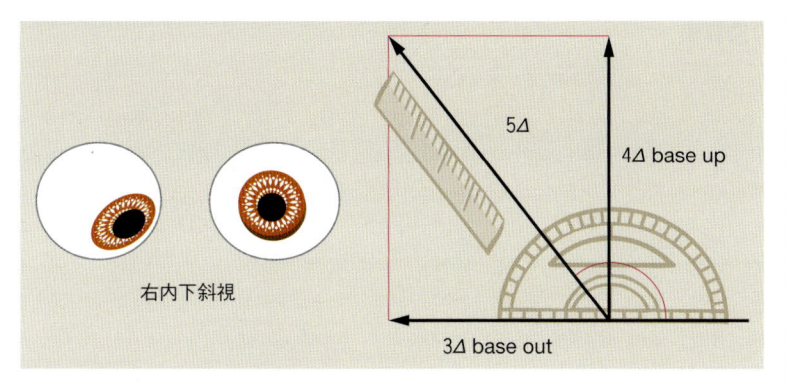

図6 斜めプリズムの求め方
右眼に 3Δ base out，4Δ base up の矯正が必要な場合，base の方向にベクトル矢印を示す．プリズムの大きさをそれぞれ 3cm，4cm で作図して長さと角度を直接測定することもできる．

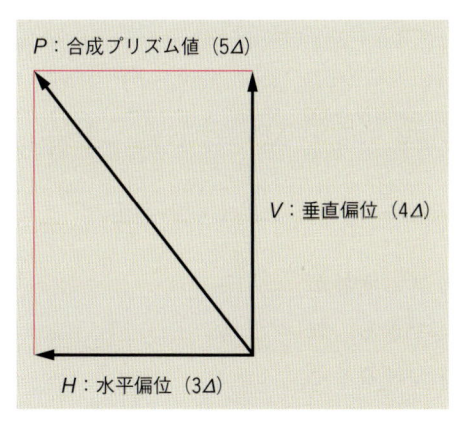

図7 プリズム度数の計算式
水平偏位を（HΔ），垂直偏位を（VΔ）とすると，斜めプリズムで矯正するためのプリズム度数は（PΔ）となる．
$P^2 = H^2 + V^2$
$P = \sqrt{H^2 + V^2}$
この式に，この図の場合の値を代入する．
$P = \sqrt{3^2 + 4^2}$
$P = 5\Delta$

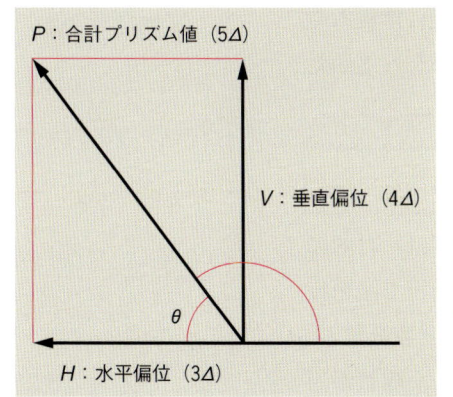

図8 プリズム角度の計算式
$\sin\theta = V/P$
$\sin\theta = 4/5$
$\sin\theta = 0.8$
$\theta = 53°$
もしくは
$\tan\theta = V/H$
$\tan\theta = 4/3$
$\tan\theta = 1.33$
$\theta = 53°$
この場合，基底の位置 $= 180° - \theta$ となる．θ は三角関数表を用いるか，計算機で計算して導く．

で，同じ頂角をもつ小さいプリズムが並んでいる（図5）．Fresnel 膜プリズムは通常のプリズムの厚さと比較すると格段に薄く，眼鏡に張りつけて使用することができる．また，40Δ までの大角度の斜視矯正ができ，拡大が問題にならないために片眼だけに処方することもできる[*3]．症状や経過に応じて取りはずしや変更も可能で，組

[*3] 外からプリズム装用者をみると，プリズムの頂点方向に眼球が偏位して見えるため整容的に問題となることがある．

表1 プリズム度数と角度の換算表

		1	2	3	4	5	6	7	8	9	10	11	12	13	14	15	
							水平方向のプリズム度数（D）										
垂直方向のプリズム度数（D）	1	2$^\Delta$/30°	2$^\Delta$/30°	3$^\Delta$/19°	4$^\Delta$/14°	5$^\Delta$/12°	6$^\Delta$/10°	7$^\Delta$/8°	8$^\Delta$/7°	9$^\Delta$/6°	10$^\Delta$/6°	12$^\Delta$/5°	12$^\Delta$/5°	15$^\Delta$/4°	15$^\Delta$/4°	15$^\Delta$/4°	1
	2	2$^\Delta$/84°	3$^\Delta$/42°	4$^\Delta$/30°	4$^\Delta$/30°	5$^\Delta$/24°	6$^\Delta$/19°	7$^\Delta$/17°	8$^\Delta$/14°	9$^\Delta$/13°	10$^\Delta$/12°	12$^\Delta$/10°	12$^\Delta$/10°	15$^\Delta$/8°	15$^\Delta$/8°	15$^\Delta$/8°	2
	3	3$^\Delta$/84°	4$^\Delta$/49°	4$^\Delta$/49°	5$^\Delta$/37°	6$^\Delta$/30°	7$^\Delta$/25°	8$^\Delta$/22°	9$^\Delta$/19°	9$^\Delta$/19°	10$^\Delta$/17°	12$^\Delta$/14°	12$^\Delta$/14°	15$^\Delta$/12°	15$^\Delta$/12°	15$^\Delta$/12°	3
	4	4$^\Delta$/84°	5$^\Delta$/53°	5$^\Delta$/53°	6$^\Delta$/42°	6$^\Delta$/42°	7$^\Delta$/35°	8$^\Delta$/30°	9$^\Delta$/26°	10$^\Delta$/24°	10$^\Delta$/24°	12$^\Delta$/19°	12$^\Delta$/19°	15$^\Delta$/15°	15$^\Delta$/15°	15$^\Delta$/15°	4
	5	5$^\Delta$/84°	6$^\Delta$/56°	6$^\Delta$/56°	6$^\Delta$/56°	7$^\Delta$/46°	8$^\Delta$/39°	9$^\Delta$/34°	9$^\Delta$/34°	10$^\Delta$/30°	12$^\Delta$/25°	12$^\Delta$/25°	15$^\Delta$/19°	15$^\Delta$/19°	15$^\Delta$/19°		5
	6	6$^\Delta$/84°	7$^\Delta$/59°	7$^\Delta$/59°	8$^\Delta$/49°	9$^\Delta$/42°	9$^\Delta$/42°	10$^\Delta$/37°	10$^\Delta$/37°	12$^\Delta$/30°	12$^\Delta$/30°	12$^\Delta$/30°	15$^\Delta$/24°	15$^\Delta$/24°	15$^\Delta$/24°		6
	7	7$^\Delta$/84°	7$^\Delta$/84°	8$^\Delta$/61°	8$^\Delta$/61°	9$^\Delta$/51°	9$^\Delta$/51°	10$^\Delta$/44°	10$^\Delta$/44°	12$^\Delta$/36°	12$^\Delta$/36°	12$^\Delta$/36°	15$^\Delta$/28°	15$^\Delta$/28°	15$^\Delta$/28°	15$^\Delta$/28°	7
	8	8$^\Delta$/84°	8$^\Delta$/84°	9$^\Delta$/63°	9$^\Delta$/63°	9$^\Delta$/63°	10$^\Delta$/53°	10$^\Delta$/53°	12$^\Delta$/42°	12$^\Delta$/42°	12$^\Delta$/42°	15$^\Delta$/32°	15$^\Delta$/32°	15$^\Delta$/32°	15$^\Delta$/32°	15$^\Delta$/32°	8
	9	9$^\Delta$/84°	9$^\Delta$/84°	10$^\Delta$/64°	10$^\Delta$/64°	10$^\Delta$/64°	12$^\Delta$/49°	12$^\Delta$/49°	12$^\Delta$/49°	15$^\Delta$/37°	15$^\Delta$/37°	15$^\Delta$/37°	15$^\Delta$/37°	15$^\Delta$/37°	20$^\Delta$/27°		9
	10	10$^\Delta$/84°	10$^\Delta$/84°	10$^\Delta$/84°	12$^\Delta$/56°	12$^\Delta$/56°	12$^\Delta$/56°	12$^\Delta$/56°	15$^\Delta$/42°	15$^\Delta$/42°	15$^\Delta$/42°	15$^\Delta$/42°	15$^\Delta$/42°	20$^\Delta$/30°			10
	11	12$^\Delta$/66°	12$^\Delta$/66°	12$^\Delta$/66°	12$^\Delta$/66°	12$^\Delta$/66°	12$^\Delta$/66°	15$^\Delta$/47°	15$^\Delta$/47°	15$^\Delta$/47°	15$^\Delta$/47°	15$^\Delta$/47°	20$^\Delta$/33°	20$^\Delta$/33°			11
	12	12$^\Delta$/85°	12$^\Delta$/84°	12$^\Delta$/84°	12$^\Delta$/84°	15$^\Delta$/53°	15$^\Delta$/53°	15$^\Delta$/53°	15$^\Delta$/53°	15$^\Delta$/53°	15$^\Delta$/53°	15$^\Delta$/33°	20$^\Delta$/37°	20$^\Delta$/37°	20$^\Delta$/37°		12
	13	15$^\Delta$/60°	15$^\Delta$/60°	15$^\Delta$/60°	15$^\Delta$/60°	15$^\Delta$/60°	15$^\Delta$/60°	15$^\Delta$/60°	15$^\Delta$/60°	15$^\Delta$/60°	15$^\Delta$/60°	20$^\Delta$/41°	20$^\Delta$/41°	20$^\Delta$/41°	20$^\Delta$/41°		13
	14	15$^\Delta$/69°	15$^\Delta$/69°	15$^\Delta$/69°	15$^\Delta$/69°	15$^\Delta$/69°	15$^\Delta$/69°	15$^\Delta$/69°	15$^\Delta$/69°	20$^\Delta$/44°	20$^\Delta$/44°	20$^\Delta$/44°	20$^\Delta$/44°	20$^\Delta$/44°	20$^\Delta$/44°		14
	15	15$^\Delta$/86°	15$^\Delta$/84°	15$^\Delta$/84°	15$^\Delta$/84°	15$^\Delta$/84°	20$^\Delta$/49°	20$^\Delta$/49°	20$^\Delta$/49°	20$^\Delta$/49°	20$^\Delta$/49°	20$^\Delta$/49°	20$^\Delta$/49°	20$^\Delta$/49°	20$^\Delta$/49°		15
		1	2	3	4	5	6	7	8	9	10	11	12	13	14	15	

（Reinecke RD, et al：An Improved Method of Fitting Resultant Prism in Treatment of Two-Axis Strabismus. Arch Ophthalmol 1977；95：1225-1257.）

み込み式プリズムよりも安価である．遠見と近見のプリズム度数が異なる場合も上下別々のプリズムを使用することで対応できる．欠点は細かい縞が外見上問題となること（眼鏡に薄い色をつけることで目立たなくできる），半年程度で黄色く変色するために再作製が必要となることである．角度が大きいプリズム（12Δ以上）は視力や両眼視の低下を来たし，両眼視の獲得というよりは，むしろ遮閉効果で複視を解消している場合があるので注意を要する．

プリズム処方

適応となる疾患と期待される効果：プリズム処方の仕方は，目的によって異なる．眼位異常のうち成人の斜位や間欠性外斜視で眼精疲労を自覚する場合は，複視や眼精疲労が改善する最小の度数を選ぶ．後天性の非共同性斜視は自然軽快することがあるために，症状が固定するまで半年以上無治療で経過観察されることも多い．この期間でも症状に合わせて膜プリズムの度数を変更しながら装用することにより快適な生活を送れるため，希望があれば積極的に試みるべきである．滑車神経麻痺など回旋偏位を伴う斜視はプリズムでの矯正は困難と思われがちであるが，垂直斜視のみを矯正すると水平矯正なしで症状の改善が得られることがある．これは垂直の融像幅が水

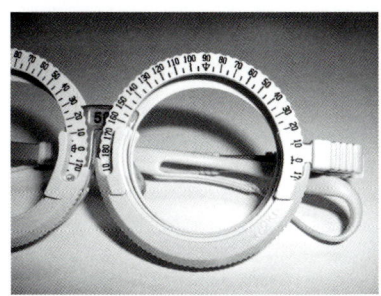

a. 目盛りのついた眼鏡枠   b. Base 50°

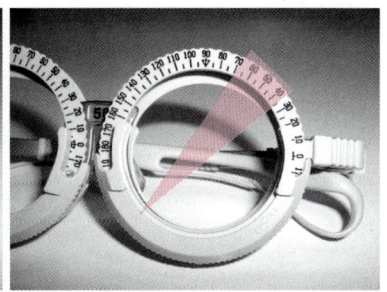

c. Base 230°

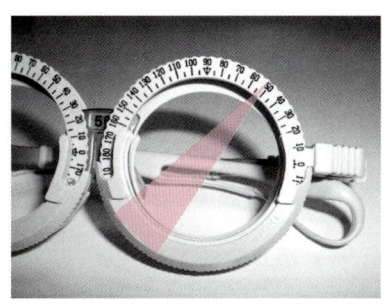

図9 プリズム度数表記の仕方

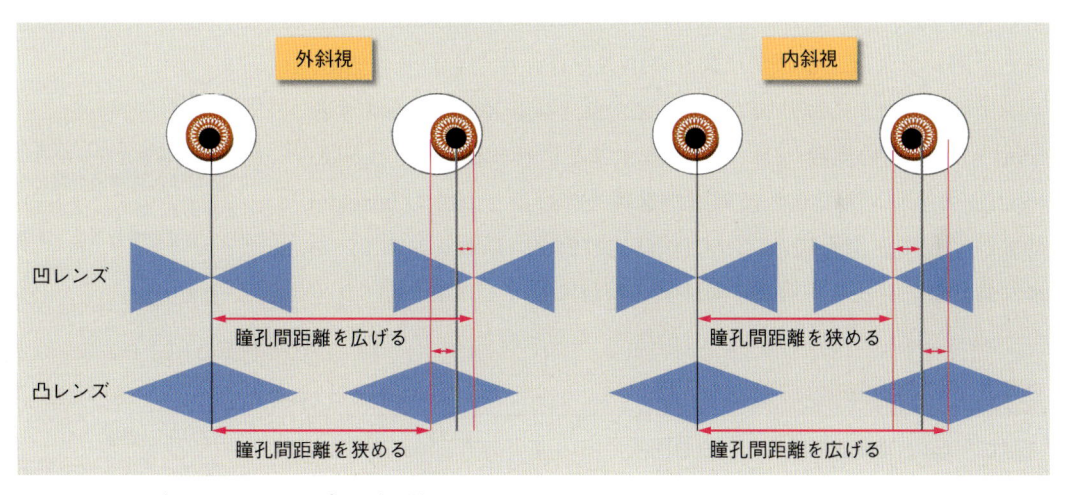

図10 レンズの偏心によるプリズム効果
Prenticeの法則：プリズム効果（Δ）＝レンズ中心からのずれ（cm）×レンズの度数（D）
非球面レンズにはあてはまらない．

平と比べて非常に小さいためと考えられる．先天内斜視は両眼視機能の獲得を目指して，また術後斜視ではプリズム装用によって中心窩への刺激を促して斜位化することを期待してプリズムを処方する[*4]．いずれの症例でも遠近の眼位を測定し，装用練習は度数の低いものから始めて十分に時間をかけて行う．実際の斜視角に相当するプリズムでは強すぎて装用できないことがあるため，本来もっている融像域を最大限に生かせる最も弱い度数を選ぶ必要がある．

[*4] 特殊な例としては管状視野や半盲，眼位性眼振，眼振阻止症候群などの治療として使われることもある．

プリズム度数の算出：水平と垂直方向の複視がある場合は，左右に水平，垂直方向に分けてプリズムを処方する方法と1枚のプリズムを斜めに処方する方法がある（図6）．計算でプリズム度数を導くには直角三角形の三角法を用い（図7），プリズムの角度を導くには三角関数を用いる（図8）．外来では，これらのプリズムの度数と角度が計算された換算表を利用している（表1）[2]．

斜めプリズム処方の記載法

眼鏡枠の度数表示は，左右眼ともに時計の3時の位置が0°となり，反時計回りで上半分が0°〜180°，下半分が180°〜360°を表す．さまざまな記載法があるが，通常プリズムの表記はプリズム度数（Δ）と基底（base）の方向（°）で表す（図9）．

球面レンズによるプリズム効果

プリズムを使用せずに通常の眼鏡でプリズム効果を得ることができる（図10）．凸レンズは二つのプリズムの基底を合わせたものと考え，凹レンズは二つのプリズムの頂点を合わせたものと考える．レンズの偏心によるプリズム効果（Δ）は，レンズ中心からのずれ（cm）とレンズの度数（D）の積で表すことができる[*5]．たとえば，+5.0Dの凸レンズで0.4cm瞳孔間距離を広げると，2Δのbase-out効果が得られる（図10）．この方法は比較的厚い球面レンズで，あまり強くないプリズム効果を期待する場合に有用である[*6]．

[*5] 屈折度数が小さい場合は，計算値と実測値が異なることがある．またレンズ中心から大きくはずれると，球面収差のために見にくさが生じる可能性がある．

[*6] これは，Prenticeの法則と呼ばれ，下記の式で算出できる．
プリズム効果（Δ）
＝レンズ中心からのずれ（cm）×レンズの度数（D）．

> **カコモン読解** 第21回 一般問題64
>
> 交代プリズム遮閉試験を行い，右眼固視で10Δ基底外方，10Δ基底上方である．左眼のみで矯正するのに必要なプリズム眼鏡の処方はどれか？
>
> a 10Δ基底45°　　b 10Δ基底135°　　c 15Δ基底45°
> d 15Δ基底135°　　e 20Δ基底135°

解説 右眼固視であると，左眼に10Δの基底外方，10Δ基底上方のプリズムを装用していることになる．つまり10Δの内斜視と10Δ左下斜視となる（図11）．直角三角形の法則や三角関数を用いて斜めプリズムの度数と角度を計算することができるが，さらに簡単に答えを導き出すことができる．水平偏位，または垂直偏位の大きいほうの角度（この場合は両眼とも10Δなので10Δ）より大きく，両

者を合計した角度（この場合は20Δ）より小さい角度で頂点を眼球偏位の方向に向ける．この法則を当てはめるとプリズム度数は15Δ，左眼は内下斜視であるから，頂点を内下方に向けると基底は45°になる．

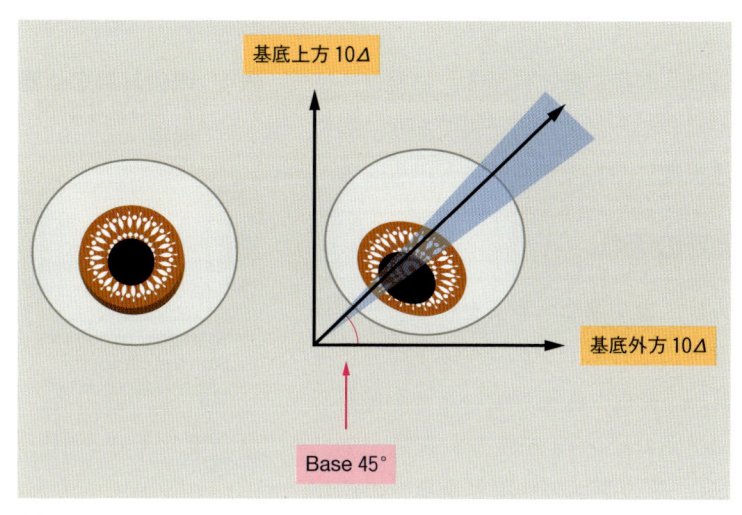

図11
眼位は左眼内下斜視となる．縦と横のベクトルはそれぞれ10Δで正方形の対角線が合成プリズムの大きさ（$10\sqrt{2}Δ$）となり，その角度は45°となる．

模範解答　c

（西村香澄）

斜視・弱視の眼鏡処方

眼鏡装用を必要とする主な斜視・弱視を表1に示す．斜視は，遠視が強かったり，AC/A比[*1]が高いことによる内斜視であり，弱視は遠視や乱視が強かったり，遠視度に左右差があることで生じる．

屈折検査から眼鏡処方までの流れ

斜視・弱視に対する眼鏡処方は，まず調節麻痺薬を使って屈折検査をすることから始まる．初診時には外来でシクロペントラート塩酸塩（サイプレジン®）を点眼し，遠視や乱視が強いことを確認したら，必ずアトロピン硫酸塩（アトロピン®）を処方する[*2]．

処方したアトロピン硫酸塩は，その眼への作用と全身への副作用[2]（皮膚の紅潮，発熱，口渇など）を十分に説明した後，自宅で1日2回両眼に5日間点眼[3]し，6日目の朝も点眼して再診させ屈折検査を行う．もしも途中で副作用が出現した場合は，点眼を中止して連絡してもらい，再診を早めて屈折検査をするようにしている．

そこで得られた屈折値から，遠視度数は毛様筋の生理的緊張分として0.5～1.0D引いた値を眼鏡度数として処方する[4]．乱視度数は，0.25Dあるいは0.5Dであれば入れないが，0.75D以上あればそのまま残す．

アトロピン硫酸塩の調節麻痺作用の効果は，点眼中止後徐々に減弱し10～15日で消失[5]する．一般的には，なるべく早めに処方せんを眼鏡店へもっていって眼鏡を作製してもらい，アトロピン硫酸塩の効果がなくなる前のピントがぼやけているうちに装用を開始してもらうようにする．そうすれば，眼鏡を掛けることによりぼやけが解消されるので，抵抗なく掛け始めることができる．

屈折性調節性内斜視

遠視度数が強く，特に近見の対象物を見ようと調節をすると，それに連動して輻湊が生じ内斜視となるもので，明視努力が始まる1歳半ごろからの発症が多い．最初は間欠的に内斜視がみられるが，そのうち恒常性となる．眼鏡装用で眼位は正位になるが，眼鏡をは

表1　眼鏡装用を必要とする主な斜視・弱視

斜視
屈折性調節性内斜視（refractive accommodative esotropia）
部分調節性内斜視（partially accommodative esotropia）
非屈折性調節性内斜視（nonrefractive accommodative esotropia）

弱視
不同視弱視（anisometropic amblyopia）
屈折異常弱視（refractive amblyopia）
経線弱視（meridional amblyopia）

[*1] **AC/A**
accommodative convergence/accommodation（調節性輻湊対調節）のことであり，AC/A比が高いと調節による輻湊が強く，そのために近見で内斜視になる．

[*2] 一般的には1％アトロピン硫酸塩を処方するが，筆者らは生体への作用を考慮し，3歳未満には0.25％アトロピン硫酸塩を，3～5歳児には0.5％アトロピン硫酸塩を，6歳以上で1％アトロピン硫酸塩を処方[1]している．もちろん，0.25％と0.5％は院内薬局に依頼して生理食塩水で希釈してもらい，院内処方で出すようにしている．

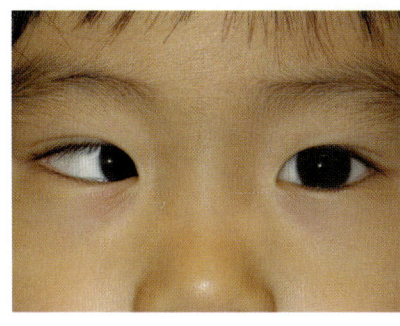

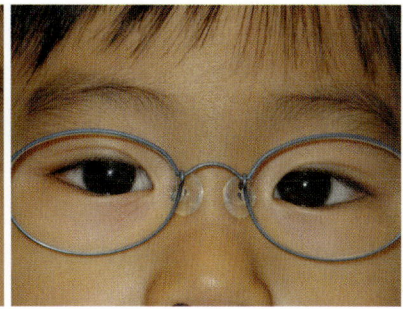

図1　屈折性調節性内斜視（3歳，男児）
左：+30°の内斜視がみられる．
右：右 +5.25 D，左 +5.25 D の眼鏡装用で眼位は正位となる．

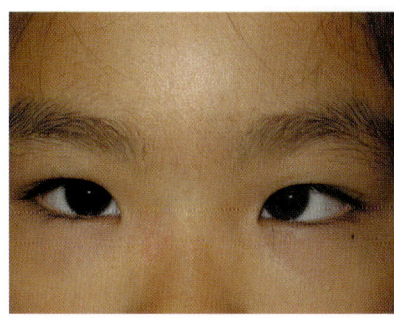

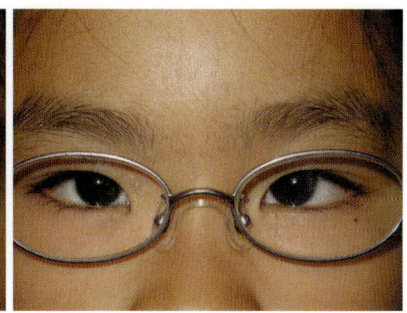

図2　部分屈折性調節性内斜視（9歳，女児）
左：+15°の内斜視がみられる．
右：右 +2.75 D，左 +3.5 D の眼鏡装用でも +7°の内斜視が残る．

ずすと内斜視がみられる（図1）．

部分調節性内斜視

　屈折性調節性内斜視と同様な発症機転をとるが，眼鏡装用でも眼位が正位にならず，内斜視が残る（図2）．眼鏡作製後，半年以上経過をみても眼位が正位にならなければ，残った内斜視に対して手術が必要となる．

非屈折性調節性内斜視

　屈折は，正視，遠視，近視のいずれでも起こるが，中等度遠視が最も多い．AC/A 比が高いため，近見内斜視角が遠見斜視角よりも 10Δ以上大きくなる．眼鏡は，遠用度数に +3.0 D を加入した度数を近用部に入れた二重焦点眼鏡を処方する．眼鏡装用により遠用部で近見視すると内斜視がみられるが，近用部では正位になる（図3）．

文献は p.316 参照．

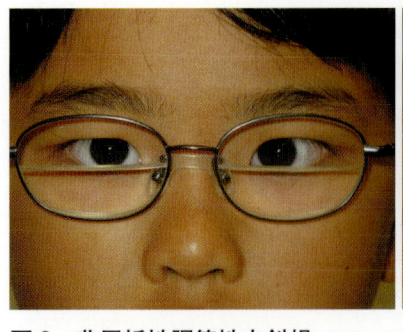

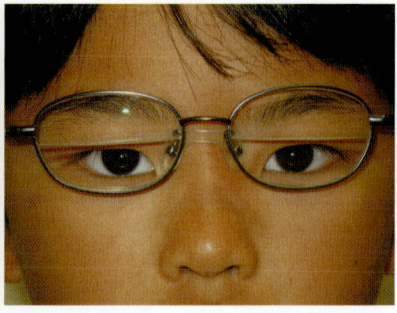

図3　非屈折性調節性内斜視（8歳，男児）
左：上部は右＋3.5D，左＋3.5D，下部はそれぞれ3.0D加入の二重焦点眼鏡．上部で近見視をすると＋10°の内斜視がみられる．
右：下部での近見視では眼位は正位となる．

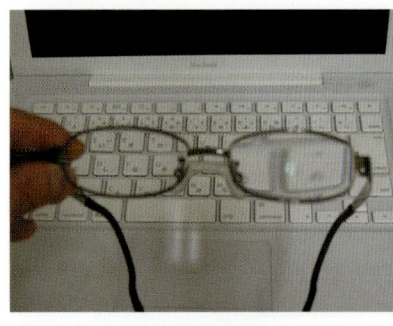

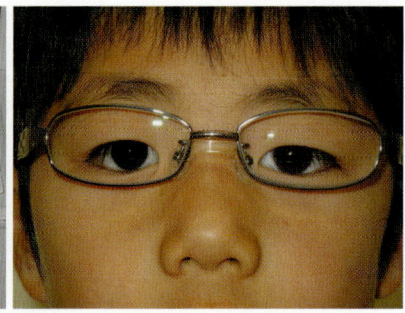

図4　不同視弱視の眼鏡
左：右＋0.5D，左＋4.0Dの眼鏡．
右：7歳，男児．3歳からの眼鏡装用で視力は右(1.2)，左(0.9)，眼位は正位である．

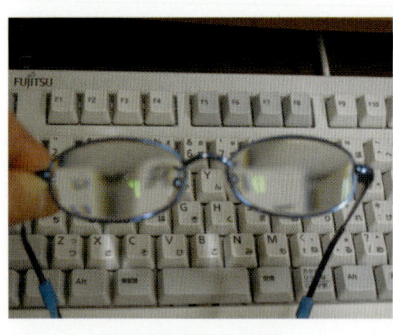

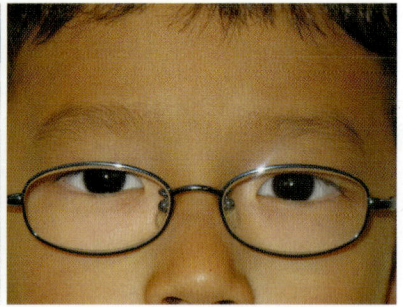

図5　屈折異常弱視の眼鏡
左：右＋6.75D，左＋7.5Dの眼鏡．
右：6歳，男児．3歳からの眼鏡装用で視力は両眼とも(1.0)，眼位は正位である．

不同視弱視

　遠視性不同視弱視が最も多い．左右差が2.0～2.5D以上あると屈折値の強いほうの眼が弱視となる．小児の場合，不同視差が大きくても眼鏡装用は可能[*3]であるので，アトロピン硫酸塩点眼後の屈折

[*3] 小児では，不同視差が5～6Dの差であっても掛けられるので，その差を縮めることなく処方する．

値から，前述のように両眼等量の毛様筋の生理的緊張分を引いて処方する（図4）．

　眼鏡装用により視力が改善した後に眼鏡をつくり替える場合には，シクロペントラート塩酸塩あるいはアトロピン硫酸塩点眼後の屈折値をもとに，調節麻痺の状態が消失した後に再診してもらい，装用テストを行い，自覚的に装用可能となる度数で処方をする．

　もし，小学校高学年以上になって，不幸にも視力が出なかった場合には，弱視眼の遠視度数を健眼の度数と同じにして処方する．

屈折異常弱視

　遠視性屈折異常弱視が最も多い．アトロピン硫酸塩点眼後の屈折値から毛様筋の生理的緊張分を引いて処方する（図5）．再度作成する際は，不同視弱視に準ずる．

経線弱視

　乱視度が1.0〜2.0D以上あるために生じる弱視で，アトロピン硫酸塩点眼後の屈折値から，球面度数は両眼等量の毛様筋の生理的緊張分を引き，乱視度数はそのまま残して処方する．再度作成する際は，不同視弱視に準ずる．

〔林　孝雄〕

眼鏡と医療費控除・療養費支給

眼鏡と医療費控除

　眼科での治療の一環として装用する眼鏡およびコンタクトレンズは，医療費控除の対象となる．その対象となる疾患を**表1**に示す．このなかには，通常の近視，遠視，乱視，老視などは含まれていない．

　この医療費控除は，眼科疾患だけではなく他科の治療費も含み，また，家族すべての医療費や通院するのにかかった交通費，付添人がいたらその人の費用や交通費なども含めて，1年間に10万円を超えた場合，その超えた金額が医療費控除の対象となる[*1]．それを年度末の確定申告時に最寄りの税務署に申請をして，控除を受けるのである．

　眼科医は，患者からの申請により，**表1**に挙げた疾患名と眼鏡等を必要とする理由を記載した確定申告用処方せんを渡し，確定申告を行ってもらうようにする．

眼鏡と療養費支給

　2006（平成18）年4月1日より，"小児弱視"，"斜視"，"先天白内障術後の屈折矯正"の治療用眼鏡およびコンタクトレンズ（以下"治療用眼鏡等"とする）が療養費支給の対象とされ，その作製費用の一部が戻ってくる制度が始まった．つまり，それまでは全額自己負担であった前述の"治療用眼鏡等"が，健康保険の適用となり，申請により保険給付されることになったのである．ただし，対象年齢は9歳未満で，一般的な近視などの眼鏡やアイパッチ，Fresnel膜プリズムは対象にはなっていない．

　利用方法としては，まず全額自己負担で"治療用眼鏡等"を購入した後，後述の書類を加入する健康保険の組合窓口等に提出し，療養費支給申請をするのである．それにより，負担割合以外の額が国で定めた交付基準の範囲内で保険給付される．

　申請に必要な書類としては，①療養費支給申請書（加入している

[*1] たとえば，眼鏡代を含む家族全員の全治療費が15万円であれば，差し引き5万円が医療費控除の対象となる．確定申告時には，すべての領収書が必要となるので，きちんと保管しておく必要がある．

表1　医療費控除の対象となる疾患

1. 弱視
2. 斜視
3. 調節異常
4. 不等像性眼精疲労
5. 変性近視
6. 白内障手術後
7. 緑内障手術後
8. 角膜炎
9. 角膜外傷
10. 虹彩炎
11. 網脈絡膜炎
12. 網膜色素変性症
13. 視神経炎

健康保険組合窓口等にある)，② 眼科医の“治療用眼鏡等”の作成指示書の写しおよび検査結果，③ 購入した“治療用眼鏡等”の領収書，となっている．このうち，眼科医の“治療用眼鏡等”の作成指示書および検査結果については，特に決められた型のものはなく，一般的に使用されている眼科医が発行する処方せんに検査結果(“治療用眼鏡等”装用後の視力等）を記入したものでもよいとされている．ここでは，日本眼科学会が作成した『弱視等治療用眼鏡等作成指示書』を示す（**図1**）．これは，日本眼科学会のホームページ[1]から入り，“会員のみなさまへ”のコンテンツインデックス中の“日本眼科社会保険会議”に“小児弱視等治療用眼鏡等の療養費支給につ

文献は p.316 参照.

弱視等治療用眼鏡等作成指示書

氏名：　　　　　　年齢：　　歳（男・女）

住所：

Ⅰ．種類（○で囲む）：眼鏡
　　コンタクトレンズ（ ハード ・ ソフト ）

Ⅱ．度数及び用法

1. 眼　鏡

	S（球面）	C（円柱）	A（軸）	近用加入度	PD（瞳孔距離）	用　法
右					mm	遠用・近用 遠近両用
左					mm	

2. コンタクトレンズ

右		用法	遠用・近用・遠近両用
左			

Ⅲ．備考（眼鏡等を必要とする理由）

1. 疾病名

2. 治療を必要とする症状及び患者の検査結果

右眼視力：

左眼視力：

年　　月　　日

医療機関
医師氏名　　　　　　　　　　印

図1　弱視等治療用眼鏡等作成指示書（日本眼科学会）
“治療用眼鏡等”の作成指示および検査結果が記載できる．

いて"という項目がある．そこをクリックして入れば，この『弱視等治療用眼鏡等作成指示書*2』をPDFとしてダウンロードできる．

なお再給付に関しては，5歳未満では前回の給付から1年以上経過していること，5歳以上では前回の給付から2年以上経過していることとなっている．

*2 この用紙に眼鏡度数，視力および眼鏡装用を必要とする理由を記載し，家族に渡し，加入している健康保険の窓口で手続きをしてもらう．

カコモン読解 第20回 一般問題61

小児弱視等治療用眼鏡等の療養費の支給対象となるのはどれか．3つ選べ．
a 屈折性弱視に対する眼鏡
b 調節性内斜視に対する眼鏡
c 弱視治療用遮眼子（アイパッチ）
d 先天白内障術後のコンタクトレンズ
e 麻痺性斜視に対するFresnel膜プリズム

解説 前述したように，小児弱視等治療用眼鏡等の療養費の支給対象となるのは，"小児弱視"，"斜視"，"先天白内障術後の屈折矯正"の治療用眼鏡およびコンタクトレンズであるから，ここに挙げられた選択肢のなかでは，屈折性弱視に対する眼鏡，調節性内斜視に対する眼鏡，先天白内障術後のコンタクトレンズの三つである．

弱視治療用遮眼子（アイパッチ）と麻痺性斜視に対するFresnel膜プリズムは，支給対象とはならない．

模範解答 a，b，d

（林　孝雄）

ロービジョン患者の矯正眼鏡処方

ロービジョン患者の屈折・視力検査

　ロービジョンの原因となる眼疾患では，強度の近視や遠視，乱視を伴うことはまれではない．そして，矯正視力がきわめて低いと，最高視力決定が困難になることが少なくない．中間透光体の混濁が強く，オートレフラクトメータでの測定が困難な場合は，完全暗室で近距離の検影法を行うとわかる場合がある．偏心視（eccentric viewing）[*1]の場合は，中心窩での屈折値が実用にならないことを踏まえ，偏心視のまま測定するが，この状態の値は安定しないので，あくまで参考値とする．±1.00 D（ジオプトリー）だけでなく，時には±10.0 Dもの加入での差を比較して，大きなずれがないかを確認する．乱視の場合も，差分の大きなクロスシリンダによる測定が必要になることがある．一般的には，ピンホールを利用して最高視力を推定するが，極端な視野狭窄や偏心視の場合は，むしろわかりにくくなることもある．処方前には，必ず現在もっているすべての眼鏡と比較し，より適切な値になっているかを確認する．矯正視力が低い場合であっても，自覚的に見やすくなる場合は矯正眼鏡を処方すべきである．

[*1] **偏心視**
主観的に真正面と感じる視線方向からの像が中心窩に投影されるにもかかわらず，周辺網膜を使って対象を見ること．中心窩網膜の感度が低下していると，偏心視により，比較的高い視力が得られる場合がある．

ロービジョンエイドとしての近用眼鏡

"眼鏡型ルーペ"とは：いわゆる近用矯正眼鏡でも，便利なロービジョンエイドとして役に立つ場合がある．この処方には特別な道具は不要で，どこの眼科でもできる．新聞のような一般書類の標準的なサイズの文字を読むのに必要な矯正視力は，0.5 以上である[*2]．30 cmで測定した近見矯正視力が0.4 の場合，遠見の屈折値に＋4 D加入し，遠点を25 cmとし，近見視力表の視距離を25 cmにして測定すると，視距離が6分の5になるので視標の大きさが5分の6倍になり，0.5 のサイズの視標（すなわち新聞の文字）が読める場合がある．これでも困難な場合は，＋8 Dくらいまで，＋0.5 Dあるいは＋1.0 D刻みで視距離と見やすさについて自覚的な使用感を比較し

[*2] 最近は新聞の文字が大きくなり，新聞を読む際の必要視力が0.3 とされることもあるが，本項では0.5 を基準とする．

a. 通常の近用眼鏡の視距離.

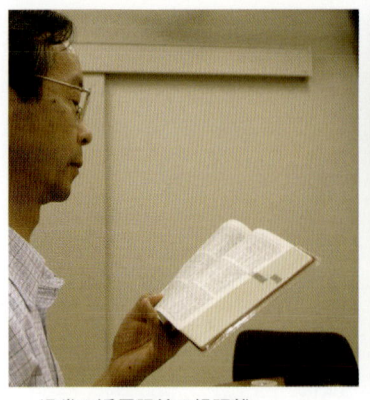

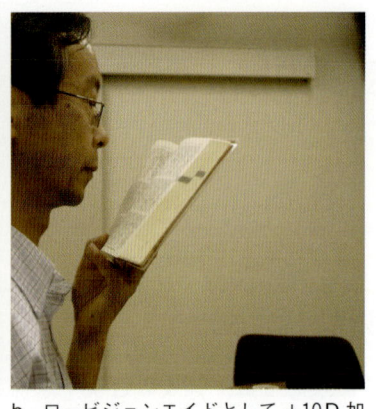

b. ロービジョンエイドとして＋10D加入した近用眼鏡での視距離.

図1　ロービジョンエイドとしての近用眼鏡の例

て度数を決定する．加える度数が強くなれば，当然視距離は短くなり，たとえば＋8Dの場合は12.5cmとなる．度数が強いため，ほんの少し視距離を変えただけでもピントが合わず使えないということになりがちであるが，装用する際のポイントは，対象物を眼鏡に近づけ，そこから少しずつ遠ざけて，はっきり見えるところで止めるようにし，一番見やすい距離での見え方を実感しながら，これは"老眼鏡ではなく，眼に近づけて見る眼鏡型のルーペ"であることを，理解してもらうことである（**図1**）．

"眼鏡型ルーペ"を使用する際の注意：また，視距離が短くなるほど違和感が増し，高齢者には特に好まれにくいが，両手が空くので，読書や作業をする場合は，手持式の拡大鏡などを利用するよりも便利だといわれる．強度レンズでは，プリズム効果による視線への影響や頂間距離の効果による度数への影響が生じやすいため，瞳孔間距離を短めに，小さめのレンズで，眼からやや離して使用すると問題が改善する傾向にある．プリズム効果の推定に有用なPrenticeの公式[*3]は，非球面レンズでは計算どおりにはならないので注意を要する．強い度数を加入する場合は輻湊角が増すため，プリズムをbase in（基底内方）に入れると楽になる．通常の眼鏡処方の範囲では両眼に各6Δを加入するのが限度であり，個人差はあるものの，この方法で使用可能な加入度数はせいぜい＋12Dくらいまでである．もし＋12D加入，8cmでの使用が可能である場合は，その文字サイズは30cmで見たときより3.6倍の大きさになるので，0.15の矯正視力があれば，この方法を試してみる価値があるということになる．専門店ではプリズム加工済みの軽量化した製品も販売されてい

[*3] **Prenticeの公式**
視軸がレンズの光学中心からずれるとプリズム効果Pが生じる．$P(\Delta)$は，光学中心からのずれh（cm）とレンズ度数D（D）の積で求まる．たとえば，10Dのレンズ光学中心を1mm偏位したときのプリズム効果は1Δとなる．

るため，眼鏡型ルーペの利用が患者のニーズに合っている場合は，紹介するとよい．

また視距離が短くなるほど，対象物と顔面が近づき，頭の影で光が遮られやすいため，天井照明に加えスタンドライトを使用することや，強い度数のレンズでは頭や眼を動かすと歪みを生じやすいため，頭や眼はなるべく動かさずに対象物を動かすことなどをアドバイスするとよい．

単眼視する場合：両眼視が困難な場合は，使用しやすいほうの眼だけを使用する．左右どちらの眼を使用するかについては，視力だけで判定せず，MNREAD[*4] などの読書評価チャートを利用して読書速度の速いほうの眼を利用することが望ましい．片眼で見る場合やもともと複視がある場合などでは，他眼をローパスフィルターで遮閉することにより疲労を軽減できる場合もある．

羞明への対処：まぶしくてよく見えないという場合は，近用眼鏡であっても遮光眼鏡用の特殊フィルターを合わせて用いるとよい．まぶしい場合の対策として手軽に活用できるものとしては，タイポスコープ[*5]を眼鏡とともに紹介するとよい．

二重焦点レンズ：ロービジョン患者のなかには，調節力が低下している場合も少なくないので，二重焦点レンズの矯正眼鏡が好まれることも多い．二重焦点レンズでは，遠用レンズの下方部に近用のプラス加入が施されているものだけでなく，近用レンズの上方部に遠用のマイナスレンズが加入されているものもあり，試みる価値がある．

視環境の整備：また，眼科外来ではよく見えていたのに，家ではよく見えないと訴える主な原因は，部屋の照明や見る対象の低コントラストにある．まず，物を見る場所に明るさを遮るものがないか，照明の照度や位置は適当か，確認するようアドバイスするとよい．ロービジョン患者の矯正眼鏡の処方にはさまざまな制約条件が錯綜するため，すべてを完璧に満足させることは困難である．そのため，やや大きめに見えるものを選択し，その場では決定せず，実際に使用する場所で試用した後に処方することが望ましい．

他のロービジョンエイドを利用するための眼鏡

拡大鏡や単眼鏡などのロービジョンエイドを利用する場合，乱視が矯正できるという利点だけでなく，近・遠視の矯正をしたほうが効率のよいエイド使用が可能になる場合がある．

[*4] **MNREAD**
30文字の単純・等質な文章が0.1対数ずつ異なる大きさ（大→小）で印刷された読書評価チャート．音読時間を測定することで最大読書速度と臨界文字サイズ（最大読書速度で読める最小の文字サイズ）が得られる．

[*5] 黒い紙にスリットを空けたもので，スリット部分に見たい部分を合わせて使用するもの．

a. b.

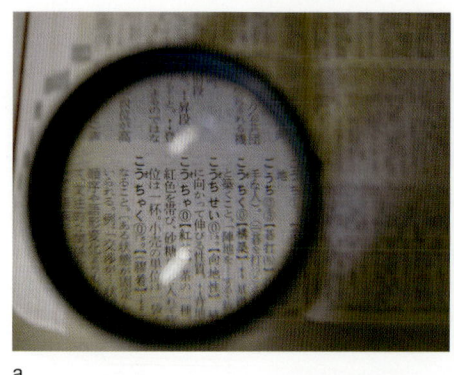

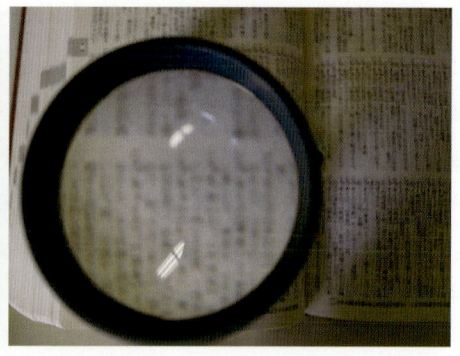

図2　卓上型拡大鏡の矯正眼鏡の有無による見え方のシミュレーション
a. 矯正眼鏡で見た場合．レンズ内にピントが合う．
b. 未矯正の強度近視の場合．レンズ外に比べレンズ内のピントがぼやける．

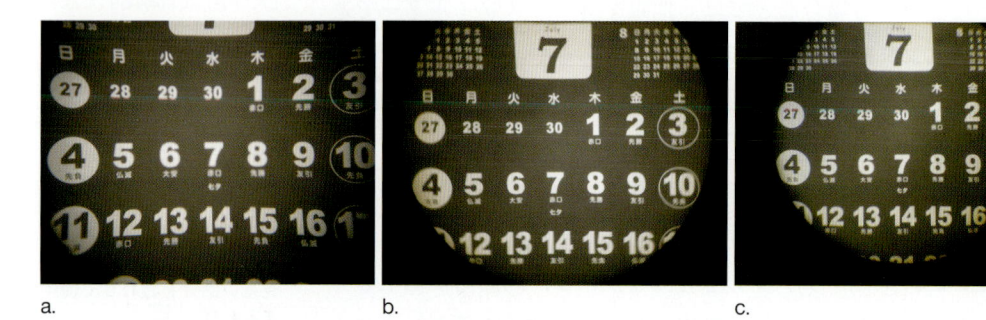

a. b. c.

図3　単眼鏡の矯正眼鏡の有無による見え方のシミュレーション
a. 未矯正の強度近視の場合（ナイツ8x単眼鏡）．単眼鏡とカメラの間に+10Dレンズをはさんで撮影．bよりも大きく見える．
b. 完全矯正眼鏡で見た場合．8倍の単眼鏡を介して撮影．
c. 未矯正の強度遠視の場合．単眼鏡とカメラの間に−10Dレンズをはさんで撮影．bよりも小さく見える．

拡大鏡（ルーペ類）を使用する場合：卓上式拡大鏡では，−1D程度の近視あるいは調節が必要で，強度近視であるとピントが合わなくなり（**図2**），強度遠視では，足を浮かせて見ないとピントが合わない．手持式拡大鏡では，近・遠視によってピントが合わなくなるということはないが，乱視がある場合は，これを遠用の矯正眼鏡で矯正したほうがより鮮明な網膜像が得られる．

単眼鏡（望遠鏡）を使用する場合：Kepler（ケプラー）式の単眼鏡の場合，接眼レンズが凸レンズであるため，遠視の人が裸眼の状態で使用すると，遠視矯正に使うべき凸レンズの度数分を差し引いた接眼レンズの単眼鏡を矯正眼鏡装用下で使用する場合と同等の光学系となり，その倍率は減り，逆に近視ではその倍率が増える（**図3**）．Galileo（ガリレオ）式の単眼鏡の場合は，接眼レンズが凹レンズであるため，未矯正の近視で，倍率は減り，遠視では増える．高倍率

を得る目的で，あえて未矯正で単眼鏡を使用するという場合もあるが，乱視がある場合は，より鮮明な網膜像を得るために，矯正眼鏡を装用した状態で単眼鏡を使用するべきである．

拡大読書器を使用する場合：拡大読書器を使用する際の視距離は，ほとんどが40cm以内であるので，近用眼鏡を装用しての利用が望ましい．拡大読書器は，ルーペに比べ広い視野が確保され，拡大率も十分得られるため，ピントが合っていなくとも楽に見えるまで大きくしてしまう傾向がある．しかし，"見る"ためでなく"読む"ためには，画面内に入る文字の大きさだけでなく文字の数が重要で，最低でも5文字入っていたほうが読みやすくなる．見えるのであれば，少しでも小さな文字を利用することが有利であり，これを確保するために屈折矯正は不可欠である．矯正視力が著しく低下している場合，文字を大きくすると同時に画面全体の画角を大きくしなければならない．画面に近づくと文字も画角も大きくなるが，近づけば近づくほど度数の強い近用眼鏡が必要になる．羞明や昼盲の著しい患者では，白黒反転や輝度調整といった拡大読書器本来の機能だけでは十分ではなく，拡大読書器の使用に遮光眼鏡を装用したほうが見やすいという場合もある．

視覚障害者用補装具としての矯正眼鏡の申請時における注意点

近用眼鏡と遠用眼鏡はそもそも使用目的が異なり，別々の補装具として申請可能なはずであるが，自治体の経済面を根拠とする制度上の制約として，この両方を同時に申請することができない場合が少なくない．多くの自治体においては，"就学・就労に必要である"と医学意見書に明記されていると，近用眼鏡と遠用眼鏡を同時に申請することができる．申請時に眼科医の作成する書類の記載の仕方により，判定が異なる場合があるため，書類作成時には注意が必要である．また，対応が自治体により異なるため，事前に役所の担当者に問い合わせ，過不足のない記載を心掛けるべきである．

〔仲泊　聡〕

遮光眼鏡

羞明と遮光眼鏡

　羞明（photophobia, glare）の発生機序は，無虹彩や散瞳による入射光量の増加，前眼部や中間透光体の混濁に伴う散乱光，眼底の白色調病変による乱反射，網膜視細胞や視神経の機能異常など多岐にわたり，いまだ解明されていないものも多い[1,2]．眼疾患の多くで羞明を来たし，複数の要因をもつものもあるが，ここでは羞明の軽減を目的として装用する眼鏡を総じて"遮光眼鏡（filter glasses, filters）"と呼称する[*1]．

　光は波長が短いほど散乱しやすいため[3,4]，短波長光を遮断し，長波長光を通すと，羞明を軽減できる割に暗くなりにくい．このよう

文献は p.316 参照．

[*1] 日本ロービジョン学会用語委員会発行のロービジョン関連用語ガイドラインでは，遮光眼鏡の定義を"グレアの軽減，コントラストの改善，暗順応の補助等を目的として装用する光吸収フィルタを用いた眼鏡．屈折度数を有するものを含む"としている．

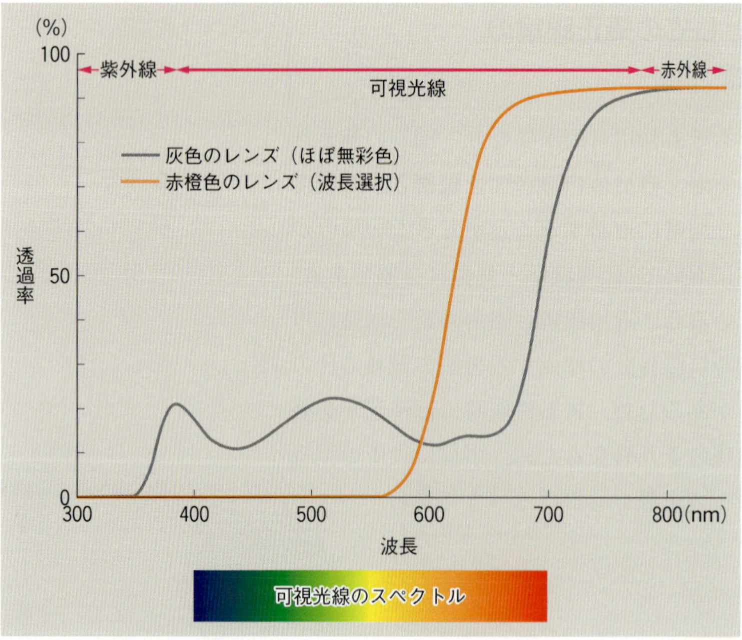

図1　分光透過率曲線
灰色（無彩色）のレンズは可視光線の全波長を一様に遮断する．例示の赤橙色レンズは波長 550 nm 以下の光を完全に遮断し，650 nm 以上の光線をよく通すという波長選択性が高い．これにより，暗くしないで羞明を抑えるという観点から"効率がよい"といわれる．

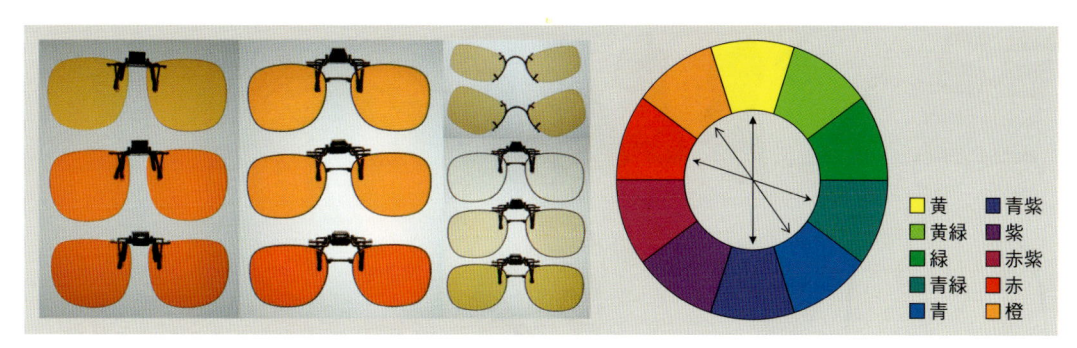

図2 黄〜橙〜赤色の遮光レンズと色相環（補色関係）
遮光レンズは光吸収フィルタとして元の色光から吸収した波長の色を減じた色光を眼に届ける．吸収光と透過光の色は補色の関係となり，レンズは透過光の色を示す．これを通して見た物の色は，レンズの色が強まり，その補色の色が弱まるように変化する．橙や赤のように波長選択性が強い場合，視界の色つきと外観の問題から処方を希望する患者は少ない．

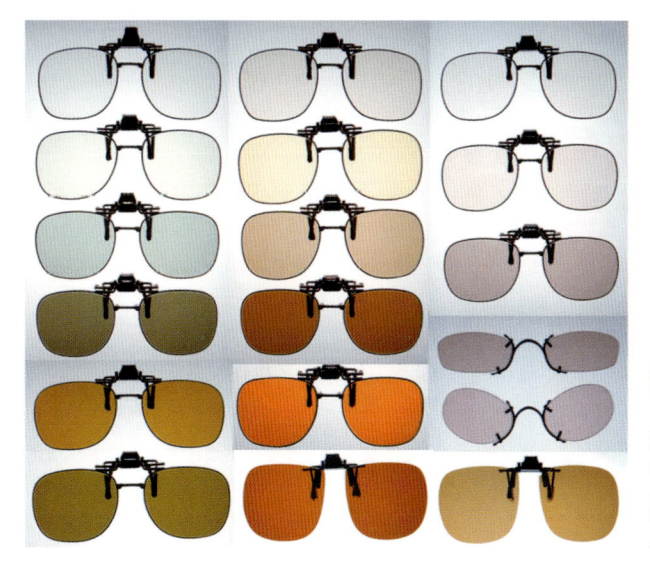

図3 緑・茶・灰色（ほぼ無彩色）の遮光レンズ
羞明が軽い場合，自然な色で見たい場合，外観が気になる場合に好まれやすい．波長選択性のないNDフィルタ（neutral density filter）も2010（平成22）年4月からは補装具申請できるようになった．

な分光透過率（図1）の波長選択性が強い遮光眼鏡は黄〜橙〜赤色となり，装用時の視界はレンズ色に染まって見える（図2）[5]．波長選択性の弱い緑色や茶色，あるいは全波長をほぼ均一に透過・吸収する灰色（無彩色）では，色相の変化は少ないかほとんど生じないが，羞明をより軽減しようとすると暗くなりがちである（図3）．

取りはずしが簡単で軽いレンズの開発（図2,3）や，上下左右からの入射光を減らす工夫（図4）などもなされてきている．

補装具としての"遮光眼鏡"

行政上，"遮光眼鏡"の定義は2010（平成22）年4月に"羞明の軽減を目的として，可視光のうちの一部の透過を抑制するものであって，分光透過率曲線が公表されているものであること"とされ

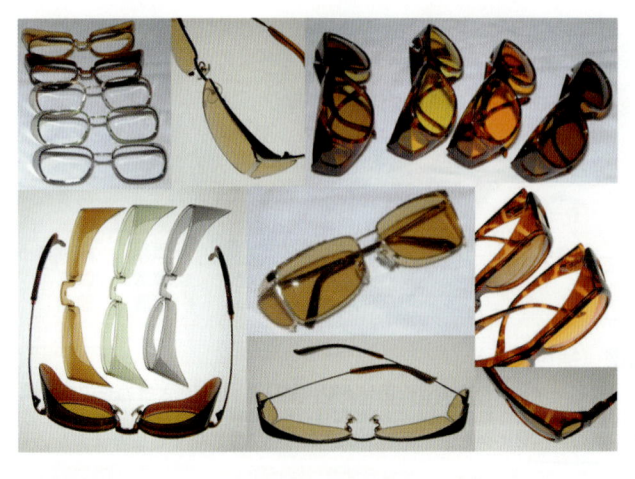

図4　上下左右からの入射光の遮断
周辺からの入射光の遮断は羞明の軽減に有効なため，そういった工夫がなされた製品も開発されているが，日傘，帽子，サンバイザーなどの利用も患者に促してほしい．

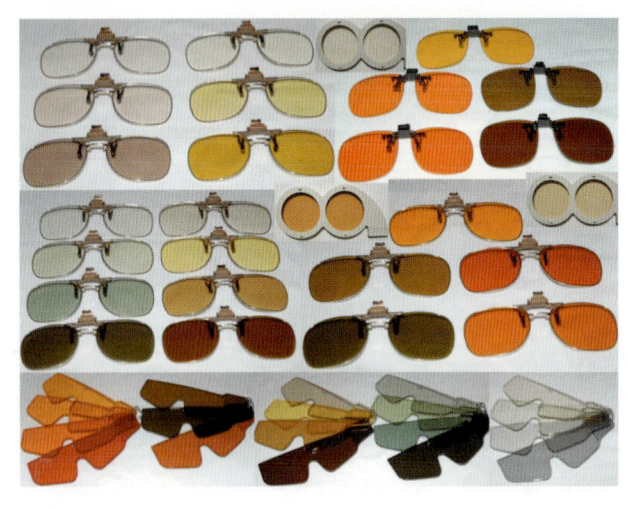

図5　トライアルレンズの例
今後，安価でバリエーションに富む遮光レンズがつくられると同時に，大きさなどが実物に近くて，貸し出しやすいトライアルキットが増えることを期待する．

た*2．取り扱いの詳細は，後述する"カコモン読解"の"解説"で述べる．

遮光眼鏡の効用の例

通常は，羞明の軽減を第1目的として処方される（患者は「まぶしくなくなった」，「白みがとれた」，「案外と暗くならない」と言う）．

装用によって眼に届く光のコントラストが上がれば，判別しやすくなる*3（患者は「はっきりする（よく見えるようになった）」と言う）．

明所で装用しておき，暗転と同時にはずすと，暗順応が早い（患者は「急に暗くなったのに見える」，「続けて歩ける」と言う）．

以上，"カコモン読解"の"解説"も参照されたい．

*2 従来は消費税法に"主に短波長光を遮断するもの"とあったが，身体障害者福祉法などには規定がなかった．

*3 装用による透過光同士のコントラストの増減のほか，色の変化も見やすさの難易度に影響する．
（コントラスト値の例）
物体の輝度を a，その背景の輝度を b とした場合，下記の式によって求まる値．

$$\frac{a-b}{a+b}$$

遮光眼鏡の選定・処方

遮光眼鏡は，患者が実際に困っている環境下で試用し，より有効なものを選定したい．身体障害者（視覚障害）手帳取得者には補装具として処方する．適切な遮光は患者のQOV（quality of vision）ひいてはQOLを高めるため，すべての眼科にトライアルレンズ（図5）が備わることが望ましい．

カコモン読解 第21回 一般問題20

身体障害者福祉法の補装具として遮光眼鏡が支給されないのはどれか．
a 白子症　　b 先天無虹彩　　c 加齢黄斑変性　　d 網膜色素変性
e 錐体杆体ジストロフィ

解説　2005（平成17）年に遮光眼鏡の対象疾患が網膜色素変性のみから，白子症，先天無虹彩，錐体杆体ジストロフィを加えた4疾患となったため，出題時点での正解はcの加齢黄斑変性であった．しかし，2010（平成22）年4月から補装具費支給事務取扱指針の一部改正によって対象者は下記の要件を満たす者とされ，疾患の限定がなくなったため，この出題は想定されなくなった．

1. 視覚障害により身体障害者手帳を取得していること．
2. 羞明を来たしていること．
3. 羞明の軽減に，遮光眼鏡の装用より優先される治療法がないこと．
4. 補装具費支給事務取扱指針に定める眼科医[*4]による選定，処方であること．

この際，下記項目を参照のうえ，遮光眼鏡の装用効果を確認すること．（意思表示できない場合，表情，行動の変化などから総合的に判断すること．）

- まぶしさや白んだ感じが軽減する．
- 文字や物などが見やすくなる．
- 羞明によって生じる流涙等の不快感が軽減する．
- 暗転時に遮光眼鏡をはずすと暗順応が早くなる．

模範解答　2010（平成22）年4月以降は該当なし

（守本典子）

[*4] "身体障害児"では，原則として指定自立支援医療機関または保健所の医師．"身体障害者"では，「身体障害者福祉法第15条第1項に基づく指定医，または障害者自立支援法に基づく指定自立支援医療機関の眼科を主に担当する医師であって，日本眼科学会専門医」，または「国立障害者リハビリテーションセンター学院において実施している，視覚障害者用補装具適合判定医師研修会の修了者」，あるいはそれらと同等と認められる医師．

産業用保護眼鏡

保護眼鏡と危険因子

産業用保護眼鏡とは，眼を保護する道具で眼保護具の一つである．眼保護具は，"ものを見る機能を失わないで，同時に外界から眼に対して働く不愉快な作用から眼を守る道具"といわれている．外界からの不愉快な作用とは，種々の危険因子であり，大別すると以下の三つである．

1. 機械的因子である異物などの飛来物や浮遊粉塵
2. 化学的因子である有毒ガスや薬液の飛沫
3. 有害な電磁波としての紫外線や赤外線，X線，レーザー[*1]光線，強い可視線．

眼保護具は，これらの危険因子から眼を守る．

眼保護具の種類

眼保護具には，① 保護眼鏡（personal eye protectors）[*2], ② 遮光保護具（personal eye protectors for optical radiation）[*2], ③ レーザー用保護眼鏡（eye protectors against laser radiation）[*2]の3種類があり，どの危険因子から眼を保護するかによって眼保護具の呼び名が異なる（表1）．"保護眼鏡"は，機械的・化学的な危険因子から眼を守る保護具をいう．"遮光保護具"は，有害な電磁波から眼を保護するものをいい，特にレーザー用を"レーザー用保護眼鏡"という．

[*1] **LASER** light amplification by stimulated emission of radiation の頭文字をとったもの.

[*2] 英語表記は日本工業規格（JIS）に準じる.

表1 外界からの危険因子と対応する眼保護具の名称

危険因子の種類	危険因子の内容	眼保護具の名称
1. 機械的因子	飛来物，浮遊粉塵	① 保護眼鏡
2. 化学的因子	有毒ガス，薬液の飛沫	
3. 電磁波	紫外線，赤外線，X線，強い可視線	② 遮光保護具
	レーザー光線	③ レーザー用保護眼鏡

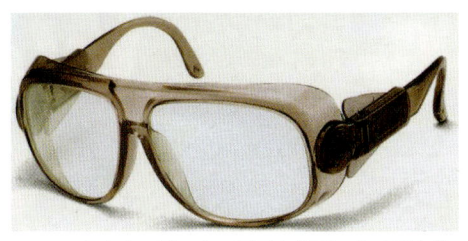

a. スペクタクル型．主に正面や側面からの飛来物や有害光線用

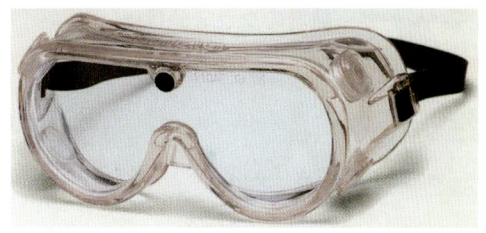

b. ゴーグル型．浮遊粉塵や有毒ガス用

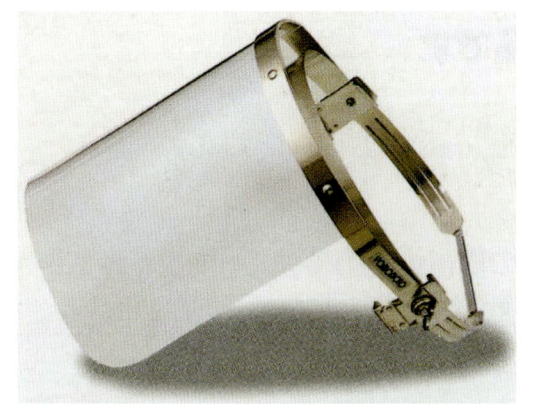

c. フェイスシールド型．眼と同時に顔全体を保護

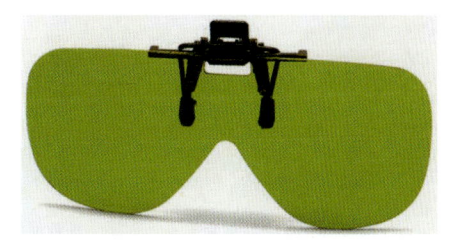

d. フロント型．軽作業での粉塵や飛来物用で自身の眼鏡保護の目的もある

図1　眼保護具の形状

特徴と形状

　眼保護具の種類は多いが，その特徴は，① 耐衝撃性や耐摩耗性，② 耐熱性，③ 耐有害放射性などの性質をもち，④ 光の屈折がなく，⑤ 可視性がよく，⑥ 性能を重視したデザインである．眼保護具には，形状から大別してスペクタクル型（**図1a**）とゴーグル型（**図1b**），フェイスシールド型（**図1c**）があり，このほかに自身の眼鏡に装着するフロント型（**図1d**）がある．

眼保護具の選択

　外界からの危険因子は，作業の内容によって異なるため，作業内容を十分に把握して慎重に眼保護具を選択しなければならない[1]．
① **保護眼鏡**：保護眼鏡で防ぐ危険因子は，飛来物と粉塵，飛沫がある．それぞれの物体にはさらに，異なる特性をもつ形状に分かれる．飛来物には，衝撃エネルギーの大きいものと小さいものがある．粉塵には，飛来するものや浮遊するものがあり，飛沫のなかには，通常の液体物のほかに溶融した金属もある．したがって保護眼鏡のなかでも，たとえば浮遊粉塵ならゴーグル型を選択し，激しく飛散してくる場合には，フェイスシールド型を併用するといった処置が必

文献はp.317参照．

表2 レーザー機器のクラス分け

クラス	危険評価の概要
クラス1	人体に障害を与えない低出力（おおむね0.39μW）のもの.
クラス1M	波長302.5～4,000nmの光を放出．使用者が光学器具を使用した場合に危険となることがあるという点を除いてはクラス1と同じ．
クラス2	波長400～700nmの可視光を放出，低出力．瞬目反射などの眼の回避行動によって眼が保護され安全である．
クラス2M	波長400～700nmの可視光を放出，低出力．瞬目反射などの眼の回避行動によって眼が保護される．使用者が光学機器を使用してビーム内で観察した場合に危険となる．
クラス3R	波長302.5～10^6nmを放出．可視光（400～700nm）ではクラス2の5倍以下，可視光以外ではクラス1の5倍以下の出力．直接ビーム内観察で危険となる．
クラス3B	直接ビーム内観察をすると危険．拡散反射によるレーザー光線曝露で障害のない出力（おおむね0.5W以下）のもの．
クラス4	拡散反射によるレーザー光線曝露でも眼障害を与える可能性のある出力（おおむね0.5Wを超える）のもの．

要である．

②**遮光保護具**：遮光保護具は，有害な電磁波から眼を保護するためにある．有害な電磁波とは，人体に曝露されたときに障害を起こす要因となる光線のことで，紫外線と赤外線が一般的であるが，強い可視線も含まれる．これらの有害電磁波には，それぞれ異なった特性がある．したがって，それらを遮光するには，遮光保護具に使用されるフィルターレンズやフィルタープレートが，それぞれの電磁波に応じて選択されなければならない．フィルターレンズとプレートの特性は，日本工業規格[2]によって規定されている．

③**レーザー用保護眼鏡**：眼は集光レンズ系の構造をもつため，レーザー光が眼内に入ると，たとえ少ない量であっても網膜の深部や脈絡膜に強い熱作用を加えて，他の生体組織よりも出血や組織破壊を生じやすい．レーザーの危険性については，日本工業規格[3]で規定されている（表2）*3．この規格によると，クラス分け3R以上が，保護眼鏡の適用となっている．レーザーの生体への障害は，波長によって異なるので，すべてのレーザーに共通する一つのレーザー用保護眼鏡を定めることはできない．レーザー用保護眼鏡の選択にあたっては，使用するレーザーの種類と波長，光学濃度（optical density；OD）*4の決定が必要である．

*3 1988年の日本工業規格では5段階であったが，2005年に改正されて7段階に変更された．

*4 光学濃度
対象とする波長の光を減衰させるレンズの性能を表し，数値が大きいほど吸収能力が高い．

全般的な注意

1. 眼保護具は，いかなる危険因子から眼を守るかによって，種類も性能も異なる．特に，遮光保護具を同じ光用だからといって，絶対にレーザー用に使用してはならない．
2. 眼保護具は，屈折矯正用眼鏡とは異なり，危険因子にさらされる作業者自身はもちろんのこと，周辺作業者にも適用されなければならない．
3. 眼保護具使用への啓発はいうまでもなく，使用方法や保守点検の方法についての指導も大事である．

眼保護具に関しては，**表3**の団体で詳細な情報を提供してくれる．

〔岩崎常人〕

表3 眼保護具に関する問い合わせ先

（社）日本保安用品協会
眼保護具だけでなく，安全衛生保護具全般の情報を提供している．
日本保護眼鏡工業会
眼保護具の作製と普及活動をしている．

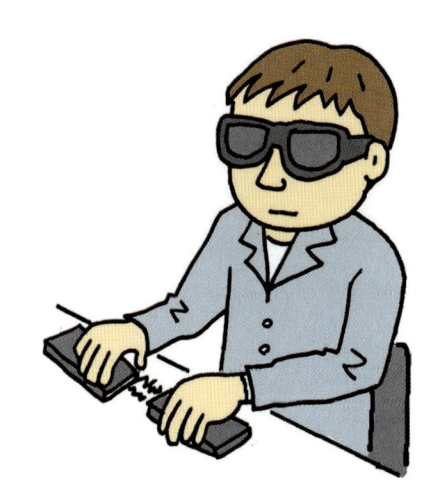

度付きゴーグル

水泳用ゴーグルの必要性

　水泳用のゴーグルは，水中の塩素から眼を保護する目的と，正常な屈折を維持する目的のために必要である．特に水中での明視を確保するために，正視眼であってもゴーグルを装着するほうが快適である．それは，水中で正視眼が裸眼で開瞼すると，極度の遠視眼になるためである．空気中では，空気の屈折率が1.0であり，角膜前面での大きな面屈折力（surface power）[*1] を生じる．しかし，水中では水の屈折率が1.333となり，角膜前面での屈折力は極端に小さくなる（図1）．角膜全体での屈折力（corneal refraction）は，後面での屈折力と合わせるとほぼ0Dとなり，約+43Dの遠視になる．したがって，眼球と水の間に空気の層をつくってくれるゴーグルがあると，空気中と同じ屈折状態を保つことができる（図2）．ただし，この場合は，眼前に空気層をつくることが目的なので，度のついていない（0D）ゴーグルを使用する．

[*1] 光線が媒質I（屈折率 n_1）から球面（曲率半径 r〈単位：m〉）の媒質II（屈折率 n_2）へ入射するとき，各入射点で屈折の法則が成立し光線が屈折する．この球面が，光線を曲げる力を面屈折力という．

$$面屈折力(D) = \frac{n_2 - n_1}{r}$$

a. 空気中の場合
角膜 $n_2 = 1.376$
空気 $n_1 = 1.0$
房水 $n_3 = 1.336$
$r_1 = 7.7$ mm
$r_2 = 6.6$ mm
光の進路
前面での屈折力約 +49 D
後面での屈折力約 −6 D
角膜の全屈折力：約 +43 D

b. 水中の場合
角膜 $n_2 = 1.376$
水 $n_1 = 1.333$
房水 $n_3 = 1.336$
前面での屈折力約 +6 D
後面での屈折力約 −6 D
角膜の全屈折力：約 0 D

n_1, n_2, n_3：それぞれ媒質I，媒質II，媒質IIIの屈折率
r_1：角膜前面の曲率半径
r_2：角膜後面の曲率半径

$$角膜前面の屈折力(D) = \frac{n_2 - n_1}{r_1(m)}$$

$$角膜後面の屈折力(D) = \frac{n_3 - n_2}{r_2(m)}$$

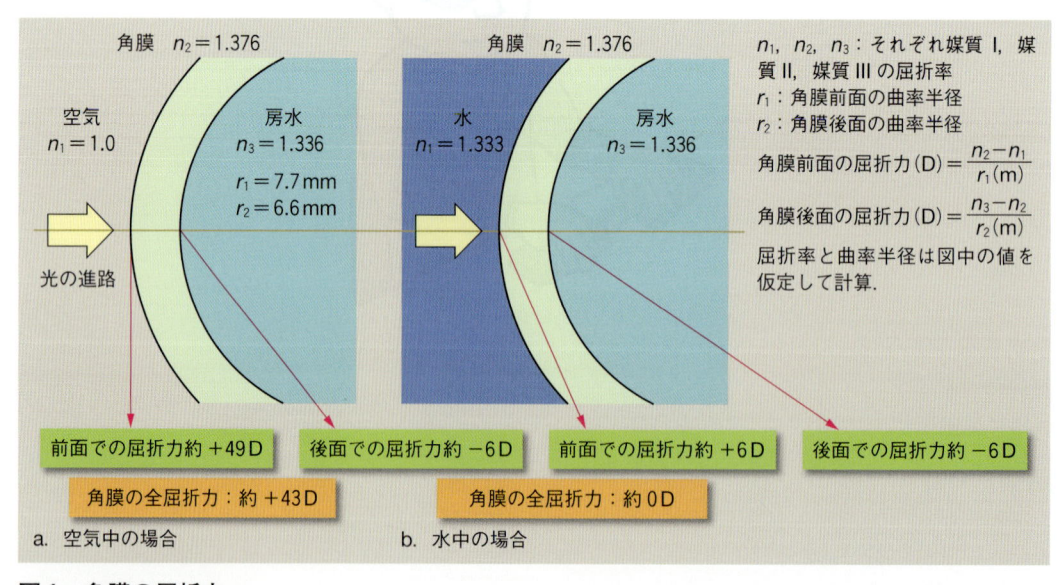

屈折率と曲率半径は図中の値を仮定して計算．

図1　角膜の屈折力
角膜の全屈折力(D)＝角膜前面の屈折力(D)＋角膜後面の屈折力(D)なので，空気中では約+43Dだが，水中ではほぼ0Dとなる．

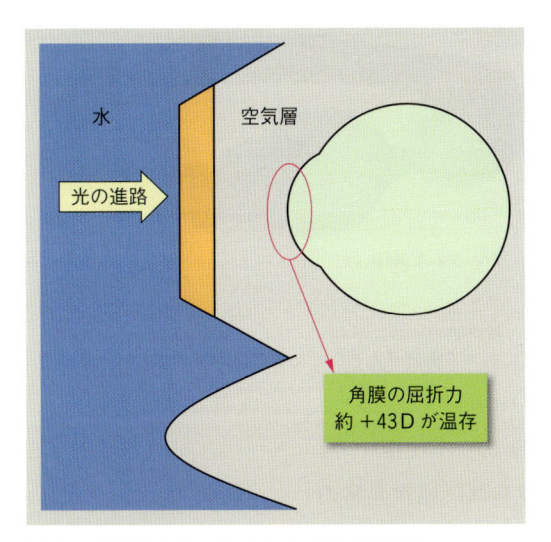

図2 水泳用ゴーグルと角膜の屈折力
ゴーグルがあると水中でも眼球と水の間に空気層ができるため，角膜の屈折力約 +43 D が温存される．

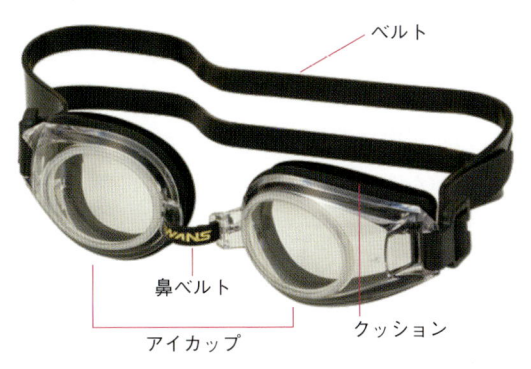

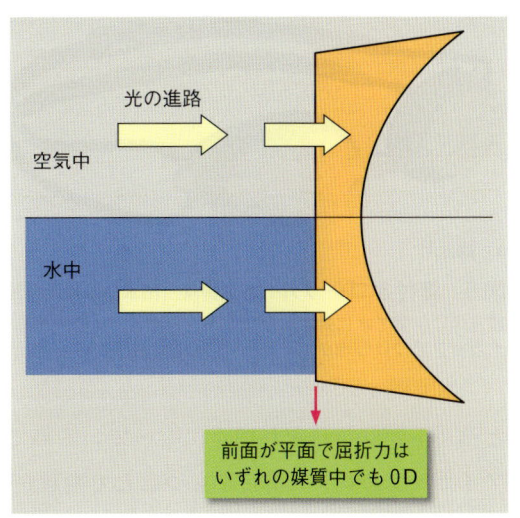

図4 度付きゴーグルのレンズの特徴
前面が平面のため曲率半径は∞となり，媒質の屈折率に左右されず，

$$前面の面屈折力 = \frac{n_2 - n_1}{\infty} = 0\,\mathrm{D}$$

となる．レンズの屈折力は後面のみで決定され，空気中でも水中でも矯正効果に差はない．

図3 度付きゴーグルの構成（写真提供：山本光学株式会社）
アイカップに度がついていて，屈折異常の程度に応じて交換する．

度付きゴーグルの必要性

屈折矯正の手段として眼鏡やコンタクトレンズを装用している屈折異常の場合には，度付きゴーグルを必要とする．眼鏡やコンタクトレンズを装用して直接泳ぐことは，基本的に不可能である．眼鏡の上に装用できるゴーグルがあったとしても，大きくなり過ぎて水中では使用できないし，ゴーグル内に水が入れば，コンタクトレンズも使用できない．また，両者を装用して水中に入ることができたとしても，水の屈折率の問題で，空気中と同じ矯正効果はない．したがって，ゴーグル自身に矯正効果のある度付きゴーグルが必要となる．

構成と屈折面の特徴

度付きゴーグルの構成を**図3**に示す．アイカップとクッション，鼻ベルトおよびベルトから構成されている．アイカップと鼻ベルト

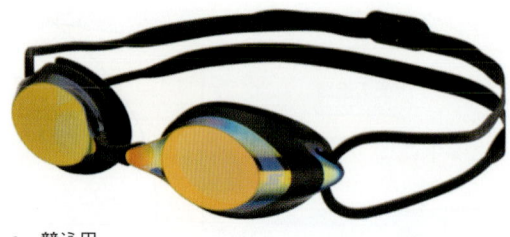

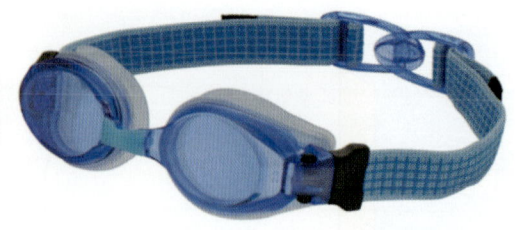

a. 競泳用　　　　　　　　　　　　b. フィットネス用

図5　度付きゴーグル（写真提供：山本光学株式会社）
競泳用は小型で水に対する抵抗は小さいが，つけ心地を犠牲にし長時間の装着に不向き．フィットネス用は大きめのアイカップでつけ心地がよく長時間の装着にも向いているが，水に対する抵抗が大きいため飛び込みなどでずれやすい．

とベルトが，それぞれ別々になっているので組み立てて使用する．アイカップがレンズ構造をもつことで度数がつけられ，屈折異常の程度に応じてアイカップのみを適切なものに取り替える．度付きゴーグルが，眼鏡レンズやコンタクトレンズと大きく異なる点の一つに屈折面の構造がある（**図4**）．アイカップの前面は平面で，後面のみに曲率がつけられている．これによって，前面は曲率半径が∞となり，面屈折力は0Dで，後面のみでレンズの全屈折力を担っている．こうすることで，空気中でも水中でも，媒質の屈折率に左右されずに同じ屈折力を得ることができ，矯正効果に差がなくなる．

市販モデルの種類

度付きゴーグルには，既成レンズ組み合わせモデルと，オーダーメードモデルがある．前者に，用意されているアイカップの度数は，S－1.5D～S－8.0Dで0.5Dまたは1.0Dきざみ（品番で異なる）となっており，遠視と乱視には対応していない．後者は，眼科医の処方せん，または眼鏡店のオーダーシートをもとに受注生産される．また，既成モデルには，使用される用途により，競泳用とフィットネス用がある（**図5**）．競泳用は，水の抵抗を少なくするために，小型でつけ心地を犠牲にしているところもあり，長時間の装着には向かない．フィットネス用は，大きめのアイカップでつけ心地を重要視し，長時間の装着にも向いているが，水の抵抗が大きいため飛び込みなどでずれやすい．

処方の注意点

アイカップのレンズ度数は，通常の眼鏡度数と同様と考えてよいが，注意点を**表1**にまとめる．

（岩崎常人）

表1　アイカップのレンズ度数処方の注意点

1. 自身の顔面の立体的なカーブにアイカップがぴったり合うようにする．
2. 頂間距離が変わるので度数の補正が必要である．
3. 瞳孔間距離とアイカップのレンズ中心を一致させる．
4. 左右のアイカップの前面が一平面上に並ぶようにする．

花粉症・ドライアイ用眼鏡

花粉症用眼鏡

　アレルギー反応[*1]には四つの型があるが，IgE抗体という物質を介しているのが花粉症（アレルギー性結膜炎やアレルギー性鼻炎）を引き起こすI型アレルギー反応である．この反応は外から体内に侵入した異物（抗原）に対して起きることが多く，抗原を避けること，つまり"抗原回避"が重要な予防策となる．

　抗原回避方法には，花粉情報をキャッチし，なるべく花粉が飛散している日は外出しないなどの方法もあるが，現実的ではない．

　そこで，花粉への曝露を減少させる花粉症用眼鏡の使用が奨められる．花粉症用眼鏡は眼鏡の柄やフレームと顔との隙間をなくすようにつくられており，花粉の侵入を最小限にするよう設計されたものである．裸眼やコンタクトレンズ装用中に使用するタイプやメガネの上からでも掛けられる大型タイプなど，さまざまな種類が多くの会社より発売されている（図1）．また，眼鏡とともにマスクを使用することにより，より効果的に花粉から身を守ることができる（図2）．

ドライアイ用眼鏡

　ドライアイ治療のなかで，角膜に直接触れることなく，副作用もない治療としてドライアイ用眼鏡がある．1988年に開発されたモイスチャーエイド®（図3, 4）は，サイドパネルとなるカバーとモイスチャーがセットになっており，手もちの通常眼鏡に簡単に装着ができるため，長年にわたり使用されている．いわゆる保護用眼鏡としてつくられているものは，見た目や視力矯正能力に問題があるが，モイスチャーエイド®は外見上もそれほど目立たず，視力矯正も問題がない．モイスチャーエイド®のサイドパネル内側には，小さなスポンジ状のモイスチャーを取りつけ，常時水分を含ませることにより，眼鏡内部の環境湿度を高く保つことが可能である．実際の効果を測定した研究によると，湿度が低い（22.5％）環境で使用した際には，眼鏡内部を45％以上の湿度に維持できたことが報告されて

[*1] **アレルギー反応**
アレルギー性結膜炎というのは，ガイドラインによれば「I型アレルギー反応が関与する結膜の炎症性疾患で，何らかの自他覚症状を伴うもの」と規定されている．本来は異物（花粉症の場合は主にスギ花粉など）から自分を守るために備わっている"免疫"という機能が，働き過ぎて自分自身を攻撃してしまう状態のことを"アレルギー"という．

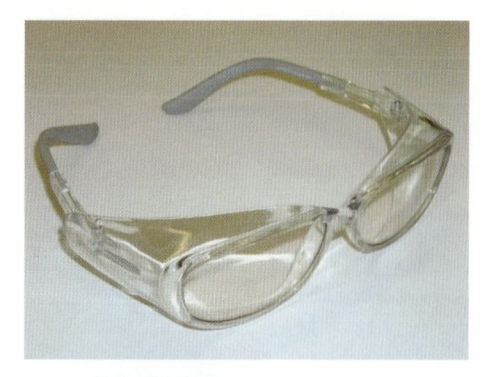

図1 花粉症用眼鏡

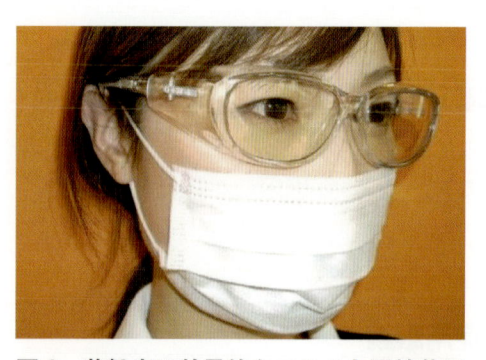

図2 花粉症に効果的なマスクと眼鏡着用

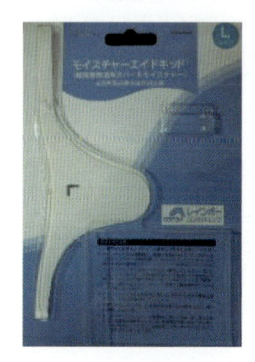

図3 モイスチャーエイド®

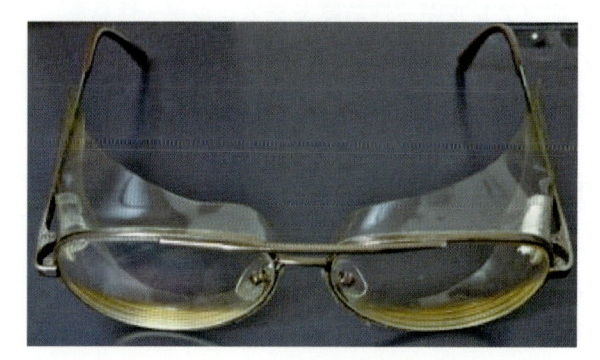

図4 モイスチャーエイド®を装着した眼鏡

表1 モイスチャーエイドの臨床効果

	ローズベンガル染色（スコア）	フルオレセイン染色（スコア）	BUT（秒）	Schirmer（シルマー）試験（mm）
治療前	4.7±2.7	1.1±1.2	8.6±4.9	4.1±4.1
治療後	2.6±2.0*	0.2±0.4*	6.9±3.1*	4.9±4.0*

BUT：涙液層破壊時間，*$p<0.05$

文献は p.317 参照.

[*2] 涙液層破壊時間
tearfilm breakup time（BUT）．フルオレセイン紙で涙液を染色し，完全な瞬目の後，角膜上皮の涙液層が最初に破壊されるまでの時間をいう．基本的にはメトロノーム等を使い3回計測の後，平均を算出しデータとして使用する（正常値：10秒以上）．

[*3] モイスチャーエイド®使用上の注意点
使用上の注意は，以下の3点にまとめられる．
1. 頬や額とサイドパネルとの間に隙間がないように，眼鏡を装用すること．
2. モイスチャーは常に水分を含ませておき，定期的に交換，清潔を保つこと．
3. 短時間では効果が出にくいので，装用開始後できるだけ長い時間，期間使用すること．

これらをしっかり守れば，かなりよい治療効果が得られる．

いる[1]．また，眼鏡枠のみと，眼鏡にモイスチャーエイド®がついたものとの比較でも効果的であったことが証明されている[2]．

角膜保護効果：このモイスチャーエイド®は1か月間使用すると角結膜表面の障害が軽減することがわかっており[1]，涙液層破壊時間[*2]には変化がみられないが，フルオレセイン染色・ローズベンガル染色の両方では改善が報告されている（表1）．このような角膜保護効果だけでなく，自覚症状においても改善例が多いため臨床効果は十分にあると考えられる[*3]．

（内野美樹）

レンズメータ

　眼鏡レンズの屈折力は，レンズの後面頂点から後側焦点までの距離 L（m〈メートル〉単位）の逆数（1/L）から求めた後面頂点屈折力（back vertex power）で表す．単位は［m^{-1}］で，"D（ジオプトリー）"で表記する．

　レンズメータ[*1]は，この後面頂点屈折力を測定するための専用の装置である．

　昔から使われてきた"アナログ式（手動式）"と電子技術を駆使した"デジタル式（自動式）"があるが，現在はだれでも簡単にしかも瞬時に表示されるデジタル式が圧倒的に多くなった．しかし，アナログ式は測定レンズを通過した光線がつくる像を直接観察することが可能なことから，その結像具合によってレンズの表面や材料内部に潜んでいる欠陥を検出できるという，デジタル式にはない性能をあわせもつ装置でもある．

レンズメータの基本構造（アナログ式）

　アナログ式の光学配置を図1に示す．レンズの後面頂点位置を決めるのはレンズ当てで，この位置が基準になる．また，この位置にコリメータレンズ Lc の前側焦点を合わせたことによって，測定レンズの屈折力によらずターゲット像の倍率は一定に，ターゲット移動量は 1D につき $fc^2/1,000$（mm）とリニアになる．

　単焦点レンズは光の波長によって屈折力が変化するため，ターゲットを照明する光線の主波長が基準波長 e 線（546.07 nm，Hg，グリーン）になるよう，光源またはフィルターが選択される．測定は，測定レンズの前面から射出する光線束が平行になるようターゲットの位置を調整したとき，望遠鏡光学系の焦点板にその像が結像する．このときターゲットの移動距離からレンズの屈折力が求まる．この測定における留意点は，測定者の眼の調節が介入して測定誤差が生じないようにすることである．すなわち，測定前に行う接眼の視度補正とともに測定時のターゲットのピント合わせの方法は，毎回常に，いったん雲霧をかけた状態にしてから戻す方向に操

[*1] "レンズメータ"は国内で使用されている名称で，海外の英語圏では機能そのものを表現した "focimeter" が使われている．

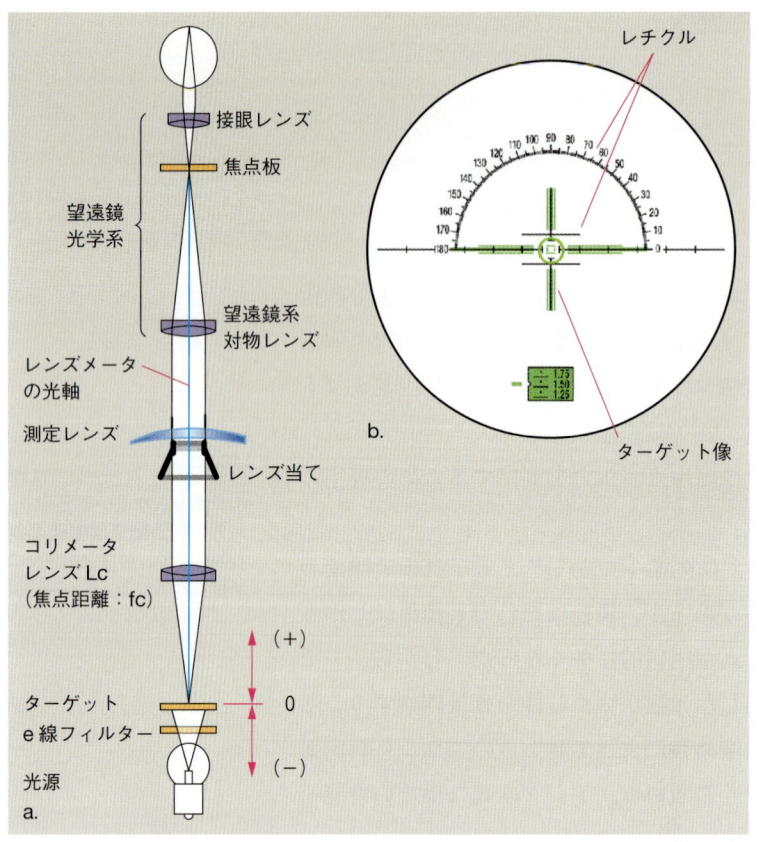

図1 アナログ式（手動式）レンズメータの光学系（a）と接眼視野図（b）
アナログ式レンズメータの光学系．ターゲットの移動量から屈折度数が求まる．
（所　敬ら編：眼鏡処方の実際．東京：金原出版；2010．）

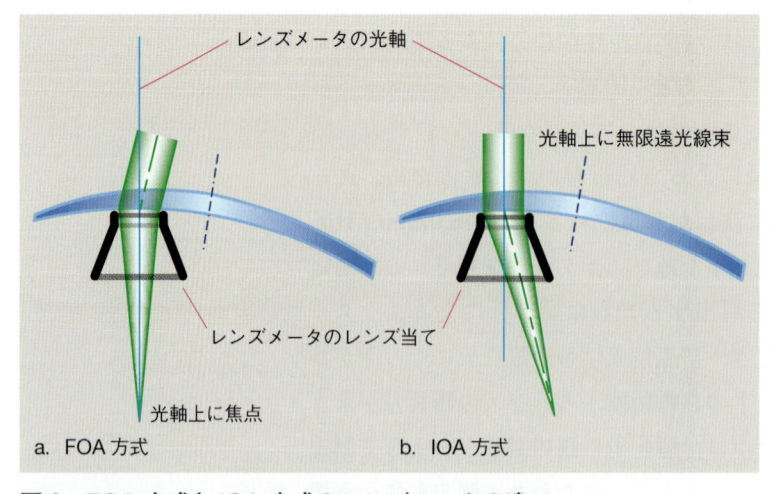

図2 FOA方式とIOA方式のレンズメータの違い
FOA方式は図の下に，IOA方式は図の上にそれぞれ光源が配置されている．アナログ式レンズメータはFOA方式，デジタル式の多くはIOA方式である．
（所　敬ら編：眼鏡処方の実際．東京：金原出版；2010．）

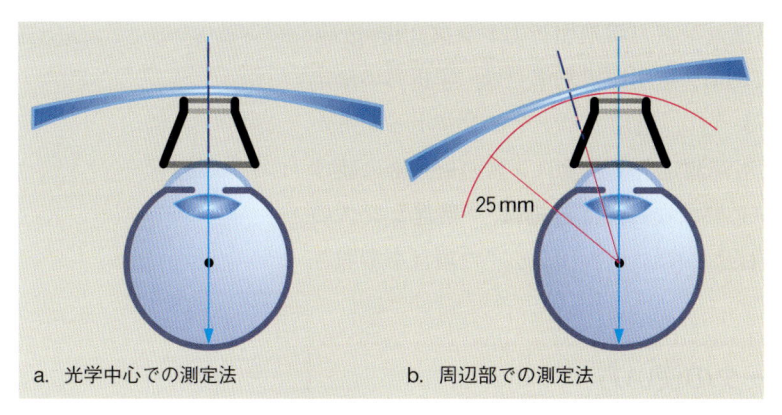

a. 光学中心での測定法　　b. 周辺部での測定法

図3　レンズの屈折力測定の基本
眼に実際に作用する屈折度数の測定が基本で，左は光学中心，右は周辺部での測定を示している．通常は左図で，右図のような測定は特別な装置が必要となる．
（所　敬ら編：眼鏡処方の実際．東京：金原出版；2010.
特集「眼鏡，ケーススタディ」．あたらしい眼科．2009；26.）

作することである[*2]．このアナログ式のレンズメータは，ターゲットが常に装置の光学系の光軸上にあることからFOA（focus on axis）方式に分類されている（**図2**）．

一方，デジタル式は進化する電子技術が背景にあって，メーカーごとに，また同じメーカーでも開発時期によって測定方式が異なるなどからブラックボックスになっているが，基本的な光学配置はIOA（infinit on axis）方式の製品が主となっている．

FOA方式とIOA方式とでは，プリズム作用をもったレンズに入射して射出する光線の経路が互いに異なるために，わずかではあるが測定値に差が生じることがあり困った問題となっている．ただし，プリズム作用がないレンズの測定であれば，両方式とも光線は基本的に同じ経路を通るので差異はないはずである．

屈折力測定の基本

眼鏡レンズの屈折力測定は，実際に眼に作用する度数を測定することが基本である（**図3**）．現状のレンズメータでレンズを装用している状態を再現できるのは，一般に心取り点（centration point）[*3]とされる光学中心位置で測定するときだけである．

眼鏡レンズは眼から12 mm[*4]離れた位置に配置されるため，眼球の回旋で視線の向きを変えると視線が眼鏡レンズ面を移動する．このような周辺視の状態を測定で再現しようとすると，後面頂点を度数基準となる半径25 mmの凹面半球に接して回転するような特別な装置が必要となる．

[*2] 接眼レンズは，いったん最大に引き出して追い込みながらレチクルのピントを合わせる．ターゲットのピント合わせのたびに，いったんマイナス強度にしてからプラス側に戻す方向で行う．

[*3] 心取り点
処方プリズムまたはレンズ厚を減ずるプリズムがない状態，またはそれらプリズムを相殺した状態での，光学中心，設計基準点またはフィッティングポイントが置かれるべき眼鏡平面上の点．（JIS T 7330-2000）

[*4] これを頂点間距離（装用距離）と呼ぶ．国内では12 mmを使っているが，海外では13 mm〜14 mmを採用している．

ここで問題となるのが累進レンズ（累進屈折力レンズ；progressive addition lens；PAL）である．遠用測定基準点は，屈折力の測定で累進部の影響を受けないように，遠用フィッティングポイントから離れた位置に，同じく近用部測定基準点はレンズの周辺部に設けられたことで，二重表記が必要になった．詳細は，"累進レンズのチェックはどのように行えばよいですか？(p.202)"の項目を参照されたい．

デジタル式レンズメータの使い方

以前は受光素子の感度などから，測定に赤外光が使われてきたが，LEDの輝度が高くなったことで，グリーンのLEDを使用したレンズメータも実現している．

測定に入るときの各種設定：デジタル式は電源投入時に装置のキャリブレーションが行われるので，レンズなどを載せないで測定画面が表示されるまで待つ．測定光がグリーンでないときは，必ずレンズ材料のアッベ数（Abbe number）[*5]を確認して画面などから設定すること．ほかに，表示度数の丸め，乱視の度数転換やプリズムの表示モードなどを選択して設定する．

また，多くのデジタル式はディスプレイを装備しており，アナログ式のターゲットに相当する図形を表示してレンズの心出し[*6]など位置決め操作を容易にしているので，測定時には測定レンズが傾かないようにレンズ当てに当てて，中心に合せてから装備されているレンズ押さえで固定する．

乱視やプリズム作用をもった複雑な屈折力のレンズでも，測定は一瞬に終了して表示されるなど，だれでも簡単に測定できてしまうが，処方度数と比較できるような意味をもつ測定には，レンズの位置や傾きなどに細心の注意を払って測定することが望ましい．

ほかに，デジタル式のなかには累進レンズの加入屈折力を測定するモードをもった製品もある．累進帯の子午線に沿って遠用部から近用部にレンズを滑らせたとき，増加する屈折力の最大値や変化がなくなったときの値から加入屈折力を求めて表示する．測定基準位置が確認されていないことなどもあって，測定結果は，だいたいの目安ととらえるべきである．

[*5] **アッベ数**
光学材料の屈折率は光線の波長によって変化する．このため単レンズには色収差が，偏向プリズムではスペクトル色に分解されるなどの現象が発生する．アッベ数は，これら現象の発生の程度およびその補正を見積もるための数学的表現で，次の式から算出する．

$$\nu_e = \frac{n_e - 1}{n_F' - n_C'}$$

n：材料の屈折率．添え字で，そのフラウンホーフェル暗線の波長を示す．
e：546.07 nm, Hg, 緑：基準波長
F'：479.99 nm, Cd, 青
C'：643.85 nm, Cd, 赤
この式の分母，F'線とC'線の屈折率差（$n_F' - n_C'$）を主分散と呼び，この差が小さい材料ほどアッベ数は大きくなり色収差を小さくできる．眼鏡レンズに使用されている材料のアッベ数は60〜30の間で，一般に高屈折率材料ほど小さい値になり色収差は大きくなる．

[*6] **心出し**
一般には，レンズの光学中心を所定の位置に合わせることを"心出し"と呼ぶ．ここでは，前述したレンズの心取り点をレンズメータの光軸に合わせることを指す．

> **カコモン読解** 第20回 一般問題60
>
> レンズメータで測定できるのは次のどれか．3つ選べ．
> a 曲率半径　　b 球面収差　　c 光学中心　　d 主経線方向
> e 頂点屈折力

解説　レンズの光学中心をレンズメータの"レンズ当て"に載せて行う測定は，このレンズ当てに載った眼鏡レンズの後面頂点から後側焦点までの距離から換算する後面頂点屈折力で，曲率半径の測定はできない．

レンズメータの測定光学系はこのレンズ当てが光線束を制限する開口絞りで，その口径は最大でも8mmφである（**図1**）．一方，実際の装用においては眼の虹彩が絞りとなり，環境の明るさに依存するが一般には約7mmφ～3mmφである．眼鏡レンズの焦点距離に比べてこれら絞りの口径は十分に小さく，いわゆる近軸領域の光線束で測定しているので，開口径の大きさに由来する球面収差[*7]の影響は小さい．

レンズ周辺部のプリズム作用をもつ領域をレンズ当てに載せると，光線束が偏向してターゲット像はレチクルの中心からはずれたところに結像する．レンズを動かして中心に戻すことによってレンズの光学中心位置を検出できる．一方，乱視レンズのときには，二つの主経線のどちらか一方の焦線方向にターゲットを回転させてピントを合わせることで，主経線方向と屈折力が読みとれる．ターゲットを90°回転させて，同様にピントを合わせるともう一方の主経線屈折力が測定できる．

模範解答　c, d, e

（高橋文男）

[*7] レンズの光軸上の物点または光軸に平行な無限遠からの光線束は光軸上に収束するが，そのまとまり具合を表す収差が球面収差である．最近では，眼科分野に導入されている波面収差解析装置で，個々に眼球光学系としての収差を測定解析することができるようになっている．

クリニカル・クエスチョン

累進レンズのチェックはどのように行えばよいですか？

Answer 累進レンズのチェックの基本はレンズの屈折力です．枠入れされた累進レンズの場合であれば，その装用感のチェックも大切です．これらチェックを正確に行うためには，まず，レンズの素性（メーカー名・製品名・レイアウトマークの配置など）が判明していることが条件となります．なお，眼鏡店によっては加工したレンズのレンズ袋を客に提供しているところもあるので，その袋に記載された内容が役立ちます．

遠・近の測定基準点（参照円中心）位置を割り出す

メーカーから出荷されたときは，図1のような一時的マーク（ペイントマーク）がレンズ表面に描かれているが，枠入れ後に消されてしまうので完成した眼鏡にこれらマークはない．このような場合は，水平方向に34mm離れて印された二つのアライメント基準マーク（再生マーク）を探し出して測定基準点を再現する．なお，メーカー名や品種は永久マークの記号から割り出すことができる．

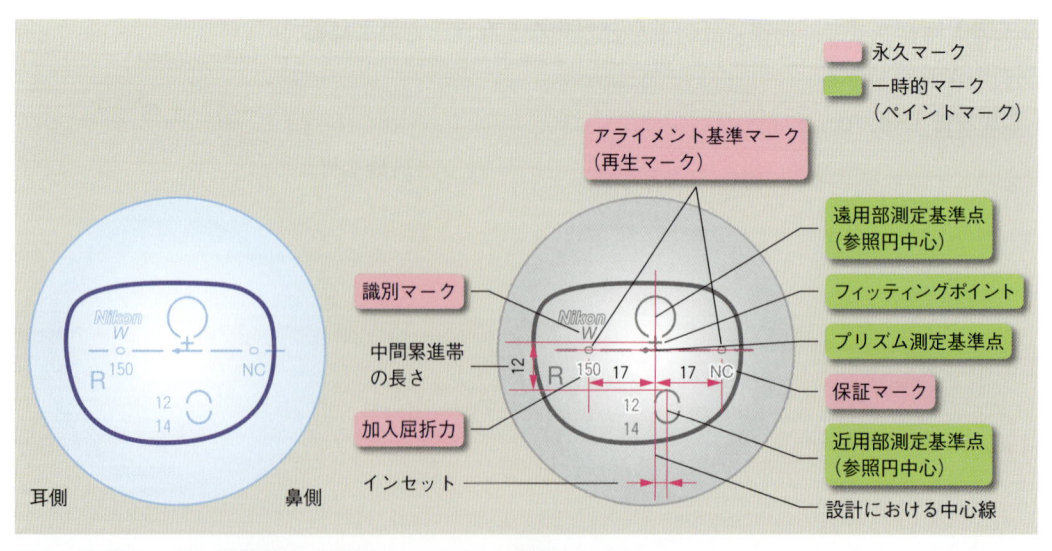

図1 累進レンズ（右眼用）の永久マークと一時的マーク
眼鏡店に納入されるレンズには，これらマークがついているが，枠入れ後は永久マークだけになる．
（所 敬ら編：眼鏡処方の実際．東京：金原出版；2010．特集「眼鏡，ケーススタディ」．あたらしい眼科．2009；26.）

レンズの屈折力のチェック

　一般的な遠近累進レンズは，遠用部屈折力と加入屈折力（addition power）である．ただし，近々（近用）累進レンズは近用処方で，近用部屈折力と加入屈折力（マイナス表示）になる．

遠用部屈折力：後面（凹面）当てにして遠用部測定基準点位置で遠用部屈折力（遠用度数）を測定する．

加入屈折力：簡易チェックは，永久マークとして描かれている値を読みとる方法である（**図1**）．数字二桁で表示されている場合，17は1.75，22は2.25，25は2.50を表す．極細線で書き込まれているため光源に透かすなどして丹念に探すことで発見できる．一度経験すると次回は比較的容易に見いだせる．実際に加入屈折力を測定する[*1]には，近用部測定基準点において指定された面をレンズ当てに当て，① 近用部屈折力を，次いで同じ側の面側の ② 遠用部測定基準点で測定する．① の値から ② の値を差し引いた値が加入屈折力になる．

[*1] 加入屈折力の測定で，レンズメータのレンズ当てに当てる面は，原則は加入屈折力が加工されている面であるが，メーカーによって指定されている製品があるため，確認が必要である．

二重表記

　前項 "レンズメータ" の "屈折力測定の基本" でも触れたように，遠用測定基準点は遠用フィッティングポイントから離れた位置に，近用部測定基準点はレンズの周辺部に設けられている．その結果，測定基準点においては通常測定の屈折度数と，装用したとき眼に作用する屈折度数が一致しない現象が生じることになった．個別に設計する最適化設計と呼ばれている累進レンズは，性能重視から装用したとき処方度数になるように設計・加工しているので，測定基準点をレンズ当てに当てて測定すると，処方度数からはずれる値になる．そこでレンズ袋に処方度数とともに，この測定値も併記することになった．これを二重表記と呼んでいる．近用部も同様である．

装用感のチェック

　累進レンズは，1枚のレンズにいくつかの異なる屈折度数領域と収差が残る領域に分割されている（**図2**）．このようなレンズを使い始めるには，まず，正確なフィッティングと調整ができていることが前提であり，その累進レンズの使用に慣れることができて初めて使える眼鏡になる．

　累進レンズの装用感を大きく左右するものに，① レンズの設計と

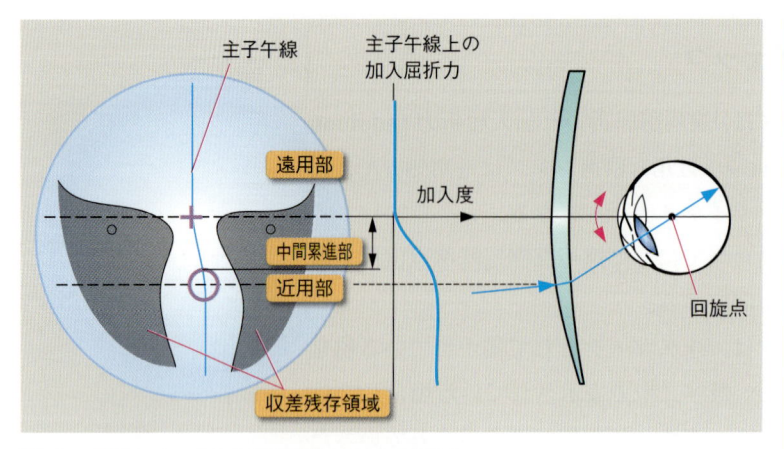

図2　累進レンズの各部領域と加入屈折力
遠用部，中間累進部，近用部，収差残存領域の各領域から構成されている．十字と丸印は遠用と近用のフィッティングポイント位置を示す．
（所　敬ら編：眼鏡処方の実際．東京：金原出版；2010．）

タイプ，②処方度数，③フィッティングと調整，④装用の慣れ，などがある．たとえば，装用時の印象が使いにくいという場合には，④に加えて累進レンズ使用の主目的に①，②が合っていない可能性があり，左右の見えが異なっていたり，よく見えるところがないというような場合は③が，像が歪んで掛けられないというような場合は①，②，④がその原因として類推できる．

　総じて，加入屈折力が大きくなると装用感が悪くなりがちなため，加入屈折力は必要最小限にする．それでも加入屈折力が大きくなる場合には，視距離の範囲を限定するように加入屈折力を小さくした累進レンズにすることも選択肢の一つである．

（高橋文男）

眼科非受診での眼鏡作製による疾患の見逃し

検眼は医業のひとつ

医師法第 17 条には"医師でなければ医業をしてはならない"と規定されており，医師でない者の医業は禁止されている．これに関するこれまでの行政通知を表 1 に示す．検眼は医行為であり，非医師によるオートレフラクトメータの使用および検眼は法律上違法行為と解釈されているが，現実には眼鏡店で堂々と検眼が行われている．2008（平成 20）年 9 月 24 日に階猛衆議院議員より提出された眼鏡の販売方法に関する質問主意書に対して，10 月 3 日に麻生太郎内閣総理大臣が答弁書を送付した．これらの文書のなかから検眼に関する箇所を表 2 に示すが，行政は眼鏡購入を求める顧客に対しての検眼を是認している．

眼科医の検査を受けず見逃される眼疾患

眼鏡の処方では単に屈折検査，調節検査，視力検査を行って屈折

表 1　検眼に関する主な行政通知

医収　第 195 号 (1951〈昭和 26〉年 3 月 30 日)	検眼は原則として眼鏡需要者の視力を測定する行為であり，この検定を誤るときは，その者の身体に害を生ずる恐れがあるもので，医行為とみなされるべきであり，これを業として行うことは医師でなければ許されない．
医収　第 426 号 (1954〈昭和 29〉年 11 月 4 日)	眼鏡店において，非医師が検眼器を使用して検眼を行う場合にあっては，医師法第 17 条違反を構成する． 検眼については非医師の行い得る範囲は，眼鏡の需要者が自己の眼に適当な眼鏡を選択する場合の補助等人体に害及ぼすおそれが殆どない程度に止めるべきであり，通常の検眼器を用いて度数の測定を行うがごときは許されないものと思料する．
医発　第 502 号 (1957〈昭和 32〉年 6 月 13 日)	非医師が眼鏡販売を目的として店内に検眼器を備え付け，公衆又は多数人に対し機械の使用方法等を教示してこれを使用せしめることは，当該医師が自ら検眼を行うのと同様である．
医事第 94 号 (1972〈昭和 47〉年 7 月 11 日)	身長，体重の測定は医行為でないが，検眼器による視力測定などのように，生理学的検査方法による測定は医行為である．
医事第 24 号 (1975〈昭和 50〉年 3 月 20 日)	検眼は生理学的検査の一種と考えられ，眼鏡又はコンタクトレンズを装用するために検眼した後に処方せんを発行することも医行為である．
医事第 97 号 (1977〈昭和 52〉年 10 月 28 日)	オフサルモメトロン，オートレフラクター 6000，ダイオブトロン，ビジュアルアナライザー等の市販検眼器は昭和 32 年 6 月 13 日医発 502 号に示された機器と同様である．

表2 眼鏡の販売方法に関する質問主意書と答弁書

質問主意書（衆議院議員　階　猛）

1. 本年五月二十八日の経済産業委員会において，中尾政府参考人は，「眼鏡を必要とする顧客が，自分の目に適切な眼鏡を選択する場合の補助として行う程度の危険性がほとんどない視力検査であれば，医師等の資格を持たない者でも行うことは可能」と答弁（以下「本件答弁」という）した．然らば，「眼鏡を必要とする」かどうか顧客自身が判然としない場合，無資格の業者から積極的に顧客に働きかけて視力検査を行うことは禁止されているという理解でよいか．
2. 本件答弁においては，「眼鏡を必要とする顧客が，自分の目に適切な眼鏡を選択する場合の補助として行う」視力検査について，「危険性がほとんどない」と解しているが，視力検査が誤った結果，顧客が眼鏡の選択を誤り人体に危険が生じる場合もありうる．本件答弁が右のように解する根拠は何か．

答弁書（内閣総理大臣　麻生太郎）

1. お尋ねについては，「眼鏡を必要とする」かどうか顧客自身が判然としない場合であっても，人体に害を及ぼすおそれがほとんどない視力検査であれば，医師等の資格を持たない者であっても視力検査を行うことができる．ただし，当該検査の結果に基づき疾病等の診断を行うことは医行為に該当し，医師等の資格を持たない者がこれを業として行うことは，医師法（昭和二十三年法律第二百一号）上，禁止されている．
2. 御指摘の「眼鏡を必要とする顧客が，自分の目に適切な眼鏡を選択する場合の補助として行う」視力検査については，疾病等の診断に関するものではなく，視力補正用眼鏡等を選択し購入する際に，顧客に対して視力補正用眼鏡等の適合の度合を確認する等の補助的な行為であり，視力検査の結果に大きな誤りは生じないと考えられることから，危険性がほとんどないと考えているものである．

表3　重篤な潜在疾患の見逃し症例

黄斑変性	8
緑内障	5
白内障	5
糖尿病網膜症	5
円錐角膜	4
網膜裂孔	2
黄斑円孔	2
黄斑前線維症	2
不同視弱視	2
眼底出血（BRVO 含）	3
動眼神経麻痺	1
角膜変性	1
甲状腺眼症	1
虹彩ルベオーシス	1

（日本眼科学会：眼鏡に関する調査結果について．日本眼科学会雑誌1998；102：143．）

異常や調節異常を矯正する眼鏡の規格を決定するだけでなく，視力低下や視野障害などを起こす他の眼疾患がないかを確認することが大切である．眼疾患を認めた場合には，これらが視機能に及ぼす影響を考慮して眼鏡を処方することが求められる．しかしながら，眼科医の検査を受けずに眼鏡を作製すると，眼疾患が見逃されることがある．

日本眼科学会が1997（平成9）年4月と5月の2か月間に大学に依頼して実施した調査では，初診患者28,064例のうち眼科医の処方せんなしで眼鏡店で眼鏡を作製した患者は4,026例で，このうち重篤な潜在疾患の見逃し症例は42例（1.0％）であった（**表3**）[1]．

日本眼科医会が1997（平成9）年6月から8月までの3か月間に当会のA会員に対して行った調査では434件の報告があり，このうち眼鏡作製時にあったと思われる眼疾患は100件で，特に視力補正が十分できないにも関わらず，眼鏡を作製されたものが33件であった（**表4，5**）[2]．

日本眼科医会が2009（平成21）年9月1日から30日までの1か月間に各都道府県眼科医会より推薦された238の眼科医療機関に依頼して実施した調査では，眼疾患の発見が遅れた症例が15件であった．疾患は白内障，緑内障，網膜疾患が多く（**表6**），これらは30

文献は p.317 参照．

表4 眼鏡作製時にあったと思われる眼疾患

疾患名		件数	疾患名	件数
水晶体疾患（白内障）		69	強膜疾患	2
網膜疾患		24	斜視・斜位	2
	糖尿病網膜症	8	弱視	2
	高血圧性網膜症	5	調節緊張	2
	黄斑変性症	4	心因性視力障害	2
	網膜静脈分岐閉塞症	2	涙器疾患	1
	網膜動脈硬化症	1	視神経疾患	1
	その他	4	調節衰弱	1
角膜疾患		17	その他	3
結膜疾患		7	Basedow病	1
緑内障		7	動眼神経麻痺	1
硝子体疾患		7	脳下垂体腫瘍	1
眼瞼疾患		3	合計	150

（重複・無記入あり）
（日本眼科医会公衆衛生部：眼科医の処方なしで作成された眼鏡における問題点の調査報告．日本の眼科 1998；69：423-424．）

表5 表4の眼疾患のうち，特に視力補正が十分できないにも関わらず，眼鏡を作製されたもの

疾患名	件数
白内障	14
緑内障	5
黄斑変性症	4
糖尿病網膜症	3
心因性視力障害	2
網膜静脈分岐閉塞症	1
後発白内障	1
円錐角膜	1
角膜潰瘍	1
動眼神経麻痺	1
合計	33

（日本眼科医会公衆衛生部：眼科医の処方なしで作成された眼鏡における問題点の調査報告．日本の眼科 1998；69：423-424．）

表6 眼疾患の発見が遅れた症例

	疾患名	軽度	中等度	強度	合計
水晶体疾患	白内障	4	4	1	9
網膜疾患	黄斑変性	1			1
	網膜色素変性症		1	1	2
	網膜前線維症	1			1
	網膜血管硬化症	2			2
緑内障	高眼圧症	1			1
	正常眼圧緑内障		1	1	2
	緑内障		1		1
その他	結膜下出血		1		1
	原発閉塞隅角症	1			1
合計		10	8	3	21

（重複回答可）
（日本眼科医会医療対策部：平成21年度眼鏡に関するアンケート調査の集計結果．日本の眼科 2010；81：85-89．）

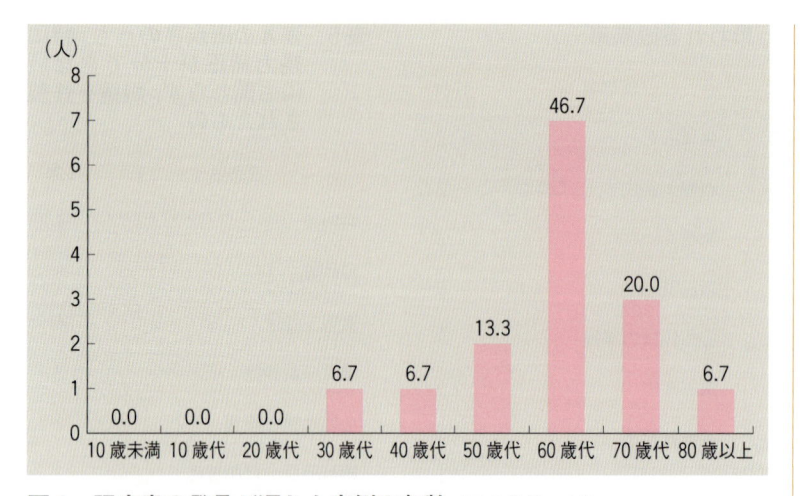

図1 眼疾患の発見が遅れた症例の年齢（図中数値は%）

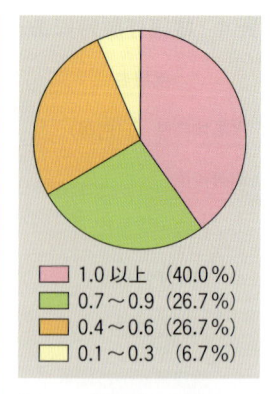

図2 眼疾患の発見が遅れた症例の矯正視力
- 1.0以上（40.0%）
- 0.7〜0.9（26.7%）
- 0.4〜0.6（26.7%）
- 0.1〜0.3（6.7%）

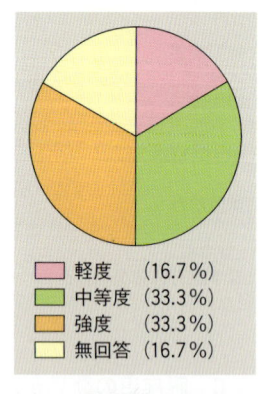

図3 眼疾患の発見が遅れた症例の視野障害の程度
- 軽度（16.7%）
- 中等度（33.3%）
- 強度（33.3%）
- 無回答（16.7%）

表7 眼鏡作製時に発見されなかった疾患

白内障	眼鏡店で眼鏡をつくったが，眼鏡を掛けても見えにくいので受診した．白内障を告げると驚いていた．
白内障	視力が出ていなかっただろうと思われるのに眼鏡を作製していた．白内障の手術の可能性を説明した．
白内障，黄斑変性	偶然，検眼車が訪ねてきたので眼鏡をつくり直してもらい，受診が遅れた．
白内障，網膜前線維症	手術が必要なレベルであった．
白内障，正常眼圧緑内障	眼科医の処方なしに眼鏡を作製したが，その時点で受診していれば，もっと早く緑内障の治療が開始できた．
正常眼圧緑内障	左眼は下方に強い暗点を認めたが，老眼鏡の調整のみで済まされていた．
緑内障	眼鏡店で眼鏡をつくり，眼科を受診しなかった．今回眼鏡店で検眼したが，見えにくいので受診（初診）した．

歳以上にみられたが，特に高齢者に多く認めた（図1）[3]．これらの症例の矯正視力は，0.1〜0.3が6.7%，0.4〜0.6が26.7%，0.7〜0.9が26.7%，1.0以上が40.0%であった（図2）．視野障害があったのは40.0%で，これらの障害の程度は軽度が16.7%，中等度が33.3%，強度が33.3%，無回答が16.7%であった（図3）．代表的な症例を表7にまとめる．

本来，検眼は医行為であるため，眼鏡は眼科専門医の処方に基づいて作製されるべきものである．重篤な眼疾患が見逃されないよう眼鏡作製にあたっては，眼科専門医の診察が必要であることを国民に啓発することが大切である．

（植田喜一）

不適切眼鏡による不具合

処方せんなしの眼鏡作製による不具合事例

　日本眼科学会が1997（平成9）年4月と5月の2か月間に大学に依頼して実施した調査では，初診患者28,064例のうち眼科医の処方せんなしで眼鏡店で眼鏡を作製した患者は4,026例で，これらのうち不適切な度数が607例（15.1％），不適切な瞳孔間距離が154例（3.8％）であった（表1)[1]．

　日本眼科医会が1997（平成9）年6月から8月までの3か月間に当会のA会員に対して行った調査では434件の報告があり，このうち不適切な度数が374件で，不適切な瞳孔間距離が56件であった（表2)[2]．これら不適切な眼鏡のために訴えた患者の自覚症状は遠見障害，疲労感，頭痛，近見障害などであった（表3）．

　日本眼科医会が2009（平成21）年9月の1か月間に各都道府県眼科医会より推薦された238の眼科医療機関に依頼して実施した調査では，不適切な眼鏡により不具合を生じた症例が117件報告された[3]．眼精疲労，見え方の悪さ，頭痛，肩こり，吐気を訴えた症例が多く（図1），原因としては球面レンズの度数，円柱レンズの度数・軸，加入度数，プリズム，瞳孔間距離など眼鏡処方に関するもの以外に，フレームの調整の不適などで不具合を生じた症例が多いことが明らかになった（図2）．代表的な症例を表4にまとめる．

文献はp.317参照．

表2　不適切であったと思われる眼鏡の理由（434例中．重複あり）

不適切な度数	374件
不適切な瞳孔間距離	56件

（日本眼科医会公衆衛生部：眼科医の処方なしで作成された眼鏡における問題点の調査報告．日本の眼科 1998；69：423-424．）

表1　有効回答51大学（77.3％）の集計結果

1. 1997（平成9）年4月1日から5月31日までの初診患者数	28,064例
2. 最も新しく作製した眼鏡について 　a．眼科医の処方せんで眼鏡店で作製した患者数 　b．眼科医の処方せんなしで眼鏡店で作製した患者数 　c．その他	 3,106例 4,026例 245例
3. 上記2-aのうちで不適切症例について（眼鏡自身の問題） 　a．不適切な度数 　b．不適切な瞳孔間距離	 607例（15.1％） 154例（ 3.8％）

（日本眼科学会：眼鏡に関する調査結果について．日本眼科学会雑誌 1998；102：143．）

図1 自覚症状（重複回答可）
- 見え方の悪さ 29.4%
- 眼精疲労 34.3%
- 肩こり 9.0%
- 頭痛 15.9%
- 吐気 1.5%
- その他 10.0%
- 無回答 0.0%

（日本眼科医会医療対策部：平成21年度眼鏡に関するアンケート調査の集計結果．日本の眼科 2010；81：85-89．）

図2 原因（重複回答可）
- 球面レンズの度数が不適 45.5%
- 円柱レンズの度数が不適 18.5%
- 円柱レンズの軸が不適 6.2%
- 加入度数が不適 9.6%
- プリズムが不適 2.8%
- 瞳孔間距離が不適 5.6%
- フレームの調整が不適 5.1%
- その他 6.2%
- 無回答 0.6%

（日本眼科医会医療対策部：平成21年度眼鏡に関するアンケート調査の集計結果．日本の眼科 2010；81：85-89．）

表3 不適切な眼鏡のために訴えてきた患者の症状
（434例中．重複・無記入あり）

症状	件数	割合(%)
遠見障害	129	31.1
疲労感	123	29.6
頭痛	33	8.0
眼痛	32	7.7
近見障害	22	5.3
流涙	11	2.7
肩こり	9	2.2
目の充血	9	2.2
復視	7	1.7
歪み	5	1.2
その他	35	8.4
合計	415	100.0

（日本眼科医会公衆衛生部：眼科医の処方なしで作成された眼鏡における問題点の調査報告．日本の眼科 1998；69：423-424．）

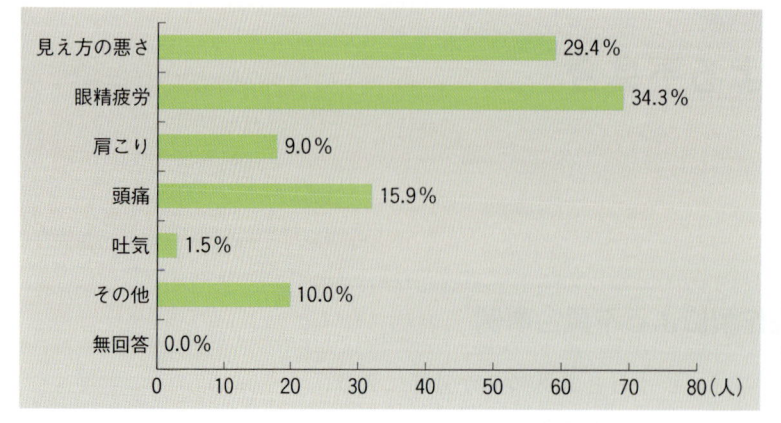

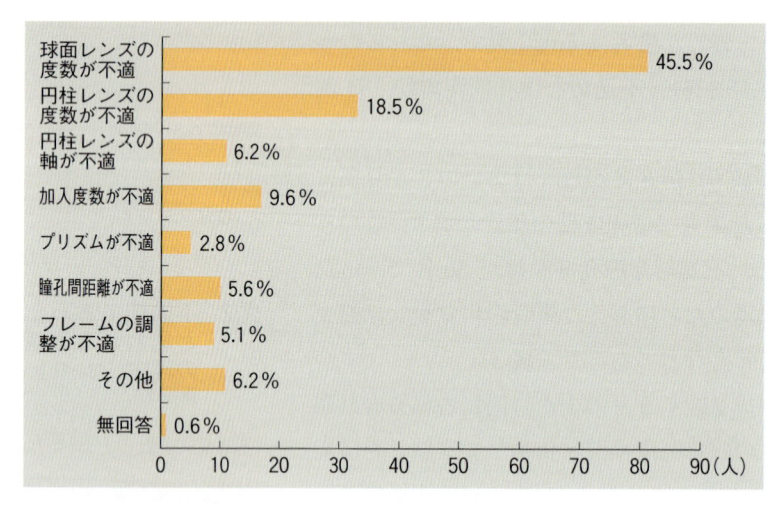

　独立行政法人国民生活センターによる事故情報データバンク（http://www.jikojoho.go.jp/ai_national/）を閲覧すると，眼精疲労，頭痛以外に，眼鏡による接触皮膚炎などの報告が挙がっている．

眼鏡処方せん書き換え事例

　眼鏡処方にあたっては屈折，調節，眼位をよく理解して，正確な検眼を行うことはもちろんのこと，眼鏡に関する光学的知識が求められる．検眼は医行為であるため，眼鏡は眼科専門医の処方に基づいて作製されるべきものであるが，国民の理解が十分に得られていないため，直接眼鏡店で作製していることが多い．また，眼科医の発行した処方せんの内容と異なる眼鏡を眼鏡店が作製したというケースもある．日本眼科医会が調査した眼鏡処方せん書き換え事例の調査報告では，表5のような事例が報告されている[4]．

　こうした問題が起こらないためにも眼鏡の調整にあたっては高い

表4 不適切な眼鏡処方により不具合を生じた代表的な症例

近視過矯正のため，眼精疲労と頭痛がみられた．	左右の見え方のバランスが悪くて疲れる．遠近感がとれにくい．
過矯正の眼鏡により眼精疲労を生じていた．ドライアイも引き起こしていた．	不同視の症例で左右差が3.00Dであった．
−3.75Dの近視に対して，−5.75Dの眼鏡を作製していた．約10か月ほど吐気や頭痛があったりしていた．	近用眼鏡をつくったのに，遠用度数になっていた．
三叉神経痛の徴候があった．検影法で+1.50D過矯正であった．	近用眼鏡をつくったが，度数が足らないようであった．
遠視眼なのにマイナス度数が処方されていた．	遠近両用眼鏡の加入度数が不適であった．歩行時のふらつきがみられた．
検影法で遠視なのに近視の眼鏡を装用していた．	眼鏡枠が小さく，近用部に加入されていなかった．
片眼過矯正，片眼低矯正であった．	処方せんを発行したが，左右のレンズが逆に作製されていた．
眼鏡店で作製した眼鏡はよく見えるが，疲れやすくて装用しづらいと訴えた．眼鏡の球面レンズ，円柱レンズとも過矯正であった．	当院の処方せんで作製された眼鏡が見えにくいとの訴えで再来した．円柱レンズ軸方向が逆につくられていた．
両眼とも近視性乱視に対して過矯正のレンズを作製していた．さらに，加入度数+1.50D（累進屈折カレンズ）であった．	眼精疲労と不眠を訴えていた．瞳孔間距離を変更すると，視力と眼精疲労が改善した．
球面レンズ，円柱レンズが不適正であったため，視力の左右差を生じていた．	作製された眼鏡の度数は処方せん通りだったが，レンズが前傾せず後傾していた．
円柱レンズの度数がかなり過矯正であった．	眼鏡フレームが不適切であった．
非常に軽度の乱視にも関わらず，円柱レンズが入っているため，違和感と眼精疲労を生じていた．	プリズム膜を処方したが，眼鏡店で勝手に度数を下げて，組み込み式でプリズムを入れてしまった．見掛けはよいが，複視が生じた．
乱視用に作製した眼鏡が，遠くも近くも高低がわかりにくく，斜めに見えて装用できなかった．	右眼にコンタクトレンズを装用していることを気づかずに眼鏡を作製していた．

表5 眼鏡処方せん書き換え事例の調査報告

1. 眼鏡店に発行した処方せんが読めないといわれ，問い合わせもないまま検眼し，新たに眼鏡を処方され，患者との信頼関係が崩れてしまった．
2. 遠用と近用を別々につくるように処方せんを発行したが，累進屈折力の眼鏡に勝手につくり替えられてしまった．
3. 球面度数および乱視度数を勝手に検眼して変えられてしまった．
4. 近視の度数が弱すぎるといわれ，球面度数を過矯正にされてしまった．
5. 小児に対する遠視性乱視の眼鏡を，治療的な意味で終日装用するように指示したところ，眼鏡店で疲れるから授業中だけ装用しなさいと指示された．
6. 遠視性弱視の症例でプラスレンズの度数を弱くされてしまい，治療に支障が出た．

技術をもっていて，なおかつ信頼のおける眼鏡店を奨めることも大切である．

（植田喜一）

4．調節

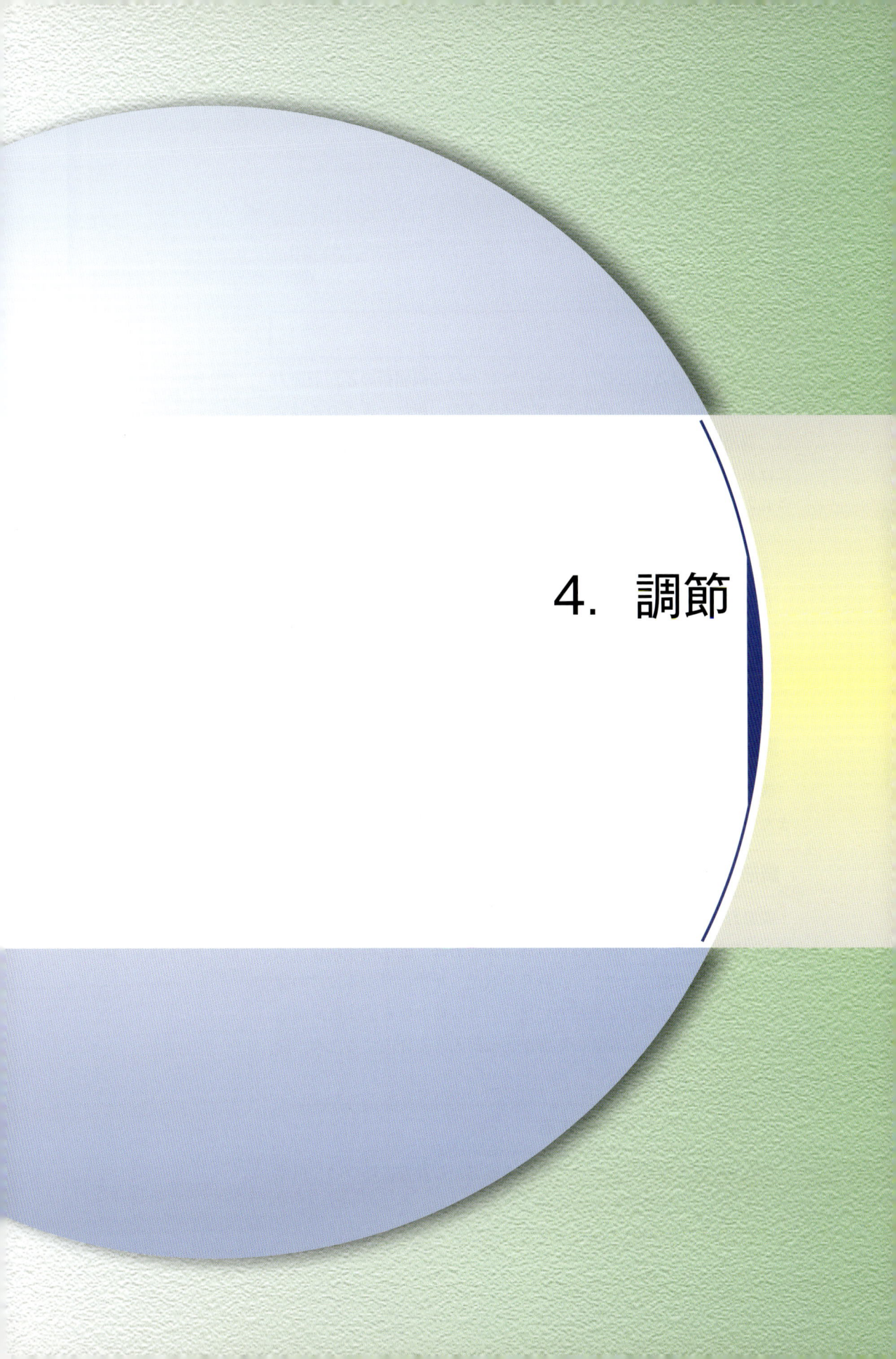

調節力の測定

調節力とは

遠点[*1]における眼屈折[*2]と，近点[*3]における眼屈折の差が調節力（amplitude of accommodation）である．実際の距離で表される場合は，調節域（range of accommodation）という．調節力は，一般的には以下の式のような式となり，ジオプトリー（diopter；D）で表される．

$$調節力（D）＝\frac{1}{近点（m）}－\frac{1}{遠点（m）}\ [*4]$$

正視眼あるいは完全矯正で遠方矯正した場合は，遠点が無限遠であるため，$\frac{1}{近点（m）}$でのみ表される．また，調節力の計算は，眼の主点位置[*5]からの計算が望ましいが，臨床的には角膜頂点位置が基準とされることもある．

調節力の測定対象

眼精疲労や近見障害，調節異常を来たす種々の疾患，弱視・斜視，また老視や遠視眼が測定対象となる．

調節力をどのように評価するか

調節力の測定には，大別して自覚的な調節力測定法と他覚的な調節力測定法がある．一般的に自覚的な調節力は，近見刺激に伴う水晶体屈折力の増加だけでなく，瞳孔や収差，視標に対するぼけの認知を含むため，他覚的な調節力に比べ大きな値となる．また，調節力は，変動や個体差，注意の影響が比較的大きく介入するため，計測には注意を要する．

自覚的な調節力を評価する

代表的な検査機器としては，視標を遠方から近方に近づけて視標がぼけた点の回答を求める石原式近点計（はんだや）やアコモドポリレコーダ®（旧興和），同方法で視標速度が一定である定屈折近点

[*1] 遠点とは，無調節状態のときに網膜と共役関係にある点，つまり無調節状態で明視している点．

[*2] ある物体が網膜上に結像しているとき，物体までの距離（m）の逆数．

[*3] 近点とは，最大調節状態のときに網膜と共役関係にある点，つまり明視できる最も近い点．

[*4] この式は，眼前を正の値としてとり扱っている．眼前を負，眼後を正の値としてとり扱った場合は，
$$\frac{1}{遠点（m）}－\frac{1}{近点（m）}$$
となるので注意が必要である．眼前を負として調節力を計算する場合，屈折度の符号と対応しているので計算しやすくなる．

[*5] Gullstrand（グルストランド）の模型眼では，全眼球光学系の物側主点は，角膜頂点から後方1.348 mmである．

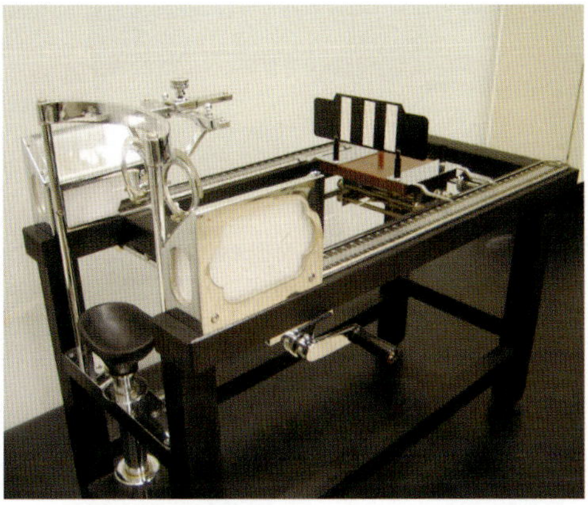

図1 石原式近点計 (はんだや)

計 D'ACOMO®（ワック），瞳孔変化や輻湊変化も同時に計測可能な近見反応測定装置トライイリス C-9000®（ワック）が挙げられる．

石原式近点計：石原式近点計（**図1**）は，まず完全矯正レンズ[*6]をレンズ枠にセットし，角膜頂点を機器のスケールの原点に合わせる[*7]．近点計の測定範囲（0〜44 cm）には限界があるので，40 cm 固視標を見せて明視できなければ，球面レンズ（たとえば +4.00 D）を追加装用させる．視標をゆっくりと近づけ，ぼけを感じた点を回答させ，近点を求める．視標を動かす際には，声かけをしっかり行い，近方に近づくにつれてさらにゆっくりと動かす．計測は，数回繰り返して平均化し，近点および調節力を算出する．球面レンズを追加した場合は，過大評価されないよう以下のようにレンズ度数を引く必要がある．

$$調節力 (D) = \frac{1}{近点 (m)} - \frac{1}{遠点 (m)} - 付加レンズ度数$$

アコモドポリレコーダ：石原式近点計は，手動で近方に視標を移動させるのに対し，アコモドポリレコーダは，電動で視標を定速度（cm/秒）移動させる．遠方用の固視標は 40 cm〜無限遠の間，近方用の固視標は 5〜40 cm の間で計測可能となっており，あとは石原式近点計の測定手順と同様である．注意点としては，強度近視眼など近点が近い眼を裸眼で計測した場合，近方の視標移動速度がかなり速いため再現性が低下する．また，本機器の特徴として，遠方・近方の視標を 5 秒間隔で交互に点灯させ，焦点が合うまでの時間を計測することで調節緊張時間や調節弛緩時間が測定できる．また，類似機種として連続近点計 NP アコモドメータ®（興和），VDT 近点計®（トーメー）がある．

[*6] −2.5 D より強い近視の場合は，遠点・近点ともに計測範囲内に入るため，完全矯正せずに裸眼でも計測できる．ただし，近方ほど視標文字サイズは相対的に大きくなるため検査条件は，統一したほうが望ましい．乱視に関しては，残っていると明視域を拡大させる可能性は否定できないため矯正したほうがよい．また，患者自身の眼鏡でも計測可能ではあるが，低・過矯正かチェックが必須である．低・過矯正であればその分，調節力が過大，あるいは過小評価される可能性があるため，計算にその分考慮が必要である．

[*7] 主点位置を考慮する場合は，角膜頂点より 1.5 mm 後方でスケールを 0 に合わせるとよい．

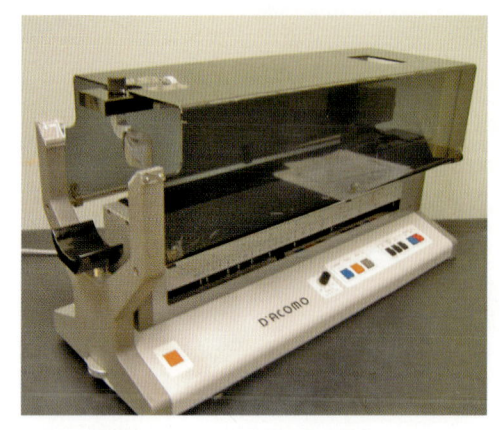

図2　定屈折近点計 D'ACOMO®（ワック）

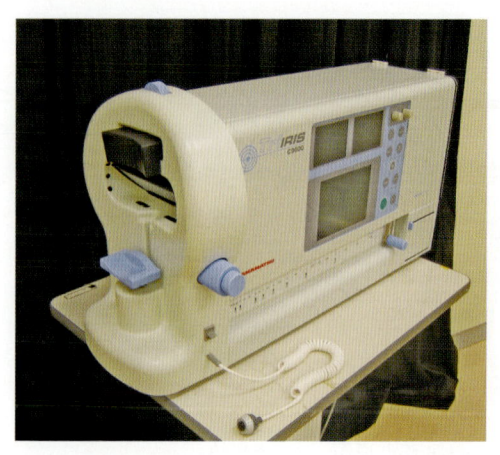

図3　近見反応測定装置トライイリス C-9000®（ワック）

定屈折近点計および近見反応測定装置：アコモドポリレコーダは，電動での視標移動速度（cm/秒）が一定だったのに対し，定屈折近点計 D'ACOMO®（図2），および近見反応測定装置トライイリス C-9000®（図3）では，らせん状のシャフトを用い，等屈折速度[*8]，すなわち近方ほどゆっくり視標が進む．したがって，検者の習熟度や癖に依存せず比較的安定した結果が得られる．また，偏光板が設けられており，自然視に近い両眼開放下での片眼計測が可能である．

トライイリス®に関しては，調節力の計測に加えて瞳孔反応や輻湊反応，対光反応も計測できる．また，PC（パーソナルコンピュータ）を用いて解析できるため，アウトプットしやすく，解析ソフトが少しずつバージョンアップしていく点が利点である．

[*8] D'ACOMO®の視標速度は，0.3，0.2，0.15 D/秒から設定できる．また，トライイリス®の視標速度は，0.45，0.3，0.15 D/秒から設定できる．

他覚的な調節力を評価する

他覚的な調節力測定は，赤外線オプトメータやオートレフラクトメータによって計測される．解析径が固定されているため，計測領域における近見刺激に伴う水晶体屈折力増加を計測できる．また近年，調節眼内レンズが注目されているが，今後は調節眼内レンズの挙動解析にも重要な検査になると思われる．

赤外線オプトメータ：赤外線オプトメータ AA-2000®（ニデック，図4）には，調節の動的特性を評価するため等速度制御法（図5）とステップ制御法（図6）がある．視標の提示時間や刺激量は，ソフトウェア上で任意に設定できる．

等速度制御法について，目安として固視標の移動速度は，0.2 D/秒，年齢によって予測される調節力より多めに設定し，調節刺激量（ac-

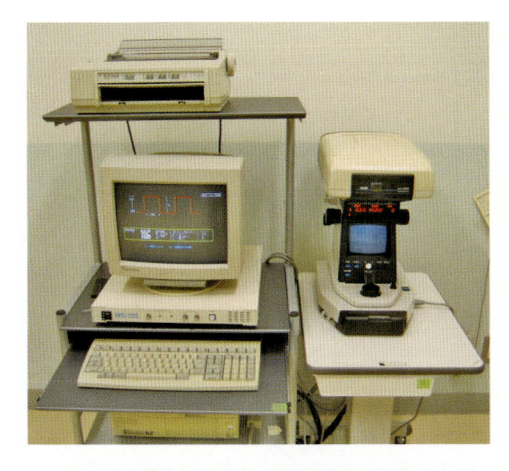

図4 赤外線オプトメータ AA-2000®
（ニデック）

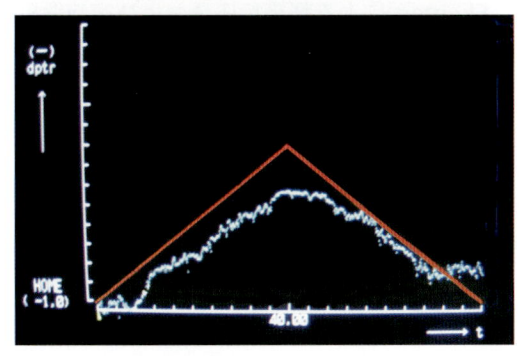

図5 等速度制御法
縦軸は他覚屈折値（D），横軸は時間（秒）である．赤は視標位置，青が他覚屈折値のプロットである．視標が近方に動くに従い，屈折値がマイナス側にシフトし，調節ラグが大きくなっていることがわかる．

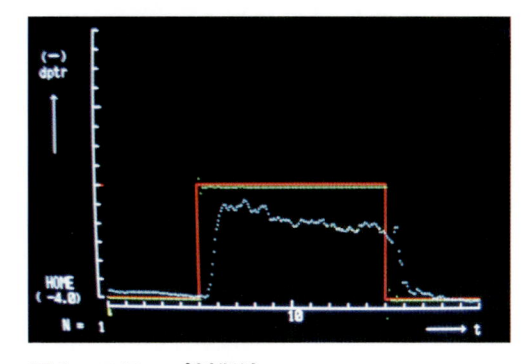

図6 ステップ制御法
軸の配置とプロットの色は，等速度制御法（図5）と同様である．視標が近方に動くと，少し時間をおいて（潜時）屈折値がマイナス側にシフトすることがわかる．視標位置と屈折値の差が調節ラグである．

commodative stimulus；As）に対する調節反応量（accommodative response；Ar）であるAr/Asを求める．一般的には図5のように調節刺激に対する調節反応量は，小さくなる．これを調節ラグ（lag of accommodation）という．調節ラグの原因は，主に瞳孔径，収差，ぼけに対する知覚の影響である．視標が近方に近づくほど調節ラグは大きくなり，近視眼や球面収差の大きな眼ではより大きくなることがわかっている．

　ステップ制御法に関しては，等速度制御法で得られた調節遠点および近点を設定の参考値にする．まず，遠点または少し近方を基準として遠方視標を設定し，近方または近方より少し遠方に近方視標を設定する．目安として視標時間は5秒，視標提示回数は5回とする．ステップ制御応答波形からは，調節緊張・弛緩の潜時，調節緊張時間，調節弛緩時間，調節ラグ，調節リード，調節速度に至るまでさまざまな情報を得ることができる．

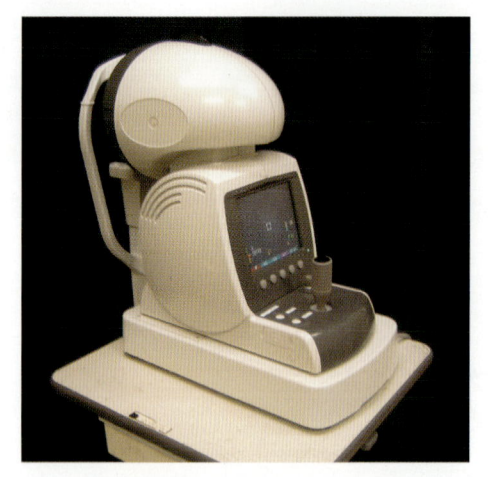

図7 調節機能解析装置 Speedy-*i* K model® (ライト製作所)

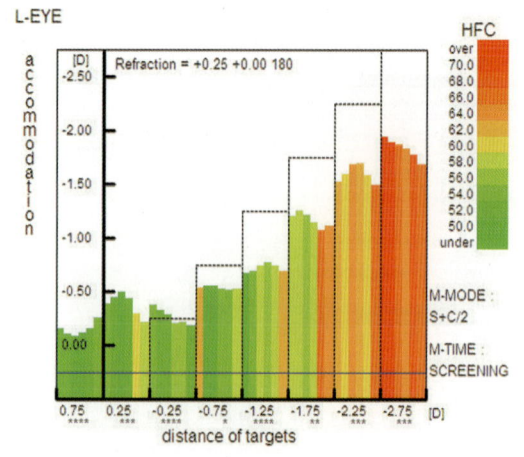

図8 Fk-map による調節反応量および調節微動高周波出現頻度 (HFC) 解析結果
縦軸は，他覚屈折値 (D)，横軸は視標の位置 (D) を示している．黒の点線が調節刺激量 (D)，縦のカラムが調節反応量，カラム内の色が調節微動 (HFC) を示している．調節刺激が大きくなると，調節反応量が増加し，HFC が増加していることがわかる．

注意点としては，測定可能最小瞳孔径が 2.9 mm と比較的大きなことが挙げられる．また，これらの検査は，被検者の注意や集中力にも大きく依存するため，結果の再現性を高めるためには，明視努力を促す検査員の声かけと被検者の練習が非常に重要である．

オートレフラクトメータ：オートレフラクトメータで調節力が計測可能な代表機種は，調節機能解析装置 Speedy-*i* K model® (ライト製作所，**図7,8**)，AA-1®（ニデック），両眼開放オートレフ WAM-5500®（グランド精工，**図9,10**）である．前二者は，間接的な毛様体筋の活動状態を示す調節微動高周波出現頻度 (high frequency component；HFC) を計測することができる[1,2]．また後者は，ハーフミラーを用いて計測されるため自然視に近い両眼開放かつ任意の距離での他覚屈折値の計測が可能である．ハイスピードモードでは PC に接続し，専用通信ソフト WCS-1®（オプション）を使用することで，0.2 秒間隔で，他覚等価球面屈折値，瞳孔径を測定することができる（**図10**）．いずれの機器も赤外線オプトメータ同様，調節力を測定するために他覚屈折遠点と他覚屈折近点の差から算出される．

調節力計測におけるそのほかの注意点

調節力は，水晶体の弾性低下を主な原因とし加齢により低下するが，その他影響を与える因子は，多くある．自覚的調節力のなかで最も影響を受ける因子の一つとしては，瞳孔径が挙げられる．瞳孔径

文献は p.317 参照.

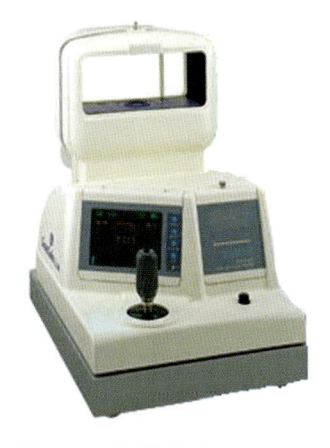

図9 両眼開放オートレフ WAM-5500® (グランド精工)

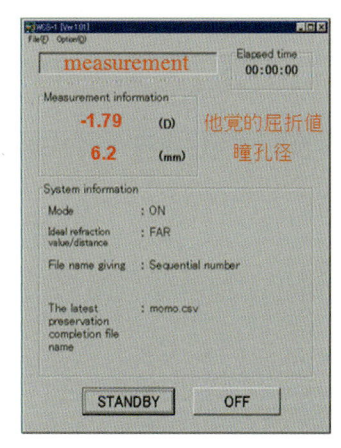

図10 専用通信ソフト WCS-1® (グランド精工) の測定画面

が小さくなると焦点深度が深まり，自覚的な調節力は大きくなる[3]．また，視標の特性（輝度・大きさ・線の幅・コントラスト）も調節力に影響を与え，多くの報告がある．視標が低輝度では調節力が減少する[4]，中年者で視角の増加に伴い調節量が増加する[5]，直線の幅が狭い視標程調節反応量は大きい[6]，視標のコントラストが高いと調節反応量が小さく[6]，変動が大きくなる[7]．また，手掛かりが多い外部視標のほうが内部視標を用いるよりも調節反応量が大きいと報告されている[8]．測定条件の目安として，環境照度は 100～500 lx の明所下，実視標を用いる場合には小数視力 0.6 程度，コントラスト 90% 以上の視標が望ましいとされる[9]．さらに眼鏡とコンタクトレンズでは，理論的に必要調節量が異なる[10]．近視眼ではコンタクトレンズのほうが眼鏡よりも調節力が多く要求され，遠視眼では逆に眼鏡のほうで調節力が多く要求される．

これら特性を理解し，また計測に注意を払い，一定の条件下で調節力を評価することが重要である．

カコモン読解 第18回 一般問題70

両眼ともに正視で調節力が 1.0 D の人に，近用部に 3.00 D を加入した二重焦点眼鏡を処方した．この眼鏡で明視できない距離はどれか．
a 33 cm～25 cm まで　　b 1 m～33 cm まで　　c 2 m～1 m まで
d 3 m～2 m まで　　e 5 m～3 m まで

解説　この問題は，角膜面と眼鏡面，主点など，どの面から計算すべきか定義していないが，選択肢から推測するに近似的な計算が

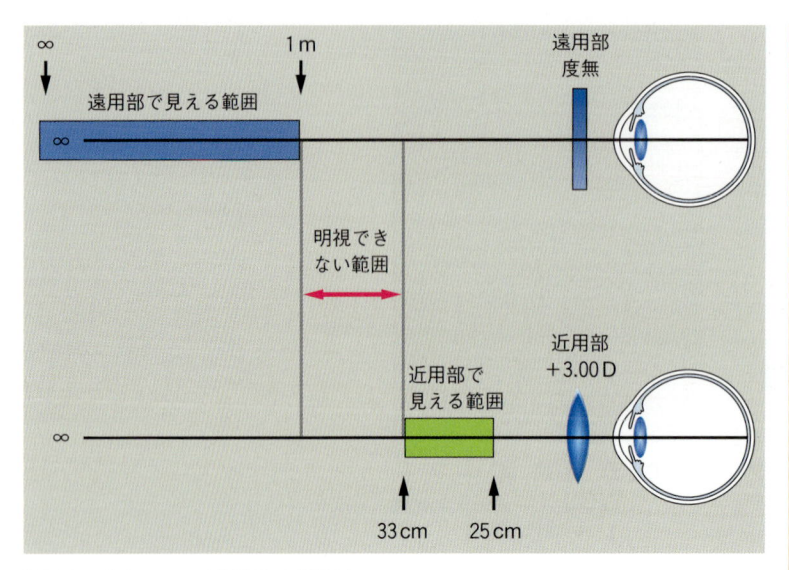

図11 "カコモン読解"解説図（第18回一般問題70）

求められているようなので，それを前提に解説する．この症例は，両眼正視であるから，遠点は無限遠である．調節力は，1.0Dであるから二重焦点眼鏡遠用部では $\frac{1.0}{1.0}$ D＝1.0mまで明視可能である．また，この二重焦点眼鏡の近用部は，3.00D加入されているので，無調節の場合，$\frac{1.0}{3.00} \times 100 = 33.3$ cmが焦点位置となる．さらに二重焦点眼鏡の近用部を通して見たときも調節力は1.0Dであるから，$\frac{1.0}{4.0} \times 100 = 25.0$ cmまで明視可能である．したがって，この眼鏡で明視できない範囲は，1.0mから33cmである（図11）．

模範解答 b

（川守田拓志，魚里　博）

調節の異常とその治療

　種々異なる距離にある物体を，鮮明に網膜に結像させようとする眼の機能を調節（accommodation）という．調節は独立した系としてフィードバック制御であると同時に，近見反応のプログラム制御として輻湊や縮瞳（輻湊反応[*1]）とも互いに関与している[1]．この密接な関連により，調節の異常として単独に生じることは少なく，単純に処理できないことが多い．すなわち輻湊や開散，ひいては近見反応に関する病態も考慮しなければならず，臨床的意義は大きいが診断には経験を必要とする場合が多い[*2]．

調節の検査

　調節の検査は測定方法の違いにより，調節近点による調節力や調節が起こるまでの調節速度（時間）を測定する自覚的検査と，眼に赤外線を入射して網膜の反射光から調節反応を測定する他覚的検査に分類される．

　調節は屈折とも関連していることから，特に自覚的検査では正確な完全屈折矯正のもとで測定を行う．逆の発想からすると，不適切な矯正状態では年齢不相応の調節近点距離や調節速度が検出されることがある[*3]．

　他覚的検査では調節の特性を考慮することが正確な評価につながる．特性には視標を眼前一定の距離に提示して，静止している視標を注視する際の屈折変化を測定する静的特性，静的特性が損なわれない速度（0.2D/秒）での視標の動きに対する屈折変化を測定する準静的特性，視標の動きに対する屈折変化を測定する動的特性がある．いずれも得られる波形や結果が異なり，患者個人の症状や状態に適した特性による測定が重要となる．

　測定機器により評価するうえで，調節は検査室の照明（明室・暗室），視標の大きさや提示方法，測定条件が両眼視か単眼視かの違い，周辺視野の影響など，さまざまな要因により変化することを把握しておく必要がある．すなわち調節を測定する方法や機器にはさまざまな利点，欠点があり，原理や測定条件を把握しておかなけれ

文献は p.318 参照．

[*1] 近見反応は近方視時の"輻湊・調節・縮瞳"の3反応であるが，この縮瞳は対光反射の縮瞳と区別するため"輻湊反応"と称される．なお寄り眼である輻湊は"輻湊運動"と表記されるので混同しないように注意．

[*2] 近見反応けいれんは輻湊，調節けいれんに著明な縮瞳（瞳孔異常）を伴うものである．原因の多くは心因性などの機能的障害であるが，まれに中枢神経系の器質的病変や頭部外傷が契機となることもあり，頭蓋内精査は必須である．

[*3] 筆者は患者自身の眼鏡やコンタクトレンズを装用させて（完全矯正と仮定），その上から +4.0D を負荷して遠点距離も測定している．理論的には 25cm となるが，時に 30cm 以上を越えることもあり，過矯正レンズ処方の発見に有用である（眼鏡処方時も有用）．

ば，思わぬ間違いを生じる．

両眼視（両眼開放）での測定では，単眼視よりも輻湊による影響（輻湊性調節）により調節は見かけ上容易となる．また，視標の提示方法には実空間での外部視標とBadal光学系による内部視標があるが，内部視標では近方負荷時も視標の大きさや照度が変化しないため，近接感が得られず調節しにくい．さらに自律神経系のみならず高次レベルによっても支配されていることから，検査に対する被検者の努力や集中力（協力性），検査日の心身状態なども結果に反映される．詳細は，"調節力の測定（p.214）"を参照されたい．

調節の異常と治療

調節の異常は加齢による老視（presbyopia）に始まり，種々の疾患，中毒，心因性要因で生じることが知られている（表1）．また近年では過度なVDT（visual display terminal）作業によるIT眼症[2]や，交通事故後のむち打ち症に伴う低髄液圧症候群[3]と称される複雑かつ重症化した異常も明らかになってきた．主な障害部位は"毛様体筋の収縮と水晶体の弾性による屈折変化"という調節の機序（Helmholtzの学説）からもわかるように，毛様体筋と水晶体であることが多い．そのため異常の診断や治療効果の評価には毛様体筋の他覚的評価である調節微動の高周波成分出現頻度（high frequency component：HFC[*4]）の測定が有用である[4]．"調節力の測定（p.214）"を参照にされたい．下記に調節の異常に関して，概要やHFC所見とともにその治療法を述べる．

調節緊張（accommodative constriction）：毛様体筋の収縮が持続しており，屈折力はやや増加し，近視化を呈した状態である．調節力は正常であるが，近方から遠方への調節の弛緩に著明な時間を要する．HFC所見は提示視標に対する調節反応量はほぼ正常であるが，遠方から近方まですべての視標に対してHFCは高値を示す．瞳孔緊張症（Adie症候群）に合併することがある．

調節けいれん（accommodative spasm）：毛様体筋の収縮が著明に持続しており，屈折力は変動し，強度の近視化を呈した状態である．近点の著明な接近を認め，調節力は変動する．HFC所見は提示視標位置に関係なく屈折値が不安定であり，HFCは常に高値を示す（図1）．多くの場合は，中枢で関連している輻湊けいれん（過度な両眼内転）と縮瞳持続を合併するため近見反応けいれん（near reflex spasm）としてみられることもある．原因が心因性によるものであ

[*4] **高周波成分出現頻度（HFC）**
静止視標を注視している際にみられる調節の微細な揺れ．毛様体筋の活動状態を示す1.0〜2.3Hzの高周波成分と，調節により生じた生体のノイズと考えられている0.6Hz未満の低周波成分に大別される．

表1　調節障害の主な原因

核上性・核性の障害（視蓋前域，E-W核*の障害）	節前線維の障害（動眼神経麻痺）	毛様体神経節の障害	節後線維の障害（短毛様神経の障害）
松果体腫瘍（Parinaud症候群） 多発性硬化症 血管性病変 感染性病変 頭部外傷 エチレングリコール中毒 片頭痛	動脈瘤 糖尿病・脳ヘルニア 眼窩先端部症候群 眼窩真菌症	ヘルペス 麻疹 インフルエンザ 梅毒	瞳孔緊張症（Adie症候群） Fisher症候群 ボツリヌス中毒 ジフテリア 汎網膜光凝固術後

毛様体筋・虹彩の障害	薬物	機能的障害
眼球打撲 虹彩毛様体炎 急性緑内障 ぶどう膜欠損	抗コリン薬（アトロピン） 抗ヒスタミン薬	心因性

*Edinger-Westphal核
（石川　均：輻湊調節障害．臨床神経眼科学．東京：金原出版；2008より一部引用．）

れば，自然治癒を期待して経過観察とするが，時に心理療法や抗精神薬などの薬物療法を併用することもある．器質的病変ではGABA系のバクロフェン（リオレサール®，ギャバロン®）やガバペンチン（ガバペン®）の内服がけいれん発作を抑制できる可能性がある．しかし不適切な屈折矯正が誘因となっていることもあり，調節麻痺薬点眼後の屈折値をもとにした矯正眼鏡（時に近用眼鏡，二重焦点眼鏡）が奏効することもある．

調節衰弱（weakness of accommodation）：毛様体筋の収縮が減弱しているため，調節力は年齢相応の正常値に比較して低い状態である．これは検査に対する協力性が乏しい場合にもみられるが，その際は年齢相応の加入度数を含めた適正矯正にて近方視障害がみられないことで鑑別できる．HFC所見は提示視標が接近しても調節反応はみられず，HFCは常に低値を示す．しかし正常の老視眼でも同様の所見であることや上記の協力性の問題などもあり，臨床上は調節近点距離を10回以上反復測定して，近点距離が次第に延長（3cm程度は許容範囲）する場合を真の調節衰弱と考えている．治療としては眼精疲労や全身衰弱を考慮して矯正眼鏡や休養を奨める．

調節麻痺（accommodative palsy）：毛様体筋の収縮が完全に起こらないため，屈折力を変化させることが不可能な状態である．そのため近見障害を訴えるが，毛様体神経節以降で障害された場合は瞳孔括約筋麻痺（散瞳）を伴う内眼筋麻痺となり，動眼神経麻痺のよ

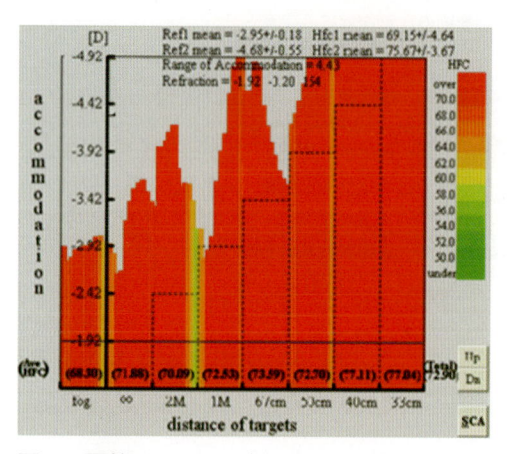

図1 調節けいれん（27歳，女性）のHFC所見
提示視標位置に関係なく屈折値が不安定であり，HFCは著しい高値を示す．

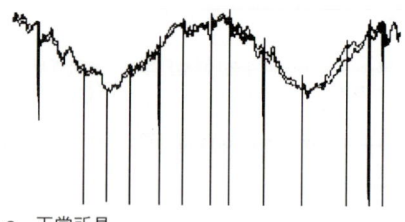

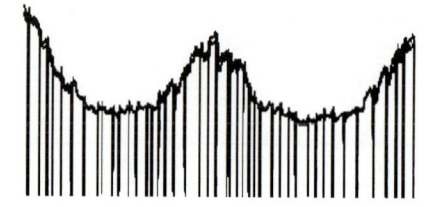

図2 IT眼症（24歳，女性）の瞳孔反応（TriIRISC 9000による評価）
正常者（a）では視標の接近と縮瞳は完全に同期しているが，異常所見（b）は視標が遠方にある時点でも縮瞳している（輻湊は省略）．また瞬目（縦のスパイク状波形）が過多となっている．

うな節前線維の障害では内眼筋麻痺に加えて眼球運動障害や眼瞼下垂を伴うなど，障害部位によって随伴症状があり注意を要する．原疾患に対する治療が最優先であるが，近用眼鏡や二重焦点眼鏡の処方とともに副交感神経刺激薬（ピロカルピン®）の点眼が奏効することもある．

IT眼症：IT関連技術の進歩が目覚ましい一方，これまでにはなかった特殊な調節の障害を生じるようになってきた．TriIRISC 9000®（ワック，浜松ホトニクス）を用いて実視標注視時の瞳孔径変化と眼球運動（輻湊・開散）を測定すると，正常者（**図2b**）では視標の接近と縮瞳，輻湊は完全に同期していたが，異常所見では輻湊には変化がないものの，瞳孔反応は輻湊よりも先行して縮瞳した（**図2c**）．HFC所見は提示視標が遠方では正常であるが，近方時には調節緊張や調節けいれんの反応がみられる．治療としては，VDT作業環境の改善や適正な矯正眼鏡を処方する[2]．

低髄液圧症候群：主として交通事故によるむち打ち症の後，脳脊髄液量が減少することで低髄液圧となり，複雑かつ重症化した近見反応異常のみならず多様な眼症状（眼球運動障害，視野障害など）を呈するものである．急性期は安静と水分補給，慢性期には硬膜外自家血注入（ブラッドパッチ）により治療が可能とされている[3]．

老視の対処と治療

　高齢社会に伴い，視機能の質の向上が注目されつつあり，加齢変化とされてきた老視に対する治療法も神経眼科のみならず屈折矯正の領域から多くの検討がなされてきた．最良の対策や治療は現時点で明らかではないが，ここでは最近の話題を含め簡潔に紹介する．

光学治療法

　眼鏡による方法：デスクワークや読書など，一定距離の近方視で長時間にわたり作業を行う場合は単焦点近用眼鏡が適する．遠近両用眼鏡（二重焦点レンズ）は下方視を維持する必要があり視野が制限されるため，パソコンなどの視線の移動が多い作業では眼精疲労を生じやすい累進屈折力レンズは，加入度数が +2.5D 以上では収差が増加して中間から近方距離の明視可能な範囲が狭くなり，像の歪みや顔の動きに伴う違和感が強くなる．

　コンタクトレンズによる方法：遠近両用コンタクトレンズ（CL）は交代視型と同時視型に大別され，形状面からセグメント型，同心円型，回折型に分類され，焦点面から二重焦点，多焦点，累進多焦点に分類される．ハード CL の交代視型・セグメント型・二重焦点は遠用部が上方に，近用部は下方にデザインされている．視線を移動させ CL と瞳孔の位置関係を変化させることで遠方，近方視力を得るが，フィッティングやセグメントの位置決定が困難である．一方，ソフト CL はすべて同時視型・同心円型である．視線の移動が不要のためフィッティングの影響は少ないが，遠方，近方の像を同時に得て視中枢で選択を行うことから単焦点ほどの鮮明な像は得られない．

手術治療法

　強膜切開術：毛様体筋の内径を拡張することで毛様体筋と水晶体赤道部の距離を長くし，Zinn 小帯の張力を改善させる方法である．グレア（glare）やハロー（halo）などの光学的な副作用がない点に優れるが，その効果は客観的評価に乏しいとされる．

　角膜矯正術/エキシマレーザーによる方法：LASIK や surface ablation（PRK，LASEK）により角膜に同心円状の多焦点性を形成する．

　角膜矯正術/熱伝導式角膜形成術（conductive keratoplasty）：電磁波により角膜周辺部を収縮させ角膜中央部の形状を変化させることで，+1D 程度の軽度遠視を矯正する（狭義の老視矯正）．

角膜矯正術/角膜インレー（corneal inlay）：ピンホール効果による焦点深度の延長（明視域拡大）を原理としている[5]．インレーは厚み5μm，外径3.8mmで中心1.6mmが中空になっている．遠方視の違和感や視力低下を生じることなく近方視力を確保できる．

　眼内レンズ挿入術/多焦点眼内レンズ（multifocal IOL）：多焦点性をもつ光学的機構から屈折型（refractive）と回折型（diffractive）に大別される．コントラスト感度の低下やグレア，ハローの問題があったが，近年では球面収差の増加を補正するように改良されたものもある．

　眼内レンズ挿入術/調節眼内レンズ（accommodative IOL）：毛様体筋や水晶体嚢，Zinn小帯の機能と硝子体圧の変化を利用して，眼内レンズの前後移動が可能なようにデザインされている．

薬物治療法：水晶体硬化などの蛋白質変性の原因は主に活性酸素であるとされている．そのためビタミンや亜鉛などのサプリメントを摂取することや，メコバラミンの内服，シアノコバラミン点眼薬が有用であると考えられる．

その他：活性酸素は紫外線曝露によっても発生することが知られており，その曝露を防ぐことや，毛様体筋に関与する自律神経系機能の向上を目的に眼周囲を温めることも有用であるとされている[6]．また遠方順応を応用したD-5000®（ワック）を用いることで毛様体筋の緊張状態を軽減することが可能である．

〔浅川　賢，庄司信行，石川　均〕

5. 屈折異常と眼疾患

強度近視の眼底変化

強度近視[*1]はアジア人に多い疾患であり，多治見スタディの調査結果ではWHOの定義による失明（矯正視力＜0.05）の原因として，近視性黄斑変性は第1位の失明原因である[1]．強度近視の視覚障害は，眼軸長の延長により主として視神経乳頭と黄斑部を含む眼底後極部にみられる特有の近視性眼底変化によって起こる（表1）[2]．

後部強膜ぶどう腫

後部強膜ぶどう腫（posterior staphyloma）は強度近視のhallmarkともいうべき病変であり，眼底後極部が眼球後方に突出した現象である（図1）．ぶどう腫の発生は加齢と関連があり，大体40歳ころから顕在化し，加齢に伴い，深くなるとともに形状が変化する[3]．ぶどう腫はCurtinにより10のタイプに分類されており[4]，日本人ではⅡ型が最も多い[3]．ぶどう腫がある眼では眼底後極部の機械的伸展が加速化され，近視性眼底変化の発生頻度が高くなる．

視神経乳頭コーヌス

視神経乳頭コーヌス（myopic conus）は乳頭周囲にみられる白色の病変であり，眼軸延長時に乳頭周囲網膜と強膜との伸展のずれにより生じる．耳側コーヌス，輪状コーヌス（図2）など，さまざまな形態がある．

紋理眼底

紋理眼底（tessellated fundus）は，強度近視眼において網膜色素上皮が菲薄化した結果，脈絡膜血管が透けてみえる現象であり（図3），強度近視眼では乳頭コーヌスと並んで早期からみられる現象である．

近視性網膜脈絡膜萎縮

近視性網膜脈絡膜萎縮（myopic chorioretinal atrophy）はびまん性萎縮病変（図4）と限局性萎縮病変（図5）に分けられる．びま

[*1] 強度近視の定義は厚生労働省の定義によると，屈折度－8Dを超える近視とされている．最近の久山町スタディの結果では，正視眼の平均眼軸長から標準偏差の3倍以上はずれて長い眼の眼軸長は26.8mmであることが明らかとなった（安田美穂ら，九州大）．

文献はp.318参照．

表1 近視性眼底変化

後部強膜ぶどう腫
視神経乳頭コーヌス
紋理眼底
近視性網膜脈絡膜萎縮
lacquer crackと
　単純型黄斑部出血
近視性脈絡膜新生血管
　（近視性CNV）

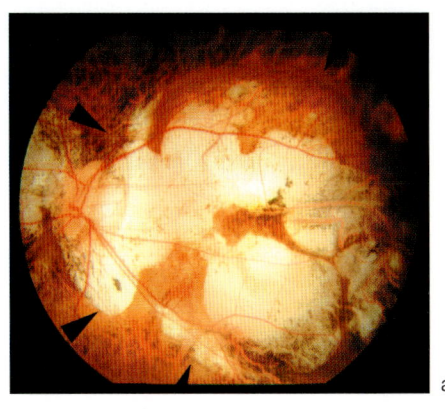

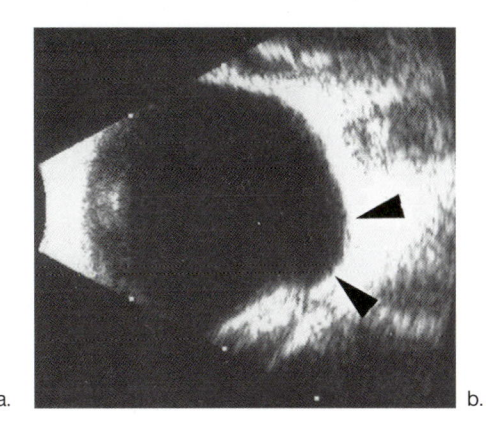

図1　後部強膜ぶどう腫
a. 70歳，女性．眼底後極部に境界明瞭な深い後部強膜ぶどう腫がみられる（矢頭）．
b. 72歳，女性．後部強膜ぶどう腫の超音波Bモード画像．視神経に接して眼球後方に突出する後部強膜ぶどう腫がみられる（矢頭）．

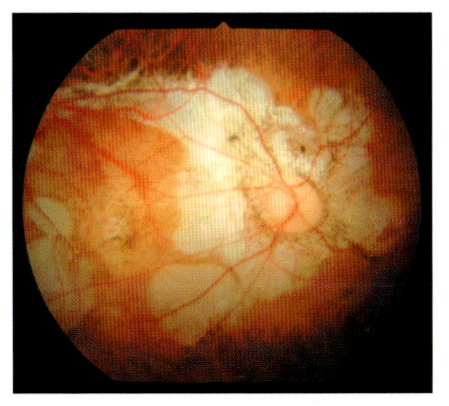

図2　強度近視眼にみられる輪状コーヌス
70歳，女性．視神経乳頭周囲に広範囲のコーヌスが全周性にみられ，ぶどう腫縁の萎縮へと連続している．

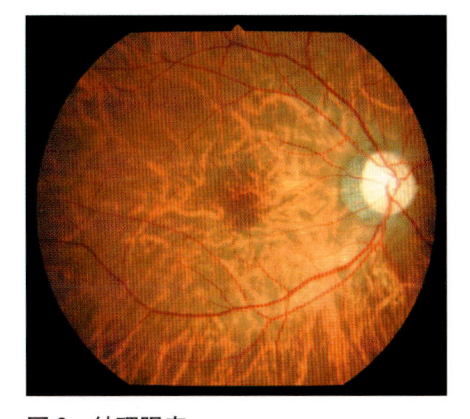

図3　紋理眼底
35歳，男性．網膜色素上皮の菲薄化により，脈絡膜血管が透見され，紋理状を呈する．

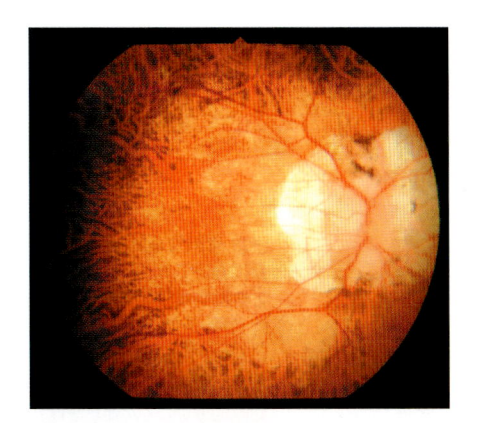

図4　びまん性萎縮病変
65歳，女性．眼底後極部全体が黄白色のびまん性萎縮を呈する．

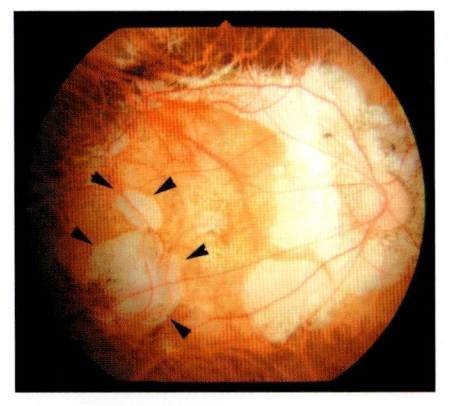

図5　限局性萎縮病変
70歳，女性．黄斑耳側にだるま形の境界明瞭な白色病変としてみられる（矢頭）．

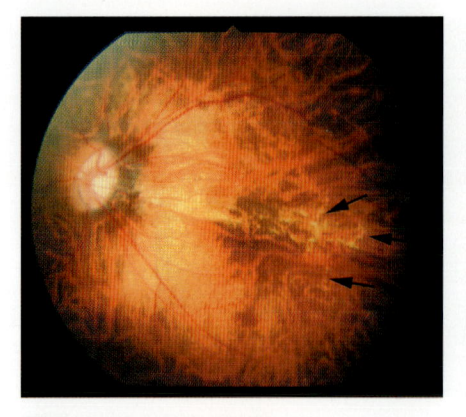

図6 Lacquer cracks
37歳，男性．黄斑耳側に垂直方向に走る複数のlacquer crack が黄白色の線条病変としてみられる（矢印）．

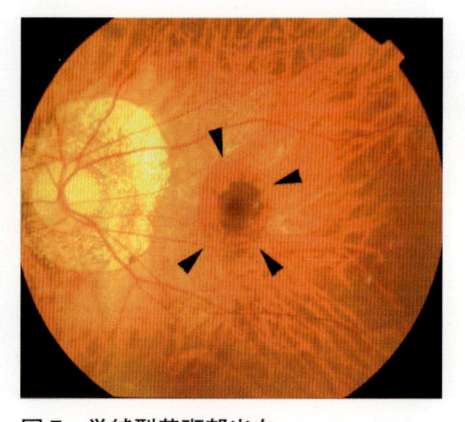

図7 単純型黄斑部出血
44歳，男性．黄斑部に楕円形の出血斑を認める（矢頭）．出血は深さの異なる2層からなる．出血内部に新生血管を示唆する線維血管膜はみられない．

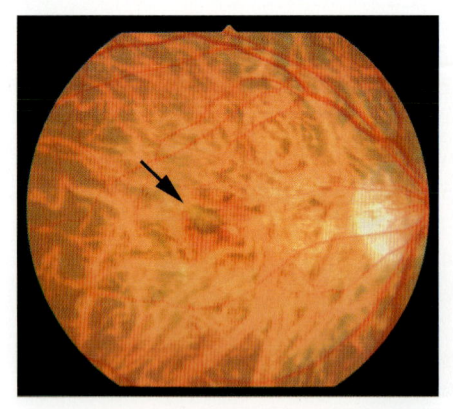

図8 近視性脈絡膜新生血管（近視性CNV）
42歳，女性．黄斑部に出血があり，出血内部にCNV を示唆する灰白色の線維血管膜を認める．

ん性病変は検眼鏡的に境界不明瞭な黄色の病変であり，網膜色素上皮，脈絡膜毛細血管の不完全な障害によるとされる．本病変では軽度の視覚障害にとどまることが多い．一方，限局性病変は，コーヌスと同程度の白色の色調の境界明瞭な病変であり，その本態は脈絡膜毛細血管の完全閉塞である．そのため病変内は絶対暗点となる．

lacquer crack と単純型黄斑部出血

Lacquer cracks（Lc）は，眼軸延長によるBruch 膜の機械的断裂であり，検眼鏡的には黄斑付近を横切る黄白色の線条としてみられる（図6）．新しいLc が生じたときには必ず脈絡膜毛細血管も同時に障害され，単純型黄斑部出血[*2]と呼ばれる楕円形の出血斑を伴う

[*2] 単純型黄斑部出血の診断においては，近視性CNVとの鑑別が重要である．近視性CNV と異なり，出血内部にCNV を示唆する組織がみられないこと，出血斑の色が比較的薄いことなどが挙げられるが，確実な診断にはフルオレセイン蛍光眼底造影が必須である．

(図7). Lc は近視性脈絡膜新生血管の前駆病変となることがあり，注意が必要である[5]．

近視性脈絡膜新生血管

近視性脈絡膜新生血管（近視性CNV〈choroidal neovascularization；CNV〉）は強度近視患者の10％に発生し[5]，強度近視患者の視覚障害の最大の原因である．また，近視性CNVは50歳以下のCNVの原因として最多である[*3]．検眼鏡的には黄斑部に出血とその内部にCNVを示す灰白色の線維血管膜がみられる（図8）．全例classicタイプのCNVであり，蛍光眼底造影では早期から明瞭な過蛍光を示す．治療は抗VEGF中和抗体の硝子体内注入が有効である[6-7]．

（大野京子）

[*3] 近視性CNVは，CNVの原因としては加齢黄斑変性についで2番目の原因であるが，若年者のCNVの原因としては60％を占め，働き盛りの視覚障害の原因として重要である．

近視と網膜硝子体界面

　強度近視眼は眼軸長延長による後部ぶどう腫という特殊な形状に加え，硝子体皮質，内境界膜，網膜血管による網膜牽引を生じるためにさまざまな強度近視に特徴的な疾患を合併することが知られている．ここではそのうちの黄斑前膜（epiretinal membrane；ERM），黄斑分離症（myopic foveoschisis；MF），黄斑円孔網膜剥離（macular hole retinal detachment；MHRD）について解説する．

病態

　ERMは内境界膜上に形成された無血管性膜状組織で，後部硝子体皮質においてグリア細胞を中心とした種々の細胞増殖の結果，線維性結合組織が形成されることによって生じるとされている．

　MFは網膜内層の分離で黄斑円孔有無は問わないのに対し，MHRDは網膜全層剥離に黄斑円孔を伴うものである．MFの一部はMHRDに移行すると報告されている．両者とも正確な病態はいまだ解明されていないが，先述した後部ぶどう腫や，硝子体皮質，内境界膜，網膜血管などによる網膜牽引が発症に関与していると考えられている．

診断方法（1）検眼鏡的所見

　ERMは正視眼にも多くみられ，検眼鏡的には黄斑を含む高輝度の膜組織として観察される．しかし強度近視眼の場合，網脈絡膜萎縮の程度が診断のつきやすさを左右する．つまり，萎縮が軽度のものでは比較的容易に診断可能であるが，萎縮が中程度から高度になると萎縮によって膜組織が見えづらくなるために診断に苦慮する場合がある．ただし厚い膜である場合，牽引が高度である場合にはたとえ萎縮が強くても診断可能であることが多い．萎縮が高度である場合には後述する光干渉断層計（optic coherence tomograph；OCT）が有用である．

　MHRDで網膜剥離が広範囲に及ぶものは検眼鏡的所見のみで容易に診断がつく．剥離網膜と黄斑部に円孔が観察される．しかし，

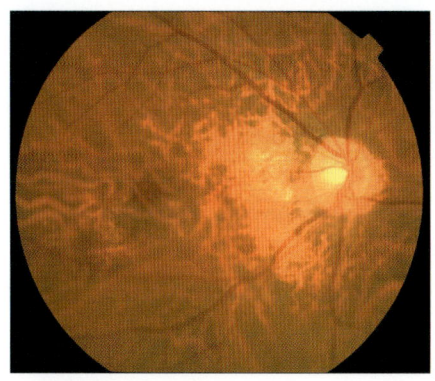

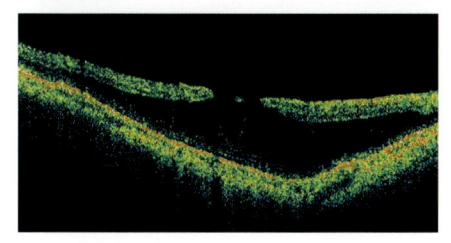

図1 黄斑円孔（MH）を伴わない黄斑分離症（MF）
a. 眼底写真
b. OCT

72歳，女性．検眼鏡的には網脈絡膜萎縮，豹紋状眼底のために病変は確認しづらいが，OCTでは容易に診断可能である．

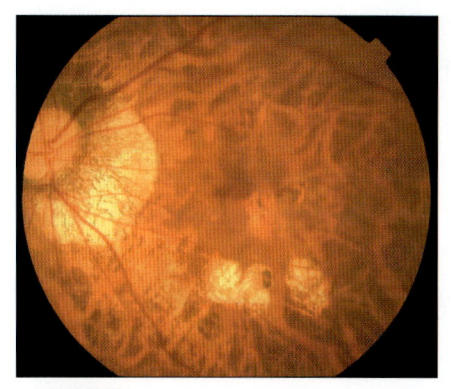

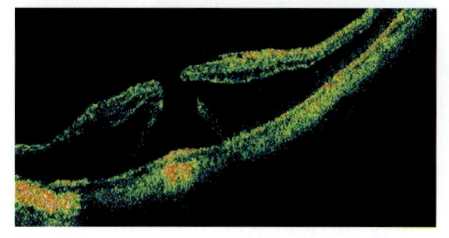

図2 MHを伴うMF（61歳，女性．）
a. 眼底写真
b. OCT

術後再剝離の原因となる周辺部裂孔や沿血管微小裂孔などのほかの裂孔を併発している場合もあるので注意を要する．一方，MFおよび後部ぶどう腫内のMHRDは網脈絡膜萎縮や網膜菲薄化のため検眼鏡的所見のみでは診断が難しい．特に両者の鑑別は困難である．前置レンズを用いて注意深く観察するとともにOCTを施行したい．

診断方法（2）OCT所見

ERMは，変性近視眼であっても正常眼と同様に網膜上の高反射領域として描出される．牽引性網膜浮腫や膜の収縮による網膜皺襞の観察，黄斑円孔（macular hole；MH）やMFを合併している場合の診断にも優れている．Spectral-domain OCTを用いると高解像度の像が得られるばかりでなく3D（三次元）撮影も可能で，膜組織の全体像の把握，膜組織による牽引の範囲，程度の評価も容易にできる[1]．

MFでは網膜内層分離および網膜間隙に架橋構造を認める．MHや，黄斑部剝離を伴うことも多い（図1,2）[2]．MHRDでも剝離が後部ぶどう腫内に収まる場合，剝離網膜自体はOCTでとらえること

文献はp.318参照．

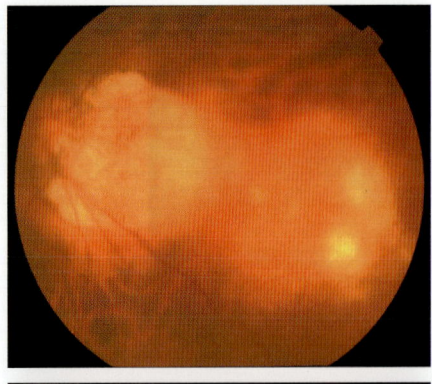

a. 眼底写真

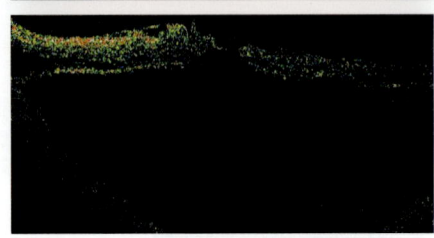

b. OCT

図3 後部ぶどう腫内の MHRD
66歳，女性．検眼鏡的，OCT ともに剥離網膜と黄斑円孔が確認できる．

ができる（図3）．しかし，黄斑部は従来の Time-domain OCT[*1] では，強度近視眼には中心窩外固視例や固視不良例が多いために，観察が難しい．その点 Spectral-domain OCT[*1] では一定の範囲内の連続したスキャンが可能なため黄斑部病変だけでなく，網膜剥離・分離および ERM や硝子体牽引の範囲の把握も容易である．剥離範囲が広範囲の MHRD では OCT による観察は困難な場合が多い．

診断方法（3）網膜自発蛍光

後部ぶどう腫内の MHRD と MF の鑑別には，網膜自発蛍光も有用である．MHRD では剥離範囲に一致して低蛍光を示すのに対し，MF では軽度の不整を示すのみである．また，黄斑円孔は過蛍光を示すので，黄斑円孔を容易に見つけることができる．

自然経過および治療経過

ERM では正視眼の ERM と同様に牽引や網膜皺襞が高度でなければ，通常無症状のことが多く定期的な経過観察のみでよい．歪視，視力低下などの訴えがある場合には手術適応となる．ただし高度近視の場合，もともと存在する網脈絡膜萎縮のために期待するような術後視力が得られない場合がある．

[*1] **Time-domain OCT と Spectral-domain OCT**
最初に実用化された OCT が，Time-domain OCT で撮影方式を変え，高速度で高解像度の像を得られるようにしたものが，Spectral-domain OCT である．Time-domain OCT は一つの測定光である一点の情報を得るのに対し，Spectral-domain OCT は，分光器を用いることで，一つの測定光で奥行き方向すべての情報が得られる．

MFは通常進行は緩慢ではあるものの，長期経過では網膜厚増加やMHを発症する症例がある．また，硝子体牽引や黄斑上膜合併例ではMHを併発し視力が低下しやすい[3]．自然軽快例も報告されているがまれなので，基本的には早期の硝子体手術が必要である．術式は通常，トリアムシノロン併用硝子体皮質除去およびインドシアニングリーン併用内境界膜剝離の後ガスタンポナーデを行う（内境界膜剝離やガスタンポナーデ併用については，その有効性についていまだ意見が分かれている）．術後視力には術前のMH併発の有無が重要で，MHを伴う症例では2段階以上の視力改善を得られない例が半数以上あり，術前にはMHを伴わないものでも術後MHを併発し視力が低下する症例もある．

MHRDの場合も後部ぶどう腫内で長期にとどまる例も報告されているが，基本的には早期に硝子体手術（黄斑バックル[*2]を併用することもある）を施行する．硝子体手術では最終復位率は90％以上あるが円孔閉鎖率はそれほど高くない（自験例では円孔閉鎖率は42％であった）．黄斑バックルでは網膜復位率，円孔閉鎖率ともに硝子体手術より高いといわれているが，手術が煩雑であるのと術後変視が問題となることがある．

[*2] **黄斑バックル**
黄斑部に行う強膜内陥術．

疑わしい場合はOCTなどの精査を

ERM，MHRD，MFすべて強度近視眼に頻度の高い疾患であるが，脈絡膜萎縮や網膜菲薄化のために通常の検眼鏡的観察のみでは見逃されていることも多く，もともと視力不良例が多いため視力変化が参考にならないこともある．なんらかの異常が疑われる場合にはOCTなどによる精査を施行し早期に発見することが術後視力の観点からも重要である．

（佐柳香織）

近視と緑内障

開放隅角緑内障のリスクファクターとしての近視

　多治見スタディの結果，わが国では正常眼圧緑内障の有病率が他国に比べ非常に高いことが明らかとなっている[1,2]．正常眼圧緑内障の有病率は40歳以上の人口では3.6％だが，70歳以上に限ると約6％となり，20人に1人以上の高齢者に正常眼圧緑内障が認められることになる．

　正常眼圧緑内障は眼圧が正常であるため，早期発見が難しいことが少なくない．そこで，眼圧以外のリスクファクターを評価することが重要となる．多治見スタディの結果として，開放隅角緑内障のリスクファクターとして高眼圧と高齢という，よく知られた要素のほかに，近視が重要なリスクファクターであることが明らかになっている．−1D（ジオプトリー；diopter）から−3Dの軽度の近視では，正視眼に比べ開放隅角緑内障の頻度は約1.85倍となり，−3D以上の近視では2.60倍となると結論づけられている[3]．このわが国の結果だけでなく，他国で行われた疫学調査でも近視が緑内障のリスクファクター[*1]であることが示されている[4-6]．

近視眼での緑内障診断のポイント

　緑内障の発見・診断で最も重要なのは，視神経乳頭における緑内障性変化の有無を的確に判定することであるが，近視眼では傾斜乳頭（または楕円乳頭）と豹文様眼底のため，それが困難なことが多い．また，強度近視では緑内障などの眼疾患がなくても視野異常がみられることが少なくなく，それも緑内障の診断を難しくしている．

　近視に伴う傾斜乳頭では視神経乳頭が耳側に傾斜するため，正常眼でも一見明らかなリムを形成しないことが多く，初期緑内障の変化であるノッチングなどが存在してもそれを見つけることが難しくなる．そのような場合の診療のコツは，十分な拡大率での立体観察[*2]を行うことと，緑内障初期変化の好発部位に注目することである．傾斜乳頭においても緑内障の初期変化は耳下側，あるいは耳上側に

文献はp.318参照．

[*1] 緑内障のリスクファクターには，"発症のリスクファクター"と"進行のリスクファクター"があるので分けて考えたほうがよい．"近視"は，緑内障にとって両者の面でのリスクファクターであるといえる．

[*2] 視神経乳頭の詳細な観察のためには，前置レンズによる観察では拡大率が不十分なことがある．その場合にはスリーミラーレンズなどにより，拡大率を上げて観察することが役に立つ（筆者は，立体ではないが，十分な拡大が可能な直像鏡による観察を主にしている）．視神経乳頭を中心としたステレオ眼底写真も有用である．

a. 正常眼のステレオ眼底写真

b. 緑内障眼のステレオ眼底写真

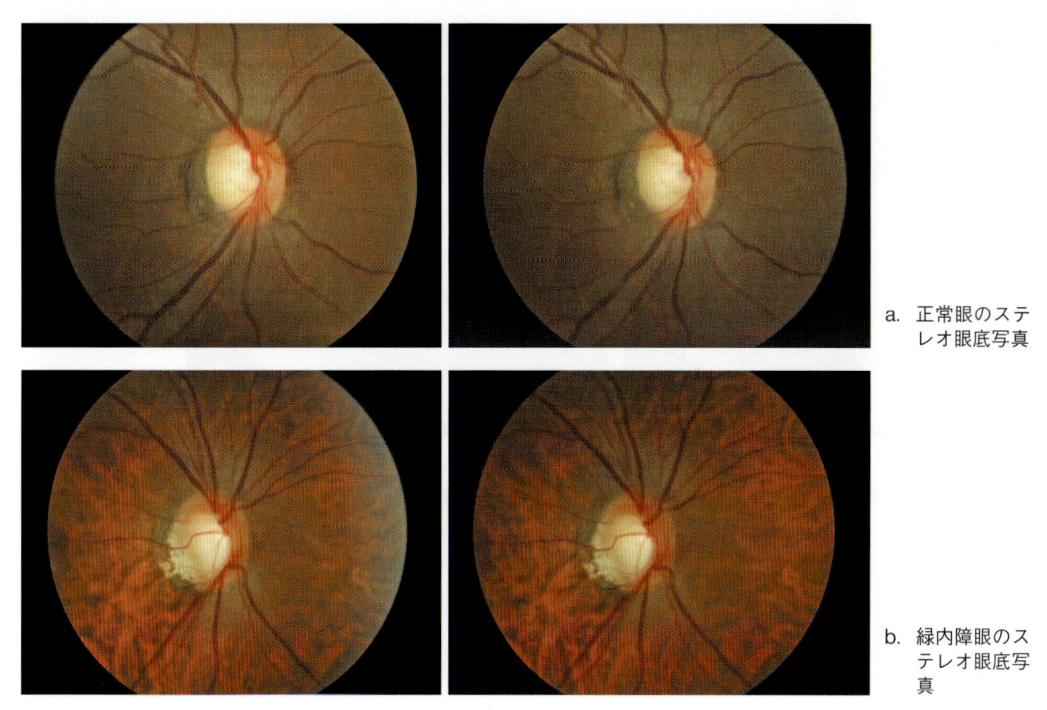

図1　正常眼と初期緑内障眼の傾斜乳頭のステレオ眼底写真（平行法）
正常眼（a）では乳頭が耳側に傾斜しているため一見すると耳側のリムの確認が難しいが，ステレオで見るとノッチなどがなくスムースに周囲に連続するリムが耳側にも存在していることがわかる．緑内障眼（b）では耳下側（6時半の部位）にノッチングがあり，ステレオで見ると容易に確認できる．また，そこから伸びる網膜神経線維層欠損もあることがわかる．

起きることが多く，その部位のリムに特に注目することで初期変化を発見できることも少なくない（**図1a, b**）．

一方，近視に伴う豹文様眼底では脈絡膜血管等の透見性が強いため，網膜最表層の神経線維層の菲薄化である網膜神経線維層欠損（nerve fiber layer defect；NFLD）の発見が困難なことが多い．そのような場合でも弱拡大の眼底写真（可能であればレッドフリー写真がより好適）を撮り，詳細に眼底写真を観察することでNFLDを発見できることもある．広く使われているデジタル眼底カメラの多くの機種では，カラー眼底写真を画像処理によりレッドフリー化することが可能なので，フィルムカメラに比べればNFLDの発見は容易になっている（**図2**）．

近視眼であっても，緑内障を診断する際の最終的なキーは視神経乳頭所見と視野障害の一致性がみられることである．したがって，上記のような方法により眼底に緑内障を疑わせる所見が見つかったら，視野にそれに一致した変化が出ていないか確認することが重要である．また逆に，視野に異常がみられた場合には，それに相当す

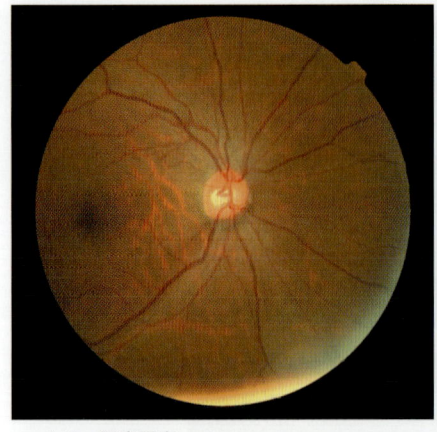

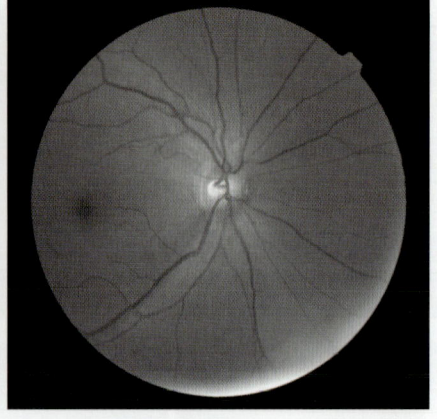

a. カラー眼底写真　　　　　　　　　　b. レッドフリー化眼底写真

図2　近視眼の豹文様眼底にみられる網膜神経線維層欠損
視神経乳頭の耳下側から伸びる網膜神経線維層欠損は，カラー眼底写真（a）でも認められるが，レッドフリー化写真（b）のほうがより鮮明に確認することができる．またレッドフリー化写真では視神経乳頭の上耳側にも薄い網膜神経線維層欠損が存在するようにみえる．

る視神経乳頭のノッチングやNFLDがないか，眼底をよく見直すことが必要となる．

（富所敦男）

強度近視と視覚障害

視力保存の注意事項

強度近視は視覚障害原因の上位（表1）[1]を占める眼疾患である．強度近視は網膜剥離（retinal detachment）を起こしやすく，視覚障害を引き起こす要因ともなる．医師は，網膜剥離予防のために次のような注意を促すことが大切である．

1. 網膜剥離の初期症状を自覚した場合は，手術の可能な病院を訪れる．
2. 両眼で見ていると片眼の失明に気づかないことがあるので，片眼ごとに見え方を毎日自己チェックする習慣をつける．
3. 網膜剥離は直接的な打撲や身体への外力が眼に加わると起きやすい．網膜剥離の誘因[*1]となる危険なスポーツや日常生活での衝撃を避ける．

不自由さへの配慮（1）移動・歩行

矯正視力 0.1 あれば行動的にはそれほど問題がないが，明るさの影響を受けやすい．強度近視では，夜盲を訴えることが多く，少し暗い場所では行動が不自由になる場合がある．折りたたみ式の白

文献は p.319 参照．

[*1] 網膜剥離の誘因例

スポーツ
ボクシングの打ち合い
水泳での飛び込み
柔道による投げ技
サッカー
トランポリン
腕立て伏せ
など

日常生活
眼の高さに近い車や冷蔵庫等の角への衝突
2，3段高めの階段から飛び降り
眼を強くこする・押す
など

表1 東京都心身障害者福祉センターにおける視覚障害の主要原因疾患（%）

順位	昭和43（1968）年度		昭和53（1978）年度		昭和63（1988）年度		平成10（1998）年度	
1	強度近視	12.8	強度近視	12.5	強度近視	15.2	網膜色素変性	16.0
2	視神経萎縮	11.8	網膜色素変性	12.3	網膜色素変性	14.9	糖尿病網膜症	13.1
3	網膜色素変性	11.5	老人性白内障	11.9	糖尿病網膜症	14.3	強度近視	10.7
4	角膜混濁	10.3	角膜混濁	10.8	老人性白内障	11.9	緑内障	10.4
5	老人性白内障	9.5	視神経萎縮	6.7	緑内障	7.4	老人性白内障	7.5
6	未熟児網膜症	5.8	緑内障	6.5	視神経萎縮	3.6	脳血管障害	5.9
7	ぶどう膜炎	5.3	糖尿病網膜症	4.9	ぶどう膜炎	3.6	黄斑変性	3.7
8	先天白内障	4.9	先天白内障	4.5	黄斑変性	3.3	角膜混濁	3.5
9	小眼球	4.2	ぶどう膜炎	4.1	未熟児網膜症	2.5	視神経萎縮	2.9
10	緑内障	4.2	小眼球	3.9	小眼球	2.5	ぶどう膜炎	2.7

（坂上達志ら：東京都心身障害者福祉センターにおける30年間の視覚障害の原因疾患の推移．眼科臨床医報 2000；94：1205-1209．）

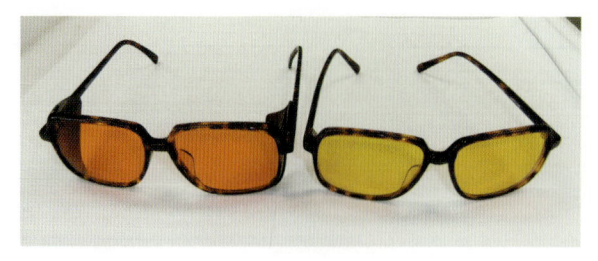

図1 遮光眼鏡の例
左はサイドシールドつき

杖*2 や小型軽量で大光量を発するアウトドア用の懐中電灯を携帯すると便利である．

また，白内障の併発や白内障の手術によりまぶしさを強く感じるときには，サングラスや遮光眼鏡（**図1**）を使用する．白内障術後の遮光レンズにCCP400®やレチネックスソフト®を選択する人が多い．

不自由さへの配慮（2）読み書き

強度近視の矯正視力は0.1前後のものが多く，黒板の文字など遠方を見るにはかなり不自由である．遠方に対しては度の強い矯正眼鏡を使用するか，それでも見えない場合には低倍率の双眼鏡を使用する人が多い．近方では視力の値に比べて比較的よく見えることから，読書などは眼鏡をはずして眼を近づける，拡大コピーで文字を大きくするなどの方法で読み，補助具はあまり使用されない．

白内障の併発や網脈絡萎縮が進み文字の読み書きが不自由になると，弱視レンズが必要になる．弱視レンズとしては，手持ち式や掛けめがね式が適するが，卓上型ではスタンプルーペ（**図2**）以外は適さない．なお，網膜の感度が悪いことから照明を明るくする必要がある．特に弱視レンズ使用の際には，レンズに顔を近づけ影をつくってしまうので，照明の方向を変えられる蛍光灯が便利である．

不自由度がかなり高くなってきたり，弱視レンズによる長時間使用が困難な場合は，拡大読書器（closed-circuit television；CCTV）*3 の使用が有効である．拡大読書器は携帯用から据え置き型（**図3**）まで各種あり，その拡大倍率は2倍から50倍を超え，さらに白黒反転によるコントラストや明るさの調整機能などをもっており，ほとんどの低視力者に適合する実用的な機器である．

不自由さへの配慮（3）ニーズの聴き取り

徐々に障害が進行する場合はその障害状況に順応していき，不自由があるにも関わらず不自由さを大きく意識しなくなったり，また，

*2 **白杖**
障害者自立支援法における補装具では"盲人安全つえ"という．

*3 **拡大読書器**
障害者自立支援法における日常生活用具では"視覚障害者用拡大読書器"という．

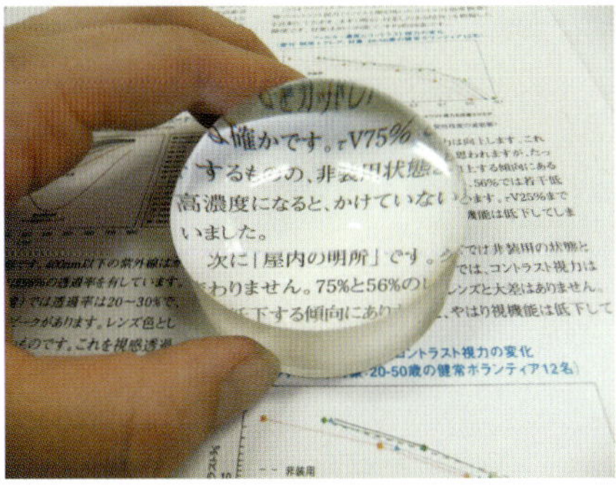

図2　スタンプルーペの例

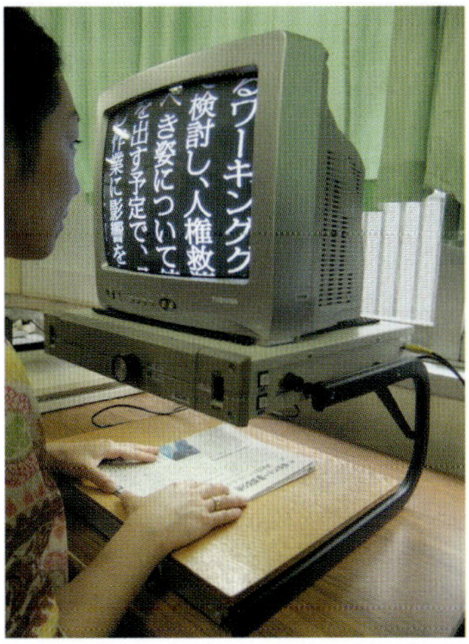

図3　据え置き一体型の拡大読書器の例：白黒反転の表示画面

急に見えにくくなった場合は混乱して何もできなくなったとあきらめの気持ちが優先したりして，ニーズはあるのに困っていることを的確に言葉で表現できないことがある．ニーズの聴き取りでは，日常生活での具体的な例を挙げながら一緒に問題を整理するとともに，QOL（guality of life）を高める意欲がもてるように心理面で支援していくことも大切である．

福祉的サービス

視覚障害の程度（表1〈p.301〉）に該当したら，身体障害者手帳の所持を奨めたい．補装具[*4]費支給や日常生活用具（拡大読書器など）の給付，年金・手当の支給，医療費助成，所得税・住民税の控除，自動車税の減免，各種交通費の割引等経済的支援に関わるもの，その他の諸福祉サービスを受ける場合には，手帳の所持が要件となっているからである．

手帳交付の申請は，居住地の福祉事務所または市町村の障害福祉担当課に，都道府県知事等が指定する医師（指定医[*5]）の作成した"身体障害者診断書・意見書"を提出する．指定医になるには，一定の要件[*6]を満たせば，診断書を作成する医療機関の所在地を管轄する福祉事務所，または市町村の障害福祉担当課を通して申請し，都道府県知事等がその要件等の審査にあたって地方社会福祉審議会の意見を聞き指定するという手続きを経る．

（郷家和子）

＊4 補装具（視覚障害）の種目

盲人安全つえ
義眼
眼鏡
　矯正眼鏡
　遮光眼鏡
　コンタクトレンズ
　弱視眼鏡

＊5 指定医
身体障害者福祉法第15条第2項の規定による医師をいう．

＊6 要件となる審査事項
1. 医籍登録日
2. 担当しようとする障害分野
3. 当該医師の職歴
4. 当該医師の主たる研究歴と業績
5. その他必要と認める事項

6. 屈折視機能の基礎知識

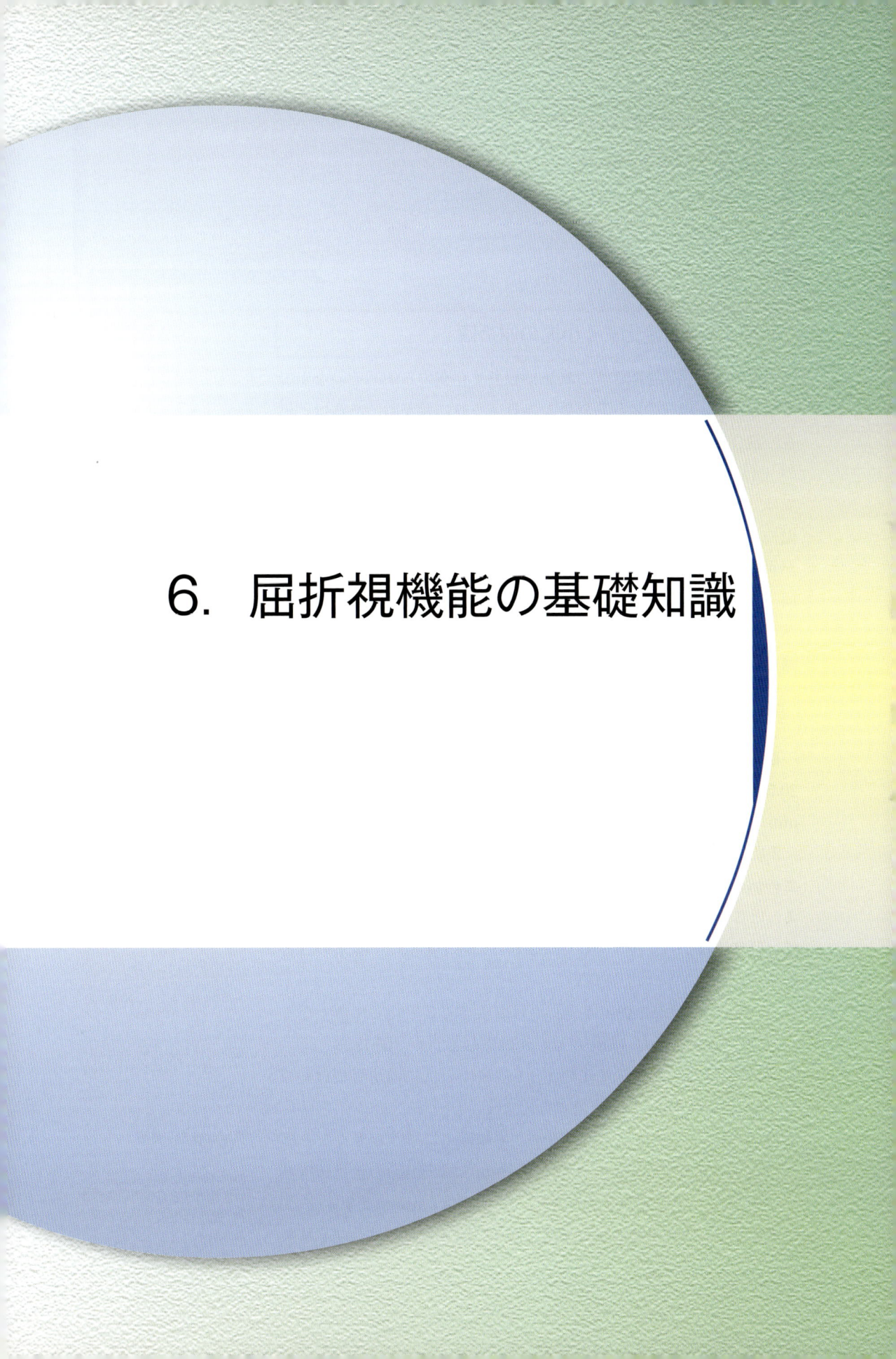

成長と屈折変化

年齢によって変化する小児の屈折値

　小児の視力発達を阻害する疾患は数多く存在するが，そのなかでも最も頻度が多いのは屈折異常である．一般に低年齢であるほど遠視の割合が多く，成長するにつれて近視化していく．生後3か月児の＋4.0ジオプトリー（diopter；D）と視力不良の幼児の＋4.0Dとでは，同じ屈折度数であってもとるべき対応は大きく異なるし，乳児の－3.0Dと成人の－3.0Dとでは数年後に予想される屈折度数が異なるために，同じ度数でもその屈折異常が意味していることは同一ではない．乳幼児から学童期を経て成人に至るまでの正常な眼球の発育と屈折の変化を知っておかなければ，臨床の場において，適切な治療のタイミングを失してしまうことがある．

乳幼児の眼球の解剖学的特徴

　眼球の直径（眼軸長）は，出生直後の約16.7mmから2歳で約20.5mmと2年間で約4mm成長し，以後，成人までに23.0〜23.4mmへと徐々に発達する（表1)[1]．

　2歳までの2年間で，眼軸長が約4mmも変化するということは，この因子だけとると屈折度数は大きく近視へと導かれることになる．ところが実際は，ほかの因子により代償されるため，全体としては軽度遠視から正視になる[*1]．これらの因子として，以下のことが挙げられる．

1. 角膜は出生時から生後4週にかけて大きく扁平化して薄くなるため，角膜屈折力（曲率半径）が低下していく（図1）．
2. 新生児は前房が非常に浅いが，1歳までの間に前房深度は約2mmから約3mmへと有意に深くなる．
3. 新生児の水晶体は球状であるが，生後徐々に厚さが薄くなりはじめ，6か月で3.8mm，1歳で2.5mmとなる（その後は細胞の増生に伴い少しずつ厚さを増し，12歳では3.6mmとなる）．

　すなわち，眼球全体の屈折率は，個々の因子としてはそれぞれ大

表1　年齢による眼軸長の変化（mm）

男	女
出生後	
16.85	16.60
2歳	
20.60	20.29
6〜7歳	
22.00	21.68
13〜14歳	
23.40	23.06

（馬嶋昭生：小眼球症とその発生病理学的分類．日本眼科学会雑誌 1994；98：1180-1200．）

文献はp.319参照．

[*1] 臨床上では，正常児では生後6〜8週までに両眼固視，追視は生後2〜3か月でみられる．

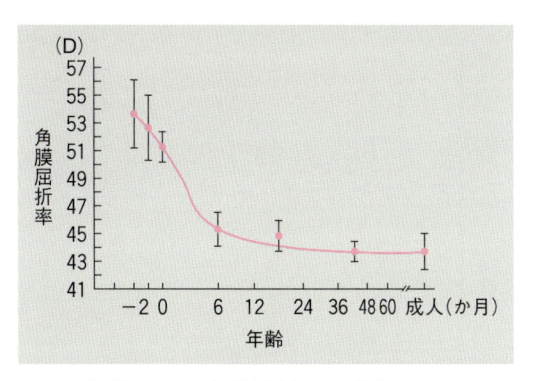

図1 年齢による角膜屈折率の変化
胎生期から乳幼児期にかけて角膜は大きく扁平化する．
(Gorden RA, et al：Refractive development of the human eye. Arch Ophthamol 1985；103：785-789.)

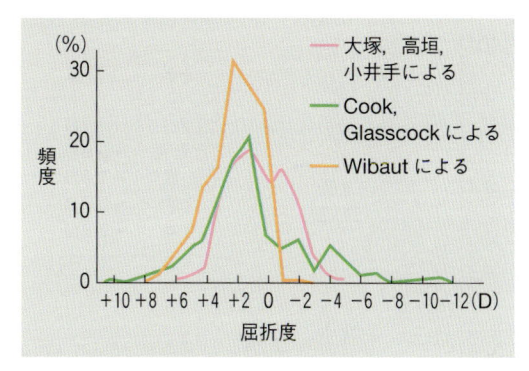

図2 新生児眼屈折度数分布曲線
新生児の約6割は遠視である．
(保坂明郎：成熟新生児の眼所見．(1) 屈折度，特に体重との相関について．眼科臨床医報 1962；56：774-778.)

きな変化を遂げつつも，全体として絶妙なバランスを軽度遠視から正視の範囲で保ちながら，2歳を迎えるようになっている．

乳幼児期における屈折変化

多くの新生児は遠視であり，それから次第に正視化する（**図2**）[2]．出生直後の新生児は，通常 +1.0D 程度の遠視であり，新生児の約6割は遠視である．山本らはシクロペントレートとトロピカミドを用いて調節麻痺下屈折検査を検影法によって行っている．その報告によると，生後1か月児の平均屈折値が +3.2D，3か月児は +3.9D と屈折度数が強くなり，その後1歳児で +1.9D，3歳児は +0.84D となり，3か月児の遠視を頂点として次第に軽減し，2〜3歳で +1D 前後へ正視化の傾向を示す（**図3**）[3]．

乱視が新生児に多いことは知られているが，軸の方向や，度数に関しては必ずしも一致していない．保坂らは，正常新生児の30％に直乱視を認めたとしている．Dobson は未熟児の68％に1D以上の乱視を認め，その83％が倒乱視であったと報告している．Mohindra らによれば，出生直後の乱視は20％で，11〜20週になるとその頻度は50％に上昇するが，成長とともに乱視は減少し，低年齢児に多かった倒乱視も 5.5歳以上になると直乱視のほうが多くなると述べている．検査上，開瞼器使用により乱視が出やすいのではないかという検討もある．

学童期以降における屈折変化

幼児および小学校低学年の多くは，屈折異常はないかあっても軽

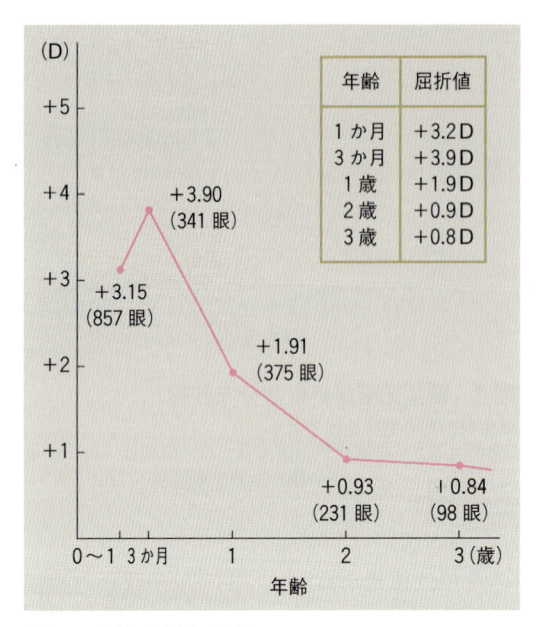

図3 遠視の経年変化

生後1か月児の平均屈折値は+3.2D, 3か月児では+3.9D, 1歳児では+1.9Dと3か月を頂点として, 次第に遠視が軽減している.
(山本 節：小児遠視の経年変化と眼鏡矯正. 日本眼科紀要 1984；35：1707-1710.)

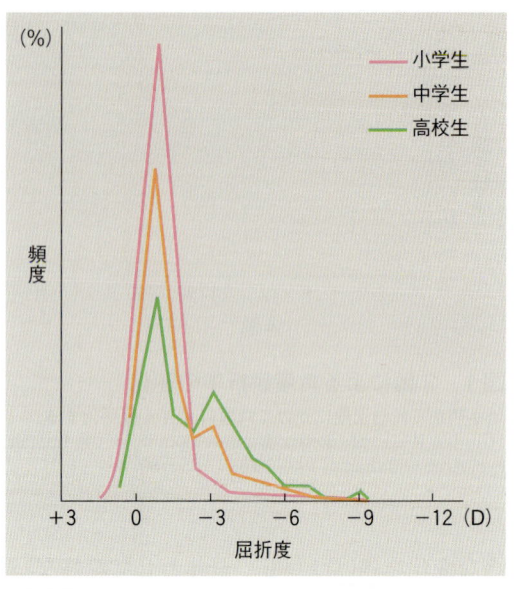

年齢	屈折値
1か月	+3.2 D
3か月	+3.9 D
1歳	+1.9 D
2歳	+0.9 D
3歳	+0.8 D

図4 小・中・高校生の眼屈折度数分布曲線

小学生では屈折度数分布の頂点は正視を中心に集中し, 中学, 高校生になると弱度近視にもう一つ山をつくる傾向がある.
(所 敬：弱度近視の発生機序とその治療の可能性. 日本眼科学会雑誌 1998；102：796-812.)

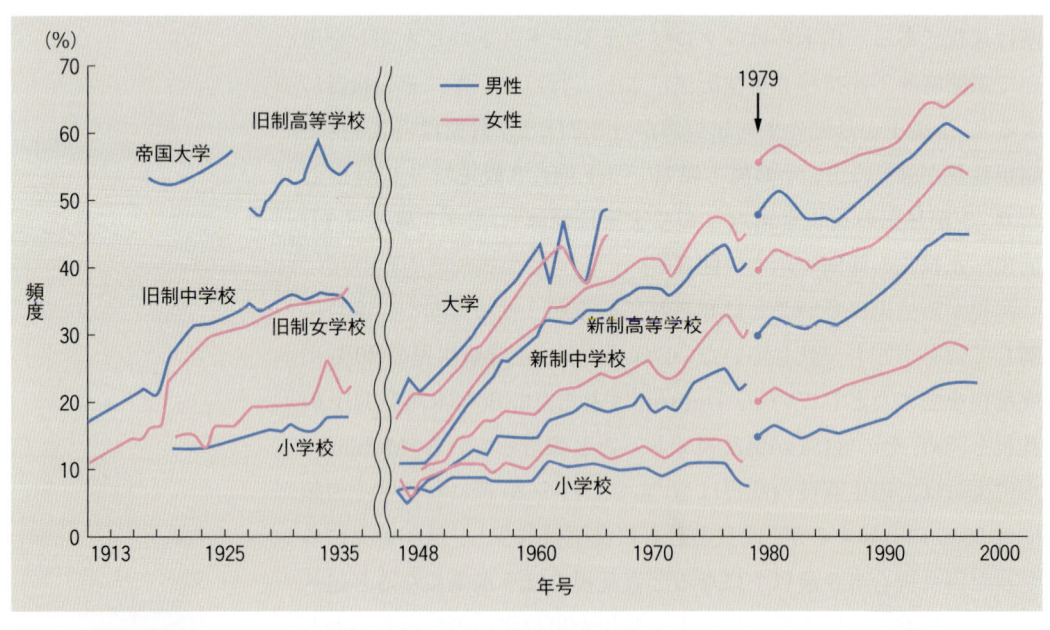

図5 近視の頻度

1979年以降は裸眼視力1.0未満の頻度. (文部科学省学校保健統計調査報告書.)

度の遠視であるが, 中, 高学年, さらには中学生へと進むと近視の割合が増えていく (**図4**)[4]. 1979年以降文部省統計では, 抽出され

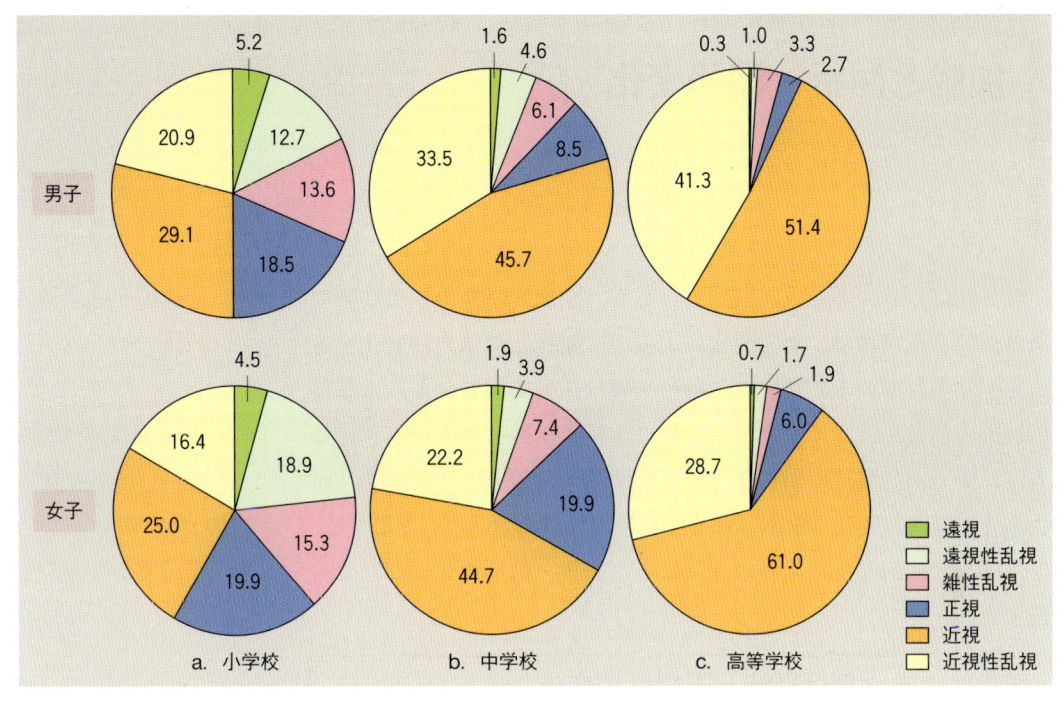

図6 裸眼視力1.0未満の眼の屈折異常の種類（%）
（所 敬：弱度近視の発生機序とその治療の可能性．日本眼科学会雑誌 1998；102：796-812．）

a. 小学校　　b. 中学校　　c. 高等学校

凡例：遠視／遠視性乱視／雑性乱視／正視／近視／近視性乱視

た60万人の児童生徒で裸眼視力1.0未満の頻度は増加傾向にある（図5）．この統計の同一の児童生徒で裸眼視力検査と屈折検査を同時に行った結果では，近視と近視性乱視は小学生において45.7%，中学生では73.0%，高校生では91.2%であった（図6）[5]．丸尾らの小・中学校の生徒10,512人の成績によると，サイプレジン®点眼後の小学生の遠視は49.2%，近視は12.5%で遠視が多いが，中学生では遠視が18.4%，近視が37.6%と，ここで近視が上回っている[6]．山下らは近視が最も進む時期は小学校4年生から中学校2年までであり，身長の伸びとある程度の関連があると報告している[7]．しかし，松村らの日本人3～17歳を対象とした屈折異常についての報告では，1984年と1996年で近視の頻度を比較した場合，7歳以上，特に10歳を超えて近視の割合は有意に増加していた[*2]．また，眼軸は13～18歳まで延長するという報告や，近年では20歳，30歳を過ぎても近視の発生進行がみられている[4]．これらはパソコンやテレビ，ゲーム機などといった室内での近業作業の増加した生活環境が影響しているのではないかと推測されている．

（小林百合）

[*2] 2002年，The Refractive Error Study in Children (RESEC) の調査・研究では，中国，チリ，インド，ネパールの小児における近視の有病率を調査した．これらの国のなかで中国，特に中国都市部が最も有病率が高く，15歳女児で55%だった．最も低かったのは，ネパールの3%であった．

加齢と屈折・調節変化

　成長期ばかりでなく成人期においても，眼球光学系の屈折要素である角膜と水晶体は，加齢変化によって，屈折と調節力が変化することが知られている．角膜は年齢の影響は比較的小さいが，水晶体は加齢の影響を大きく受ける．一般に加齢は組織と機能低下させる方向に働くが，眼球の屈折と調節には関与する因子は，透過率，屈折率分布，構造変化（厚み・曲率半径）が挙げられる[1]．ここでは，白内障など病的な変化以外の加齢による屈折・調節変化について概説する．

文献は p.319 参照．

加齢による水晶体形状と毛様体の変化

　眼球光学系の大きな加齢変化は水晶体に起きる．水晶体は加齢とともに，体積・形状・核硬度が変わり，調節機能・透過率が低下する．

　水晶体の加齢変化を表1に示す[2]．水晶体の軸方向の厚みは核・皮質ともに，年齢とともに増す．厚みの増加量は前部皮質，後部皮質，核の順に大きく，白内障が進行すると核の厚みが増し，皮質の厚みが減少する．水晶体の形状の加齢変化として，水晶体の厚みの増加に伴い水晶体前面・後面の曲率半径が小さくなる．正視眼での検討から調節休止状態で前面曲率半径が加齢とともに減少し，8歳で16.0mm，82歳で8.3mmにまで減少すると報告されている．赤道部の直径は出生時に約6.5mmであるが，3歳には9mmとなりそれ以降ほとんど変化しない[*1]．

　水晶体の体積は加齢とともに一生増加し続ける．これは水晶体内部構造変化として，加齢とともに皮質の厚みが眼軸方向に増加するためと知られている．Koretzらは皮質の厚みの増加は年間約 $13\mu m$ であり，水晶体厚の増加は前房深度の減少とほぼ同様の速度で進むと報告している[3]．水晶体嚢は，加齢とともに前嚢は厚くなり弾性を失い硬化する．後嚢の厚みは加齢でもあまり変化しない．

　毛様体筋の加齢変化として，毛様体筋の長さは減少し内方の毛様体突起端と水晶体の間隙は短くなる．また，毛様体筋内の結合組織

[*1] 摘出水晶体の検討では，水晶体赤道部直径は年齢とともに増加すると報告されているが，MRIによる生体内での水晶体径の検討で加齢変化がないことが示され，議論の余地があるが，水晶体直径は加齢変化をあまり受けないと考えられている．

表1 水晶体の加齢変化

核・皮質の変化		
厚み	前部皮質 核 後部皮質	増加 増加 増加
曲率半径	前面 後面	減少 減少
直径		不変
硬さ	皮質 核	硬化 硬化
水晶体嚢の変化		
厚み	前嚢 後嚢	増加 不変
弾性		低下

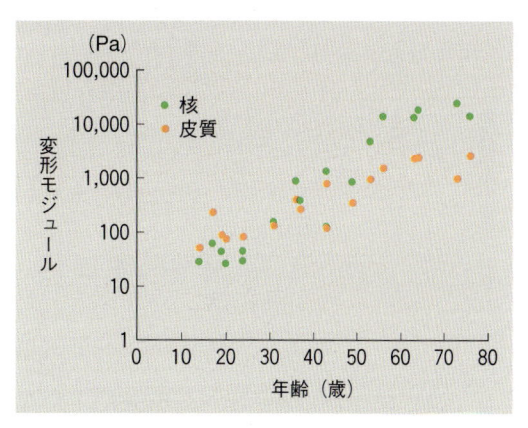

図1 水晶体核・皮質の硬度の経年変化
(Heys KH, et al : Massive increase in the stiffness of the human lens with age : the basis for presbyopia? Mol Vis 2004 ; 10 : 956-963.)

の割合が増加し，組織は硬化する．毛様体筋の前部は加齢とともに前方移動し内方回旋する[4]．このことは加齢による核硬化がもたらした結果か，毛様体自体の加齢変化かは明らかでないが，老視となった眼においても，水晶体が調節性変化を起こさなくても毛様体筋は収縮することが知られている．毛様体筋は短毛様体神経[*2]支配であるが，このことは，老視になっても短毛様神経を介して近見反射で瞳孔括約筋が収縮することを考えれば決して不思議なことではない[4]．

Zinn小帯は加齢によって，Zinn小帯線維が減少し，水晶体付着部については，前部Zinn小帯の割合が増え，水晶体赤道部に付着するZinn小帯の割合が減少する．Zinn小帯自体の弾性は加齢の影響をあまり受けない．

加齢による水晶体の硬化

水晶体の硬化には，"核・皮質の硬化"と"嚢の硬化"の要素が挙げられる．水晶体核は年齢とともに硬度を増す．水晶体自体が硬化すれば，Zinn小帯の弛緩など外力が加わっても水晶体の厚みは変わらないため調節力が低下する．50歳以上の摘出した水晶体核を回転させて遠心方向に力を加えてもあまり形状を変えない．図1に水晶体核・皮質の硬度の経年変化を示す．皮質と比較して水晶体核の加齢性硬化は著しく大きいことがわかる[5]．

水晶体嚢の硬度は調節時に水晶体形状変化に重要な役割を果たす．水晶体嚢の硬度が核・皮質の硬度に対して調節にどれだけの影

[*2] 短毛様体神経
毛様体神経節から12〜20本出て視神経の周囲で強膜を貫き，虹彩，毛様体，角膜の知覚を司る神経．そのほかに血管，毛様体筋，瞳孔括約筋に分布する運動，交感，副交感の線維を含んでいる．

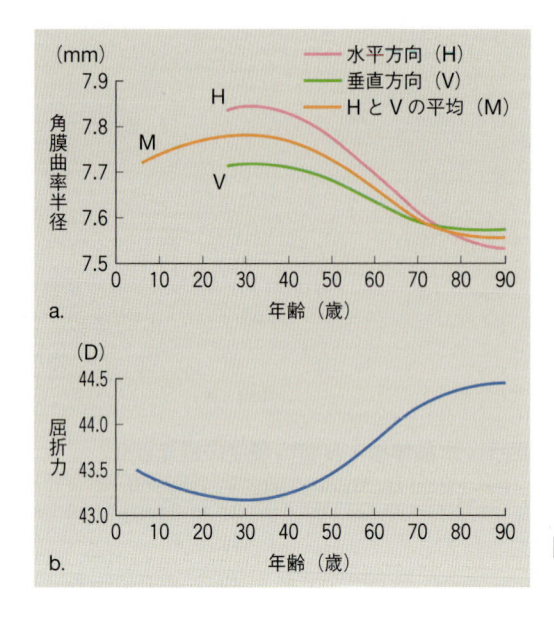

図2 角膜曲率半径（a）と屈折力（b）の加齢変化

響をもっているかはわかっていないが，水晶体嚢を除去すると水晶体はより扁平になることから，水晶体嚢の弾性・硬度が水晶体形状に大きく影響していると考えられている．水晶体嚢は水晶体内容に比べ約100倍の硬度をもつとされている．水晶体嚢は加齢とともに厚みを増す．嚢の弾性は加齢により減少する．これらが調節力の低下に関与している可能性があると考えられるが，白内障術後に調節力を温存するためのrefillingの *in vitro* の実験報告で，水晶体核・皮質を除去しポリマーを水晶体嚢に満たした水晶体は，調節性の形状変化をしたことから，老視には水晶体嚢や，後述の毛様体筋・Zinn小帯の加齢変化の関与も考えうるが，水晶体核の硬化が最も重要な要因と考えられている[6]．

加齢による角膜の変化

角膜前面曲率と屈折力の年齢変化を図2に示す．角膜曲率半径については若年者では垂直方向が水平方向よりも曲率が小さい（図2a）．角膜曲率半径は水平方向も垂直方向も減少するが，水平方向の減少のほうが垂直方向よりも大きいため，若年者では直乱視であるが，加齢によって倒乱視となることが知られている．また角膜曲率半径の平均は30歳をピークに減少に転じる（図2a）．このため，角膜屈折力は30歳を超えると微量であるが増加する（図2b）[7]．

角膜厚の加齢変化については，減少，不変，増加の諸説がある．角膜の透過率については，加齢による変化はないと報告されている．

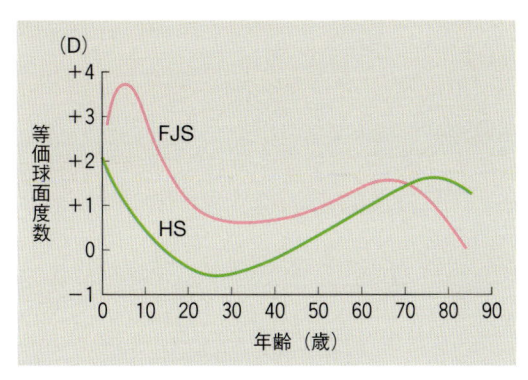

図3 年齢と等価球面度数の関係

FJS：Slataper FJ：Age norms of refraction and vision. Archs Ophthalmol 1950：468-481.
HS：Sanders H：A longitudinal study of the age dependence of human ocular refration. Ophthal Physiol Opt 1987：175-186.

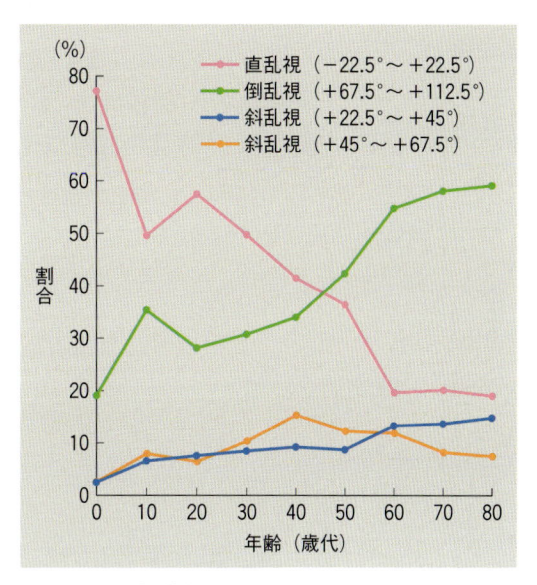

図4 年齢と乱視の関係

加齢と屈折変化

屈折は20代から40代までは比較的安定しているが，その後遠視化することが知られている．加齢により水晶体の核硬化が進むと再び近視化する．図3は年齢と等価球面度数の関係を表したもので，乳児で遠視だった屈折が10代半ばまでに正視となり，30歳前後に弱い近視になるのをピークに70歳まで徐々に遠視化することを示している[7]．

角膜形状の変化は乱視に影響する．40歳まではほとんどの乱視は直乱視であるが，その後倒乱視の割合が増加する．図4は年齢と乱視の種類の割合を示している．若年者では圧倒的に直乱視が多いが，徐々に倒乱視の割合が増え，45歳くらいで同等になる．斜乱視の割合は加齢により微増するが，合わせて20％前後であまり変化が少ない[7]．Koretzらのcross sectional studyによると，正視眼において加齢による有意な眼軸長の変化はなかったとされている[3]．Ooiらの報告によると，性別と屈折異常をマッチさせて年齢の違う2群において眼軸長に有意差はない[8]．これらの報告は，加齢による屈折変化の原因が眼軸長の変化でなく，角膜や水晶体などの屈折要素の変化によることを示唆している．周辺の屈折について，Atchisonらは加齢による正視から中等度近視眼の周辺屈折について検討し，若年群と老年群のいずれにおいても近視が増加するほど周辺屈折は遠視化し，水平―垂直方向の乱視は減少すること，同程度の屈折であ

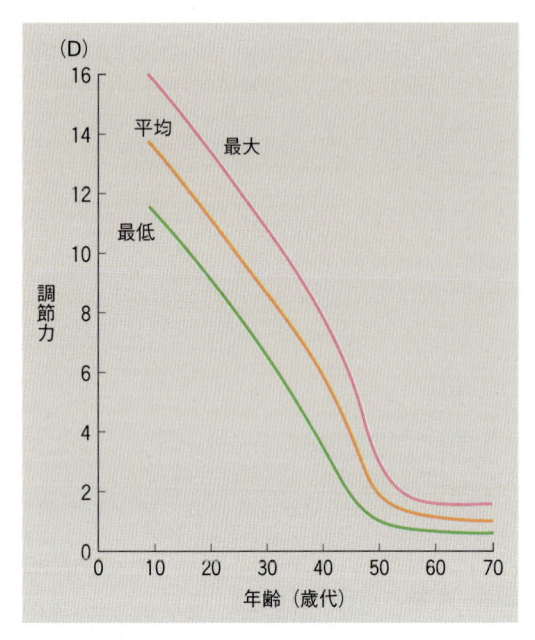

図5 年齢と調節力の関係

れば，周辺屈折は加齢により比較的影響されないと報告している[9]．

加齢と調節変化

図5に示すように調節力は加齢とともに減衰する．加齢による調節の変化については多くの報告があるが，Ungererらの報告は1,285人のメルボルン（オーストラリア）在住のアングロ-ケルト族の公務員を対象にして調節力を調べた．その結果，20から60歳までの調節幅（D〈ジオプトリー〉）は

$$調節幅(D) = EXP[1.93 + 0.0401 \times 年齢〈歳〉 - 0.00119 \times (年齢〈歳〉)^2]$$

と，近似できるとしている．この計算式に従えば，推定調節力は20歳で9.5D，45歳で3.7D，50歳で2.6D，60歳で1Dとなるが，実際は焦点深度の影響を受けて調節力を過大評価している．焦点深度[*3]の影響を除外した場合には，調節幅はどの年齢でも約2D少なくなることから，50歳代には調節力はなくなることとなる[10]．

また老視が進行する時期は，標高や緯度に影響されることが知られている．赤道に近く，低い標高の居住者のほうが早く老眼が進行すると報告されている．これらは気温が老視に影響する可能性を示唆している[11, 12]．

（山口剛史）

[*3] **焦点深度**
焦点の合った部分の前後で鮮明な像が得られる範囲．

眼鏡処方と眼光学

眼鏡処方は眼科医の基本

　眼鏡処方は眼科医の基本である．視能訓練士の普及とともに，眼科医が自ら眼鏡処方をすることが減ってきているが，視能訓練士の仕事はあくまで眼科医の指導のもとで行われるので，不適切な処方せんが発行された場合は，眼科医にその責任があることになる．したがって，眼科医は眼鏡処方について継続的に学んでいく必要がある．

　眼鏡は，小児においては弱視や調節性内斜視などで，視機能の発達を促す目的で処方されることが多いが，成人においては快適に見えることを目指す．快適に見えるということは，網膜像がよいということのほかに，中枢神経系の適応も検討する必要がある．乱視の眼鏡は，当初は弯曲して見えるため掛けにくいが，いずれ適応することが可能になることが多い．このような点を考慮する必要がある．

　近年コンピューター作業を行う必要が増えているが，この場合は中間距離と近距離を主として見ることになる．遠近両用眼鏡は運転には適しているが，コンピューター作業には中間距離が重視されている中近両用の眼鏡が適していることが多い．このような点も含めて，眼鏡処方の考え方を眼光学の基本から解説する．

眼鏡矯正（球面値）の基礎

　眼の屈折値は，眼前12mmに置かれた矯正レンズの値で定義される．屈折矯正のためのレンズ値（球面値）は，眼の遠点を焦点とするようなレンズ値で決定される．遠点は，近視の場合眼前にあり，遠視では眼の後方に存在する．したがって，近視の場合コンタクトレンズ（CL）で矯正する場合のほうが，眼鏡より少ない屈折値ですみ，遠視の場合は逆にCLのほうが屈折値は大きくなる．白内障術後の矯正レンズの球面度数は，眼内レンズが最も大きく，CL，眼鏡の順になる（図1）．眼鏡で矯正する場合，頂点間距離を伸ばす（鼻眼鏡にする）と球面度数を増加したのと同等の効果が得られ，近くの文字も見えるので便利である．

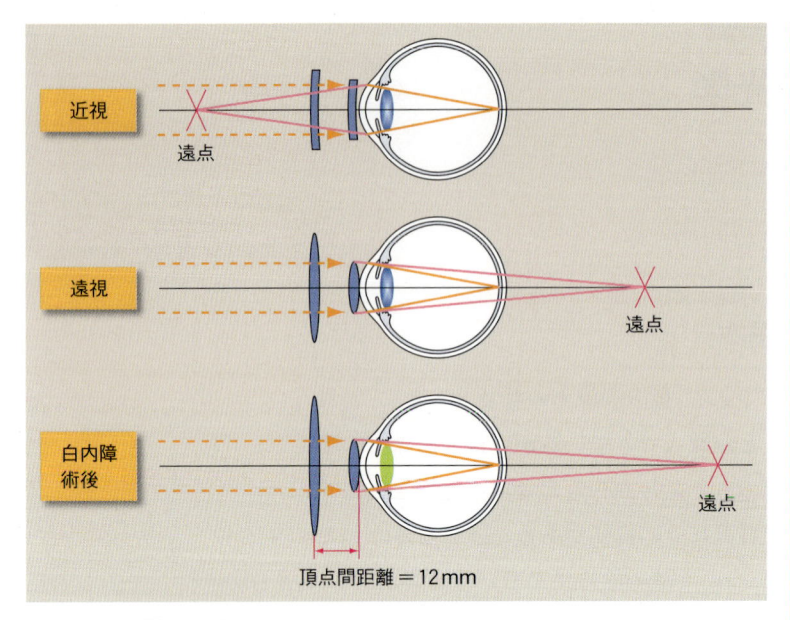

図1 屈折矯正の原理
屈折矯正は，眼球の遠点に焦点を結ぶようなレンズを用いる．近視眼では，眼鏡のほうがコンタクトレンズ（CL）より屈折度が高くなる（上図）．一方，遠視眼では眼鏡のほうがCLより屈折度が低くなる（中図）．白内障術後では，眼内レンズ（IOL）が最も屈折度が高く，CL，眼鏡の順に屈折度が低くなる（下図）．

眼鏡矯正（乱視）の基礎

　乱視の測定は，乱視表を用いる方法と，クロスシリンダを用いる方法がある．小児は調節の影響を受けやすいので（**図2**），雲霧法を併用する乱視表による検査が用いられ，調節の影響を受けにくい成人には，クロスシリンダ法が用いられる．

乱視表による乱視測定：直乱視では，前焦線は水平方向で，後焦線は垂直方向，最小錯乱円は前焦線と後焦線の中間に位置する（**図3a**）．乱視表による乱視の測定では，後焦線が網膜上にくるようにすることが基本になる．このためには，調節の寄与を最小にするためにプラスレンズを付加して（雲霧法）視力測定を行い，プラス値を落として最高の視力がでる，最もプラス側の値に球面度数を設定する．その状態で，乱視表（**図3b**）を見させて，線が最もぼけて見える軸方向を決定する．直乱視の場合は後焦線が垂直方向なので，像は縦方向に広がり，ぼけた軸は180°方向となる（**図3c**）．

　このぼけた方向を軸として，マイナスの乱視のテストレンズ（**図3d**）を挿入し，ぼけが均一になるまで値を増加させる．最後に球面値を微調整して自覚的屈折検査を終了する．眼鏡処方としては，小

```
<R>    S       C      A
    - 4.50 - 0.50    90   9
    - 4.00 - 0.25    80   9
    - 5.75 - 0.25    80   9
    - 5.50 - 0.25    80   9
    - 2.00 - 0.00     0   9
    - 2.00 - 0.00     0   9
    - 1.75 - 0.25    90   9
    - 0.75 - 0.25    20   9
    - 4.00 - 0.25    10   9
    - 6.25 - 0.00     0   9
  <- 4.00 - 0.25    80>
         mm       D     deg
<R1   8.41    40.25  170>
<R2   8.15    41.50   80>
<AVE  8.28    40.75      >
<CYL          - 1.25  170>
<L>    S       C      A
    - 3.25 - 0.25    90   9
    - 3.75 - 0.00     0   9
    - 4.50 - 0.25    80   9
    - 2.50 - 0.25    85   9
    - 2.00 - 0.25    90   9
    - 2.00 - 0.00     0   9
    - 1.25 - 0.00     0   9
    - 2.00 - 0.00     0   9
    - 1.50 - 0.00     0   9
  <- 2.25 - 0.00     0>
         mm       D     deg
<R1   8.47    39.75   10>
<R2   8.18    41.25  100>
<AVE  8.33    40.50      >
<CYL          - 1.50   10>
```
a.

```
VD=12
<R>    SPH     CYL    AX
     + 0.50   -0.75   31
     + 0.75   -0.75    5
     + 0.25   -0.50  166
     ─────────────────────
     + 0.50   -0.75    5

<L>    SPH     CYL    AX
       0.00   -0.25    7
     + 0.25   -0.50  173
       0.00   -0.25  176
     ─────────────────────
       0.00   -0.25  176
PD= 58
```
b.

図2 小児の屈折検査
9歳女児の覗き込み型（a），および両眼開放型（b）のオートレフラクトメータによる屈折の測定値．aでは値のばらつきが大きく，器械近視疑われる．このような症例は，雲霧後，または調節麻痺薬点眼後の屈折検査が必要となる．

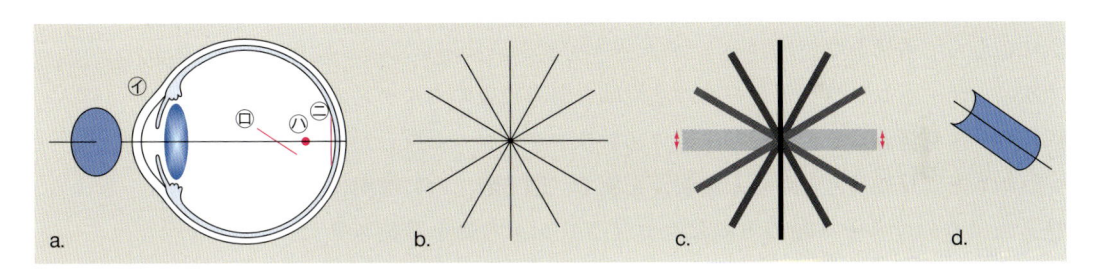

a.　　　　　　　b.　　　　　　　c.　　　　　　　d.

図3　乱視表を使った自覚的屈折検査の原理
後焦線が網膜上にくるように，球面レンズを置く（a）．直乱視眼が，この状態で放射線乱視表（b）を見た場合，縦の方向に像がぼやけるので，水平線が一番ぼけて見える（c）．このぼけた方向にマイナスの円柱レンズの軸を合わせる（d）．
①：球面レンズ，◫：前焦線，⊗：最小錯乱円，⊖：後焦線．

児の場合，弱視や調節性内斜視のある場合は完全矯正を基本とする．視機能が正常な場合，+2Dを超える遠視あるいは1.5Dを超える乱視の場合は，基本的に眼鏡処方を考える．

クロスシリンダ法による乱視測定：クロスシリンダは，プラスの円柱レンズとマイナスの円柱レンズを軸が90°異なった状態で裏どおしを貼り合わせたものである（**図4a**）．クロスシリンダ法による乱視測定では，最小錯乱円を網膜上にもってくることが基本となる．クロスシリンダを眼前に置き，反転前後で像の鮮明度の差を聞く方式をとるが，これは反転前後で最小錯乱円の大きさの違いを，自覚

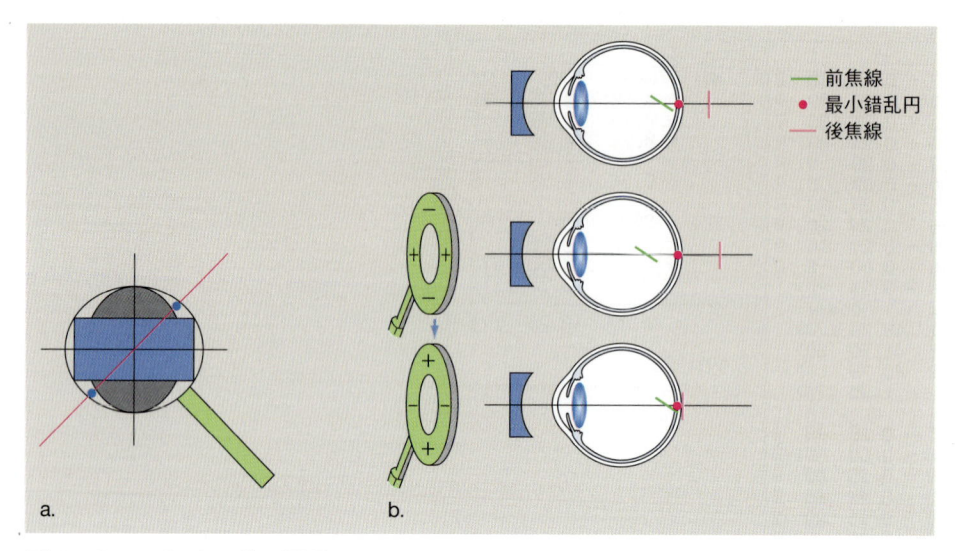

図4 クロスシリンダの原理
a. クロスシリンダは，プラスの円柱レンズとマイナスの円柱レンズを軸が90°異なった状態で裏どうしを貼り合わせたものである．
b. クロスシリンダ法による乱視測定では，最小錯乱円を網膜上にもってくることが基本となる．

的に判断しているということができる（図4b）．

　初めに，最高視力のでる球面レンズ値を決定する．多少，過矯正気味になっても構わない．

　次に，オートレフラクトメータの乱視軸を参考に仮のマイナスの円柱レンズを置き，その乱視軸にクロスシリンダのマークを合わせて反転させ，反転前とどちらが鮮明かを聞く（図5a）．次に鮮明に見えたほうのマイナス軸の方向にクロスシリンダの軸を移動させて，反転前後の像の鮮明さを聞く．反転前後で像の鮮明さが同じになった場所が，弱主経線となる（図5b）．この状態は，眼球模型でシミュレーションを行うと，像が斜め方向に流れ，斜乱視の状態をつくっていることがわかる（図6）．

　次に乱視の度数を決定するために，今度は図5bで決定した弱主経線の方向にクロスシリンダの，マイナスの円柱レンズの軸を合わせて反転させ，前後の鮮明さを聞く（図5c）．マイナスの円柱レンズを付加したほうが鮮明ならば，円柱度数を上げる．反転しても像の鮮明度が変わらなくなった値が円柱レンズ値となる（図5d）．最後に球面値を微調整（赤緑テスト）して，自覚的屈折検査を終了する．

　成人の乱視に対する眼鏡処方は，直乱視や倒乱視の場合は完全矯正に近い値を処方しても適応可能である．斜乱視の場合は左右で像

a. 最高視力のでる球面レンズ値を決定する．多少，過矯正気味になっても構わない．オートレフラクトメータの乱視軸を参考に仮のマイナスの円柱レンズを置き，その乱視軸にクロスシリンダのマークを合わせて反転させ，反転前とどちらが鮮明かを聞く．

b. 次に鮮明に見えたほうのマイナス軸の方向にクロスシリンダの軸を移動させて，反転前後の像の鮮明さを聞く．反転前後で像の鮮明さが同じになった場所が，弱主経線となる．

c. 次に乱視の度数を決定するために，今度はbで決定した弱主経線の方向にクロスシリンダのマイナスの円柱レンズの軸を合わせて反転させ，前後の鮮明さを聞く．

d. マイナスの円柱レンズを付加したほうが鮮明ならば，円柱度数を上げる．反転しても像の鮮明度が変わらなくなった値が円柱レンズ値となる．最後に球面値を微調整（二色テスト）して，自覚的屈折検査を終了する．

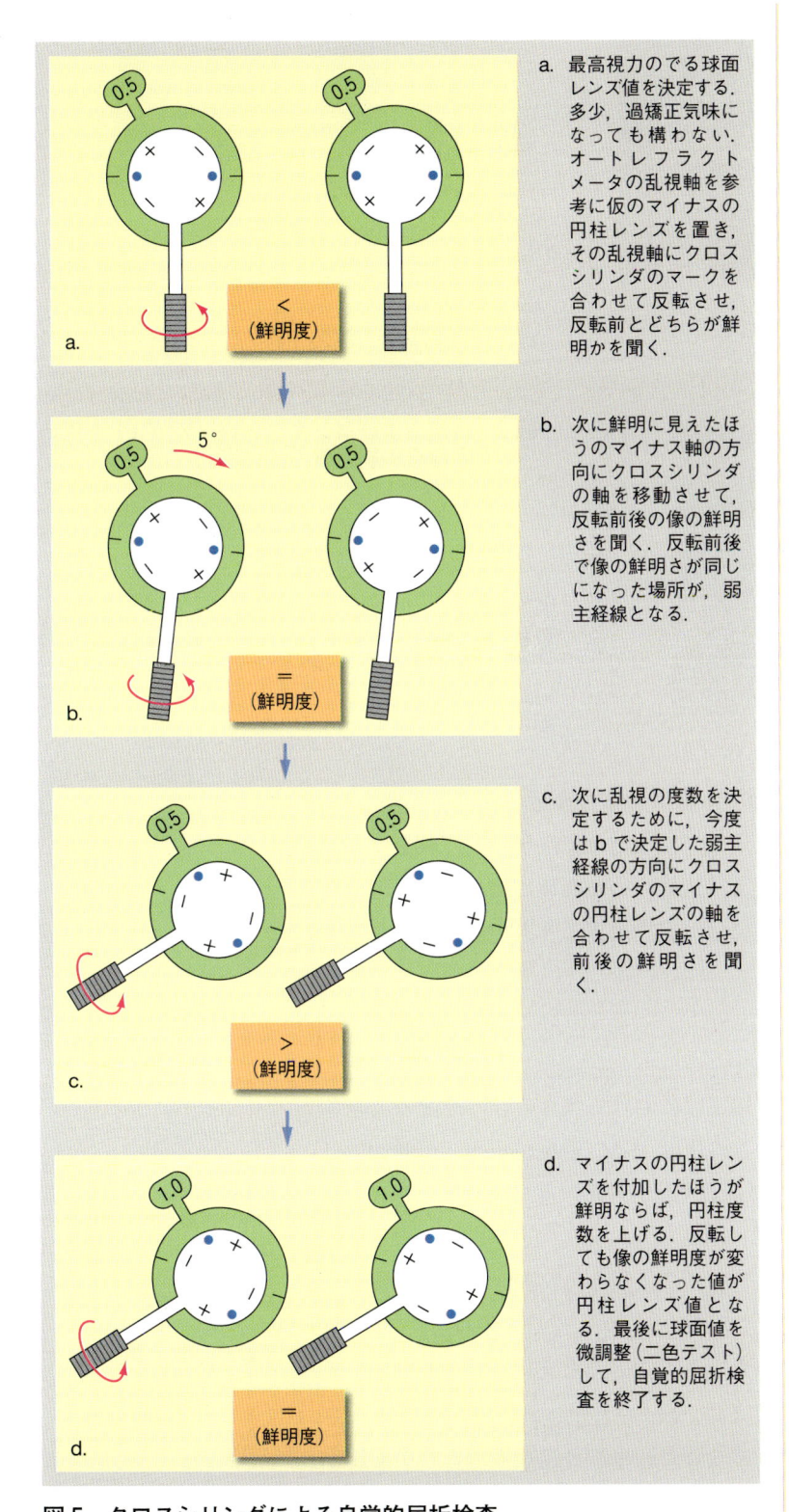

図5　クロスシリンダによる自覚的屈折検査
乱視の弱主経線の決定法（a, b）．乱視の円柱レンズ値の決定法（c, d）．

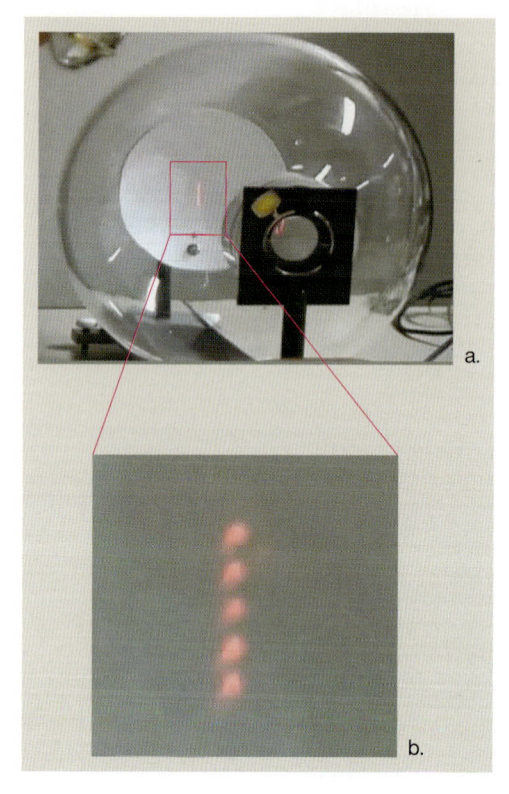

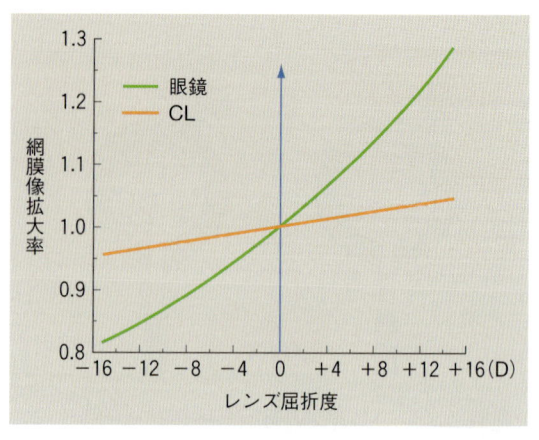

図7 眼鏡およびコンタクトレンズ（CL）を用いた場合の網膜像の拡大率

図6 クロスシリンダを付加した場合の網膜像のシミュレーション

眼球模型（a）でシミュレーションを行うと，像が斜め方向に流れ，斜乱視の状態をつくっていることがわかる（b）．

の拡大する方向が異なるので，融像すると疲労する可能性がある．したがって乱視度数を減らすか，直または倒乱視方向に軸をずらして処方する工夫が必要になる．近視眼の球面値に関しては，調節力が低下しつつある老視世代では，完全矯正よりも少ない値にする必要がある．

眼鏡レンズの眼光学

レンズの位置と像の倍率：矯正眼における焦点の合った像の大きさと，裸眼でぼけた像の大きさの比は，SM（spectacle magnification）で表される．薄いレンズの近似では，$SM = \dfrac{1}{1-heF}$ [*1] となる（図7）[1]．

眼鏡では，頂点間距離（レンズの後面と角膜表面の間の距離）が12 mm に設定されている．このため，凸レンズでは像の拡大効果が，凹レンズでは縮小効果がもたらされる．たとえば，$-5D$ のレンズを装用した場合の像の大きさは，$SM = \dfrac{1}{1-0.015 \times -5} = 0.930$，つまり像の大きさは 7% 小さくなるということになる．これが CL を使うと，$SM' = \dfrac{1}{1-0.003 \times -5} = 0.985$，つまり 1.5% の縮小になる．

不同視に対する矯正：矯正眼での焦点の合った網膜像の大きさと，

[*1] he：レンズの後面と入射瞳の距離（m）．入射瞳の位置は，角膜頂点から3 mm 後方の前房内にある．
F：レンズの度数（D）

文献は p.320 参照．

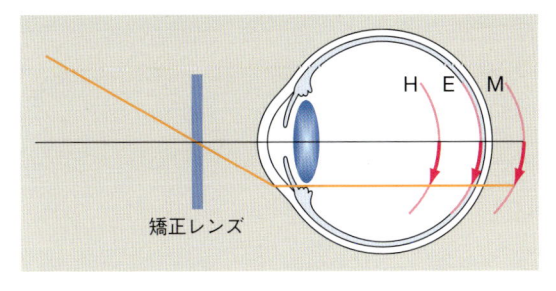

図8 軸性屈折異常の眼鏡による矯正
眼の前焦点を通る光束は眼球に入ると視軸と平行になる．眼の前焦点に矯正レンズを置くと，網膜像の大きさは軸性の遠視（H），近視（M）の場合，正視（E）と同じになる（Knapp〈ナップ〉の法則）．

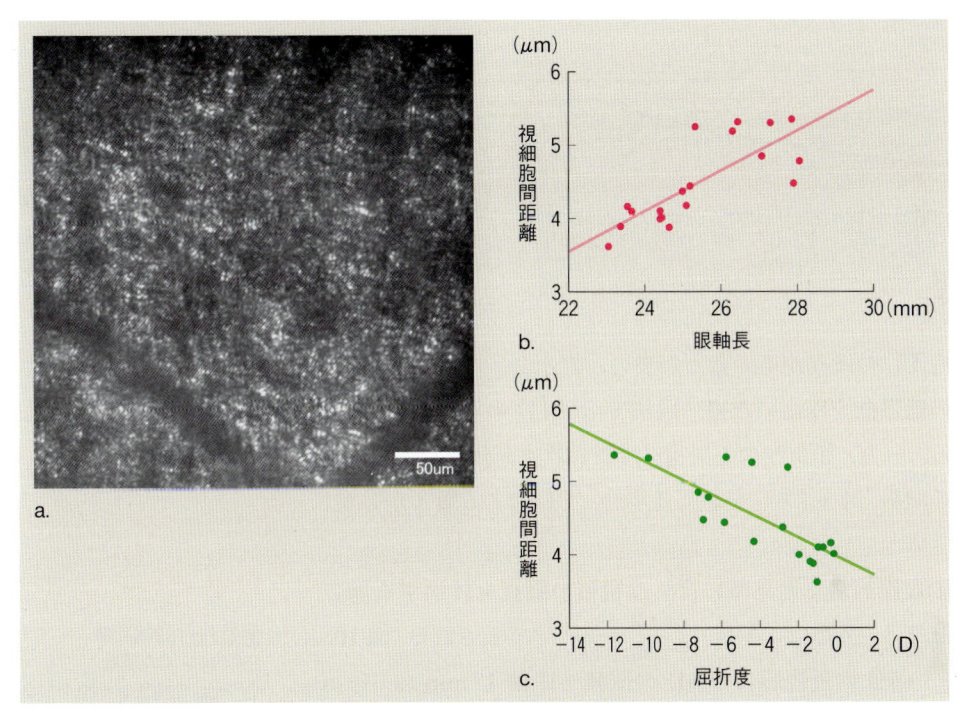

図9 補償光学眼底カメラを用いて撮影した視細胞（錐体）の像（a）．視細胞間距離と，眼軸長の相関（b）．視細胞間距離と，屈折度の相関（c）．
視細胞間距離は，近視では正視と比較して拡大する．

標準的な正視眼の網膜像の大きさの比は RSM (relative spectacle magnification) で表される．軸性近視の場合，$\text{RSM} = \dfrac{1}{1-(hp-f)F}$ [*2] で表される．これらを合わせると，頂点間距離を約15mmになるように眼鏡を掛ければ，網膜像の大きさは変わらないことになる（Knapp の法則）[2]．これが，軸性近視は眼鏡で矯正すればよいという理論的な根拠となっている（図8）．

しかしながら，近視眼では，視細胞間の距離が伸びていることが，近年補償光学眼底カメラを使用した研究で明らかになってきている（図9）[3,4]．したがって，網膜像の大きさが同じでも，近視眼では小さく感じられるため，実際には軸性近視による不同視の矯正にも，

[*2] hp：頂点間距離
f：眼の前焦点と第一主点の距離（標準的には 16.7mm）
第一主点と角膜頂点の距離は 1.3mm
F：レンズの度数

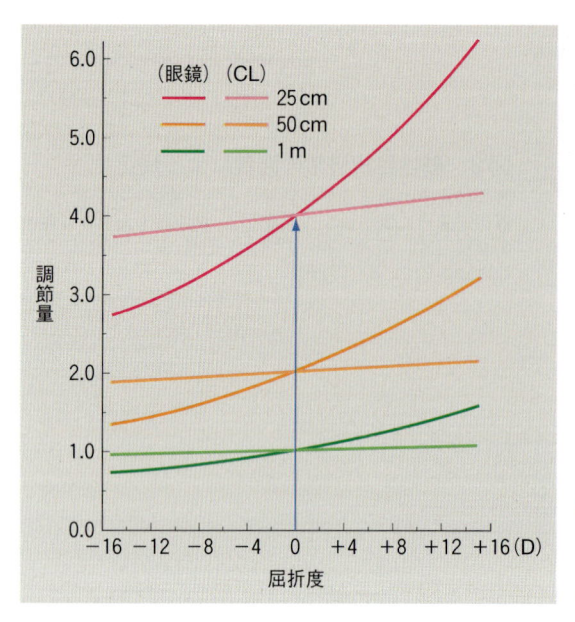

図10 近見に必要な調節量の,眼鏡とコンタクトレンズ（CL）の比較
完全矯正された眼鏡とCLを装用して,25cm,50cm,1mに置かれた視標を固視する場合に必要な調節量.

眼鏡よりもCLのほうがよいことが多い.ただし,小児の場合は中枢神経系の適応能力が高いため,眼鏡で3〜4Dの不同視の矯正は可能である.一方,屈折性の不同視（片眼の無水晶体眼など）では,不等像視の限界（4〜7％）を超える場合,CLによる矯正が必要になる.

近見に必要な調節量：近見時には,近視用の眼鏡を装用する場合,必要な調節量は,近似的に $A \cong \dfrac{W}{(1-2hp \times Fs)}$ [*3]で表される（図10）.たとえば,−5Dの近視眼に−5Dの眼鏡を眼前12mm（0.012m）に装用させ,25cmを注視させた場合,必要な調節量は,$\dfrac{4}{1+2\times 0.012\times 5}=3.5\text{D}$ となり,CLと比較して少なくてすむ.逆に,+5Dの遠視用眼鏡を装用する場合は必要な調節量は4.5Dとなり,CLより多くなる.このことは,老視が始まった近視眼では,理論上CLより眼鏡のほうが眼精疲労が少なくてすむことを示す.

老視

加齢に伴う瞳孔径の変化と焦点深度：焦点深度（depth of focus）は,網膜上でぼけを感じない範囲（視細胞一つ分に相当：blur spot）に相当する焦点面の範囲をいい,これに対応して眼前で調節をしなくてもぼけを感じない範囲（depth of field）が規定される（図11a）.瞳孔が大きくなると,焦点深度は浅くなり,depth of fieldは狭くなる（図11b）.加齢により,瞳孔の直径が小さくなることは知られているが,縮瞳により焦点深度は深くなり,これに伴いdepth of field

[*3] hp：頂間距離
Fs：レンズの度数
W：CLで矯正した場合に必要な調節量

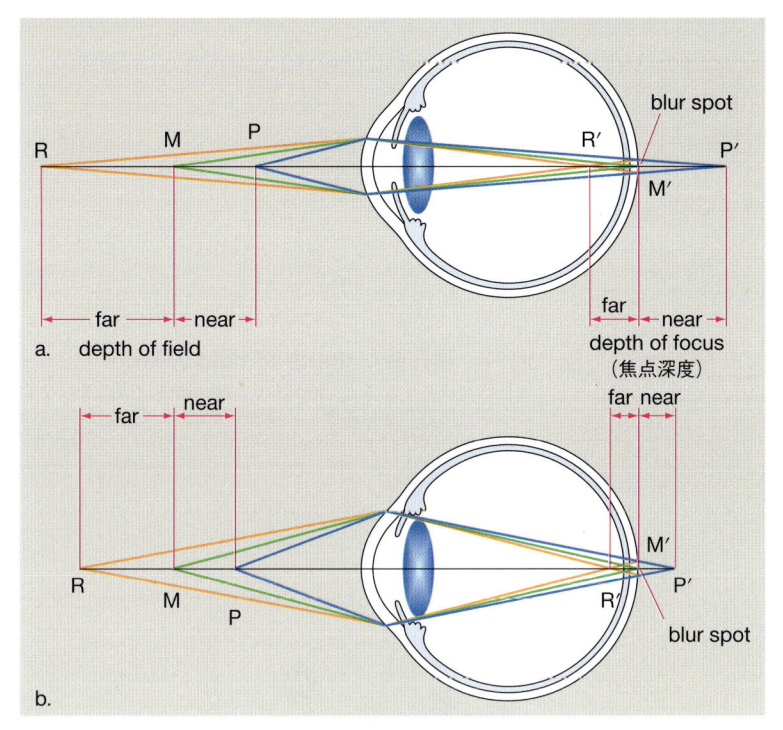

図 11 瞳孔の大きさと,焦点深度の関係
焦点深度 (depth of focus) は,網膜上でぼけを感じない範囲 (視細胞一つ分に相当:blur spot) に相当する焦点面の範囲をいい,これに対応して眼前で調節をしなくてもぼけを感じない範囲 (depth of field) が規定される.瞳孔が小さいと焦点深度 (depth of focus) が深く (a),瞳孔が大きいと,焦点深度が浅い (b).

は拡大する (**図 11**).これは,加齢に伴う調節力低下にうまく対応した生理的変化といえる.瞳孔径と depth of field の関係を調べた研究では,瞳孔直径 3 mm の場合に depth of field は,0.5 D から 0.7 D あると報告されている (**図 12**)[5].水晶体の調節力は 50 歳を過ぎるとほぼなくなるが,自覚的な調節検査で調節幅が得られるのは,加齢とともに瞳孔径が小さくなり,焦点深度が深くなることが関係すると考えられる.調節幅が得られるほかの要因としては,加齢とともに高次収差が増えることも関係する.

老視の矯正:老視の状態で,遠方の視力と近方視で両方とも良好な視力を得るためには,以下のようなことが考えられる.
1. 視線の変化に伴って,異なる屈折力が得られるレンズで矯正する.
2. 遠見時と近見時の 2 点で,網膜像が鮮明になるレンズを用いて矯正する.
3. 左右眼の屈折度を変える (monovision).

　1 には,遠近両用 (また累進多焦点) 眼鏡,遠近両用ハードコン

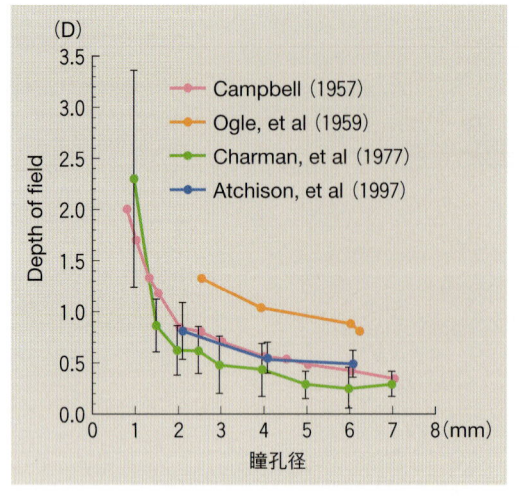

図12 瞳孔径と depth of field の関係
瞳孔径が小さくなると，depth of field（眼前で調節をしなくてもぼけを感じない範囲）は増加する．
（Atchison DA, et al：Depth-of-field. In：Optics of the human eye. Edinburgh：Butterworth-Heinemann；2000. p.213-220 を改変．）

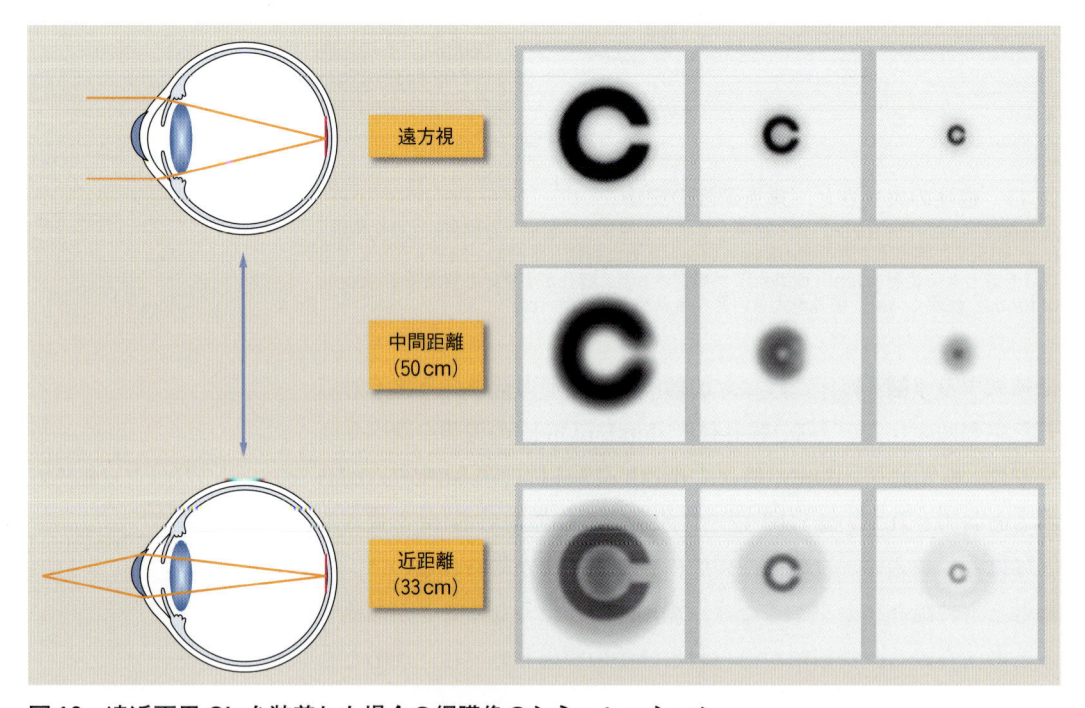

図13 遠近両用 CL を装着した場合の網膜像のシミュレーション
（瞳孔径＝4mm，中央2mm：add＋1.5D，調節力：1.5D）
コントラストは低下するが，遠方と近方で Landolt 環の切れ目がわかる．

タクトレンズなど，2 には遠近両用 IOL，遠近両用ソフトコンタクトレンズなどが属し，同時視型のコンセプトで設計されている．3 は，眼内レンズ，コンタクトレンズ，LASIK のいずれもが対応可能である．視線移動により見るタイプは，コントラスト感度は低下しないが，同時視型は遠用の像と近用の像に分割されるので，コント

a. 視線の移動による遠用部，近用部の使い分け
b. 平均度数分布
c. 遠・近重視型
d. 中・近重視型

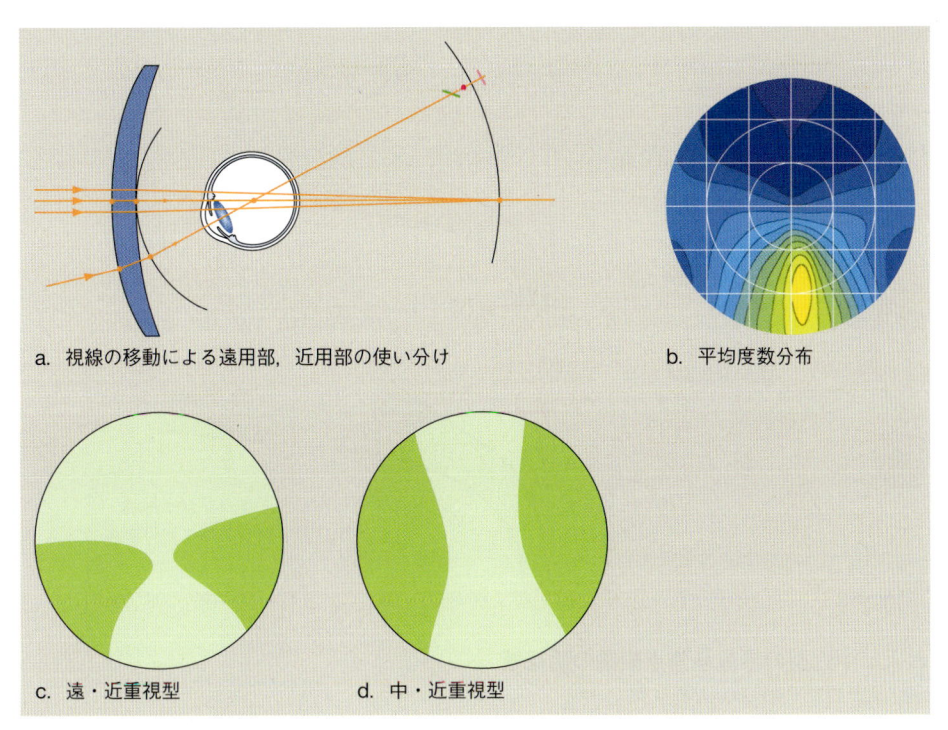

図14 累進多焦点眼鏡（瞳孔径＝4mm，中央2mm：add＋1.5D，調筋力：1.5D）
視線の移動による遠用部，近用部を使い分ける（a, b）．遠・近重視型（c）と中・近重視型（d）がある．

ラスト感度が低下する（図13）．

　眼鏡は古典的な矯正手段であるが，累進多焦点眼鏡は視線の移動により遠用部，近用部の使い分け，コントラストを落とさずに遠方も近方も見ることができる．累進多焦点眼鏡には，遠方と近方がはっきり見えることを重視する遠・近重視型と，中間距離と近方を重視する中・近重視型がある（図14）．

　特にコンピュータ社会でかつ運転も必要な現代社会においては，遠近眼鏡と，中近眼鏡を使い分けることにより，眼精疲労を緩和することが可能である[6]．たとえば調節力1.0Dの老視患者に対して，加入度数2.5Dの遠近両用眼鏡を処方した場合，正面を見たときには明視域は1mから∞までである．下方視した場合30cmまで焦点を合わせることができる．したがって，この眼鏡は運転にはよいが，コンピュータ作業（作業距離50cm）をする場合には，少しあごをあげた状態で見る必要があり，疲れやすい．一方，同じ患者に同じ加入度数の中近眼鏡を処方すると，正面視した場合，50cmから1mの距離に焦点が合う．したがってコンピュータ作業をする場合に適している（図15）[6]．

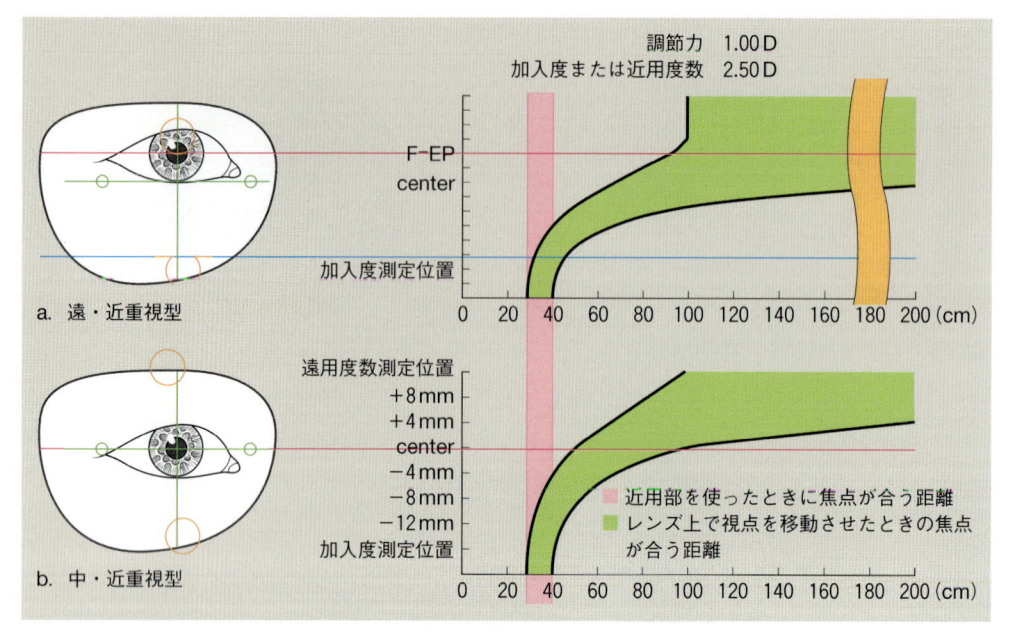

図15　遠近および中近型の累進多焦点眼鏡の明視域
遠・近重視型と中・近重視型では明視域が異なる．

調節力　1.00 D
加入度または近用度数　2.50 D

a. 遠・近重視型
b. 中・近重視型

近用部を使ったときに焦点が合う距離
レンズ上で視点を移動させたときの焦点が合う距離

　CLは，ハードレンズによる矯正で，加齢による水晶体の倒乱視が顕在化することに注意が必要である．角膜屈折矯正手術は，加齢による水晶体の倒乱視化に対応できないことも，調節力低下とともに説明しておく必要がある．一方，混濁が少なくても高次収差により単眼複視が生じた初期白内障では，眼内レンズに置換することにより，見え方の質が格段によくなることを考慮する必要がある．

カコモン読解　第19回 一般問題58

遠点が角膜頂点から後方95 mmにあり，頂点間距離15 mmでレンズの第2焦点が遠点位置に一致する眼鏡レンズで矯正される．この眼鏡レンズの屈折力（D）はどれか．
a ＋6.50　　b ＋9.00　　c ＋10.50　　d ＋12.50　　e ＋15.00

[解説]　眼鏡による矯正は，眼球の遠点にレンズの後焦点（第2焦点）を一致させるような度数に，レンズのパワーを設定することが基本である．第2焦点とは，平行光線がレンズに入射したときの，焦点位置である．眼鏡レンズの後面から遠点までの距離は，95＋15＝110（mm）である．したがって，矯正眼鏡のレンズ度数は，100（cm）/11（cm）＝9.09（D）となる．

[模範解答]　b

6. 屈折視機能の基礎知識

カコモン読解　第20回　一般問題56

瞳孔間距離が 60 mm の外斜位に対して，−10.00 D の眼鏡レンズを偏心させて 5Δ の基底内方効果を得る眼鏡の瞳孔間距離はどれか．
a 50 mm　b 55 mm　c 60 mm　d 65 mm　e 70 mm

解説　Prentice（プレンティス）の式[*4] から，$5 = h \times 10$, $h = 5/10 = 0.5$（cm）$= 5$（mm）．凹レンズに基底内方の効果をもたせるためには，レンズの中心を外側に偏心させる必要があるため，5 mm 瞳孔間距離が伸びる．したがって $60 + 5 = 65$（mm）となる．

模範解答　d

[*4] **Prentice の式**
$P = hD$
P：プリズムジオプトリー（Δ）
h：レンズの中心からの偏位量（cm）
D：レンズの度数（D）

カコモン読解　第20回　一般問題72

正常被験者に両眼開放下で 20Δ 基底外方のプリズムを右眼眼前に置いたとき，左眼にみられる眼球運動はどれか．
a 内転　b 外転　c 輻輳
d 外転の後に内転　e 内転の後に外転

解説　右眼に基底外方のプリズムを装用すると，視標からの光線はプリズムを通った後に，基底のほうに偏位する．そのため視標は中心窩の耳側に焦点を結ぶことになる．これを中心窩でとらえようと，右眼は内転する．右眼の内転に同期して左眼は外転する（Hering の法則）．このとき左眼では，視標は中心窩の鼻側に焦点を結び複視を感じる．複視を解消すべく，輻湊運動が誘起され，左眼は内転して中心窩に再び視標が結像するようになる．

模範解答　d

（不二門　尚）

屈折異常と眼光学

遠視と近視の違い

　眼の屈折状態は，調節が行われていない状態で，平行光線が焦点を結ぶ位置で定義される．平行光線は，正視（emmetropia）では網膜上に，遠視（hyperopia, hypermetropia, far sighted）では網膜より後方に，近視（myopia, near sighted）では網膜より前方に焦点を結ぶ．網膜と共役となる点を遠点という．共役とは，レンズ系を介して，光源と焦点の関係にあるという意味である．遠視の遠点は眼の後方に，近視の遠点は眼の前方に存在する（図1）．

遠視

　遠視は，眼の屈折力に対して眼軸が短いか，眼軸に対して眼の屈折力が不十分な状態である．遠視の多くは眼軸長が短いことに起因するが，無水晶体眼のように眼の屈折力が低下することにより起こる場合もある．軽度の遠視は調節力があれば，網膜上に焦点を結ぶことができるので，調節との関係で分類することができる（表1）．

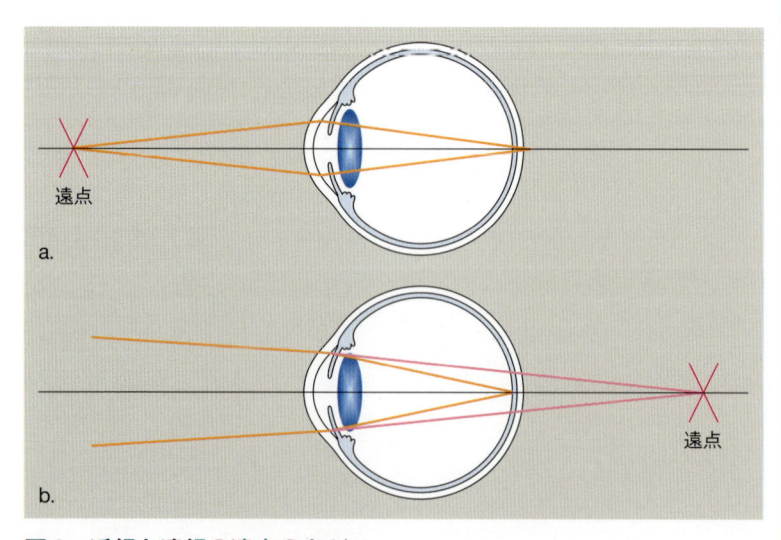

図1　近視と遠視の遠点のちがい
近視では眼前有限距離に遠点が存在し（a），遠視では眼球後部に遠点が存在する（b）．

表1　遠視の分類

潜伏遠視 latent hyperopia	調節によって代償される遠視で，調節麻痺下の屈折検査で検出される
顕性遠視 manifest hyperopia	調節麻痺薬の点眼を用いないで，通常の屈折検査で検出される遠視
随意遠視 facultative hyperopia	調節によって良好な視力が得られるが，通常の屈折検査で検出される遠視．顕性遠視の一つの型
絶対遠視 absolute hyperopia	調節によって代償できない（裸眼視力が1.0得られない）遠視．顕性遠視のもう一つの型
全遠視 total hyperopia	潜伏遠視と顕性遠視を合計したもの

a.   b.

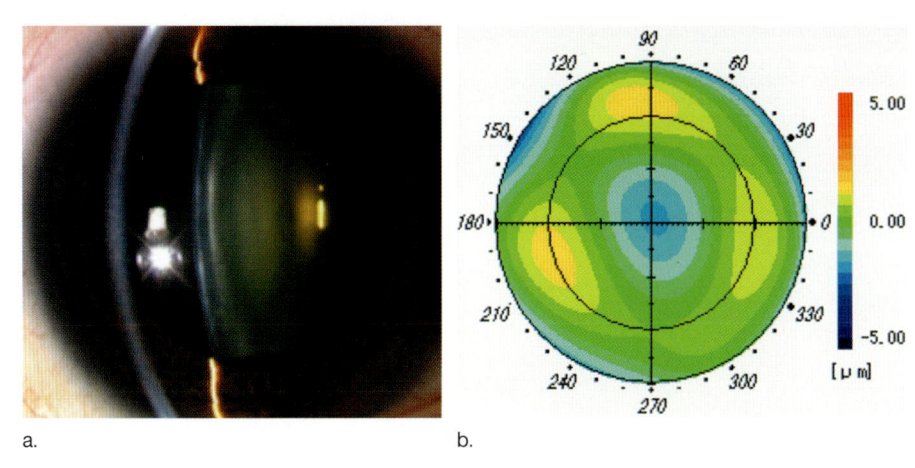

図2 核白内障による近視化
細隙灯顕微鏡で，核白内障がみられる症例（a）で，波面センサーで眼球の高次収差を検討すると（b），瞳孔中央部に波面の遅れ（青色の部位）がみられ，これは核の部分で局所的な近視化が起こっていることを示唆している．

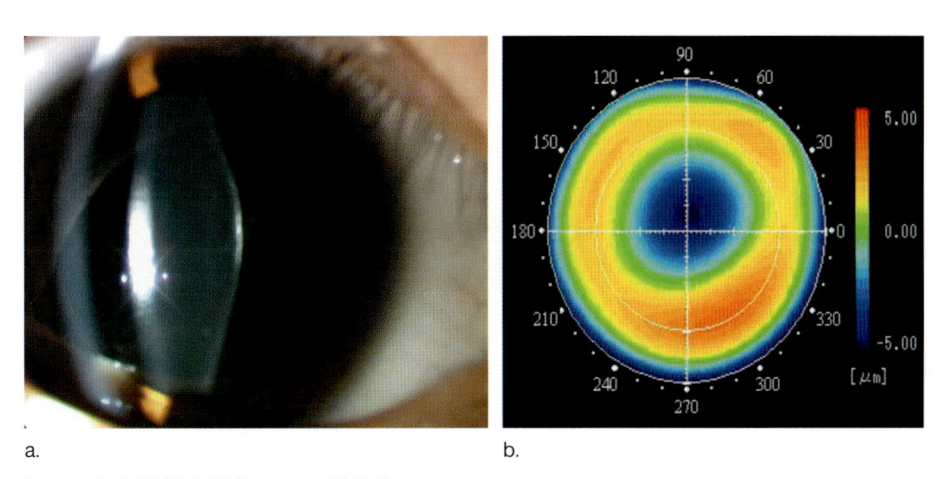

a.   b.

図3 後部円錐水晶体による近視化
細隙灯顕微鏡で，後部円錐水晶体がみられる症例（a）で，波面センサーで眼球の高次収差を検討すると（b），瞳孔中央部に波面の遅れ（青色の部位）がみられ，これは後部円錐水晶体の部分で局所的な近視化が起こっていることを示唆している．

近視

　近視は，眼の屈折力に対して眼軸が長いか，眼軸に対して眼の屈折力が増加した状態である．近視の多くは眼軸長が長いことに起因するが，核白内障のように眼の屈折力が増加することにより起こる場合もある（図2）[1]．

近視の分類（1）軸性 vs. 屈折性：両者は明確には分離できないが，若年性の近視の多くは軸性である．屈折性の近視はさらに，屈折系の屈折率の増加（核白内障など），屈折系の表面の曲率半径が小さく

文献は p.320 参照.

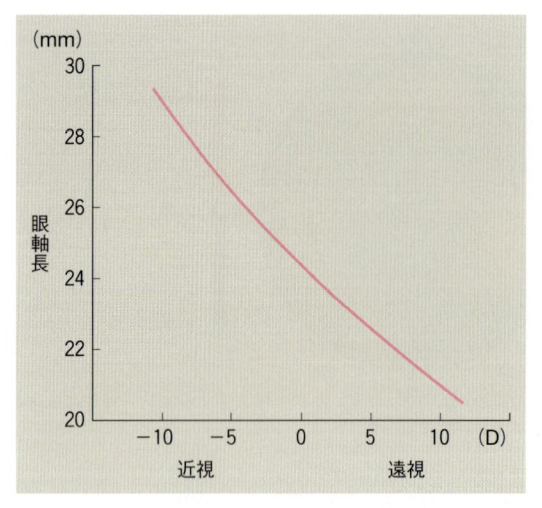

図4 眼軸長の延長と近視化度数の関係
Gullstrandの模型眼（schematic eye）で，眼軸長を変えて屈折度をプロットしたもの．眼軸が1mm伸びると，約2.5D近視化することが示される．臨床的には1mmの眼軸伸長が，約3.0D近視化すると考えられている．

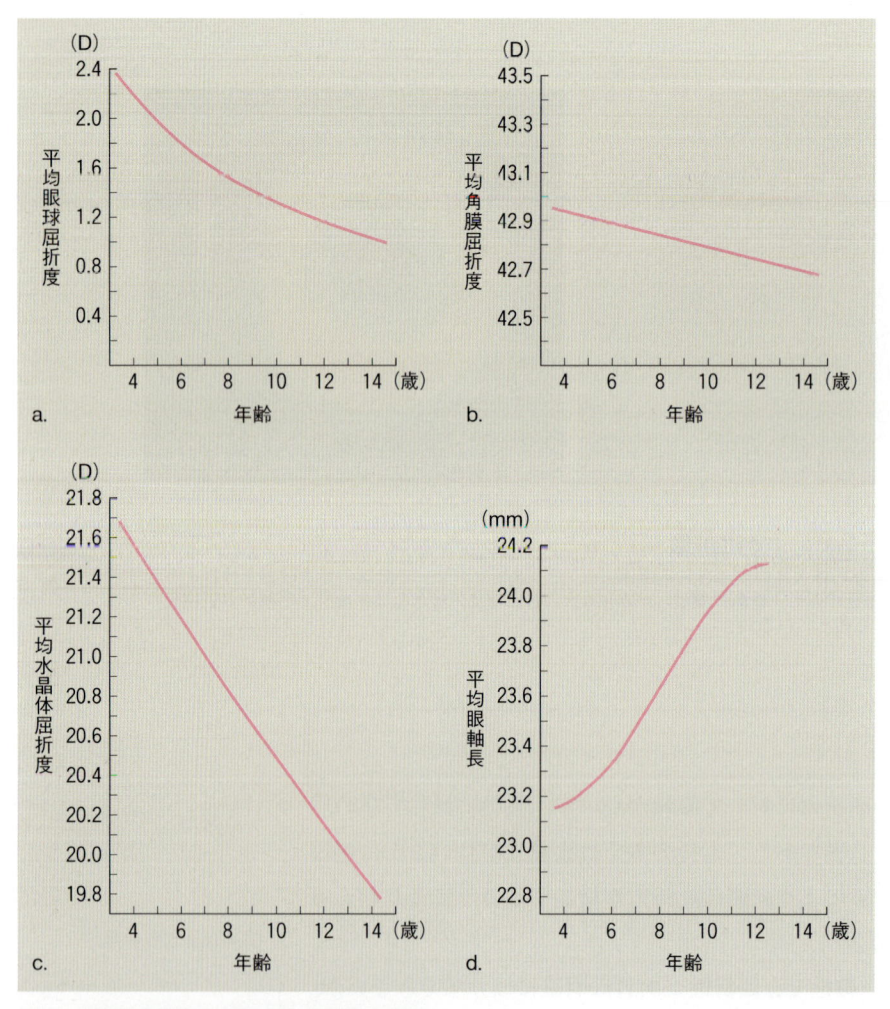

図5 眼球の発達と眼の屈折要素の変化
発達とともに眼球の屈折は遠視度数が低下し（a），角膜屈折度（b）および水晶体の屈折度も低下し（c），眼軸長は伸びる（d）．

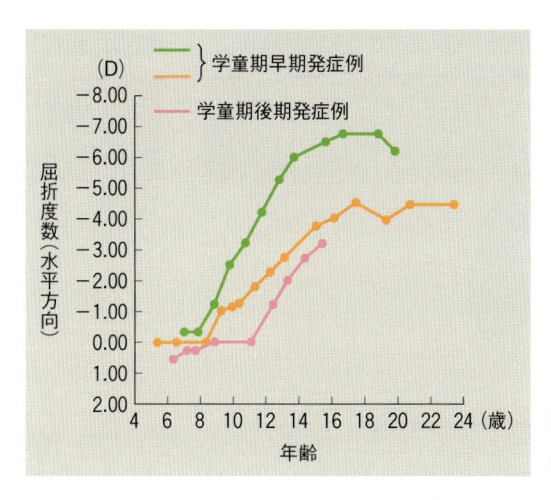

図6　近視の進行パターンの例
近視の進行パターンとして，学童期の早期より発症する例と，学童期の後期に発症する例がある．進行は発症初期に速く，18歳くらいでほぼ停止することが多い．

なる場合（円錐角膜，円錐水晶体〈図3〉[2]など），前房深度が浅くなる場合（未熟児網膜症[3]など）に分類される．

近視分類（2）度数による分類：軽度近視（−3D以下），中等度近視（−3Dを超えて−6D以下），強度近視（−6Dを超える）に一般に分類される[4]．

近視の進行と眼軸長：模型眼によると，1mmの眼軸長の延長は3Dの近視化をもたらす（図4）．小児期には，成長に伴う前眼部の変化（角膜および水晶体前面の扁平化，図5）[5]もあるので，1mmの眼軸長の延長による近視化は1〜2D程度である．

近視の進行のパターン：近視の進行パターンとして，早期より発症する例と，学童期の後期に発症する例がある．進行はともに初期に速く，18歳くらいでほぼ停止することが多い（図6）[6]．

乱視

眼の経線により屈折力が異なり，球面レンズによる補正のみでは点光源が網膜上の1点に結像しない眼の屈折状態を乱視（astigmatism）という．乱視眼では，強い屈折力をもった経線（強主経線）と弱い屈折力をもった経線（弱主経線）が直交する．無限遠に置かれた点光源からでた光が強主経線で屈折を受けて，前焦線（anterior focal plane）で結像し，弱主経線で屈折を受けて，後焦線（posterior focal plane）で結像する．前焦線と後焦線の間に最小錯乱円（circle of least confusion）がある（図7）．

角膜乱視および水晶体乱視：乱視は角膜および水晶体に起因し，若年者では，水晶体乱視が角膜乱視を打ち消すように働いている（図

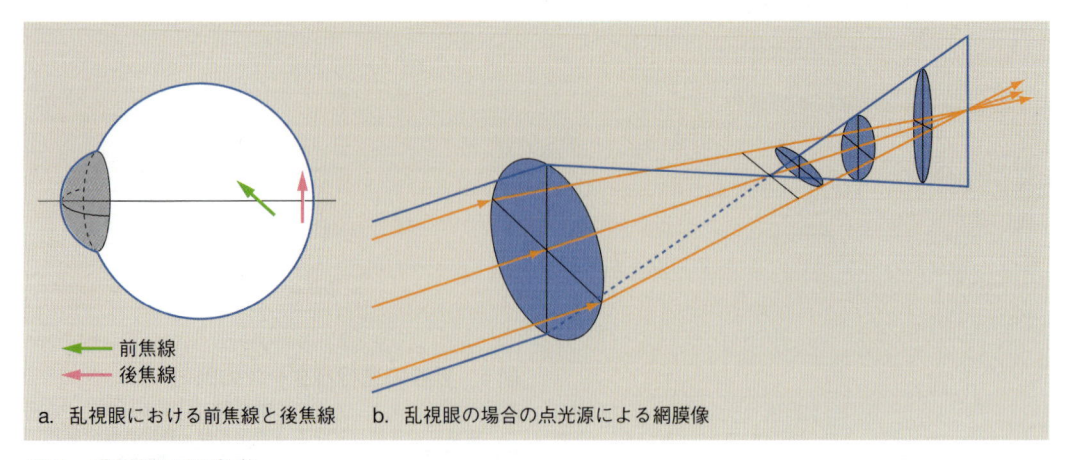

図7 乱視眼の眼光学

a. 乱視眼における前焦線と後焦線
← 前焦線
← 後焦線

b. 乱視眼の場合の点光源による網膜像

近視性直乱視眼（a）では，強主経線は垂直方向で，前焦線は水平方向に，後焦線は垂直方向に形成される．この場合，点光源による網膜像は縦長の楕円となる（b）．

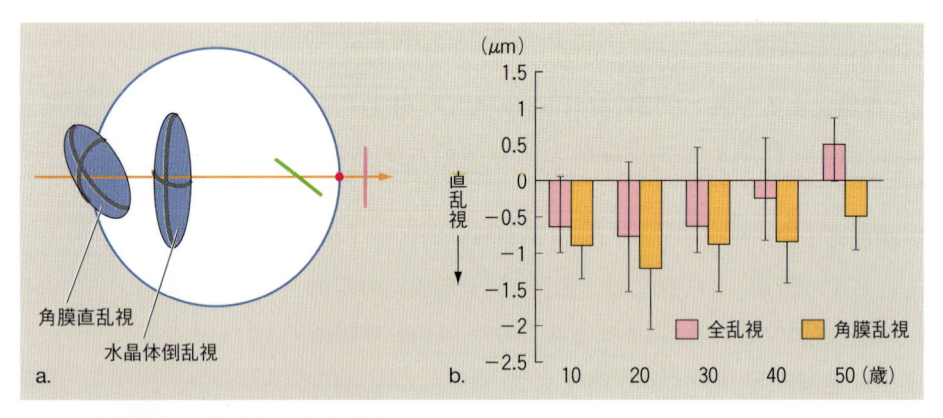

図8 角膜乱視と全乱視の経年変化

a. 角膜直乱視／水晶体倒乱視

若年時には角膜の直乱視は，水晶体の倒乱視で代償されている（a）．したがって，全乱視は角膜乱視より小さく，平均すると直乱視だが，加齢とともに水晶体倒乱視が強くなり，50歳代になると全乱視は平均すると倒乱視となる（b）．

8)[7]．通常の屈折検査では，角膜乱視と全乱視しか測定できないが，角膜後面の全屈折に与える影響は，角膜前面の影響に比べて約12％（模型眼）なので，全乱視と角膜乱視に差が大きい場合（残余乱視），その差は水晶体に起因する乱視と考えてよい（**図9**）．

乱視の分類：円柱レンズで矯正できる正乱視と矯正できない不正乱視に分類される．正乱視は，強主経線が垂直方向の直乱視（with the rule astigmatism）と，水平方向の倒乱視（against the rule astigmatism），斜め方向の斜乱視（oblique astigmatism）に分類される．

不同視

不同視（anisometropia）とは，左右眼の屈折異常の程度が異なる

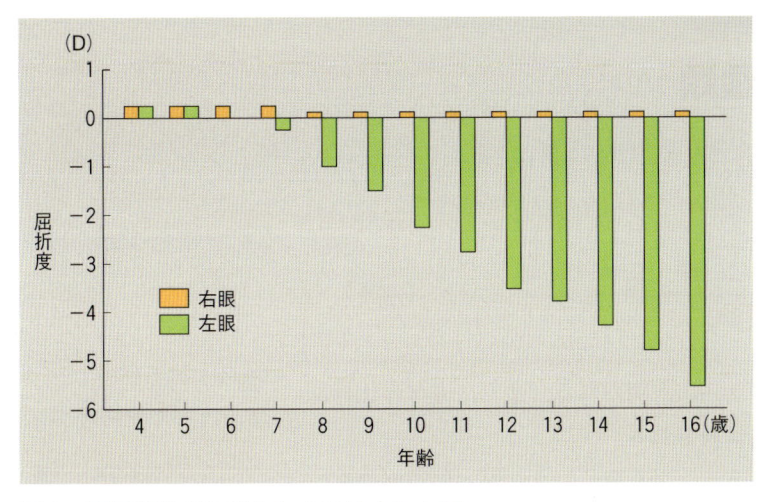

図9　不同視差が年齢とともに拡大した例
4歳時に内斜視の手術を行ったのち，7歳ころより術後外斜視が出現した症例．4歳時には不同視はなかったが，16歳時には，左右眼での不同視差は5.5Dに拡大した．

 もので，一般に屈折度差が2D以上のものをいう．不同視の多くは軸性で先天性のものであり，成長とともに不同差が拡大する場合がある[8]．白内障手術や，屈折矯正手術後に起こった不同視は屈折性である．

> **カコモン読解　第20回　一般問題58**
>
> 屈折で誤っているのはどれか．
> a 弱主経線を乱視軸という．
> b 瞳孔径は球面収差に直接影響する．
> c 最小錯乱円は前後の焦線間にできる．
> d 球面収差はすべての面に対称な収差である．
> e 近視性直乱視の点光源網膜像は横長の楕円形となる．

解説　乱視の軸は，眼鏡処方，CL処方，Toric IOLの処方に重要である．軸はプラスの円柱レンズで記載するか，マイナスの円柱レンズで記載するかで90°異なるが，マイナスの円柱レンズで記載する場合は，弱主経線が基準となる．瞳孔径が大きくなると，眼球光学系の収差は増大する．最小錯乱円は前焦線と後焦線の間にできる．球面収差は対称的な収差である．近視性直乱視の場合，後焦線が縦方向になるので，網膜像は縦長の楕円形となる．

模範解答　e

(不二門　尚)

眼鏡レンズの種類

素材による分類

　素材はプラスチックとガラスに大別される．また，素材の仕様は屈折率・アッベ数・比重に代表される．

　一般的に屈折率が高いほどレンズを薄くできるが，屈折率の高い素材は同時に比重も大きくなるため，必ずしも軽くなるとはいえない．プラスチックの比重は，ガラスのおおよそ半分である．アッベ数は色収差の目安となるもので，眼鏡レンズ用素材では高屈折率のものほど小さくなる傾向があるが，同度数のレンズではアッベ数が小さいほど色収差は多くなる．

　プラスチックレンズは過去には傷つきやすいものとされたが，表面処理技術の発達とともに耐キズ性能は大きく改善され，その軽さ・加工性・染色性のよさなどにより，現在わが国ではプラスチックレンズの販売枚数比率が98％を超えている．代表的なレンズ素材を表1にまとめる．

単焦点レンズの分類

　単焦点レンズは，単一の屈折度数をもつように設計されたレンズである[1]．設計面のタイプによって以下のように分類さる．同度数のレンズであっても，タイプにより周辺部での光学性能や厚さに違いが生じる．

球面（設計）レンズ：典型的な単焦点レンズであり，レンズの前面[*1]を球面，後面を球面またはトロイダル面[*2]としている．古典的理論としてTscherning（チェルニング）のカーブが知られているように，適切なカーブ選択をすれば，ある程度の良好な光学性能が得られるが，プラス強度レンズでは光学性能に限界がある．

外面非球面レンズ：前面を回転対称な非球面[*3]，後面を球面またはトロイダル面としたレンズ．典型的には，プラスレンズでは中心から周辺に向けて徐々にカーブが緩やかになる非球面，マイナスレンズでは中心から周辺に向けて徐々にカーブがきつくなる非球面が用

表1　代表的なレンズ素材の仕様

屈折率 (n_e)	アッベ数	比重
プラスチック		
1.76	30	1.49
1.74	33	1.47
1.70	36	1.41
1.67	32	1.36
1.60	42	1.30
1.56	40	1.17
1.53	43	1.11
1.50	58	1.32
ガラス		
1.892	30	3.99
1.807	34	3.65
1.705	41	3.21
1.604	41	2.63
1.525	57	2.41

[*1] レンズの面について
前面・後面：外面・内面ともいう．

[*2] トロイダル面
円弧を，その円弧と同一面にあり円弧の曲率中心を通らない軸の回りに回転させて得られる面の一部[1]．トーリック面ともいわれるが，日本工業規格（JIS）ではトロイダル面という用語の使用を奨めて

	球面レンズ	球面レンズ	外面非球面レンズ	内面非球面レンズ	両面非球面レンズ
BC(D)	5.00	2.00	2.00	2.00	2.00
縁厚(mm)	6.63	6.06	5.62	5.38	5.15
サグ(mm)	6.16	2.42	2.86	2.42	1.97

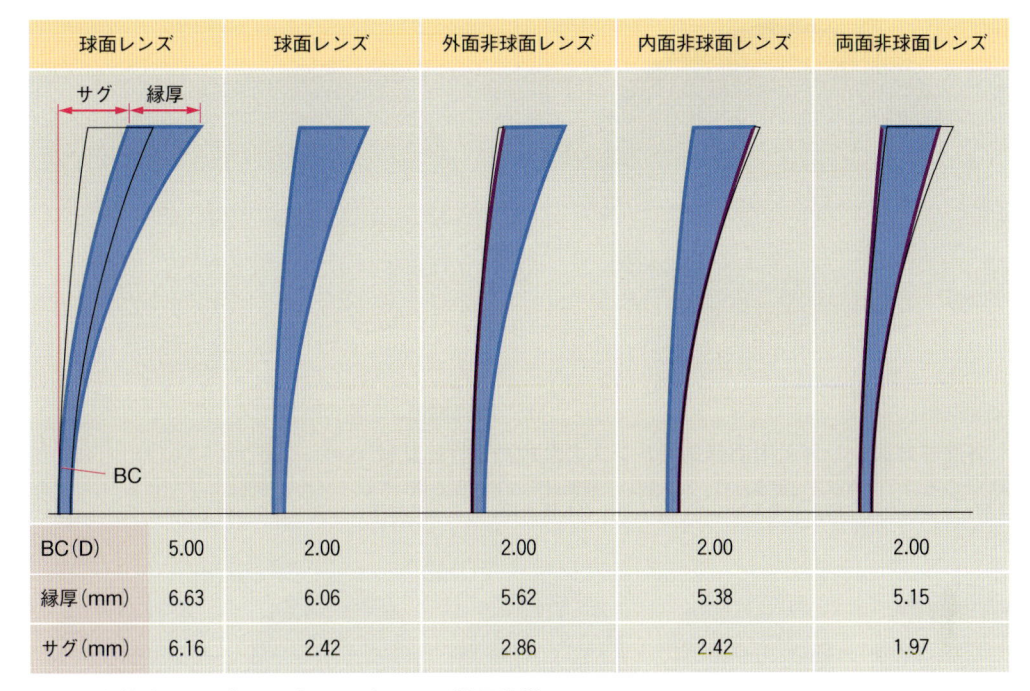

図1　単焦点レンズの設計タイプによる断面比較（SPH−4.00，屈折率1.67，φ80の例）

BCはベースカーブの略で，光学中心における前面の面屈折力である．SPH−4.00の球面レンズで良好な光学性能を得るにはBC5.00程度が適当である．BC2.00の球面レンズは他のレンズとの比較基準として設けたもので，光学性能的には不十分である．図中紫色の曲線は非球面を，黒色の線はBC2.00の球面レンズを表している．各非球面レンズは浅いBCを採用しつつ良好な光学性能を有している．

いられる．設計の自由度が増えたことで強度プラスレンズでも良好な光学性能が得られ，すべての度数のレンズに対して薄型軽量化に効果がある．

内面非球面レンズ：前面を球面，後面を非トロイダル面[*4]としたレンズ．外面非球面レンズの効果に加えて，レンズ周辺における乱視補正性能が改善される．

両面非球面レンズ：外面を回転対称非球面、内面を非トロイダル面としたレンズ．内面非球面レンズの効果に加えて，一層の薄型軽量化に効果がある．

各タイプのレンズの断面の例を図1に，また非トロイダル面による乱視補正性能改善の例を図2に示す．近年では，装用者の使用目的・フレーム・フィッティング条件に基づきカスタム設計された製品もある．

いる．トロイダル面は球面ではないが，これと球面とを組み合わせたレンズも球面設計レンズに分類される．

[*3] **非球面**
頂点から周辺にかけ曲率が連続的に変化する回転面の一部[1]．

[*4] **非トロイダル面**
曲率が異なる互いに垂直な主経線をもつ面で，少なくとも一方の主経線の断面が円ではない面[1]．要するにトロイダル面を非球面化したものである．

文献はp.320参照．

多焦点レンズの分類

多焦点レンズは，視覚的に分割された二つ以上の異なる屈折力をもつように設計されたレンズである[1]．遠くを見る領域（台玉：遠

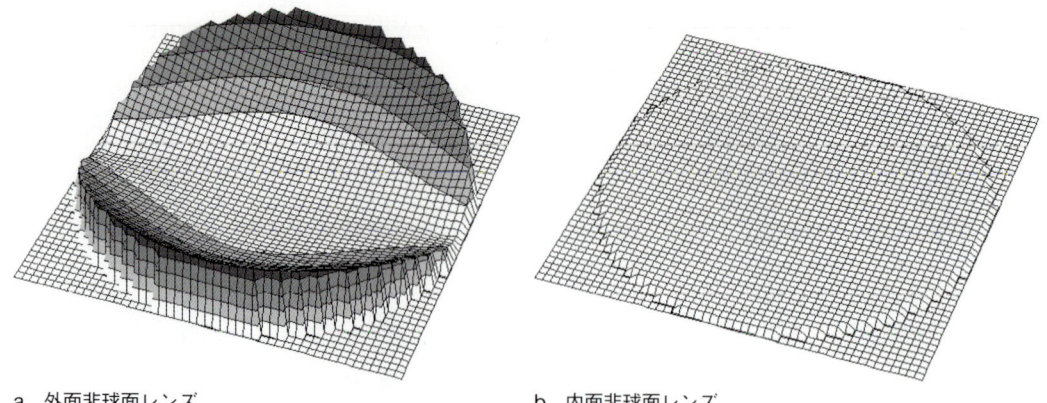

a. 外面非球面レンズ　　　　　　　　　　　　b. 内面非球面レンズ

図2　外面非球面レンズと内面非球面レンズの乱視補正性能比較（SPH＋2.00 CYL＋2.00 AX180 の例）*5
色の濃いところほど非点収差（残余乱視）が大きい．回転対称な非球面を用いている外面非球面レンズではS・Cいずれかの断面しか適切な収差補正ができないが，非トロイダル面を用いた内面非球面レンズでは全方位で収差を抑えられる．

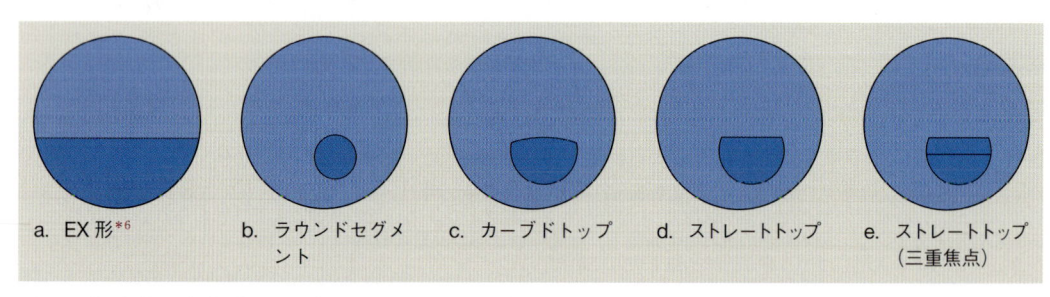

a. EX形*6　　b. ラウンドセグメント　　c. カーブドトップ　　d. ストレートトップ　　e. ストレートトップ（三重焦点）

図3　代表的な多焦点レンズの形状

用部）と近くを見る領域（小玉：近用部）を有する二重焦点（バイフォーカル）レンズと，遠用部と近用部の間に中間部を有する三重焦点（トライフォーカル）レンズがある．これらはいわゆる境目のあるレンズであるが，なかには境目が目立たないようにぼかしたものもある．

累進屈折力レンズの発展とともに，現在では用いられることが少なくなっているが，累進レンズの収差に適応できない人や広い近用視野が必要とされる場合には有用であろう．

小玉の形によってさまざまな種類の多焦点レンズが存在し，代表的なものを図3に示す．

累進屈折力レンズの用途による分類

累進屈折力レンズは，レンズの一部または全体にわたって，屈折力が連続的に変化する非回転対称面をもつレンズである[1]．レンズの上部に相対的に遠方を見るための領域（遠用部），下部に近方を見るための領域（近用部），それらの中間に屈折力が連続的に変化する

*5 SPH（S）：球面屈折力
CYL（C）：乱視屈折力
AXIS（AX, A）：乱視軸

*6 EX形
一般的には"エグゼクティブ"（登録商標）タイプと呼ばれている．

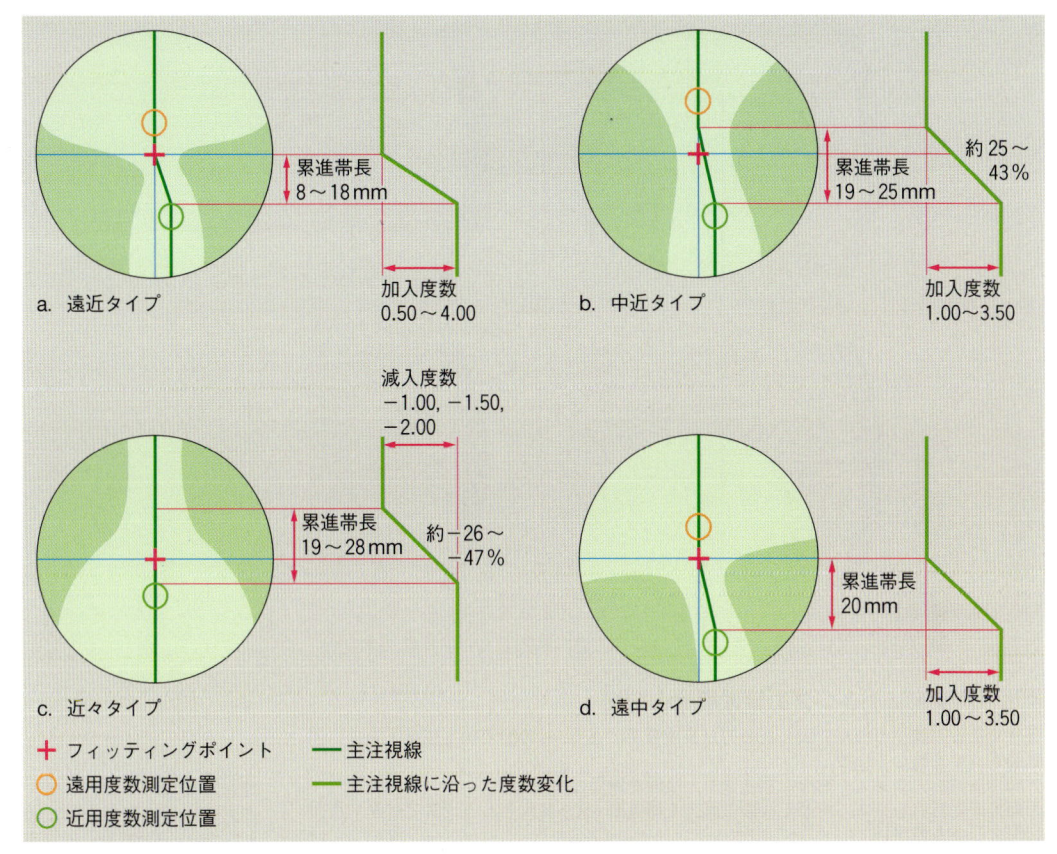

図4 累進屈折力レンズの各タイプのレイアウト・明視範囲・主注視線に沿った度数変化
レンズ側方の濃い緑色部分は像のぼけやゆがみの多い領域を模式的に表している．累進帯長・加入度数・減入度数の数値は，国内で流通しているレンズで得られる範囲である．中近・近々タイプはフィッティングポイントが累進帯の中に設定されており，そこでの加入比率の数値を示した．

領域（累進部）が境目なく配置されている．一枚のレンズのなかにこれらの機能をもたせるために，レンズの側方に発生する像のゆがみやぼけは不可避であり，これらをいかに低減させるかに工夫がなされている．

　用途に応じて，各部位の広さや累進部の長さを変え，以下のようなタイプが用意されている[2,3]．

遠近タイプ：代表的な累進屈折力レンズであり，無限遠方から手もとまで汎用的に用いられている．比較的遠用部が広く，近用部は実用的に十分な程度の広さをもち，累進部はくびれている．

中近タイプ：主に室内での使用を目的とし，遠用部はあまり広くないが，累進部が長く，累進部と近用部の明視幅が広いので，手もとおよび数m先までを見るのに適している．

近々タイプ：長い累進部と広い近用部を有する．手もと作業を主体

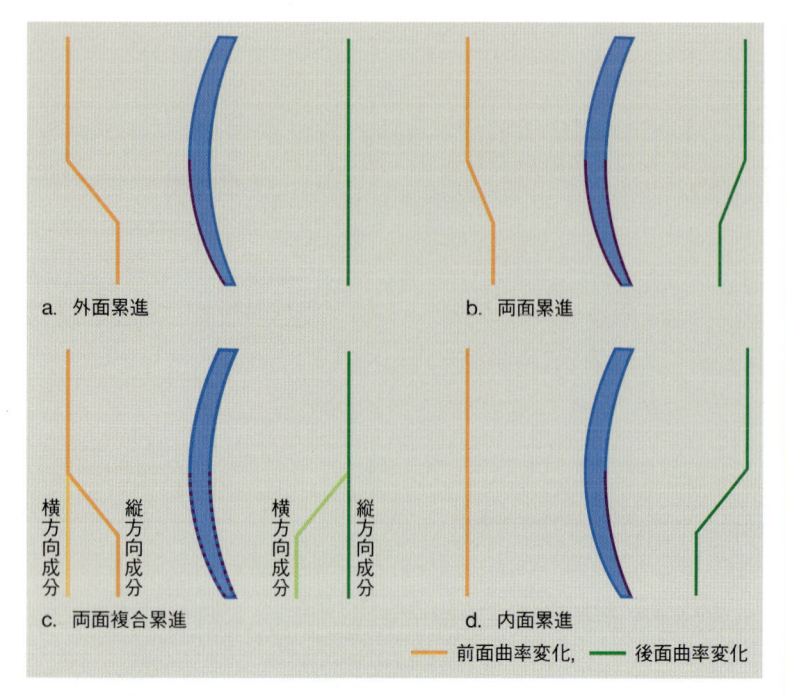

図5　累進屈折力レンズの累進要素の配置
各タイプとも紫色の曲線で表したものが累進要素である．この図では乱視補正成分・非球面成分は省略している．
外面累進屈折力レンズ：前面を累進面[*7]，後面を球面としたもの
両面累進屈折力レンズ：前面と後面の両方を累進面とし，加入をある比率で前面・後面に配分したもの
両面複合累進屈折力レンズ：前面に縦方向累進要素を，後面に横方向累進要素を配置したもの
内面累進屈折力レンズ：前面を球面，後面を累進面としたもの

[*7] **累進面**
表面の一部または全体にわたり，曲率が連続的に変化する面．回転対称ではない[1]．

に，少し先までを見たい場合に適している．近用度数と減入（マイナス加入）度数で処方する．

遠中タイプ：広い遠用部と比較的長い累進部を有し，近用部は狭い．無限遠方および中距離を見るのに適しており，揺れ・ゆがみが少ない．

　以上のタイプについて，レイアウト・明視範囲（模式的）・主注視線に沿った度数変化の例を**図4**に示す．近年では，これらの中間的なタイプや装用者の使用目的・フレーム・フィッティング条件に基づき，カスタム設計された製品もある．また，遠近タイプのなかでも遠用部と近用部の広さによりハードタイプ・バランスタイプ・ソフトタイプに分ける考え方もある．

累進屈折力レンズの構造による分類

　これら累進屈折力レンズは，レンズのどの面に累進要素を配置するかで**図5**のように分類される[2,3]．

表2 表面処理・付加機能

反射防止コート	レンズ表面の反射を減らし，透過率を上げる．
ハードコート	表面硬度を上げ，キズがつきにくくする．
プライマーコート	耐衝撃性を向上させ，またハードコートとレンズとの密着性をよくする．
帯電防止コート	レンズ表面の導電性を上げて静電気を逃がし，細かな粒子が付着しにくくする．
防曇コート	レンズ表面の濡れ性を向上し，露結した水蒸気が細かな水滴となってレンズを曇らすのを防ぐ．
防汚コート	撥水性・撥油性のあるコーティングを施し，汚れをつきにくく，ふきとりやすくする．
UVカットレンズ	紫外線吸収剤を素材に練り込むなどして，眼に有害な紫外線の透過を押さえる．
偏光レンズ	特定の振動方向の光をカットし，水面などからの反射を減らす．
調光レンズ	紫外線にあたると発色し，紫外線やまぶしさから眼を守る．
カラーレンズ	ファッション性向上，まぶしさ低減，特定使用シーンにおけるコントラスト向上を目的としたものがある．

　乱視処方がある場合には，外面累進は後面をトロイダル面とし，他のタイプでは後面に乱視補正成分を融合させた面とする．さらに，いずれのタイプも前面または後面に非球面成分を融合させることで，高度な収差補正を行っているのが一般的である．

　メーカーによれば，後面に累進要素を配置したものは視野の広さと揺れ・ゆがみの少なさが，前面に累進要素を配置したものは遠用・近用の視線移動の少なさが，特長として訴求されている．

表面処理・付加機能

　眼鏡レンズは，その表面にさまざまなコーティングを施し，また透過光の光量や分光分布をコントロールすることで，その付加価値を高めている（**表2**）[3,4]．

（白柳守康）

眼の屈折要素

眼の光学系はカメラのそれによく例えられるが，厳密には多くの点で異なっている[1,2]．ヒトの眼の屈折系を正しく理解しておくことは，眼科臨床での検査や治療・手術だけでなく人工的な視覚系の構築，視覚代行やマシンビジョンへの応用さらには臨床検査機器の開発・視覚実験を行う上でもきわめて重要である．眼の屈折要素の一般的な特性だけでなく，通常のカメラなどの光学系と異なる特殊性についても言及する．

文献は p.320 参照．

眼の屈折系の特殊性

眼球光学系の屈折要素は，屈折面の曲率とその位置情報，およびその屈折率が重要である．これを一次屈折要素という．屈折力や主点，節点や焦点などの主要点や焦点距離，屈折力などの二次的な屈折要素は一次屈折要素から計算で求めることができる．

眼の光学系を構成している屈折要素の特徴で代表的なものは，非共軸，非球面，偏心光学系であるとともに，屈折率分布型レンズや像面の弯曲，像空間の屈折率が物空間と異なることなどが挙げられる[1]．このような眼の屈折要素の特殊性を考慮して，視機能評価や眼科手術を行うことが大切である．

非共軸（non-centered〈non-coaxial〉optical system）：眼のレンズは角膜と水晶体であるが，この二つのレンズの光軸（optical axis）は一般に一致していない．わずかであるが数°程度の角度ずれが存在している．上下方向よりも水平方向に角度がついている．臨床的には光源の反射像である Purkinje-Sanson（プルキンエ・サンソン）像[*1]を観察すれば，角膜と水晶体レンズの前後面反射像がずれて観察されることからも明らかである．また水晶体は屈折率分布型レンズであることと，眼の視軸（visual axis）（固視点と網膜中心窩を結ぶ軸）方向が眼球の光軸とは異なることも一層複雑にしている（図1）．そのため，眼の光学系はカメラのような共軸光学系（centered optical system, coaxial optical system）ではなく，非共軸光学系であるといえる[1,2]．

[*1] **Purkinje-Sanson 像** Purkinje-Sanson Images. 角膜や水晶体の屈折面で生じる光源の反射像を Purkinje-Sanson 像あるいは Purkinje 像という．角膜前面，角膜後面，水晶体前面および水晶体後面による反射像をそれぞれ，Ⅰ，Ⅱ，ⅢおよびⅣ像という．通常の有水晶体眼では角膜後面によるⅡ像と水晶体前後面によるⅢおよびⅣ像は暗すぎて見えず，通常明るい第Ⅰ像（角膜反射像という）のみが観察できる．

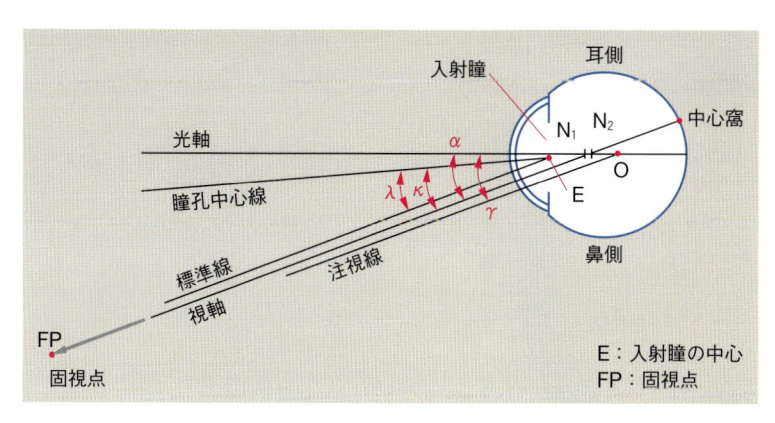

図1 眼球における各種参照軸と角度

N_1, N_2：第1および第2節点，O：眼球回旋点．
角度は実際よりも誇張して書いてある．

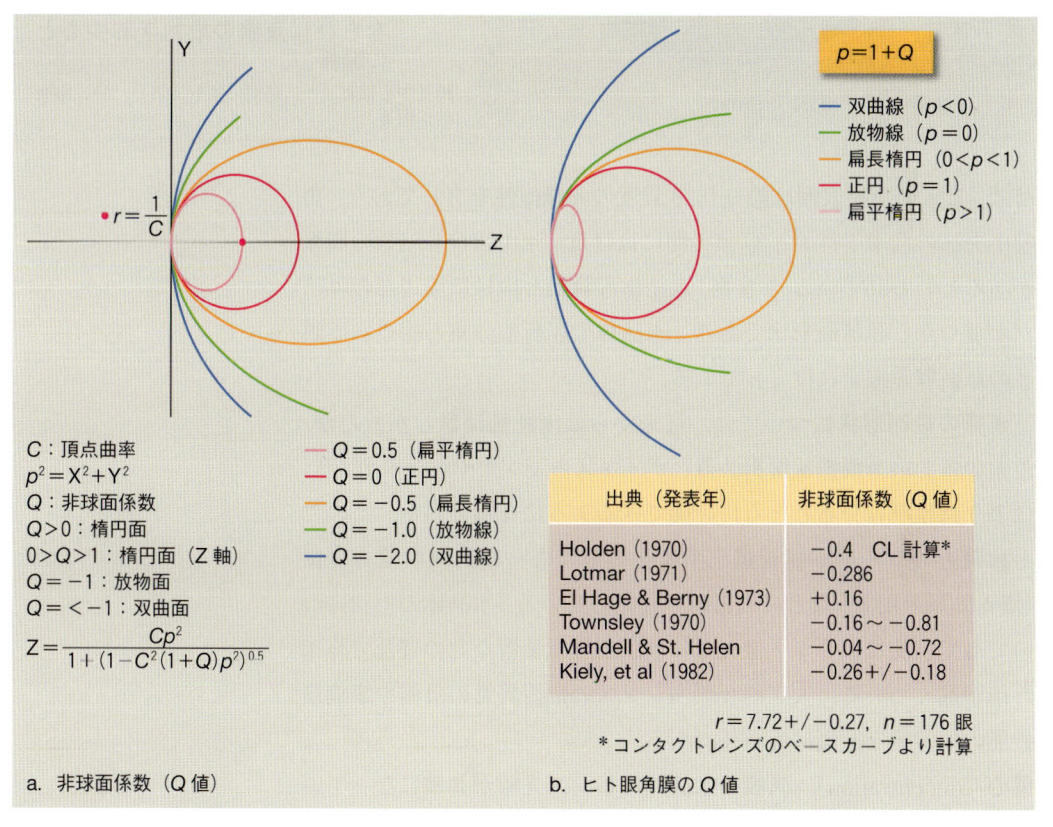

E：入射瞳の中心
FP：固視点

図2 角膜の非球面性

a. 非球面係数（Q 値）および円錐定数（p）と円錐曲線（conic sections）の関係．
b. ヒト眼角膜（前面）の Q 値．

$p = 1 + Q$
- 双曲線（$p < 0$）
- 放物線（$p = 0$）
- 扁長楕円（$0 < p < 1$）
- 正円（$p = 1$）
- 扁平楕円（$p > 1$）

$r = \dfrac{1}{C}$

C：頂点曲率
$p^2 = X^2 + Y^2$
Q：非球面係数
$Q > 0$：楕円面
$0 > Q > 1$：楕円面（Z軸）
$Q = -1$：放物面
$Q = < -1$：双曲面
$Z = \dfrac{Cp^2}{1 + (1 - C^2(1+Q)p^2)^{0.5}}$

- $Q = 0.5$（扁平楕円）
- $Q = 0$（正円）
- $Q = -0.5$（扁長楕円）
- $Q = -1.0$（放物線）
- $Q = -2.0$（双曲線）

出典（発表年）	非球面係数（Q 値）
Holden (1970)	-0.4 CL 計算*
Lotmar (1971)	-0.286
El Hage & Berny (1973)	$+0.16$
Townsley (1970)	$-0.16 \sim -0.81$
Mandell & St. Helen	$-0.04 \sim -0.72$
Kiely, et al (1982)	$-0.26 +/- 0.18$

$r = 7.72 +/- 0.27$，$n = 176$ 眼
*コンタクトレンズのベースカーブより計算

非球面（aspheric surface）：眼球光学系の屈折面，つまり角膜や水晶体の前後面カーブは単純な球面ではない．特に角膜の表面形状は，コンタクトレンズの処方上古くから調べられており，中央部のスティープなカーブから周辺部のよりフラットなカーブへ漸次移行していくような非球面形状であり，眼の球面収差補正に役立っている．図2のように，非球面係数 Q 値（asphericity factor；Q value）で示

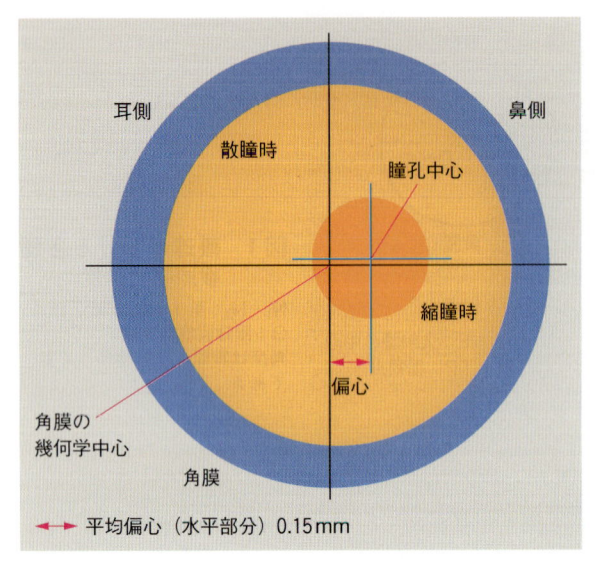

図3 瞳孔サイズによる瞳孔中心の偏位ならびに角膜の幾何学的中心との関係

瞳孔中心はわずかに鼻側にずれており，特に縮瞳時に顕著．

せば，ヒトの角膜表面は約 -0.26 程度の非球面性を有しており，角膜中央部の曲率半径 r と Q 値の間にはほぼ $r = 0.22\,Q + 7.78$ の関係があるといわれている[2]．また，水晶体も角膜と同様に周辺部のカーブが緩やかな非球面形状であり，水晶体の屈折率分布と相まって眼球の球面収差補正に役立っている．

角膜の後面形状については，従来から臨床評価は難しかったが，最近の新しい角膜形状解析装置（オーブスキャン®やペンタカム®）により角膜厚み分布とともに評価できるようになっている．このことは最近のレーザー屈折矯正手術後の薄くなった角膜の前方変位（矯正効果の戻り）などにも応用され始めている．水晶体の形状についても光学的なスリット像による前眼部解析装置などの普及で臨床評価が進んでいる．人工的な眼内レンズの位置異常の計測や眼調節機能の他覚的な評価にも重要である[3]．

偏心（decentration）：角膜や水晶体のレンズ光軸が共軸になっていない非共軸であることとも眼の光学系の特徴であるが，われわれの眼の視力が最も高い部位（網膜の黄斑中心窩）が後極部に限局していることも大きな特徴である．そのため，網膜がカメラのフィルムのような一様な解像力をもつのではなく中心窩がきわめて高い視力分布を有している．

この中心窩が眼軸あるいは眼の光軸上にあるのではなく，それよりも耳側に偏心しており，また瞳孔の中心も角膜レンズの幾何学的中心からわずかに鼻側に偏心している（図3）[1,2]．このことは眼の視軸方向が両眼とも内側に向いていることを示している．後述するが，

この光軸と視軸方向のずれは生理的な斜視角であるが，正常人でも約3～6°程度の傾きが存在している[1]．

さらに，瞳孔の縮瞳・散瞳状態によっても瞳孔中心はわずかではあるが偏位する．縮瞳時には鼻側へ，散瞳時には耳側へ偏位して角膜の幾何学中心へ近づく[2]．

屈折率分布型レンズ（gradient index lens；GRIN lens）：水晶体の屈折率が場所的に分布することはよく知られており，中心部の水晶体核質部で1.41，皮質部は1.38程度で周辺部から中心に向かって連続的に屈折率勾配が認められる[1]．しかし，屈折率の差はたかだか0.03程度である．この屈折率分布は非球面形状と相まって眼の収差補正に役立っており，等質のレンズよりも屈折力を高める働きもある．またこのような屈折率分布は前房（あるいは硝子体）から水晶体への屈折率差を少なくし，ひいては表面での光の反射損失軽減にも役立っている．

一方，角膜については，その中心厚みが約0.53 mmと薄いため均質な屈折率を考えることが多い．しかし，角膜レンズもその光軸方向に屈折率勾配があることが指摘されている．角膜上皮側の実質組織は約1.38，内皮側の実質は1.373と低くなっている[2]．これは実質組織の含水率の影響が大きいものと考えられている．角膜上皮組織の屈折率は約1.41と実質よりも高いが，空気との界面にほぼ水に近い屈折率の涙液層があることもあり，光学的には平滑面の維持と表面反射損失の軽減にも役立っている．

像面弯曲（curvature of field）：網膜面は，半径約12 mm程度のほぼ球面を形成しており，カメラのフィルムや撮像面のような平面ではない．そのため像面弯曲や非点収差の影響が比較的少ない光学系となっている．

像空間の屈折率：眼の光学系では像が形成される空間の屈折率がほぼ1.336程度あり，物体空間の空気の屈折率と大きく異なっている．そのため，カメラやめがねのような光学系とは大きく相違点が生じる理由にもなっている．厚肉レンズの主要点は主点（principal points），節点（nodal points），焦点（focal points）それぞれ二つずつ都合六つを考えなければならない．しかし空気中に置かれたレンズでは，主点と節点は同一平面内にあるため都合四つ考えればよい．眼球のように眼内の屈折率が空気と異なりほぼ水に近い屈折率であるため，主点位置（角膜頂点より約2 mm）と節点位置（角膜頂点より約7 mm）は異なり，前側焦点距離（約17 mm）と後側焦点距

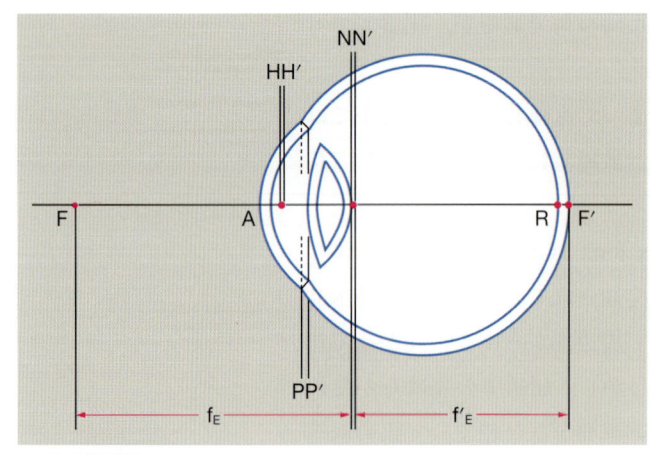

a. 有水晶体眼

主要点の位置		角膜頂点基準（mm）
F	前側焦点	−15.707
F′	後側焦点	24.387
H	前側主点	1.348
H′	後側主点	1.602
N	前側節点	7.705
N′	後側節点	7.335
f	前側焦点距離	−17.055
f′	後側焦点距離	22.785
f′$_c$	換算焦点距離	17.055
P$_o$	瞳孔位置	3.600
P	入射瞳	3.047
P′	射出瞳	3.667

b. 偽水晶体眼

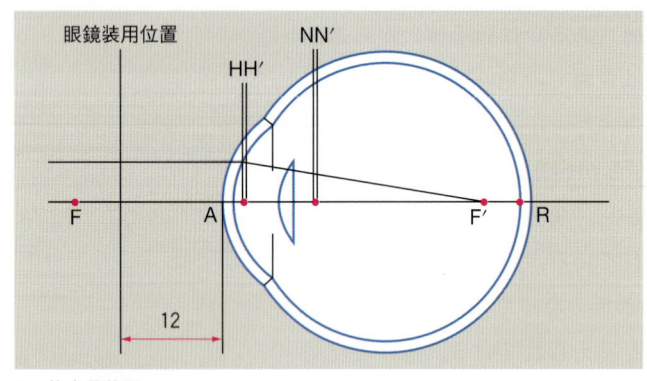

主要点の位置		角膜頂点基準（mm）
F	前側焦点	−14.791
F′	後側焦点	22.882
H	前側主点	1.221
H′	後側主点	1.490
N	前側節点	6.601
N′	後側節点	6.870
f	前側焦点距離	−16.012
f′	後側焦点距離	21.392
f′$_c$	換算焦点距離	16.012
	矯正眼鏡度数	−3.232D

図4　有水晶体眼（a）と偽水晶体眼（IOL挿入眼，b）の主要点の比較
Gullstrandの精密模型眼を使用．

離（約22mm）は大きく異なる[4]．図4には代表的な模型眼を有水晶体眼と偽水晶体眼（眼内レンズ挿入眼）[4]について示す．

眼球モデル

　眼球光学系の屈折要素の実測値やあるいはそれに近い値を基準にして標準的な数値モデルを作製したものを模型眼（schematic eye）といい，それをさらに簡略化したものを省略眼（reduced eye）と呼んで区別する場合がある[1]．模型眼の代表的なものには，Gullstrand（グルストランド）の模型眼，HelmholtzやLeGrandの模型眼がある．これらのモデルは基本的に，屈折面は球面で共軸を仮定し屈折率分布を考慮していない（Gullstrandの精密模型眼では水晶体の核質と皮質の屈折率を考慮している）．最近では，屈折面の非球面性や水晶体の屈折率分布を考慮したモデルもいくつか登場しているが[5]，必ずしも普及しているわけではない．

屈折要素の測定とその影響

　眼の屈折状態を決定するには，屈折面の曲率半径と位置および屈折率の第一次屈折要素の決定が必要である．眼の主要点や屈折力などの二次的な屈折要素は計算で求めることができる．生体眼での臨床的な測定は難しいが，角膜と水晶体の前後面曲率半径は Purkinje-Sanson 像や光学的なスリット画像から計測され，角膜厚みや前房深度は超音波あるいは光学的な方法で，また眼軸長（axial length）も主に超音波での臨床計測が行われているが，最近では光干渉による非接触眼軸長測定装置も登場している[6]．ただし，光学式では眼内媒質の屈折率を仮定して用い，超音波では仮定した一定音速値を用いる必要がある．

曲率半径の影響：角膜前面は解剖学的に屈折の第一面であるため，その影響は大きく最近の屈折矯正手術の主たる矯正対象となっている．近視矯正では角膜前面中央部をよりフラットになるように角膜実質組織を凸レンズ状に切除し，遠視矯正では逆にスティープな形状になるように凹レンズ状に切除している．角膜だけで矯正できる範囲はそれほど大きくないことがわかる．これは現在の PRK や LASIK による角膜を舞台とした屈折矯正の原理であり，角膜表面をフラット化すれば近視矯正，スティープ化すれば遠視矯正ができる．曲率半径 1 mm 当たりの変化で約 6 D（ジオプトリー）程の矯正効果となる．しかし角膜の中心厚はたかだか 0.5 mm 程度であるため，必然的に切除限界（最大切除深度は約 100 μm 程度）が存在し角膜表面の曲率修正は高々数 D 程度までである．

　また角膜の後面曲率半径に至っては，たとえ曲率を修正できたとしても矯正効果は大きく望めないことがわかる．後面曲率半径 1 mm の変化で約 −1 D の影響がある．

　水晶体の曲率半径は，調節（眼のピント合わせ）機能により特に前面の曲率半径とその中心厚が大きく変わる．後面の位置と曲率半径の変化は少ない．人為的に水晶体の曲率半径を矯正できたとしても屈折異常矯正の効果はそれほど大きくない．

屈折面位置の影響：眼の屈折状態に影響するものとして，角膜厚，前房深度，水晶体厚，硝子体長あるいはこれらの総計である眼軸長がある．

　角膜厚の変化による屈折への影響は小さく，0.1 mm 当たり約 0.16 D 程度の影響しかないが，単純に厚くなれば近視化し，薄くなれば

遠視化する．

　前房深度（角膜と水晶体のレンズ間距離に関係）は眼の調節によっても影響を受けるが，水晶体（あるいは眼内レンズ）の前後移動によっても屈折への影響が出る．前房深度が 1 mm 変化すると約 +1.16 D 程度の屈折への影響が出る．前房深度が深くなれば遠視化し，浅くなれば近視化する．

　硝子体長あるいは眼軸長は，眼の屈折度に大きく影響する重要な因子であり，臨床的には超音波 A-モードによる眼軸長測定が普及している．硝子体腔長のみが変化した場合の屈折への影響は 1 mm 当たり約 2 D である．長くなれば近視化し，短くなれば遠視化する．

屈折率の影響：眼内組織の屈折率は実測が困難であるので模型眼などの値を定数的に使用している．しかし眼内での屈折率が一定である保証は何もない．また最近の眼科手術のように人工的なレンズや物質にて置換する場合もある．眼内組織の屈折率が変化した場合の屈折への影響は重要である．

　角膜屈折率は，ほぼ実質組織の屈折率 1.376 程度を仮定して用いている．この屈折率が変化した場合の影響は比較的大きく，0.1 の屈折率変化で約 1.3 D の屈折への影響がある．

　前房水の屈折率はほぼ 1.336 程度できわめて安定しているが，この屈折率の影響は大きく，0.1 の屈折率変動で約 −5.7 D の屈折への影響が出る．屈折率が上がれば近視化し，下がれば遠視化する．

　水晶体は本来屈折率分布型レンズであるため，一様な屈折率で仮定することには問題があるが，核質屈折率 0.1 の変動で約 −20 D の影響が出る．一方，皮質屈折率の影響はきわめて小さく屈折率 0.1 の変動で約 2 D の影響である．

　硝子体屈折率の影響はきわめて大きい．屈折率 0.1 の変動で約 13 D の影響が出る．

　外界の屈折率の影響もきわめて大きい．空気中でほぼ +1 D の遠視から水中屈折率の +45 D まで遠視化する．外界屈折率 0.1 の変動当たり約 12 D の変化となる．

　以上のことから，矯正範囲の大きさから考えれば水晶体核質の屈折率，硝子体あるいは外界の屈折率が制御できれば，屈折矯正が理論的には可能である．現在まで主に角膜を舞台とした屈折矯正手術は大部分が角膜の曲率修正を目指したものであるが，眼内レンズのように人工のレンズを眼内に移植して高度の屈折以上を矯正する方法も普及しつつある（ICL[*2]，Phakic IOL[*3]）[7]．

[*2] ICL
implantable contact lens, implantable collamer lens. 移植型コンタクトレンズ，眼内コラマーレンズとも呼ばれ，有水晶体眼内レンズと同様な手法で虹彩と水晶体の間にレンズを挿入固定し，水晶体の調節を温存して屈折矯正する．角膜切除するLASIK などと比べると，角膜厚さや矯正度数などの制限が少なく，高度近視への適応が可能であり，また，レンズの取り出しで手術前の状態に戻すことが可能である．合併症としては，レンズと水晶体の間隔が狭すぎると接触による白内障が生じる．

[*3] Phakic IOL
有水晶体眼内レンズ．屈折を矯正する目的で，有水晶体眼に挿入される眼内レンズの総称．種類としては，前房レンズ，虹彩支持レンズ，水晶体前レンズ（ICL）などが用いられる．正常な水晶体をそのままに残し，調節機能を温存して眼内レンズを挿入し屈折矯正を行う．ICL と同様に高度屈折異常眼への適応が可能．

屈折要素の臨床計測の簡便化が重要

現在の白内障を含めた屈折・老視矯正手術は，その安全性や予測性も高くなり高齢社会とともに急速に普及している[6-9]．一方で患者側の視機能に対する要望も従来よりもはるかに高いものが要求される時代となっている．そのためには眼球光学系の屈折要素の臨床計測が簡便にできるようになることが重要である．現在でも臨床的に実測できる屈折要素の数少ないパラメーターから予測や診断を行っているためである．眼球光学系の屈折要素をできるだけ数多く臨床計測する必要がある[10]．眼球内組織の屈折率を含めた屈折面曲率やその位置情報などを非接触で簡便に臨床検査できることが重要となる．

カコモン読解　第18回　一般問題4

照準線と瞳孔中心線のなす角はどれか．
a α角　　b β角　　c γ角　　d κ角　　e λ角

解説　aのα角（angle alpha）は，眼の光軸と視軸のなす角，cのγ角（angle gamma）は，光軸と注視軸（注視線）のなす角，dのκ角（angle kappa）は，視軸と瞳孔中心線のなす角，eのλ角（angle lambda）は，照準線と瞳孔中心線のなす角を指す．

α角は，古くから生理光学の分野で眼の生理的斜視角を表す概念的な角度をして用いられてきた．眼の光軸（optical axis）や視軸（visual axis）の決定は難しく，それに代わるものとして注視軸（fixation axis）や照準線（line of sight，視軸の代用），あるいは瞳孔中心線（pupillary axis，光軸の代用）を用いている．

眼球光学系が，非共軸で偏心光学系であることを考えれば，カメラのような複数レンズの共通な光軸が1本決まるわけではない．また，角膜や水晶体の内部が屈折率の分布を有するため，眼軸（geometrical axis）のような1本の視軸が決まるわけでもない．

模範解答　e

カコモン読解　第19回　一般問題3

角膜の屈折率はどれか．
a 1.37　　b 7.37　　c 7.70　　d 14.90　　e 19.10

解説 屈折率（refractive index）は真空中の光速度を媒質中の光速度で除した値で，無次元量（単位がつかない）である．真空中の光速度は物理常数で約30万km/秒である．空気は1.0003，水は1.33，プラスチックやガラスは約1.50である．

房水や角膜はほぼ水に近い屈折率である．あまりに大きな数値はナンセンスである．

模範解答 a

カコモン読解 第19回 一般問題4

水晶体で正しいのはどれか．2つ選べ．
a 紫外線を吸収する．　　b 屈折力は約43Dである．
c 水晶体上皮細胞は分裂しない．
d 曲率半径は前面が後面より小さい．
e 加齢とともに不溶性蛋白質が増加する．

解説 水晶体は角膜とともに紫外線をよく吸収する．屈折力は約19Dである．角膜は約43D．水晶体上皮細胞は分裂する．曲率半径は前面が約10mm（凸面），後面が約−6mm（凹面）．後面のカーブがきつい．老化に伴うクリスタリン蛋白変性によって不溶性蛋白が増加する．

模範解答 a, e

カコモン読解 第21回 一般問題11

屈折率が最も高いのはどれか．
a 空気　　b 房水　　c 角膜　　d 硝子体　　e 眼内レンズ

解説 空気は1.00（1.0003），房水は1.336，角膜は1.376，硝子体は1.336，眼内レンズはシリコーンの場合1.42，PMMA（ポリメチルメタクリル酸塩；polymethylmethacrylate）の場合1.49，アクリルの場合1.55である．

屈折率は温度や波長に依存する．眼球組織の屈折率では，水晶体の皮質は1.38程度で，核質が約1.40～1.41と最も高い．眼内レンズも材質により少し屈折率が異なるが，従来のPMMA材質では約1.49，最近のアクリル系は約1.55の屈折率である．

模範解答 e

（魚里　博）

瞳孔径と視力

　一般に，光学系に収差がなければ，瞳孔が小さいほど，回折の影響により解像度は低下する．逆に，収差がある光学系では，瞳孔径が大きくなるほど単色収差の影響が大きくなるが，回折の影響は減少する．眼球光学系において瞳孔径が拡大あるいは縮小したとき，単色収差と回折の視力への影響は相殺しあうことになる．眼球光学系では，瞳孔径が3mm以下になると回折の影響が大きくなり，それ以上では収差の影響が大きくなる[1]．明所において最適な瞳孔径は2.4mmといわれる．正視眼において2.4mm以下の瞳孔径では回折と網膜照度の低下により視力は低下する[2]．

文献はp.321参照．

単色収差と瞳孔径

　単色収差のうち，正常眼において臨床的に問題になるのは球面収差である．これは角膜や水晶体というレンズ系において，周辺部を通る光と光軸付近を通る光の結像位置がずれることである（図1）．瞳孔が大きくなると，角膜および水晶体の周辺部からも光が眼内に射入するため球面収差が増加し，視力は低下する．特に瞳孔径が5mm以上のときは，球面収差による像のぼけは大きくなるため注意を要する．一方，正常眼以外ではコマ収差や矢状収差などの他の収差が問題となることもある．すべての単色収差について，瞳孔径が大きいほどその影響は大きくなる．

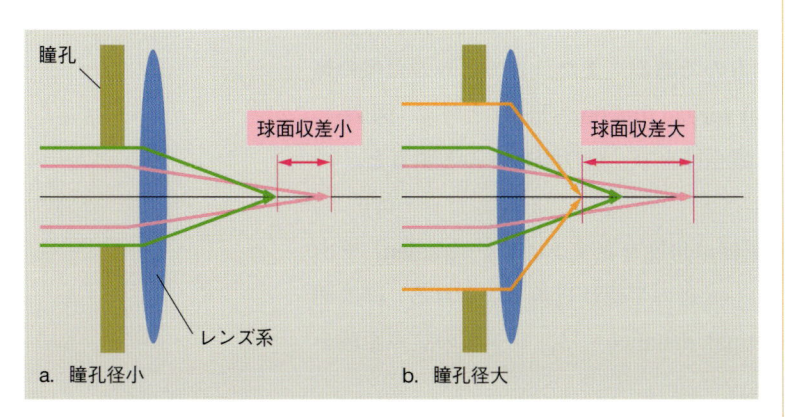

図1　球面収差と瞳孔径

a. 網膜上の回折像

中心光斑
この断面の明るさの強度分布を (b) に示す.

b. 中心光斑の輝度の強度分布 (point spread function)
r：中心光斑の半径

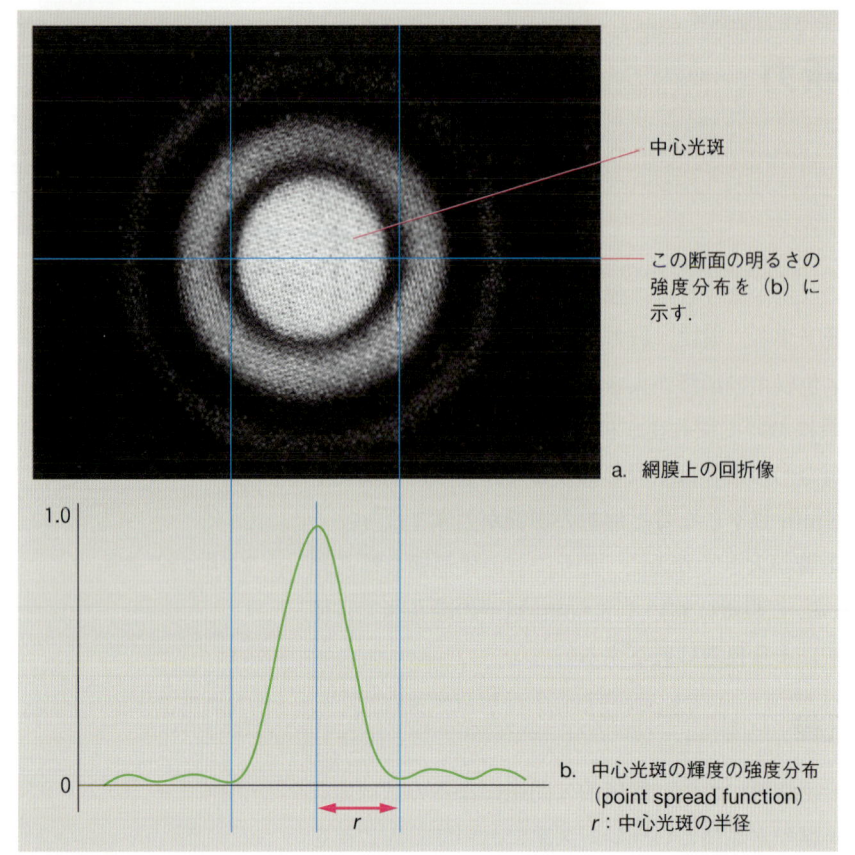

図2　中心光斑とPSF

回折と瞳孔径

　光は波としての性質をもっている．眼内に射入する光は瞳孔縁で回折により干渉が起こり，網膜上に回折の影響を受けた像（回折像）を結ぶ．（**図2a**）

　円形瞳孔を通過する光の回折像は中心光斑（Airy's disc；エアリーディスク）と呼ばれる点像とそれを取り巻く同心円状の暗環，明環を交互に幾重にももつものである．また，このときの点像の輝度の強度分布のことを point spread function（PSF）と呼ぶ（**図2b**）．この中心光斑の半径 r は，瞳孔径を a，光の波長を λ とすると，

$$r = 1.22\lambda/a \tag{1}$$

で表される．ここで，r の単位は角度を表すラジアン（radian）である．すなわち（1）式での中心光斑の半径は視角で表される．網膜面上でのこの点像の半径（retinal distance）は，レンズの焦点距離を L，等価屈折力を F とすると，

$$\text{retinal distance} = rL = r/F \tag{2}$$

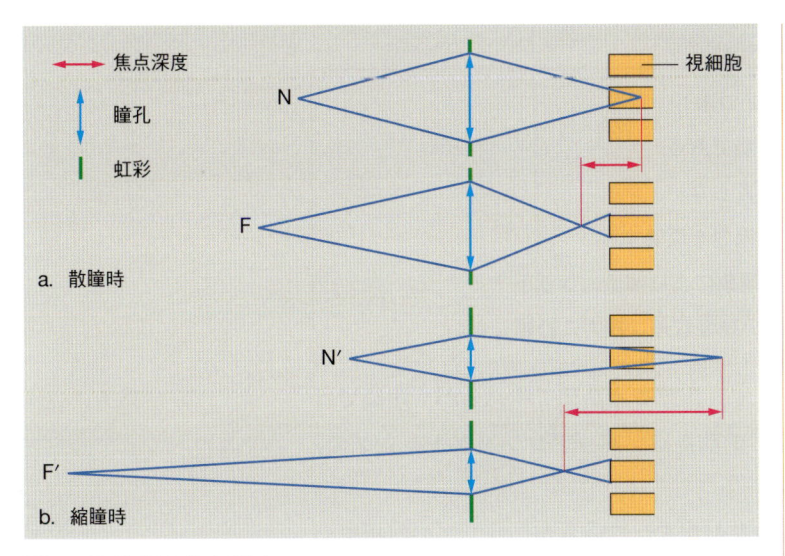

図3 瞳孔径と焦点深度
散瞳時にはF−Nまで焦点が合うが,縮瞳時にはF′−N′まで焦点が合う.
(所 敬:屈折異常とその矯正.改訂第5版.東京:金原出版;2009.p.218.)

で表される.

(1)式からわかるように,瞳孔が小さいほど,中心光斑の大きさは大きくなる,すなわち像はぼける.言い換えると,光学系に収差がなければ,瞳孔が小さいほど,回折の影響により網膜像はぼける(視力は低下する).実際の眼球では,瞳孔が小さくなると収差の影響が減少し,視力が向上するので,回折による視力の低下と相殺する.回折による視力の低下がみられるのは,瞳孔が2.4mm以下に縮小したときである.

焦点深度

瞳孔が大きくなると,焦点深度は浅くなり,瞳孔が小さくなると,焦点深度は深くなる(図3).

網膜照度と視力

暗所においては,瞳孔径が大きくなると網膜への光量が増加するため,視力は向上する.

カコモン読解 第18回 一般問題64

屈折で正しいのはどれか．2つ選べ．
a 不正乱視は眼鏡で矯正可能である．
b 単色光線では色収差は起こらない．
c コントラスト感度は夜間視力を反映する．
d 2mmの瞳孔径では回折現象により解像力は低下する．
e 5mmの瞳孔径では角膜の球面収差は視力に影響しない．

【解説】 不正乱視は主として，角膜や水晶体で生じるが，眼鏡では矯正不可能である．角膜不正乱視は，ハードコンタクトレンズで，ある程度矯正可能である．

　白色光には種々の波長の光が含まれているが，レンズの屈折率が波長により異なるため，レンズを通った光の焦点位置は波長により異なる．これを色収差と呼ぶ．色収差には縦色収差と横色収差がある．単色光線（単波長）では色収差はない．

　コントラスト感度は必ずしも夜間視力を反映しない．明所でのコントラスト感度が正常範囲でも，夜間視力が不良である可能性はある．

　2mmの瞳孔径では回折現象により解像力は低下する．一般に瞳孔が小さいほど回折の影響は大きくなる．しかし，眼球光学系では，瞳孔が小さくなると収差の影響が減少して視力が向上するので，回折による視力の低下と相殺する．したがって，実際には回折による視力の低下がみられるのは，瞳孔が2mm以下に縮小したときである．解像力からみた場合，理想的な瞳孔径は2.4mmであるといわれる．

　球面収差は，瞳孔径が大きくなるほど増加し，視機能へ影響する可能性がある．5mmの瞳孔径では角膜の球面収差は視力に影響する可能性がある．

【模範解答】 b, d

> **カコモン読解** 第21回 一般問題60
>
> 瞳孔径が影響を与えるのはどれか．3つ選べ．
> a 回折　　b 球面収差　　c 固視微動　　d 焦点深度
> e 調節安静位

解説　aの回折とは，媒質中を伝わる波が障害物の背後など，つまり一見すると幾何学的には到達できない領域に回り込んで伝わっていく現象のことをいう．障害物に対して波長が大きいほど，回折角（障害物の背後に回り込む角度）は大きい．眼球のように円形開口部を通過した光は，回折の影響で同心円状の明暗の像をつくるが，開口部の径が小さいほど回折の影響が増加し，像はぼける．実際の眼球では，瞳孔が小さくなると収差の影響が減少して視力が向上するので，回折による視力の低下と相殺する．したがって，実際には回折による視力の低下がみられるのは，瞳孔が2mm以下に縮小したときである．

bの球面収差は，軸上光線で瞳孔径の差によって結像位置が異なる収差のことである．球面収差は，瞳孔が大きくなるほど増加する（図1）．

cの固視微動は視力保持に重要な役割を担うと考えられているが，瞳孔径との関係は明らかではない．

dの焦点深度については，瞳孔径が小さいほど大きく，瞳孔径が大きいほど小さくなる（図3）．

eの調節安静位については，視覚目標のない，暗黒視野もしくはempty fieldのなかでは，調節位置は遠点にあるのではなく，遠点より近方約1.5Dの位置にあるとされ，これを調節安静位（resting position of accommodationもしくはtonic accommodation）という．調節安静位より近方への調節（positive accommodation）は副交感神経が，遠方への調節（negative accommodation）は交感神経が関与しているとされている．瞳孔径との関係は明らかではない．

模範解答　a，b，d

（根岸一乃）

三歳児検診，学校検診

三歳児検診

歴史と目的：三歳児健康診査は母子保健法の規定により，市町村が行う乳幼児健康診査[*1]の一つである．眼科に関する診査項目としては，"目の疾病および異常の有無"が定められているが，以前は問診や視診のみにより行われていたため，屈折異常に伴う弱視や両眼視機能の異常は十分に拾い上げることができなかった．そこでこれらの発見に努めることを目的に，自覚的な検査の可能になる三歳児の健康診査において，1990年より視覚検診が導入された．

視覚検診の実際：三歳児視覚検診の方法は，厚生省研究班のガイドライン[1]などを基本に，各自治体の実情に合わせて実施されている．検診は図1のような流れで行われ，まず一次健診として各家庭に"目に関するアンケート"，Landolt（ランドルト）環視標（0.1と1.0），『視力検査の説明』を送付し，保護者が視力検査とアンケートへの回

[*1] 1994（平成6）年の母子保健法の改正により，住民に身近で頻度の高い健康診査や訪問指導は市町村に一元化されることになった．1997（平成9）年度より，三歳児健康診査も都道府県から市町村に移譲され実施されている．

文献は p.321 参照．

[*2] ここでの視力検査は2.5mの距離で行うため，1.0のLandolt 環視標の切れ目がわかれば，視力は 0.5 ということになる．

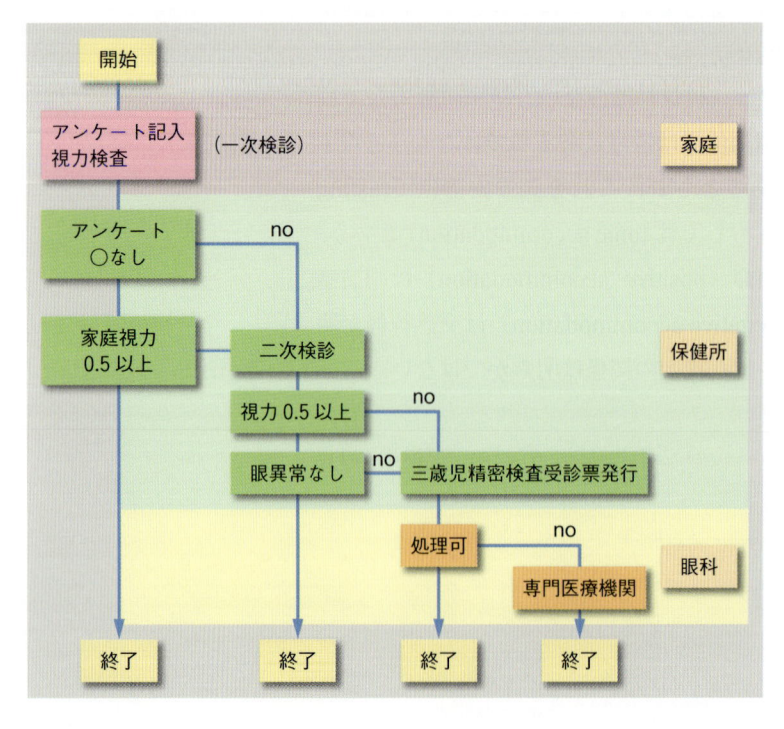

図1 三歳児視覚検診の流れ
（丸尾敏夫ら：三歳児健康診査の視覚検査の指針．平成3年度 厚生省心身障害研究『小児の神経・感覚器等の発達における諸問題に関する研究』p.102-109．）

答を行う．これをもとに，保健所での二次健診で必要な児に対し視力検査を行い，視力 0.5[*2] が確認できなかった児や，問診，小児科医の診察などで異常が疑われた児に対し，精密健診受診勧告などの事後指導を行う．

学校検診

学校における健康診断：1958 年に公布された学校保健法の第 16 条に，"学校医は学校における保健管理に関する専門的事項に関し，技術及び指導に従事する"と規定されており，学校医の具体的な職務の内容（**表1**）の一つに健康診断がある．

児童・生徒の定期健康診断は，日本学校保健会などのマニュアル[2]に沿って，**図2**のような流れで毎年 6 月 30 日までに行われている．検査的事項のなかに以前は色覚が含まれていたが，2002（平成 14）年の改正で色覚検査[*3]は定期健康診断の必須項目から削除され，2003（平成 15）年度から適用された．現在は希望者のみに対し，児童生徒および保護者の事前の同意を得たうえで，個別の検査会場を用意し，非検査者のプライバシーを守る体制を整えて実施されている．

就学時の健康診断も，児童生徒の健康診断に準じた方法[3]で行われる．

視力検査の実際：学校における視力検査は，日常の学校生活のなかで学習に支障のない見え方であるかどうかを検査するのが目的であり，毎年行われる．検査は養護教諭や学級担任など学校関係者が行う．

視力表は国際標準に準拠した Landolt 環を使用した視力表の 0.3，0.7，1.0 の視標を使用する．望ましい視力表として日本眼科医会編の学校用視力表がある（**図3**）．原則として小学校高学年以上については字づまり視力表を用い，小学校低学年では字ひとつ視力表（**図4**）など年齢に準じた配慮[*4]が望ましいとされている．片眼ずつの裸眼視力と，眼鏡やコンタクトレンズを使用している生徒では矯正視力を測定するが，眼鏡やコンタクトレンズを常用している生徒については裸眼視力の検査を省略することができる．

視力検査の評価と措置：視力検査結果の評価と事後措置には，1.0以上は "A"，1.0 未満 0.7 以上は "B"，0.7 未満 0.3 以上は "C"，0.3未満は "D" の区分を用い，**表2**に従って指導する．これは学校における健康診断がスクリーニングであり，確定診断ではないということに基づくものである．

眼の疾病および異常の有無：健康診断における診察的事項として，

表1 学校医の職務執行の準則
（学校保健安全法施行規則第 22 条）

1. 学校保健計画および学校安全計画の立案に参与すること
2. 学校の環境衛生の維持および改善に関し，学校薬剤師と協力して，必要な指導および助言を行うこと
3. 学校保健安全法第 8 条の健康相談に従事すること
4. 学校保健安全法第 9 条の保健指導に従事すること
5. 学校保健安全法第 13 条の健康診断に従事すること
6. 学校保健安全法第 14 条の疾病の予防処置に従事すること
7. 学校保健安全法第 2 章第 4 節の感染症の予防に関し必要な指導および助言を行い，ならびに学校における感染症および食中毒の予防処置に従事すること
8. 校長の求めにより，救急処置に従事すること
9. 市町村の教育委員会または学校の設置者の求めにより，学校保健安全法第 11 条の健康診断または学校保健安全法第 15 条第 1 項の健康診断に従事すること
10. 前各号に掲げるもののほか，必要に応じ，学校における保健管理に関する専門的事項に関する指導に従事すること

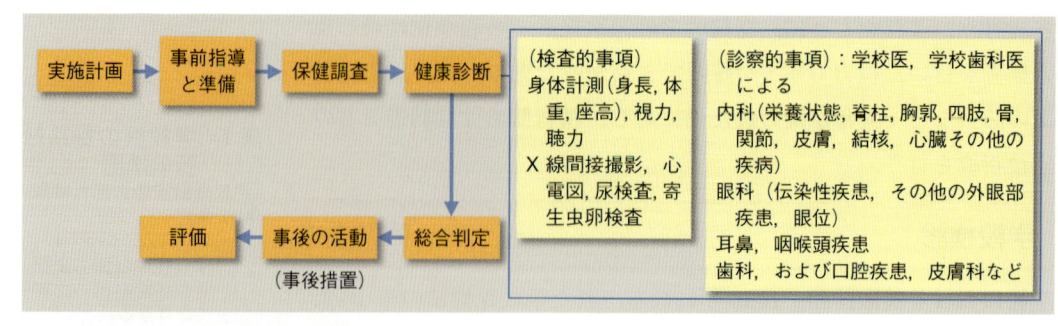

図2　学校における児童生徒の健康診断の流れ

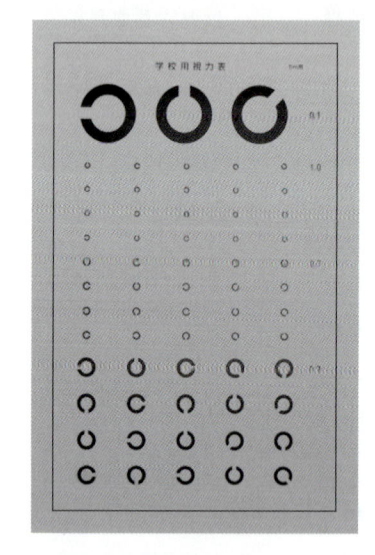

図3　日本眼科医会編　学校用視力表

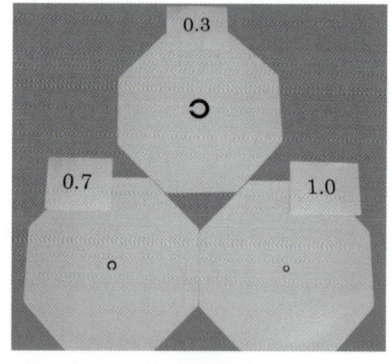

図4　字ひとつ視力表

眼科医は伝染性眼疾患に注意し，その他の外眼部疾患，睫毛，結膜，角膜などの異常，眼位異常の有無につき検査する．眼科領域での学校内感染症の主流はウイルス性結膜炎であり，出席停止期間は，学校伝染病第2種の咽頭結膜熱（pharyngoconjunctival fever；PCF）では主要症状が消退した後2日を経過するまで，学校伝染病第3種の流行性角結膜炎（epidemic keratoconjunctivitis；EKC），急性出血性結膜炎（acute hemorrhagic conjunctivitis；AHC）は，伝染の恐れがなくなるまでとされている．

カコモン読解 第20回 一般問題18

学校検診で検査を行うのはどれか．3つ選べ．
a 視力　b 屈折　c 色覚　d 眼位　e 外眼部疾患

解説　a. 視力：学校検診では，児童・生徒が学習に支障のない見え方をしているかどうかをスクリーニングする目的で視力検査を行う．これは養護教諭や保健主事，学級担任など学校関係者が実施

＊3 定期健康診断必須項目からの色覚検査の削除に伴い，現場での対応の参考資料として，日本医師会からは日本眼科医会の協力のもと『色覚マニュアル』[4]が，また文部科学省からは教員向けに『色覚に関する指導の資料』[5]が出版されている．

＊4 読み分け困難
幼児の視覚には，その未熟性による特徴として"字づまり視力"が"字ひとつ視力"より低いという現象がみられ，これを読み分け困難という．読み分け困難は8歳ころまでは続くといわれている．

表 2　視力判定表

	使用視標	判定結果	評価	次の手順	備考
視力の判定	1.0	正しく判別	A	終了	処置の必要なし．ただし眼精疲労などの訴えがあれば眼科専門医の受診を奨める
		判別できない		0.7 で検査	視力 B の場合，再検査を実施し，再度 B 以下の場合は眼科専門医の受診を奨める
	0.7	正しく判別	B	終了	
		判別できない		0.3 で検査	視力 C，D の子どもの場合，眼科専門医の受診を奨め，その指示に従うように指導する
	0.3	正しく判別	C	終了	
		判別できない	D	終了	

"正しく判別"とは，上下左右 3 方向のうち 2 方向以上を判別した場合をいう．
"判別できない"とは，上下左右 3 方向のうち 1 方向以下しか判別できない場合をいう．
視力判定：A（1.0 以上），B（0.9〜0.7），C（0.6〜0.3），D（0.3 未満）
（日本学校保健会編：児童生徒の健康診断マニュアル．東京：日本学校保健会；1995.）

し，裸眼視力と所持眼鏡やコンタクトレンズを装用した視力を検査するが，眼鏡やコンタクトレンズを常用しているものについては裸眼視力を省略することができる．視力 1.0 以上を "A"，1.0 未満 0.7 以上を "B"，0.7 未満 0.3 以上を "C"，0.3 未満を "D" とする区分によって，事後指導を行う．

b．屈折：他覚的屈折検査は医師および医師の監督下で看護師や視能訓練士などの資格をもったもののみが行うことのできる検査であるため，学校関係者が行うことはできない．また，学校検診はスクリーニングであり，最終診断を目的とするものではないため，屈折検査は行われていない．

c．色覚：学校検診における色覚検査は，2002（平成 14）年の学校保健法施行規則の改正により健康診断の必須項目から削除され，2003（平成 15）年度から適用された．現在は希望者に対して，児童・生徒および保護者の同意を得たうえで任意に実施されている．

d．眼位：眼位の異常は，視力や両眼視などの視機能に影響を与える可能性があり，健康診断項目に定められている．検診の効果を考慮すると必ずしも全員に行う必要はないが，小学校就学時と低学年の検診においては，ペンライトなどを使用して，全員にカバー・アンカバー法などによる眼位検査を行うことが望ましいとされている[6]．

e．外眼部疾患：伝染性疾患の学校内感染予防の観点から，学校伝染病に指定されている咽頭結膜熱，流行性角結膜炎，急性出血性結膜炎などの疾患に注意し，その他の外眼部異常の有無を確認する外眼部検診は，学校検診の必須項目である．

【模範解答】　a，d，e

（橋本禎子）

自動車免許と視機能

自動車運転免許の視覚基準を，道路交通法施行規則第23条から抜粋して示す（**表1**）．

視力と視野

視力は，車種に応じて視力値の基準が異なる．表1の二と三では一眼が基準に満たない，もしくは見えなくても他眼の視野が左右で150°あればよいとしているが，一においては，両眼とも基準を満たさないと免許を取得できない（これは，後に述べる深視力と関係している）．また，大型車ほど視力値の基準は高くなっている．

視野については，表1の二と三で一眼の視力が基準に満たない，もしくは見えないときにそれを補うものとして書かれているが，視力が基準を満たしていれば，たとえ両眼に高度の視野狭窄があっても合格してしまうという大きな問題点がある．一も同様である．このように視野の規定がない現時点では，視野異常者に対し十分な眼

表1　自動車運転免許の視覚基準
（道路交通法施行規則第23条より抜粋）

視力	一，大型免許，中型免許，大型自動車仮免許（以下，大型仮免許），中型自動車仮免許（以下，中型仮免許），牽引免許および第二種運転免許（以下，第二種免許）に係る適正試験にあっては，視力（万国式試視力表により検査した視力で，矯正視力を含む．以下同じ）が両眼で0.8以上，かつ一眼でそれぞれ0.5以上であること
	二，原付免許および小型特殊自動車免許（以下，小型特殊免許）に係る適正試験にあっては，視力が0.5以上であること，または一眼が見えない者については，他眼の視野が左右150°以上で，視力が0.5以上であること
	三，前二号の免許以外の免許に係る適性試験にあっては，視力が両眼で0.7以上，かつ一眼でそれぞれ0.3以上であること，または一眼の視力が0.3に満たない者，もしくは一眼が見えない者については，他眼の視野が左右150°以上で，視力が0.7以上であること
色彩識別能力	赤色，青色および黄色の識別ができること
深視力	大型免許，中型免許，大型仮免許，中型仮免許，牽引免許および第二種免許に係る適正試験にあっては，三桿法の奥行知覚検査器により2.5mの距離で3回検査し，その平均誤差が2cm以下であること

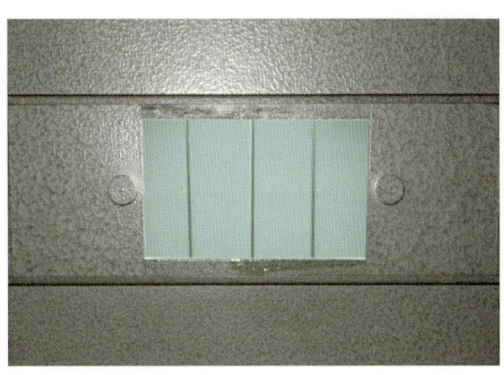

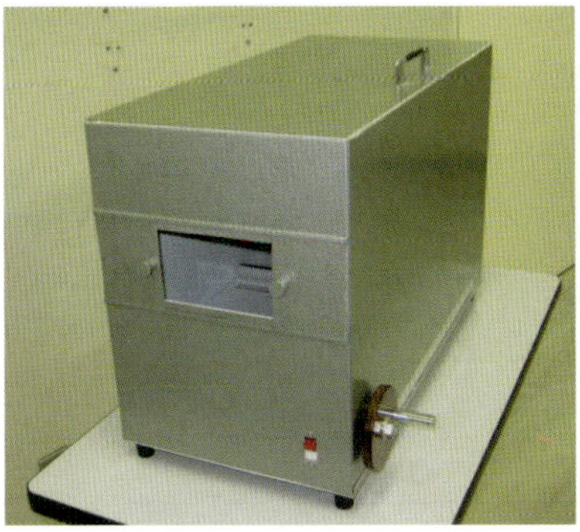

a. 計測器の外観
b. 実際に見える三本棒
c. 計測器の内部 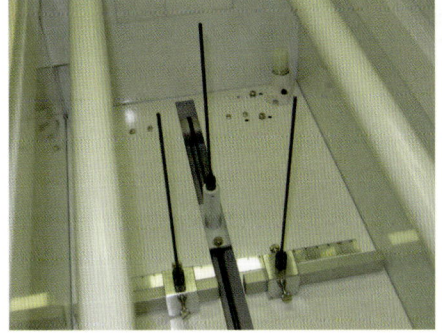
d. 中央の棒をほかの棒と並んだ位置に置いたところ. 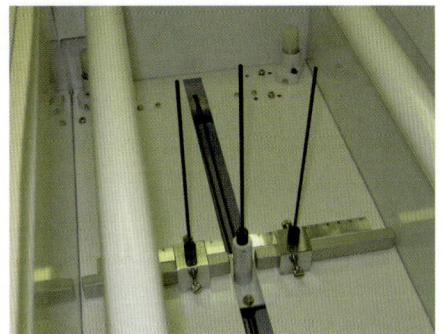

図1　三桿法

科的指導を行い，患者の自覚を促すことが重要である．

色彩識別能力

道路交通法施行規則では，赤色，青色および黄色の識別ができることとしている．信号機は，左から青・黄・赤と規則的であることから色覚異常者でも判断は可能といわれているが，赤と黄色の判別が環境条件により判断しにくいときもあるという．

深視力

深視力は，両眼視機能の動的立体視を検査しているもので，三桿法で行う（**図1**）．3本の棒を左右均等に離れた位置に立て，中央の棒を遠方または近方から残りの2本に近づけるように動かし，3本が一線に並んだときに答えてもらう検査である．2本の棒からどのくらいずれて答えたか，その距離の平均が2cm以下を合格としている．顕性斜視，視力の左右差，屈折の左右差があると2cm以上となることが多く，結果もばらつく．

表2　大型自動車免許資格条件における視覚基準

視力	両眼で0.8以上であり，かつ片眼で0.5以上であること（矯正視力を含む）
色彩識別	赤・青・黄色の3色が識別できること
深視力	三桿法の奥行知覚検査器により，2.5mの距離で3回検査し，その平均誤差が2cm以下であること

　深視力が問われるのは，表1の視力の一に該当する場合である．視力の基準でも，一眼の視力が基準に満たない者は免許を取得できないが，深視力も合格しないことが多い．もちろん一眼が見えない例は，対象外である．

カコモン読解　第20回　一般問題19

大型自動車免許の視覚基準はどれか．3つ選べ．
a 視野　　b 色覚　　c 調節　　d 暗順応　　e 両眼視機能

解説　大型自動車免許資格条件における視覚基準を表2にまとめる．視野としての規定は含まれていない．

a 視野：視覚の広がりであり，眼を動かさないで見える範囲をいう．大型自動車免許の視覚基準には規定されておらず，視野が狭くてもその他の条件を満たせばよい．

b 色覚：可視光線（400～800 nm）の波長の差を色の違いとしてとらえる感覚．網膜の錐体機能の一つである．大型自動車免許の視覚基準に入っている．

c 調節：近くの視標に焦点を合わせるために屈折力を増強させること．毛様体の収縮により，Zinn（チン）小帯が弛緩し，弾力性のある水晶体が厚みを増すことによって屈折力が増す．

d 暗順応：明るい環境から暗い環境へと変わったとき，網膜の光に対する感受性が時間の経過とともに増加する自動調整機構のこと．

e 両眼視機能：両眼で同時にものを見ているときの視覚の状態で，同時視，融像，立体視などがある．大型自動車免許の視覚基準では，深視力として規定されている．

模範解答　b, e（視野は規定されておらず，"3つ選べ"とするこの問題は不適切と思われる．）

（丹治弘子）

眼鏡処方と法律

医業と医行為

医師法17条は"医師でなければ，医業をなしてはならない"と規定し，それに違反した者は刑罰の対象となりうる（同法31条1項1号）．ここで"医業"とは，反覆継続する意思をもって医行為に従事することをいい，生活上の糧を得る目的の有無を問わない．この"医行為"とは，医師が医学的知識および技能を用いて行うのでなければ，保健衛生上の危害または人体への危害を生ずるおそれのある行為をいう，と解されている．

眼鏡およびコンタクトレンズ処方に関する通達と判例

眼鏡店で検眼器を用いて検眼を行う行為は医行為にあたるとの通達がある（昭和29〈1954〉年11月4日付け厚生省医務局長回答）[*1]．コンタクトレンズを使用させるために，検眼し，処方せんを発行し，装用の指導等を行うことも医行為である（昭和33〈1958〉年8月28日付け厚生省医務局長回答）．最高裁平成9〈1997〉年9月30日判決（最高裁判所刑事判例集51巻8号671頁）は，眼科医が，医師免許のないOMA（ophthalmic medical assistant）[*2]に，コンタクトレンズの処方を目的とする検眼およびテスト用レンズの着脱を一任して行わせていたケースにつき，これらの行為は医行為に当たるとして，この眼科医につき，このOMAとの共同正犯としての医師法違反罪の成立を認めた．

眼科コ・メディカルが狙う事務

眼科医療に関連する法的資格を有するコ・メディカル職種には，看護師などの看護職種，視能訓練士（orthoptist；ORT），臨床検査技師，診療放射線技師などの検査職種がある．医師は，これらのコ・メディカルを指示，指揮，監督する義務がある．看護師は，傷病者などに対する療養上の世話や診療の補助を業務とする．保健師や助産師も看護師の業務ができる．看護師が診療機械の使用（視野計に

[*1] この通達は，眼鏡店で非医師が行いうる検眼は，需要者が自己の眼に適切な眼鏡を選択する場合の補助等人体に害を及ぼすおそれがほとんどない程度にとどまり，通常の検眼器等を用いて度数の測定を行うことは許されないとする．昭和32〈1957〉年6月13日付け回答も同旨．

[*2] OMAは，かつて社団法人日本眼科医会が認定した資格であって，法律上の資格ではないので，検査などの診療の補助に関しては，一般人と同等のことができるにとどまる．なお，OMAの日本眼科医会による認定は，2003（平成15）年4月に廃止された．

よる視野測定，眼底カメラ撮影など），医薬品の授与など，医師が行うのでなければ衛生上危害を生ずるおそれのある行為をするには，医師の具体的な指示が必要である．視能訓練士は，厚生労働大臣の免許を受けて，医師の指示のもとに，両眼視機能に障害のある者に対するその両眼視機能の回復のための矯正訓練*3 およびこれに必要な検査，ならびに，眼科に関わる検査一般を行う．眼科に関わる検査のうち涙道通水色素検査は，医師の指示があっても，視能訓練士にはできない（ただし，色素を点眼することはできる）．臨床検査技師や診療放射線技師は，無散瞳であれば眼底写真撮影による検査ができる．

*3 矯正訓練のうち抑制除去訓練法，異常対応矯正法，眩惑刺激法，残像法，検査のうち散瞳薬の使用，眼底写真撮影，網膜電図検査，眼球電図検査，眼振電図検査，視覚誘発脳波検査は，いずれも，医師の具体的な指示がなければできない．

カコモン読解 第19回 一般問題17

医療関連の法的資格のない者が行うことができるのはどれか．2つ選べ．
a 検影法　　b 無散瞳眼底写真撮影　　c 色覚検査表による検査
d 所持眼鏡による視力検査　　e Hirschberg法

解説　検影法，無散瞳眼底写真撮影，Hirschberg法*4 は，いずれも医学的知識および技能を用いて行うのでなければ保健衛生上の危害や人体への危害を生ずるおそれがある．色覚検査表による検査と所持眼鏡による視力検査は，そのようなおそれがないので，医療関連の法的資格のない者も行うことができる．

模範解答　c, d

*4 Hirschberg法
患者の正面からペンライトなどで光を当て，角膜からの反射光と瞳孔との位置関係からおおよその斜視角を求める眼位測定法．

カコモン読解 第20回 一般問題17

医師・看護師・視能訓練士以外の者が行ってよいのはどれか．2つ選べ．
a 点眼　　b 外眼部写真撮影　　c 所持眼鏡による視力検査
d コンタクトレンズの着脱指導
e オートレフラクトメータによる屈折検査

解説　点眼と所持眼鏡による視力検査は，医師，看護師，視能訓練士以外の者でも行うことができる．ただし，点眼といっても，散瞳薬の点眼などはできない．また，点眼薬の処方と調剤は，それぞれ医師と薬剤師による必要がある．外眼部写真撮影，コンタクトレンズの着脱指導（前述の通達参照），オートレフラクトメータによる屈折検査には医師などの資格が必要である．

模範解答　a, c

（笠井祐子）

身体障害者福祉法

身体障害者とは

　身体障害者福祉法は，障害者自立支援法と相まって，身体障害者の福祉の増進を図ることを目的とする．身体障害者とは，身体障害者福祉法別表に掲げる身体上の障害がある18歳以上のものであって，都道府県知事から身体障害者手帳[*1]の交付を受けたものをいう（身体障害者福祉法4条．なお，18歳未満の者は児童福祉法の適用対象となる）．

視覚障害とその程度

　身体上の障害の範囲を定める身体障害者福祉法別表は，"次に掲げる視覚障害で，永続するもの"を挙げている．

1. 両眼の視力[*2]がそれぞれ0.1以下のもの
2. 一眼の視力が0.02以下，他眼の視力が0.6以下のもの
3. 両眼の視野がそれぞれ10°以内のもの
4. 両眼による視野の2分の1以上が欠けているもの

　視覚障害の程度については，身体障害者福祉法施行規則5条3項，

[*1] 身体障害者手帳は，都道府県知事，指定市市長または中核市市長（以下"知事等"という）が交付するもので，申請には知事等の指定する医師（いわゆる指定医師）の診断書と意見書（所定の障害に該当するかどうかについてのもの）が必要である（身体障害者福祉法15条）．

[*2] 万国式試視力表によって測ったものをいい，屈折異常があるものについては，矯正視力について測ったものをいう．以下同じ．

表1　視覚障害の等級（身体障害者福祉法施行規則5条3項，別表5号）

級	内容
1級	両眼の視力の和が0.01以下のもの
2級	①両眼の視力の和が0.02以上0.04以下のもの ②両眼の視野がそれぞれ10°以内でかつ両眼による視野について視能率による損失率が95％以上のもの
3級	①両眼の視力の和が0.05以上0.08以下のもの ②両眼の視野がそれぞれ10°以内でかつ両眼による視野について視能率による損失率が90％以上のもの
4級	①両眼の視力の和が0.09以上0.12以下のもの ②両眼の視野がそれぞれ10°以内のもの
5級	①両眼の視力の和が0.13以上0.2以下のもの ②両眼による視野の2分の1以上が欠けているもの
6級	1眼の視力が0.02以下，他眼の視力が0.6以下のもので，両眼の視力の和が0.2を超えるもの
備考（抜粋）	1. 同一の等級について二つの重複する障害がある場合は，一級上の級とする（ただし書省略）． 3. 異なる等級について二つ以上の重複する障害がある場合については，障害の程度を勘案して当該等級より上の級とすることができる．

別表5号により，表1のように1級から6級までが定められている．

カコモン読解 第21回 一般問題19

身体障害者福祉法で定められた視覚障害の認定で正しいのはどれか．2つ選べ．
a 視力障害は1級から6級まである．
b 視野障害は1級から5級まである．
c 視力障害と視野障害の等級を合算して認定する．
d 5年以上の臨床経験を有する眼科医であれば等級認定できる．
e 「両眼の視力の和」とは，矯正下両眼開放で測定した視力である．

解説 aは正しい．表1のとおり身体障害者福祉法施行規則別表5条で視力障害は1級から6級までがある．

bは誤り．表1のとおり視野障害は2級から5級までである．

cは誤り．視力障害と視野障害の等級を合算するわけではない．二つの重複する障害がある場合の取り扱いについては，別表5条の備考（表1に抜粋）参照．

dは誤り．等級認定できる（そのための診断書と意見書を提出できるという趣旨であろう）のは，上記のように，知事等が身体障害者福祉法15条（1項，2項）に基づいて所定の手続を経て指定した医師であり，5年以上の臨床経験を有する眼科医であれば当然に等級認定できるわけではない．また，この指定については，厚生労働省の告示[*3]，通達[*4]や各都道府県市の要綱等によって運用されており，抽象的には，関係のある診療科の診療に従事しており，その診断に関する相当の学識経験を有する医師とされているが，具体的な指定基準は都道府県市によって異なる．それらによると，眼科医が5年以上の臨床経験を有する場合には指定を受けることができる可能性が高いとはいえるが，必ず指定を受けられるとは限らない．

eは誤り．視力が矯正視力であることはそのとおりであるが，"両眼の視力の和"とは，両眼開放で測定した視力の意味ではなく，両眼の視力を別々に測った数値の和のことである．

模範解答 a（正しいものは一つしかないと思われる）．

（笠井祐子）

[*3] 昭和29（1954）年5月28日厚生省告示第140号『身体障害者福祉法施行規則第3条第1項の規定による医師の指定基準』．

[*4] 最新のものとして，平成21（2009）年12月24日障発1224003号『身体障害者手帳に係る交付手続き及び医師の指定に関する取扱いについて』．

労働者災害補償保険

労働者災害補償保険とは

　労働者災害補償保険（労災保険）とは，労働者災害補償保険法（労災保険法）に基づく制度で，業務上災害*1 または通勤災害*2 により，労働者が負傷した場合，疾病にかかった場合，障害が残った場合，死亡した場合などについて，被災労働者またはその遺族に対し所定の保険給付を行う制度である．ほかにも，被災労働者の社会復帰の促進，遺族の援護なども行っている1)．

労働者災害医療の適応

　労災保険からの給付で賄われる医療行為を労働者災害医療と呼ぶ．労働者災害医療は業務中または通勤中の受傷が原因となる外傷や疾病に対する医療を指すため，労働者を使用するすべての事業に，事業を開始した日から自動的かつ義務的に適応される．職業の種類に関わらず，事業者に使用され，賃金を支払われる労働者すべてに適応される．常雇，アルバイト，パートなどの雇用の形態は問われず，事業者が労災保険加入の届けを怠っていても，労災傷病には労災保険から"保険給付"が行われる．受診や後遺症の補償は，労災保険法で決められている2,3)．

保険給付の種類

　保険給付の種類には，療養補償給付（通勤災害にあっては療養給付．かっこ内以下同じ）*3，休業補償給付（休業給付），障害補償給付（障害給付），遺族補償給付（遺族給付），葬祭料（葬祭給付），傷病補償年金（傷病年金），介護補償給付（介護給付）および二次健康診断等給付があり，このほか保険給付を補足するものとして社会復帰促進等事業である特別支給金がある．詳細は財団法人　労災保険情報センターホームページ（http://www.rousai-ric.or.jp）で閲覧可能である．

文献は p.321 参照.

*1 業務上災害とは，労働者が就業中に，業務が原因となって発生した災害を指す．労働者の負傷，疾病等に対する保険制度としては，労災保険のほかに健康保険があるが，健康保険法では，労働者の業務以外の事由による疾病，負傷，死亡等に関して保険給付を行うと定められており，業務上災害について健康保険による給付を受けること（健康保険被保険者証を提示して治療を受けるなど）はできない．

*2 通勤災害とは，通勤（①住居と就業の場所との間の往復，②複数就業者の事業場間の移動，③単身赴任者の赴任先住居と帰省先住居の間の移動）による負傷，疾病，障害または死亡のこと．

*3 業務上災害による傷病に必要な給付を"療養補償給付"といい，通勤災害による傷病に必要な給付を"療養給付"という．これらを合わせて"療養（補償）給付"という．"障害（補償）給付"などについても同様である．

表1 労働者災害補償保険法施行規則別表第一障害等級表

障害の種類	等級	給付の内容	障害の程度
視力障害	第1級の1	当該障害の存する期間1年につき給付基礎日額の313日分	両眼が失明したもの
	第2級の1	同277日分	1眼が失明し，他眼の矯正視力が0.02以下になったもの
	第2級の2		両眼の矯正視力が0.02以下になったもの
	第3級の1	同245日分	1眼が失明し，他眼の矯正視力が0.06以下になったもの
	第4級の1	同213日分	両眼の矯正視力が0.06以下になったもの
	第5級の1	同184日分	1眼が失明し，他眼の矯正視力が0.1以下になったもの
	第6級の1	同156日分	両眼の矯正視力が0.1以下になったもの
	第7級の1	同131日分	1眼が失明し，他眼の矯正視力が0.6以下になったもの
	第8級の1	給付基礎日額の503日分	1眼が失明し，または1眼の矯正視力が0.02以下になったもの
	第9級の1	同391日分	両眼の矯正視力が0.6以下になったもの
	第9級の2		1眼の矯正視力が0.06以下になったもの
	第10級の1	同302日分	1眼の矯正視力が0.1以下になったもの
	第13級の1	同101日分	1眼の矯正視力が0.6以下になったもの
調節機能障害	第11級の1	同223日分	両眼の眼球に著しい調節機能障害を残すもの
	第12級の1	同156日分	1眼の眼球に著しい調節機能障害を残すもの
眼球運動障害	第10級の1の2	同302日分	正面視で複視を残すもの
	第11級の1	同223日分	両眼の眼球に著しい運動障害を残すもの
	第12級の1	同156日分	1眼の眼球に著しい運動障害を残すもの
視野障害	第9級の3	同391日分	両眼に半盲症，視野狭窄または視野変状を残すもの
	第13級の2	同101日分	1眼に半盲症，視野狭窄または視野変状を残すもの
欠損障害	第9級の4	同391日分	両眼のまぶたに著しい欠損を残すもの
	第11級の3	同223日分	1眼のまぶたに著しい欠損を残すもの
	第13級の3	同101日分	両眼のまぶたの一部に欠損を残し，またはまつげはげを残すもの
	第14級の1	同56日分	1眼のまぶたの一部に欠損を残し，またはまつげはげを残すもの
眼瞼運動障害	第11級の2	同223日分	両眼のまぶたに著しい運動障害を残すもの
	第12級の2	同156日分	1眼のまぶたに著しい運動障害を残すもの

視力は万国式試視力表を用い測定する．失明とは光覚弁，手動弁，指数弁を含む．
（財団法人　労災保険情報センターホームページ http://www.rousai-ric.or.jp〈2010年6月現在〉より改変．）

表2　義肢等補装具の支給

義肢等補装具の種類	対象（障害内容，障害等級等）	支給個数，耐用年数等
眼鏡（コンタクトレンズを含む）	1眼または両眼に視力障害を残し障害等級第13級以上の障害（補償）給付の支給決定を受けた人，または受けると見込まれる人．	1障害につき1個が支給対象．眼鏡の耐用年数は4年．コンタクトレンズについては，診療担当医療機関からの症状照会結果により，購入に要する費用を支給できない場合がある．
盲人安全つえ	両眼に視力障害を残し障害等級第4級以上の障害（補償）給付の支給決定を受けた人，または受けると見込まれる人．	1人につき1本が支給対象．耐用年数は，普通用（軽金属）が5年，普通用（軽金属以外）が2年，携帯用（軽金属）が4年，携帯用（軽金属以外）が2年．
点字器	両眼に視力障害を残し障害等級第4級以上の障害（補償）給付の支給決定を受けた人，または受けると見込まれる人．	1人につき1台が支給対象．耐用年数は，標準型が7年，携帯用が5年．
義眼	1眼または両眼を失明し障害（補償）給付の支給決定を受けた人，または受けると見込まれる人．	失明した1眼につき1個が支給対象．耐用年数は，普通義眼・特殊義眼・コンタクト義眼すべて2年．

具体的な障害の程度と給付の内容は？

　労働者災害補償保険法施行規則別表第一障害等級表に具体的な障害の程度と給付の内容が記載されており，このうち眼科に関連するもののみをとり上げ，表1に示す（2010年6月現在）．また，義肢等補装具の支給に関しては，眼鏡（コンタクトレンズを含む）・盲人安全つえ・点字器・義眼があり，それぞれ表2のように定められている[1,4]．

眼疾患に関わるアフターケア

　白内障などの眼疾患に罹患した人に対して，症状固定後[*4]においても視機能に動揺を来たす恐れがあることから，アフターケアが認められる．白内障，緑内障，網膜剥離，角膜疾患，眼瞼内反などの眼疾患をもち，労災保険法による障害（補償）給付を受けているものには，症状固定後の継続観察としてアフターケアが認められる．障害（補償）給付を受けていないものにも医学的に特に必要とされるとアフターケアが認められる．アフターケアは原則として症状固定後2年間，月に1回程度の診察を受けられる．医学的に必要ならば，さらに継続も可能である．検査は，矯正視力検査，屈折検査，細隙燈顕微鏡検査，前房隅角検査，精密眼圧測定，精密眼底検査，量的視野検査がある．処置は，眼瞼内反による睫毛乱生に対し必要な人に対して行う睫毛抜去がある．薬剤の支給は，外用薬と眼圧降下薬がある[1][*5]．

（鳥居秀成）

[*4] 治癒とは，その症状が安定し，医学上一般に認められた医療を行ってもその医療効果が期待できなくなったときとし，治癒した時点が症状固定と定義される．

[*5] その他のポイント
支給を受ける治療は，その時点で社会的に妥当性の認められる治療のみが認められ，研究段階である最先端医療などは支給の対象とならないこと，障害補償給付は7級以上では生涯もらえる年金，8級以下では1回だけの一時金となることなどがある[5]．

職業・資格と視力

　日常診療において，職業選択や資格取得に際し，屈折矯正手術を受けていいかどうかということや，視力や色覚を含めた視機能に関し相談を受けることがある．その際，不適切なアドバイスをしてしまうと，患者の人生を左右しかねない．本項では資格取得の視力基準に関連した視力および視機能に関して，2010年6月現在における基準の概要を述べる．

資格と視力

　資格あるいは職業によって視力等の身体検査基準が設けられているが，その内容はしばしば変更される．眼科医として正しいアドバイスをするためには，ある程度の知識は必要であるが，相談を受けた際に，最終的には患者本人の責任で最新情報を確認してもらうべきである．まれにホームページに記載されていない事項があることや，基準が突然変わることがあるからである．例を挙げると，自動車関連の運転免許について，警視庁のホームページ（http://www.keishicho.metro.tokyo.jp/menkyo/menkyo/tekisei/tekisei03.htm）の受験資格のところには，**別表**に示すとおり視力に関する基準しか記載されておらず，色覚に関して記載がないが，問い合わせにより，"赤・青・黄色の識別が出来る事"という事項が存在していることが確認された．また，過去の報告[1]に2009年8月の時点での資格と視力に関する基準が記載されているが，1年もたないうちに数点が変更となり，例を挙げると表1のような変更点がある．

特に注意すべき職業

　2010年6月現在の資格と視力に関する基準と参照先を過去の報告[1,2,3]をもとに表にまとめた（**表1**）．このうち特に注意すべきは，航空関連の職業である．現状では，屈折矯正手術を受けると航空身体検査・自衛隊航空学生入学試験・自衛隊幹部候補生（飛行要員）・自社養成パイロット（ANA・JAL）は受験できない．しかし，世界的には屈折矯正手術に関する制限は緩和される傾向にあり，今後も

文献は p.321 参照．

表1　職業資格に関わる視力基準に変更があった例

自社養成パイロット（JAL）
以前の基準 "各眼の矯正視力が1.0以上であること（裸眼視力の条件はありません）．各眼の屈折率が$-5.5～+2.0$ジオプトリー内であること" に加え， "近視・遠視・乱視の屈折矯正手術（放射状角膜切開手術，LASIK, LASEKなどの屈折矯正治療）を受けていないこと．過去6か月以内にオルソケラトロジー（コンタクトレンズによる近視・遠視・乱視の屈折矯正治療）を受けていないこと" という条件がホームページに明記された．

皇宮護衛官の色覚の条件
"異常のあるものは不合格"という条件に，"ただし，職務遂行に支障のない程度のものは差し支えない"という文章が明記された．

最新情報をチェックすることが必要であると考えられる．競艇学校入学試験に関しては，屈折矯正手術に関する記載はなくなっている．

別表　さまざまな資格と視力等に関する条件

資格	視力などに関する条件	問い合わせ先
自動車関連		
原付，小型特殊	両眼で 0.5 以上，または一眼が見えない人については，他眼の視野が左右 150°以上で，視力が 0.5 以上．	警視庁 http://www.keishicho.metro.tokyo.jp/menkyo/menkyo/tekisei/tekisei03.htm
普通第一種，中型第一種（8t 限定中型），二輪，大型特殊	両眼で 0.7 以上，かつ，一眼でそれぞれ 0.3 以上，または一眼の視力が 0.3 に満たない人，もしくは一眼が見えない人については，他眼の視野が左右 150°以上で，視力が 0.7 以上．	
大型第一種，中型第一種（限定なし）やけん引，第二種	両眼で 0.8 以上で，かつ，一眼がそれぞれ 0.5 以上，さらに，深視力として，三桿（さんかん）法の奥行知覚検査器により 3 回検査した平均誤差が 2 cm 以内．	
鉄道関連		
動力車（鉄道）	1. 各眼の視力が裸眼で 1.0 以上または矯正眼鏡（近視にあつては 8.0 ジオプトリー以下の屈折度のもの，遠視にあつては 3.0 ジオプトリー以下の屈折度のものに限る）により 1.0 以上に矯正できること． 2. 正常な両眼視機能を有すること． 3. 正常な視野を有すること． 4. 色覚が正常であること．	動力車操縦者運転免許に関する省令 http://law.e-gov.go.jp/htmldata/S31/S31F03901000043.html
航空・船舶関連		
航空身体検査	多岐にわたるため，右記ホームページを参照のこと．	航空医学研究センター http://www.aeromedical.or.jp/manual/manual_10.htm
航空大学校身体検査基準	1. 遠見視力：各眼が，裸眼または矯正視力で 1.0 以上あること．ただし，矯正視力の場合は，各レンズの屈折度が －4.5～＋2.0 ジオプトリー以内であることこと． 2. 近見視力：各眼が，裸眼または矯正視力で 0.8 以上あること． 3. 屈折矯正手術（角膜前面放射状切開手術，レーシックなど）の既往歴がないこと． 4. オルソケラトロジー（コンタクトレンズによる屈折矯正術による矯正）を行っていないこと．	航空大学校ホームページ http://www.kouku-dai.ac.jp/02_enter/05.html
自社養成パイロット（ANA，JAL）	ANA：(1) 各眼の矯正視力 1.0 以上（裸眼視力の条件はなし）． (2) 各眼の屈折率が －4.5～＋3.5 ジオプトリーを超えないこと． （※ 屈折矯正手術・オルソケラトロジーを受けないこと）	ANA http://www.ana.co.jp/pr/09-0103/pdf/09-010.pdf
	JAL：各眼の矯正視力が 1.0 以上であること（裸眼視力の条件はなし）．各眼の屈折率が －5.5～＋2.0 ジオプトリー内であること．近視・遠視・乱視の屈折矯正手術（放射状角膜切開手術，LASIK，LASEK 等の屈折矯正治療）を受けていないこと．過去 6 か月以内にオルソケラトロジー（コンタクトレンズによる近視・遠視・乱視の屈折矯正治療）を受けていないこと．	JAL http://www.jal.com/ja/saiyo/q_and_a/pilot.html
航空管制官	矯正眼鏡等の使用の有無を問わず，視力が次のいずれかに該当するものは不可． 視力：どちらか一眼でも 0.7 に満たないもの，両目で 1.0 に満たないもの，どちらか一眼でも，80 cm の視距離で，近距離視力表（30 cm 視力用）の 0.2 の指標を判読できないもの，どちらか一眼でも，30～50 cm の視距離で，近距離視力表（30 cm の視力用）の 0.5 の視標を判読できないものは不可． 色覚に異常のあるものは不可．	国土交通省 航空保安大学校 http://www.kouho-dai.ac.jp/examin/index1.html

資格	視力などに関する条件	問い合わせ先
客室乗務員	ANA：コンタクト矯正視力1.0以上．	ANA http://www.ana.co.jp/recruit/kyaku/form_kisotsu.html
	JAL：矯正視力1.0以上であること．（コンタクトレンズのみ使用可）	JAL http://www.jair.co.jp/about/recruit/cabin/apply.html
海技士身体検査基準第一種	視力（五メートルの距離で万国視力表による）：裸眼視力が両眼ともに0.6以上． 弁色力（海技士〈航海〉の資格に限る）：完全であること． 疾病および身体機能の障害の有無：心臓疾患，眼疾患，精神の機能の障害，言語機能の障害，運動機能の障害その他の疾病または身体機能の障害（軽微なものを除く）がないこと．	船舶職員及び小型船舶操縦者法施行規則（別表第三）http://law.e-gov.go.jp/htmldata/S26/S26F03901000091.html
海技士身体検査基準第二種	視力（五メートルの距離で万国視力表による）：視力（矯正視力を含む）が両眼ともに0.6以上であること． 弁色力（海技士〈航海〉の資格に限る）：色盲または強度の色弱でないこと． 疾病および身体機能の障害の有無：上記の疾病または身体機能の障害があっても軽症で勤務に支障をきたさないと認められること．	船舶職員及び小型船舶操縦者法施行規則（別表第三）http://law.e-gov.go.jp/htmldata/S26/S26F03901000091.html
小型船舶操縦士身体検査基準	視力（5mの距離で万国視力表による）：次の各号のいずれかに該当すること． 1. 視力（矯正視力を含む．次号において同じ）が両眼ともに0.6以上であること． 2. 一眼の視力が0.6に満たない場合であっても，他眼の視野が左右150°以上であり，かつ，視力が0.6以上であること． 弁色力：夜間において船舶の灯火の色を識別できること． ただし，法第二十三条の十一において準用する法第五条第六項の規定による限定がなされた操縦免許を受けようとするものについては，日出から日没までの間において航路標識の彩色を識別できることをもって足りる． 疾病および身体機能の障害の有無：心臓疾患，眼疾患，精神の機能の障害，言語機能の障害，運動機能の障害その他の疾病または身体機能の障害があっても軽症で小型船舶操縦者の業務に支障をきたさないと認められること．	船舶職員及び小型船舶操縦者法施行規則（別表第九）http://law.e-gov.go.jp/htmldata/S26/S26F03901000091.html
水先人	視力（5mの距離で万国視力表による）：裸眼視力または矯正視力が，一眼は0.8以上，他眼は0.6以上であること． 弁色力：色盲または強度の色弱でないこと． 疾病および身体機能の障害の有無：業務を行うに差し支える重い疾病または身体機能の障害（心臓疾患，眼疾患，精神の機能の障害，言語機能の障害，運動機能の障害その他の著しい疾病または身体機能の障害をいう）のないこと．	水先人の免許に係る処分について www.mlit.go.jp/maritime/shikaku/pdf/mizusaki.pdf
公務員関連		
衆議院・参議院事務局職員（Ⅰ・Ⅱ・Ⅲ種・衛視）	視力：裸眼視力0.6以上または矯正視力1.0以上のもの 色神に異常がないもの．	東京アカデミー http://www.tokyo-ac.co.jp/koumuin/k3-gaiyou06.htm
航空保安大学校生	矯正眼鏡等の使用の有無を問わず，視力が次のいずれかに該当するものは不可． 視力：どちらか1眼でも0.7に満たないもの，両目で1.0に満たないもの，どちらか1眼でも，80cmの視距離で，近距離視力表（30cm視力用）の0.2の視標を判読できないもの，どちらか一眼でも，30～50cmの視距離で，近距離視力表（30cm視力用）の0.5の視標を判読できないもの，色覚に異常のあるものは不可．	国土交通省 航空保安大学校 http://www.kouho-dai.ac.jp/examin/index1.html
海上保安大学校生	視力：裸眼視力または矯正視力が両眼ともに0.6以上であること． 色覚に異常がないもの（職務遂行に支障のない程度のものは差し支えない）．	海上保安大学校 http://www.jcga.ac.jp/

資格	視力などに関する条件	問い合わせ先
海上保安学校学生	船舶運航システム課程，情報システム課程，海洋科学課程 視力：視力（裸眼または矯正）がどちらか一眼でも 0.6 に満たないものは不合格． 色覚に異常のあるものは不合格（職務遂行に支障のない程度のものは差し支えない）． 航空課程 視力： 1. どちらか一眼でも，5 m の視距離で，裸眼視力が 0.2 に満たないものおよび裸眼視力または矯正視力が 1.0 に満たないものは不合格 2. どちらか一眼でも，80 cm の視距離で裸眼または矯正により近距離視力表（30 cm 視力用）の 0.2 の視標を判読できないものは不合格 3. どちらか一眼でも 30〜50 cm の視距離で裸眼または矯正により近距離視力表（30 cm 視力用）の 1.0 の視標が判読できないものは不合格． 色覚に異常のあるものは不合格．	海上保安学校 http://www.kaiho.mlit.go.jp/saiyou/bosyu/nittei.html
司法・警察・防衛		
刑務官（警備隊要員）	視力：裸眼視力がどちらか一眼でも 0.6 に満たないものは不合格（ただし，矯正視力が両眼で 1.0 以上のものは差し支えない）．	刑務官公募について http://www.moj.go.jp/kyousei1/kyousei_kyouse33.html
法務教官	視力：裸眼視力が両眼ともに 0.6 以上であること（ただし，矯正視力が両眼で 1.0 以上のものは可）．	人事院 http://www.jinji.go.jp/saiyo/shiken05.htm
警視庁警察官	視力：裸眼視力が両眼とも 0.6 以上であること．ただしこれに満たない場合は，裸眼視力がおおむね各 0.1 以上であって，矯正視力が各 1.0 以上であること． 色覚：職務執行に支障がないこと．	警視庁 http://www.keishicho.metro.tokyo.jp/saiyou/keisatsu/keisatu.htm
都道府県警察官（大阪府の場合）	視力：両眼とも裸眼視力が 0.6 以上または矯正視力が 1.0 以上． 色覚：警察官としての職務遂行に支障のない身体的状態．	大阪府警察 http://www.police.pref.osaka.jp/06saiyo/keikan/index_2_1.html
入国警備官	視力：両眼とも裸眼視力が 0.6 以上または矯正視力が両眼で 1.0 以上． 色覚：異常のないもの（職務遂行に支障のない程度のものは差し支えない）．	法務省 http://www.moj.go.jp/NYUKAN/nyukan06.html
皇宮護衛官	視力：矯正眼鏡等の使用の有無を問わず，視力が次のいずれかに該当するもの（どちらか一眼でも 0.5 に満たないもの，両眼で 0.8 に満たないもの）は不合格． 色覚：異常のあるものは不合格（ただし，職務遂行に支障のない程度のものは差し支えない）．	皇宮警察本部 http://www.npa.go.jp/kougu/shiken1.htm
自衛隊幹部候補生	一般・海上技術要員 視力：両側とも裸眼視力が 0.6 以上または両眼とも裸眼視力が 0.1 以上で矯正視力が 0.8 以上であるもの．両眼の裸眼視力が 0.1 未満は屈折度測定により評価する． 色覚：色盲または強度の色弱でないもの． 飛行要員 視力：両側とも遠距離裸眼視力が 0.2 以上で矯正視力が 1.0 以上，中距離裸眼視力または矯正視力が 0.2 以上，近視矯正手術を受けていないこと．なお，矯正視力は眼鏡を使用する． 色覚：正常なもの．	自衛隊幹部候補生募集要項 http://www.startpage.co.jp/jsdf/kanbu/kanbu-y.htm
医科・歯科・幹部自衛官，自衛官（看護），自衛隊学生（防衛大学校，防衛医科大学校，看護）	視力：両眼とも裸眼視力が 0.6 以上または裸眼視力が 0.1 以上で矯正視力が 0.8 以上であるもの．両眼の裸眼視力が 0.1 未満は屈折度測定により評価する． 色覚：色盲または強度の色弱でないもの．	自衛官募集 http://www.mod.go.jp/gsdf/jieikanbosyu/recruit/index.html

資格	視力などに関する条件	問い合わせ先
自衛隊航空学生	視力：両眼とも遠距離裸眼視力が 0.2 以上で矯正視力が 1.0 以上，中距離裸眼視力または矯正視力が 0.2 以上，近距離裸眼視力または矯正視力が 1.0 以上で，近視矯正施術（オルソケラトロジーを含む．）を受けていないこと．斜位，眼球運動，視野，調整力，夜間視力，色覚などに異常のないもの．	防衛省・自衛隊 http://www.mod.go.jp/gsdf/jieikanbosyu/recruit/05.html
スポーツ		
騎手（日本中央競馬：JRA）	視力：裸眼で左右とも 0.8 以上． 色覚：騎手としての業務を行うのに支障がない人．	JRA http://www.jra.go.jp/news/201006/060201.html
騎手（地方競馬：NAR）	視力：両眼とも裸眼（メガネ，コンタクトレンズ等を用いない）で，0.6 以上であること． 色覚：全色盲または全色弱でないこと．	地方競馬情報サイト http://www.keiba.go.jp/nar/center-subscription.html
競輪選手	視力：矯正視力が両眼で 0.8 以上，かつ 1 眼でそれぞれ 0.5 以上であること． 色覚：白色，黒色，赤色，青色および黄色の識別ができること．	日本競輪学校募集案内 http://keirin.jp/pc/dfw/portal/guest/nkg/pdf/98ippan.pdf
競艇選手	視力：両眼とも裸眼視力 0.8 以上（コンタクト不可）． 色覚：強度の色弱でないこと．	競艇オフィシャル Web http://www.kyotei.or.jp/infomation/topics/yamato/index.html
オートレース選手	視力：両眼とも裸眼視力 0.6 以上で，色神異常でないもの．	オートレースガイド http://autorace.jp/guide/auto_racer.html
マイクロライトプレーン技量認定	視力：遠距離視力は一眼でそれぞれ 0.3 以上，かつ両眼で 0.7 以上（矯正視力を含む）であること．また，一眼の視力が 0.3 未満のもの，もしくは一眼が見えないものは他眼の視野の左右の和が 150°以上で，視力は両眼で 0.7 以上であること． ただし，矯正によって上記基準を満たすものは，矯正眼鏡（コンタクトレンズを含む）の使用を条件とする． 色覚：赤色，青色，黄色の識別ができること．	超軽量動力機 http://www.geocities.jp/chobi_flyer/what.html

（鳥居秀成）

文献

項目起始頁	文献番号	文献
		■ オートレフラクトメータ／オートレフラクト・ケラトメータ
2	1	平井宏明：他覚的屈折検査．眼科検査ガイド．東京：文光堂；2004．p.144-163.
2	2	株式会社　ニデック　医療事業部：Auto Ref/Keratometer　説明資料
2	3	http://www.dokidoki.ne.jp/home2/irome/oma/mokeigan.htm
2	4	別所健一郎ら：ケラトメータ．眼科検査ガイド．東京：文光堂；2004．p.424-425.
		■ レンズ交換法
20	1	所　敬：B.視力検査．2.自覚的屈折検査．屈折異常とその矯正．東京：金原出版；2009．p.68-81.
		■ 二色テスト
26	1	所　敬：2.自覚的屈折検査．第3章　屈折検査．屈折異常とその矯正．東京：金原出版；2009.
26	2	丸尾敏夫ら編：IIIG 屈折．II 機能とその病態．眼科学(I)．東京：文光堂；2005.
26	3	Ivanoff A：Influence de l'accommodation sur l'aberration spherique de l'aeil. Compt rend Acad sc Paris；1946. 223. 170.
		■ クロスシリンダ法
31	1	加藤桂一郎：クロスシリンダ．眼科診療プラクティス 2000；57：20-22.
31	2	所　敬ら：目でみる視力・屈折検査の進めかた．東京：金原出版；2000.
31	3	大牟禮和代：自覚的屈折検査．屈折検査．理解を深めよう視力検査．東京：金原出版；2009．p.47-62.
		■ 不正乱視の検出
35	1	臭里　博：幾何光学の基礎．西信元嗣編．眼光学の基礎．東京：金原出版；1990．p.35-38.
35	2	前田直之ら：角膜トポグラファーと波面センサー．東京：メジカルビュー社；2002.
35	3	二宮欣彦ら：眼科における最新医工学．I．診断機器への応用．波面収差解析．臨床眼科 2005；59：70-75.
35	4	二宮欣彦：波面収差解析装置．眼科検査ガイド．東京：文光堂；2004．p.175-181.
35	5	Fujikado T, et al：Age-related changes in ocular and corneal aberrations. Am J Ophthalmol 2004；138：143-146.
35	6	Maeda N, et al：Wavefront aberrations measured with Hartmann-Shack sensor in patients with keratoconus. Ophthalmology 2002；109：1996-2003.
35	7	二宮欣彦：眼内レンズの選択のための角膜形状解析．視覚の科学 2008；29：137-139.
35	8	Oshika T, et al：Comparison of corneal wavefront aberration after photorefractive keratectomy and laser in situ keratomileusis. Am J Ophthalmol 1999；127：1-7.
		■ 雲霧法
42	1	Raymond ER：Physiology of the human eye and visual system. Hagerstown：Haper & Row；1979. p.253-256.
42	2	内海　隆：雲霧法　視力の正しい測り方　眼科診療プラクティス 57．東京：文光堂；2007．p.30-31.
42	3	所　敬：屈折異常とその矯正．東京：金原出版；2009．p.73-75.

項目起始頁	文献番号	文献
42 - 4		梶田雅義：眼鏡処方．眼科診療プラクティス49．東京：文光堂；1999．p.38-39.
42 - 5		濱村美恵子：小児近視例の眼鏡処方時における雲霧法の有用性．眼科臨床医報 1995；88：125-128.
		■ 調節麻痺薬
44 - 1		石原　忍：調節・屈折．小眼科学．東京：金原出版；1971．p.47.
44 - 2		臼井千恵：調節麻痺薬．理解を深めよう視力検査屈折検査．東京：金原出版；2009．p.70-74.
44 - 3		溝部惠子：調節麻痺薬．眼科診療プラクティス57．東京：文光堂；2000．p.32-34.
44 - 4		野邊由美子ら：1％サイクロジール点眼による調節麻痺作用の再検討．神経眼科 1989；6：217-221.
44 - 5		所　敬：屈折異常とその矯正．東京：金原出版；2009．p.100.
		■ 成人の視力検査
48 - 1		大辻順子ら：高齢者にみられた3ｍ視力と5ｍ視力の差異．眼科臨床医報 1994；88：530-532.
48 - 2		稲垣尚恵ら：対数視力の概念を考慮したランドルト環単独視標の試作と試用経験．眼科臨床医報 2001；95：593-598.
48 - 3		内海　隆：視力の臨床1．視力表のこれまでと将来．神経眼科 2001；18：265-271.
48 - 4		森　恵理ら：多数例正常高齢者における両眼視力と片眼視力の比較．眼科臨床紀要 2008；1：56-59.
48 - 5		田辺由紀ら：多数例正常若年者における両眼視力と片眼視力の比較．眼科臨床紀要 2010；2：74-77.
		■ 近見視力検査
54 - 1		萩原　朗：視力の検査基準について．日本医事新報 1964；2085：29-34.
54 - 2		筒井一夫ら：新しい高精度近見視力表について．眼科臨床紀要 1988；39：1234-1239.
54 - 3		谷生えりら：新しいランドルト環単独近距離視標の開発ならびに試用経験．眼科臨床医報 1994；88：933-936.
54 - 4		山地良一ら：中距離視力と照度に関する研究．眼科臨床紀要 1974；25：742-747.
54 - 5		稲垣尚恵ら：対数視力の概念を考慮したランドルト環単独視標の試作と試用経験．眼科臨床医報 2001；95：593-598.
54 - 6		弓削経一：斜視および弱視．東京：南山堂；1966.
		■ 小児の視力検査
59 - 1		三宅三平：小児視力障害の診療．視力検査．眼科診療プラクティス27．東京：文光堂；1997．p.20-23.
59 - 2		高相道彦：弱視診療の実際．小児の視力発達．眼科診療プラクティス35．東京：文光堂；1998．p.48-51.
59 - 3		関谷善文：眼科検査の読み方．小児の視力検査．眼科診療プラクティス編集委員編．眼科検査ガイド．東京：文光堂；2004．p.109-113.
59 - 4		池淵純子：子どもの目の病気とケア．視力検査．眼科ケア 2007；99（夏季増刊）：127-135.
59 - 5		関谷善文：小児眼科診療．小児眼科診療の進め方．眼科プラクティス20．東京：文光堂；2008．p.34-39.
59 - 6		保沢こずえ：Ⅴ 小児の視力・屈折検査の進め方．理解を深めよう視力検査・屈折検査．東京：金原出版；2009．p.75-77.

項目起始頁	文献番号	文献
59 - 7		松本富美子ら：視力検査のすべて，小児の視力検査．あたらしい眼科 2009；26：1457-1462.
		■ 心因性視力障害の視力検査
66 - 1		中村桂子：検者からみた検査のコツ．八子恵子ら編．心因性視覚障害．東京：中山書店；1998. p.59-62.
66 - 2		磯辺真理子：心因性視覚障害．野村耕治編．子どもの目の病気とケア．眼科ケア 2007；99（夏季増刊）：50-59.
66 - 3		越後滋子：Ⅴ 小児の視力・屈折検査の進め方．4，心因性視力障害の測定方法．松本富美子ら編．理解を深めよう 視力検査・屈折検査．東京：金原出版；2009. p.81-83.
66 - 4		大出尚郎：心因性視覚障害 こどもと大人の違いは？ 神経眼科 2009；26：261-275.
		■ 視力の種類
81 - 1		Kohnen T：New abbreviations for visual acuity values. J Cataract Refract Surg 2009；35：1145.
81 - 2		Horiguchi M, et al：New visual acuity chart for patients with macular hole. Invest Ophthalmol Vis Sci 2001；42：2765-2768.
		■ 老眼鏡を掛け始める適切な時期はいつごろですか？
113 - 1		Semmlow JL, et al：The relationship between ciliary muscle contraction and accommodative response in the presbyopic eye. In：Obrecht G, et al, editors. Presbyopia Research. New York：Plenum Press；1991. p.245-253.
113 - 2		吉富健志ら：IOL挿入老人眼の毛様体筋収縮能．臨床眼科 1993；47：983-986.
113 - 3		Duane A：Are the current theories of accommodation correct? Am J Ophthalmol 1925；8：196-202.
113 - 4		Tamm E, et al：Posterior attachment of ciliary muscle in young, accommodating old, presbyopic monkey. Invest Ophthalmol Vis Sci 1991；32：1678-1692.
113 - 5		梶田雅義：眼鏡処方のテクニック．あたらしい眼科 2004；21：1441-1447.
		■ VDT作業と眼鏡
115 - 1		鈴村昭弘ら：透過光と反射光視標の調節機能への影響．日本眼光学学会誌 1983；4：82-86.
115 - 2		渥美一成：VDTと眼．眼科学大系 8A 眼外傷．東京：中山書店；1994. p.129-135.
115 - 3		渥美一成：IT機器使用者—ディスプレイの文字が見にくい．眼科診療プラクティス 82 眼鏡のトラブル．東京：文光堂；2002. p.52.
115 - 4		渥美一成：調節・眼精疲労．東京：金原出版；1999. p.1-135.
115 - 5		渥美一成：VDT作業と眼科．臨床眼科医報 1999；53：163-167.
115 - 6		渥美一成：累進屈折力レンズのトラブル 近方視野が狭い．眼科診療プラクティス 82 眼鏡のトラブル．東京：文光堂；2002. p.50-51.
		■ 偽水晶体眼の眼鏡処方
121 - 1		Nejima R, et al：Prospective Intrapatient Comparison of 6.0-Millimeter Optic Single-Piece and 3-Piece Hydrophobic Acrylic Foldable Intraocular Lenses. Ophthalmology 2006；113：585-590.
121 - 2		Oshika T, et al：Astigmatic and refractive stabilization after cataract surgery. Ophthalmic Surg 1995；26：309-315.
121 - 3		田川考作ら：耳側角膜極小切開および耳側角膜小切開白内障手術の乱視変化量．日本眼科学会雑誌 2007；111：716-721.

項目起始頁	文献番号	文献
		■ 小児の近視矯正
127 – 1		長谷部　聡：眼鏡　ケーススタディー．小学生，中学生，高校生の眼鏡．あたらしい眼科 2009；26：747-753.
127 – 2		Hamasaki I, et al：Cycloplegic effect of 0.5％ tropicamide and 0.5％ phenylephrine mixed eye drops：objective assessment in Japanese schoolchildren with myopia. Jpn J Ophthalmol 2007；51：111-115.
127 – 3		Gwiazda J, et al：A randomized clinical trial of progressive addition lenses versus single vision lenses on the progression of myopia in children. Invest Ophthalmol Vis Sci 2003；44：1492-1500.
127 – 4		Hasebe S, et al：Effect of progressive addition lenses on myopia progression in Japanese children：a prospective, randomized, double-masked, crossover trial. Invest Ophthalmol Vis Sci 2008；49：2781-2789.
127 – 5		長谷部　聡：屈折矯正における基本．小児の近視予防．あたらしい眼科 2010；27：43-48.
		■ 小児の遠視矯正
131 – 1		久保田伸枝：遠視・斜視・弱視．前田直之ら編．眼科診療プラクティス 95 屈折矯正法の正しい選択．東京：文光堂；2003. p.112-115.
131 – 2		久保田伸枝ら：小児の屈折検査における調節麻痺剤について―アトロピンとサイプレジンの比較．眼科 1974；16：419-423.
131 – 3		保坂明郎：屈折検査とその成績のまとめ．あたらしい眼科 1987；4：933-939.
131 – 4		丸尾敏夫：小児の屈折検査．湖崎　克編．眼科 Mook11．東京：金原出版；1980. p.98-106.
131 – 5		林　孝雄：斜視・弱視の眼鏡処方．丸尾敏夫ら編．眼科診療プラクティス 49 眼鏡処方．東京：文光堂；1999. p.46-49.
		■ 小児眼鏡フレームとレンズの選び方
139 – 1		湖崎　克ら：アジャスタブル．テンプルの小児用眼鏡フレームの試作．眼科臨床医報 2005；99：255-258.
		■ 近視進行防止の臨床試験
148 – 1		長谷部　聡：屈折矯正における基本　小児の近視予防．あたらしい眼科 2010；27：43-48.
148 – 2		Yen MY, et al：Comparison of the effect of atropine and cyclopentolate on myopia. Ann Ophthalmol 1989；21：180-182.
148 – 3		Shih YF, et al：Effects of different concentrations of atropine on controlling myopia in myopic children. J Ocul Pharmacol Ther 1999；15：85-90.
148 – 4		Shih YF, et al：An intervention trial on efficacy of atropine and multi-focal glasses in controlling myopic progression. Acta Ophthalmol Scand 2001；79：233-236.
148 – 5		Syniuta LA, et al：Atropine and bifocals can slow the progression of myopia in children. Binocul Vis Strabismus Q 2001；16：203-208.
148 – 6		Lee JJ, et al：Prevention of myopia progression with 0.05％ atropine solution. J Ocul Pharmacol Ther 2006；22：41-46.
148 – 7		Siatkowski RM, et al：Safety and efficacy of 2％ pirenzepine ophthalmic gel in children with myopia：a 1-year, multicenter, double-masked, placebo-controlled parallel study. Arch Ophthalmol 2004；122：1667-1674.
148 – 8		Tan DT, et al：One-year multicenter, double-masked, placebo-controlled, parallel safety and efficacy study of 2％ pirenzepine ophthalmic gel in children with myopia. Ophthalmology 2005；112：84-91.

項目起始頁	文献番号	文献
148 - 9		Leung JT, et al：Progression of myopia in Hong Kong Chinese schoolchildren is slowed by wearing progressive lenses. Optom Vis Sci 1999；76：346-354.
148 - 10		Edwards MH, et al：The Hong Kong progressive lens myopia control study：study design and main findings. Invest Ophthalmol Vis Sci 2002；43：2852-2858.
148 - 11		Gwiazda J, et al：A randomized clinical trial of progressive addition lenses versus single vision lenses on the progression of myopia in children.Invest Ophthalmol Vis Sci 2003；44：1492-1500.
148 - 12		Hasebe S, et al：Effect of progressive addition lenses on myopia progression in Japanese children：a prospective, randomized, double-masked, crossover trial.Invest Ophthalmol Vis Sci 2008；49：2781-2789.
148 - 13		Yang Z, et al：The effectiveness of progressive addition lenses on the progression of myopia in Chinese children. Ophthalmic Physiol Opt 2009；29：41-48.
148 - 14		Cheng D, et al：Randomized trial of effect of bifocal and prismatic bifocal spectacles on myopic progression：two-year results. Arch Ophthalmol 2010；128：12-19.
		■ 近視進行の危険因子としてなにが考えられますか？
151 - 1		丸尾 敏夫：老眼と正しくつきあう．岩波アクティブ新書．東京：岩波書店；2002.
151 - 2		Mutti DO, et al：Parental myopia, near work, school achievement, and children's refractive error. Invest Ophthalmol Vis Sci 2002；43：3633-3640.
151 - 3		Jones LA, et al：Parental history of myopia, sports and outdoor activities, and future myopia. Invest Ophthalmol Vis Sci 2007；48：3524-3532.
151 - 4		Saw SM, et al：A cohort study of incident myopia in Singaporean children. Invest Ophthalmol Vis Sci 2006；47：1839-1844.
151 - 5		Ip JM, et al：Role of near work in myopia：findings in a sample of Australian school children. Invest Ophthalmol Vis Sci 2008；49：2903-2910.
151 - 6		Rose KA, et al：Outdoor activity reduces the prevalence of myopia in children. Ophthalmology 2008；115：1279-1285.
151 - 7		Rose KA, et al：Myopia, lifestyle, and schooling in students of Chinese ethnicity in Singapore and Sydney. Arch Ophthalmol 2008；126：527-530.
151 - 8		Dirani M, et al：Outdoor activity and myopia in Singapore teenage children. Br J Ophthalmol 2009；93：997-1000.
		■ 小児近視にミドリン M® は有効でしょうか？
154 - 1		山地良一：調節緊張性近視の治療とその問題点．眼科 Mook 18 屈折異常．東京：金原出版；1982. p.66-77.
154 - 2		丸尾敏夫ら：眼鏡装用希望児童に対するアトロピン点眼検査成績．臨床眼科 1965；19：349-351.
154 - 3		Hasebe S, et al：Myopia control trial with progressive addition lenses in Japanese schoolchildren：baseline measures of refraction, accommodation, and heterophoria. Jpn J Ophthalmol 2005；49：23-30.
154 - 4		Abraham SV：Control of myopia with tropicamide：a progress report. J Pediatr Ophthalmol 1966；3：10-22.
154 - 5		Schwartz JT：Results of monozygotic contwin control study on a treatment of myopia. Prog Clin Biol Res 1981；69：249-258.
154 - 6		Yen MY, et al：Comparison of the effect of atropine and cyclopentolate on myopia. Ann Ophthalmol 1989；21：180-187.

項目起始頁	文献番号	文献
154 - 7		Luft WA, et al：Variable effects of previously untested muscarinic receptor antagonists on experimental myopia. Invest Ophthalmol Vis Sci 2003；44：1330-1338.
154 - 8		Ciuffreda KJ, et al：Nearwork-induced transient myopia（NITM）and permanent myopia-is there a link? Ophthalmic Physiol Opt 2008；28：103-114.
154 - 9		Owens DA, et al：Near work, visual fatigue, and variations of oculomotor tonus. Invest Ophthalmol Vis Sci 1987；28：743-749.
		■不同視がある場合の眼鏡処方で気をつけることは何ですか？
157 - 1		所　敬：屈折異常とその矯正　第4版．東京：金原出版；2004．
157 - 2		西信元嗣：眼光学の基礎．東京：金原出版；2003．
		■視力回復センターやピンホール眼鏡について教えてください
160 - 1		大野京子：視力，屈折，調節の展望．眼科 2009；51：359-375．
160 - 2		公正取引委員会：「視力回復」を標榜する商品の販売業者に対する警告について．平成14（2002）年6月26日．
		■プリズム眼鏡の処方
164 - 1		Thompson JT, et al：Ophthalmic prisms：measurement errors and how to minimize them. Ophthalmology 1983；90：204-210.
164 - 2		Moore S, et al：Fresnel prisms in the management of combined horizontal and vertical strabismus. Am Orthopt J 1972；22：14-21.
		■斜視・弱視の眼鏡処方
172 - 1		松岡久美子：調節麻痺薬の使い方．丸尾敏夫編．眼科プラクティス29 これでいいのだ斜視診療．東京：文光堂；2009. p.64．
172 - 2		難波龍人：アトロピン副作用．丸尾敏夫編．眼科診療ガイド．東京：文光堂；2004. p.689．
172 - 3		久保田伸枝：屈折検査と調節麻痺剤．所　敬編．眼科Mook18．東京：金原出版；1982. p.26-31．
172 - 4		丸尾敏夫：小児の屈折検査．湖崎　克編．眼科Mook11．東京：金原出版；1980. p.98-106．
172 - 5		長谷部　聡：小児の屈折検査には何を使用するか？　根木　昭編．眼科プラクティス23 眼科薬物治療 A to Z．東京：文光堂；2008. p.399．
		■眼鏡と医療費控除・療養費支給
176 - 1		『日本眼科学会』 http://www.nichigan.or.jp/index.jsp
		■遮光眼鏡
184 - 1		堀口浩史：特集 視覚心理と神経眼科．4．羞明のメカニズム．神経眼科 2009；26：382-395．
184 - 2		岩田光浩：特集 主訴からみた眼科疾患の診断と治療．7．羞明．眼科 2003；45：1575-1584．
184 - 3		簗島謙次：視機能に及ぼす他の因子．あたらしい眼科 1992；9：1309-1316．
184 - 4		小平奈利：院内で提供できるリハビリテーション．6　グレアと遮光眼鏡．1　理論．樋田哲夫編．眼科プラクティス14 ロービジョンケアガイド．東京：文光堂；2007. p.52-54．
184 - 5		守本典子：ロージョンケア─残された視力をどう生かすか「遮光眼鏡」─．眼科ケア 2003；5：280-285．

項目起始頁	文献番号	文献
		■ 産業用保護眼鏡
188	1	岩崎常人：職業における保護眼鏡．眼科 2000；42：1119-1127．
188	2	日本工業標準調査会：遮光保護具 JIS T 8141．東京：日本規格協会；2003．
188	3	日本工業標準調査会：レーザー製品の安全基準 JIS C 6802．東京：日本規格協会；2005．
		■ 花粉症・ドライアイ用眼鏡
195	1	Tsubota K, et al：Spectacle side panels and moist inserts for the treatment of dry-eye patients. Cornea 1994；13：197-201.
195	2	Tsubota K：The effect of wearing spectacles on the humidity of the eye. Am J Ophthalmol 1989；108：92-93.
		■ 眼科非受診での眼鏡作製による疾患見逃し
205	1	日本眼科学会：眼鏡に関する調査結果について．日本眼科学会雑誌 1998；102：143．
205	2	日本眼科医会公衆衛生部：眼科医の処方なしで作成された眼鏡における問題点の調査報告．日本の眼科 1998；69：423-424．
205	3	日本眼科医会医療対策部：平成21年度眼鏡に関するアンケート調査の集計結果．日本の眼科 2010；81：85-89．
		■ 不適切眼鏡による不具合
209	1	日本眼科学会：眼鏡に関する調査結果について．日本眼科学会雑誌 1998；102：143．
209	2	日本眼科医会公衆衛生部：眼科医の処方なしで作成された眼鏡における問題点の調査報告．日本の眼科 1998；69：423-424．
209	3	日本眼科医会医療対策部：平成21年度眼鏡に関するアンケート調査の集計結果．日本の眼科 2010；81：85-89．
209	4	日本眼科医会医療対策部：眼鏡処方せん書き換え事例調査報告．日本の眼科 2008；79：1605-1606．
		■ 調節力の測定
214	1	梶田雅義：屈折・光学 調節微動．眼のバイオメトリー 眼を正確に測定する．眼科プラクティス 2009；25：259-262．
214	2	中山奈々美ら：瞳孔径が調節微動高周波成分出現頻度に及ぼす影響．視覚の科学 2009；30：9-11．
214	3	Atchison DA, et al：Optics of the human eye. Edinburgh, UK: Butterworth-Heinemann；2002. 213-220.
214	4	八木沼康之ら：調節に影響を与える諸因子の検討 視標輝度について．日本眼科学会雑誌 1987；91：1180-1185．
214	5	八木沼康之ら：調節に影響を与える諸因子の検討（第2報）視標の大きさ．日本眼科学会雑誌 1988；92：1573-1576．
214	6	三輪 隆ら：視標条件の調節に及ぼす影響．日本眼科紀要 1987；38：1168-1171．
214	7	Bour LJ：The influence of the spatial distribution of a target on the dynamic response and fluctuations of the accommodation of the human eye. Vision Res 1981；21：1287-1296.
214	8	丸本達也：視標呈示方法の違いによる調節応答特性の変化と加齢要因．日本眼科学会雑誌 1990；94：197-202．
214	9	魚里 博ら：屈折・調節検査の実際．調節力の測定方法．屈折矯正完全版．眼科プラクティス 2006；9：28-32．

項目起始頁	文献番号	文献
214 - 10		魚里 博：屈折矯正のプロセスと実際．東京：金原出版；1998.
		■ 調節の異常とその治療
221 - 1		高木峰夫ら：近見反応―動物とヒトでの生理学的解析から―．神経眼科 2004；21：265-279.
221 - 2		小手川泰枝ら：眼精疲労を有する若年 visual display terminal（VDT）作業者に対する屈折適正矯正による調節反応と自覚症状の変化について．日本眼科学会雑誌 2008；112：376-381.
221 - 3		篠永正道：低髄液圧症候群／脳脊髄液減少症．神経眼科 2005；22：56-60.
221 - 4		梶田雅義：調節微動の臨床的意義．視覚の科学 1995；16：107-113.
221 - 5		Yilmaz OF, et al：Intracorneal inlay for the surgical correction of presbyopia. J Cataract Refract Surg 2008；34：1921-1927.
221 - 6		Takahashi Y, et al：The effect of periocular warming on accommodation. Ophthalmology 2005；112：1113-1118.
		■ 強度近視の眼底変化
228 - 1		Iwase A, et al：Prevalence and causes of low vision and blindness in a Japanese adult population：the Tajimi Study. Ophthalmology 2006；113：1354-1362.
228 - 2		Tokoro T：Types of fundus changes in the posterior pole. Tokoro T, ed. Atlas of Posterior Fundus Changes in Pathologic Myopia. Tokyo：Springer-Verlag；1998. p.5-22.
228 - 3		Hsiang HW, et al：Clinical characteristics of posterior staphyloma in eyes with pathologic myopia. Am J Ophthalmol 2008；146：102-110.
228 - 4		Curtin BJ：The posterior staphyloma of pathologic myopia. Trans Am Ophthalmol Soc 1977；75：67-86.
228 - 5		Ohno-Matsui K, et al：Patchy atrophy and lacquer cracks predispose to the development of choroidal neovascularisation in pathological myopia. Br J Ophthalmol 2003；87：570-573.
228 - 6		Hayashi K, et al：Comparison of visual outcome and regression pattern of myopic choroidal neovascularization after intravitreal bevacizumab or after photodynamic therapy. Am J Ophthalmol 2009；148：396-408.
228 - 7		Ikuno Y, et al：Two-year visual results for older Asian women treated with photodynamic therapy or bevacizumab for myopic choroidal neovascularization. Am J Ophthalmol 2010；149：140-146.
		■ 近視と網膜硝子体界面
232 - 1		Koizumi H, et al：Three-dimensional evaluation of vitreomacular traction and epiretinal membrane using spectral-domain optical coherence tomography. Am J Ophthalmol 2008；145：509-517.
232 - 2		Sayanagi K, et al：Spectral-domain optical coherence tomographic findings in myopic foveoschisis. Retina 2010；30：623-628.
232 - 3		Gaucher D, et al：Long-term follow-up of high myopic foveoschisis：natural course and surgical outcome. Am J Ophthalmol 2007；143：455-462
		■ 近視と緑内障
236 - 1		Iwase A, et al：The prevalence of primary open-angle glaucoma in Japanese: the Tajimi Study. Ophthalmology 2004；111：1641-1648.
236 - 2		Yamamoto T, et al：The Tajimi Study report 2：prevalence of primary angle closure and secondary glaucoma in a Japanese population. Ophthalmology 2005；112：1661-1669.

項目起始頁	文献番号	文献
236 - 3		Suzuki Y, et al：Risk Factors for Open-Angle Glaucoma in a Japanese Population The Tajimi Study. Ophthalmology 2006；113：1613-1617.
236 - 4		Mitchell P, et al：The relationship between glaucoma and myopia：the Blue Mountains Eye Study. Ophthalmology 1999；106：2010-2015.
236 - 5		Wong TY, et al：Refractive errors, intraocular pressure, and glaucoma in a white population. Ophthalmology 2003；110：211-217.
236 - 6		Wu SY, et al：Refractive errors in a black adult population：the Barbados Eye Study. Invest Ophthalmol Vis Sci 1999；40：2179-2184.
		■ 強度近視と視覚障害
239 - 1		坂上達志ら：東京都心身障害者福祉センターにおける30年間の視覚障害の原因疾患の推移. 眼科臨床医報 2000；94：1205-1209.
		■ 成長と屈折変化
244 - 1		馬嶋昭生：小眼球症とその発生病理学的分類. 日本眼科学会雑誌 1994；98：1180-1200.
244 - 2		保坂明郎：成熟新生児の眼所見.（1）屈折度, 特に体重との相関について. 眼科臨床医報 1962；56：774-778.
244 - 3		山本 節：小児遠視の経年変化と眼鏡矯正. 日本眼科紀要 1984；35：1707-1710.
244 - 4		所 敬：近視の発生時期による分布. あたらしい眼科 2002；19：1123-1129.
244 - 5		所 敬：弱度近視の発生機序とその治療の可能性. 日本眼科学会雑誌 1998；102：796-812.
244 - 6		丸尾敏夫：小, 中学校児童, 生徒の塩酸cyclopentolate使用による屈折検査成績. 眼科臨床医報 1977；71：709-711.
244 - 7		山下牧子：近視の進行と成長との関係. 日本眼科紀要 1990；41：1412-1417.
		■ 加齢と屈折・調節変化
248 - 1		根岸一乃：加齢による屈折と調節の変化. 眼科プラクティス 2006；9：217-219.
248 - 2		佐々木 洋：水晶体の加齢変化. 眼科プラクティス 2008；22：33-39.
248 - 3		Koretz JF, et al：Accommodation and presbyopia in the human eye-aging of the anterior segment. Vision Res 1989；29：1685-1692.
248 - 4		Glasser A：Restration of accommodation. Curr Opin Ophthalmol 2006；17：12-18.
248 - 5		Heys KH, et al：Massive increase in the stiffness of the human lens with age：the basis for presbyopia？Mol Vis 2004；10：956-963.
248 - 6		Koopmans SA, et al：Polymer refilling of presbyopic human lenses in vitro restores the ability to undergo accommodative changes. Invest Ophthalmol Vis Sci 2003；44：250-257.
248 - 7		Rabbetts RB：Clinical Visual Optics. Edinburgh：Elsevier；1998. p.275-300.
248 - 8		Ooi CS, et al：Mechanism of emmetropization in the aging eye. Optom Vis Sci 1995；72：60-66.
248 - 9		Atchison DA, et al：Influence of age on peripheral refraction. Vision Research 2005；45：715-720.
248 - 10		Atchison DA, et al：Optics of the Human Eye. Oxford：Butterworth-Heinemann；2000.
248 - 11		Miranda MN：The geographic factor in the onset of presbyopia. Trans Am Ophthal Soc 1979；7：603-621.
248 - 12		Weale RA：Human ocular aging and ambient temperature. Br J Ophthalmol 1981；65：869-870.

項目起始頁	文献番号	文献
		■ 眼鏡処方と眼光学
253	1	西信元嗣編：眼光学の基礎．東京：金原出版；1990．p.88-85.
253	2	所　敬：屈折異常とその矯正．第1版．東京：金原出版；1988．p.160.
253	3	Kitaguchi Y, et al：In Vivo Measurements of Cone Photoreceptor Spacing in Myopic Eyes from Images Obtained by Adaptive Optics Fundus Camera. Jpn J Ophthalmol 2007；51；456-461.
253	4	Chui TY, et al：Individual variations in human cone photoreceptor packing density: variations with refractive error. Invest Ophthalmol Vis Sci 2008；49：4679-4687.
253	5	Atchison DA, et al：Depth-of-field. In：Optics of the human eye. Edinburgh：Butterworth-Heinemann；2000. p.213-220.
253	6	簗島謙次：中近・近近眼鏡．あたらしい眼科 2007；24；1157-1162.
		■ 屈折異常と眼光学
266	1	Fujikado T, et al：Wavefront analysis of monocular triplopia in the eye of nuclear cataract. Am J Ophthalmol 2004；137：361-363.
266	2	Murakami Y, et al：Wavefront Analysis and Ultrastructural Findings of an Eye with Posterior Lenticonus. J AAPOS（in press）.
266	3	Chen TC, et al：Long-term Evaluation of Refractive Status and Optical Components in Eyes of Children Born Prematurely. Invest Ophthalmol Vis Sci 2010.［Epub ahead of print］.
266	4	所　敬：屈折異常とその矯正．第1版．東京：金原出版；1988．p.81-84.
266	5	Sorsby A：Biology of the eye as an optical system In：Duane TD, et al eds. Clinical Ophthalmology vol. 1. Philadelphia：Lippincott；1988. p.9.
266	6	Goss AG：Development of the ametropia. In：Benjamin WJ, ed. Boorish's clinical refraction. 2nd ed. St. Louis：Butterworth-Heinemann；2006. p.61.
266	7	不二門　尚：眼科検査診断法．日本眼科学会雑誌 2004；108：809-835.
266	8	Fujikado T, et al：Development of anisometropia in patients after surgery for esotropia. Jpn J Ophthalmol（in press）.
		■ 眼鏡レンズの種類
272	1	日本規格協会：JIS T 7330 眼鏡レンズの用語：2000.
272	2	木谷　明：レンズ特性とその選択について（その2）．視覚の科学 2004；25：25-29.
272	3	高橋文男：レンズ特性とその選択について．視覚の科学 2005；26：13-21.
272	4	小笠原恒：レンズ特性とその選択について（表面処理）．視覚の科学 2004；25：82-88.
		■ 眼の屈折要素
278	1	魚里　博：眼球光学．眼光学の基礎．西信元嗣編．東京：金原出版；1990.
278	2	魚里　博ら：屈折矯正のプロセスと実際．水流忠彦監修．東京：金原出版；1998.
278	3	魚里　博：偽水晶体眼の光学．眼科手術 1989；2：279-295.
278	4	魚里　博：眼内レンズの光学特性．IOL & RS 2001；15：26-32.
278	5	中尾主一：眼球光学系の非球面性について．臨床眼科 1976；30：1091-1101.
278	6	魚里　博：新しい屈折矯正：白内障・屈折矯正手術前後における検査の留意点．日本視能訓練士協会誌，2001；29：89-102.
278	7	清水公也ら：ICL™（the implantable contact lens）．あたらしい眼科 1999；16：653-654.

項目起始頁	文献番号	文献
278	8	大鹿哲郎：LASIKにおける眼光学．あたらしい眼科 2000；17：1507-1513.
278	9	前田直之ら編：診療に役立つ眼光学．眼科診療プラクティス 71．東京：文光堂；2001.
278	10	魚里 博：眼の光学特性と視力矯正．光学 2002；31：2-8.
■ 瞳孔径と視力		
287	1	Rabbetts RB：Bennett and Rabbetts' Clinical Visual Optics. 3rd ed. Oxford：Butteworth-Heinmann；1998. p.23.
287	2	Moses RA：Accommodation. Moses RA ed. Adler's physiology of the eye：Clinical application. 6th edition. Saint Louis：C.V. Mosby Co.,；1975. p.298-319.
■ 三歳児検診，学校検診		
292	1	丸尾敏夫ら：三歳児健康診査の視覚検査の指針．平成3年度厚生省心身障害研究『小児の神経・感覚器等の発達における諸問題に関する研究』．p.102-109.
292	2	日本学校保健会編：児童生徒の健康診断マニュアル．東京：日本学校保健会；1995.
292	3	日本学校保健会編：就学時の健康診断マニュアル．東京：日本学校保健会；2002.
292	4	日本医師会：色覚マニュアル―色覚を正しく理解するために．日本医師会雑誌 2003；130：12号（付録）．
292	5	文部科学省：色覚に関する指導の資料．東京：文部科学省；2002.
292	6	日本眼科医会学校保健部：眼科学校保健ガイドライン．日本の眼科 2001；72（10号 付録）．
■ 労働者災害補償保険		
303	1	『財団法人 労災保険情報センター』 http://www.rousai-ric.or.jp
303	2	戸田和重：労働者災害補償保険法（労災法）．眼科専門医に必要な法知識．眼科 2004；46：423-429.
303	3	戸田和重：保険診療 労働者災害補償保険．眼科外来必携．眼科プラクティス 2006；10：227-231.
303	4	財団法人 労災保険情報センター：労災医療ハンドブック．東京：労災保険情報センター；2008.
303	5	鳥居秀成ら：資格や身体障害に関する視力検査．あたらしい眼科 2009；26：1463-1470.
■ 職業・資格と視力		
306	1	鳥居秀成ら：資格や身体障害に関する視力検査．あたらしい眼科 2009；26：1463-1470.
306	2	岡本茂樹：資格と矯正法の選択．屈折矯正法の正しい選択．眼科診療プラクティス 2003；95：47-51.
306	3	岡本茂樹：資格・職業と資格基準．眼科外来必携．眼科プラクティス 2006；10：261-265.

索引

あ行

アイチェックチャート	93
アイパッチ	178
アイポイント	92, 140
赤緑テスト	26, 256
アコモドポリレコーダ	215
アッベ数	200
アトロピン	44, 131, 148, 172
アトロピン遮閉	57
アムスラー検査	93
アライメント基準マーク	202
石原式近点計	215
移植型コンタクトレンズ	284
一時的マーク	202
一過性近視	156
医療費控除	176
色収差	26, 35, 42, 291
色の分散	26
ウェーバー・フェヒナーの法則	70
薄暮時コントラスト感度	74
運転免許	296
雲霧（法）	42, 67, 108
エアリーディスク	288
永久マーク	202
絵視標	61
遠・近重視型	264
遠近両用眼鏡	111
円孔板	20, 25
遠視	21, 56, 259, 266
円錐水晶体	267
円柱レンズ	20, 21, 28, 31
遠点	15, 214
遠方視力	82
黄斑円孔	233
黄斑円孔網膜剝離	232
黄斑バックル	235
黄斑分離症	232
黄斑前膜	232
凹レンズ	22, 28, 31
オートレフラクト・ケラトメータ	2
オートレフラクトメータ	2, 28, 91, 218, 256
オーバースキアスコピー	17–19
オーバーレチノスコピー	17, 91, 100, 129
オーム法	53

か行

外径指定	145
開散	158
回折	288
開放隅角緑内障	236
過矯正	10, 100
隠しマーク	92
拡大読書器	183, 241
学童期	245
核白内障	267
角膜インレー	226
角膜矯正術	151
角膜曲率半径	11, 251
角膜屈折率	245
角膜形状解析	36
角膜形状解析装置	11, 280
角膜頂点屈折力	25
角膜トポグラフィー	11
角膜反射像	278
角膜ビデオケラトグラフィー	11
角膜不正乱視	36
角膜乱視	269
可視光線	184, 298
画像解析式	9
片眼遮閉	101
肩こり	113
片眼視力	81
合致式	4
加入屈折力	203
ガラス	139, 273
ガリレオ式の単眼鏡	182
眼鏡型ルーペ	179
眼鏡処方	91, 103
眼屈折	214
眼軸	285
眼軸長	148, 244, 266, 268
眼精疲労	113, 158
完全矯正レンズ	215
眼内コラマーレンズ	284
器械近視	12, 91, 101
幾何平均	73, 85
基底	164
逆行	13
球面値	253
球面収差	35, 201, 287
球面（設計）レンズ	20, 21, 28, 170, 215, 273
球面度数	6, 101

共軸光学系	278
強主経線	129, 269
矯正視力	81
強度近視	228
曲率半径	10, 283
近視	21, 259, 266, 267
近軸光学	35
近軸領域	35
近視進行防止	148
近視性網膜脈絡膜萎縮	228
近視予防法	151
近接性調節	127
緊張性調節	127
近点	214
近方視力	82, 125
近見後効果	127
近見内斜視	130
近見反応	221
近見反応けいれん	221, 222
空間周波数	53
空間周波数特性	74
屈折異常	134
屈折異常弱視	172
屈折型マルチフォーカル IOL	125
屈折性調節性内斜視	172
屈折度	25, 268
屈折度数	6
屈折分布型レンズ	281
屈折率	284
屈折力	192
首筋のこり	113
組み込み式プリズム	164
クラウンガラス	139
暗順応	298
グルストランドの模型眼	214
グレア	78, 123, 125, 225
グレア分類	117
クロスシリンダ法	31, 255
傾斜角	104
経線弱視	172
形態知覚	48
結像式	9
ケプラー式の単眼鏡	182
検影式	2
検影法	12
顕性遠視	266
光覚	51
光学濃度	190
光軸	278, 279
高次収差	124

高周波成分出現頻度	222	字ひとつ視標	60	相対眼鏡倍率	157
後焦線	21, 29, 129, 269	字ひとつ視力	82, 293	像面弯曲	36, 281
後部強膜ぶどう腫	228	縞視標コントラスト感度	76	測定基準点	202
抗ムスカリン受容体拮抗薬	148	縞視力	53, 59		
後部頂点屈折力	197	シャイネルの原理	4	**た** 行	
光輪	126	弱視	57, 133, 172		
ゴーグル型	189	弱視治療用遮眼子	178	対数視力	84
国際視力表	49	弱視等治療用眼鏡等作成指示書	177	台玉	273
心因性視力障害	66	弱主経線	129, 256, 269	他覚的屈折検査	101
小玉	274	若年性老視	114	多焦点眼内レンズ	124, 226
コバ厚	139	遮光眼鏡	184, 188	多焦点レンズ	273
コマ収差	36	斜視	133, 172	縦球面収差	36
こみあい現象	82	斜視近視	52	縦(の)色収差	26, 291
コンタクトレンズ処方	299	惹起乱視	122	試し装用	109
コントラスト感度	74	遮閉板	20	単焦点レンズ	273
		斜乱視	21, 251, 270	単色収差	35, 287
さ 行		収差	35	短毛様体神経	249
		収差残存領域	204	智	140
最高眼鏡矯正視力	81	羞明	123, 184	チェルニングのカーブ	273
最高矯正視力	81	主点	281	近見視力	54, 62, 82
最小可視角	81	主点位置	214	チタンフレーム	141, 146
最小可読閾	81	手動弁	51	千鳥格子	53
最小錯乱円	21, 29, 129, 269	純調節性内斜視	133	中間視力	82
最小視角	84, 85	準標準視力表	69	中・近重視型	264
最小視認閾	48, 81	照準線	285	中近用眼鏡	111
最小分離閾	48, 81	少数視力	69, 82	注視線	279
最小分離角	70	焦点	281	中心外視力	83
最小偏位位置	165	焦点深度	219, 252, 260, 289	中心視力	83
再生マーク	202	小児	127, 131, 139, 145	中心光斑	288
最大読書速度	181	省略眼	282	中和	13
ザイデル収差	35	視力	81	中和法	67
ザイデル領域	35	視力維持率	80	頂角	164
サイプレジン®		視力回復センター	160	超視力	81
	44, 45, 96, 102, 127, 131, 154, 172	視力判定表	295	調節安静位	107, 290
作業用眼鏡	110	深視力	297	調節眼内レンズ	226
三桿法	297	身体障害者福祉法	301	調節緊張	222
産業用保護眼鏡	188	心取り点	199	調節けいれん	222
三重焦点レンズ	274	心取り点間距離	25	調節刺激量	216
算術平均	73	随意遠視	266	調節衰弱	223
参照円中心	202	水晶体	248, 267	調節性緊張性近視	154
散瞳	25	水晶体乱視	269	調節性輻湊対麻痺	172
残余乱視	270	スキアスコピー	12	調節反応量	217
視運動眼振	59	ステップ制御法	216	調節微動解析装置	95
視運動性眼振	52	スネレンチャート	69	調節微動高周波出現頻度	218
ジオプトリー	10, 20, 179, 214	スネレン文字	49	調節麻痺	223
視覚障害	301	スペクタクル	26, 189	調節ラグ	150, 217
視覚障害者用拡大読書器	241	スリーミラーレンズ	236	調節量	260
視覚誘発電位	52, 59	正視	259, 266	調節力	214
色覚検査	293	静止視力	84	丁番	140
軸上色収差	26	正乱視	129	頂点	164
シクロペントラート	45, 131, 172	赤外線オプトメータ	216	頂点間距離	17, 22, 25, 199, 259
刺激-応答関係	156	絶対遠視	56, 266	直乱視	21, 251, 270
視細胞	259	節点	281	つる	141
視軸	278, 279	セルフレーム	141, 146, 146	低コントラスト視力	77
視神経乳頭コーヌス	228	全遠視	266	低髄液圧症候群	222, 224
指数弁	51	前焦線	21, 29, 129, 269	テクノストレス眼症	112
字多数視力表	83	潜伏遠視	266	テンプル	141, 146
字づまり視力	82, 293	潜伏眼振	60	等価球面屈折度	24
実用視力	80	相加平均	73	等価球面度数	129
実用視力計	74, 79	相乗平均	73, 85	等屈折速度	216
視能訓練士	299	相対遠視	56	同行	13

瞳孔間距離	98, 104
瞳孔径	218, 262, 287, 289
瞳孔中心線	279, 285, 285
等速度制御法	216
動体視力	84
倒乱視	21, 251, 262, 270
遠点	254, 266
遠見視力	82
トーリック面	273
読書用眼鏡	109
凸レンズ	22, 28, 31
ドライアイ	195
トライアルレンズ	186
トライイリス®	94, 215
トライフォーカルレンズ	274
トロイダル面	273
トロピカミド	154

な 行

内斜視	130, 133
斜めプリズム	170
二重焦点眼鏡	133, 173
二重焦点レンズ	149, 181, 274
二重表記	203
二色テスト	26
乳児期	136
乳児調節性内斜視	136
乳幼児期	245
布パッチ	65
熱伝導式角膜形成術	225
年齢・調節力曲線	113-114

は 行

ハーフリム	140
バイフォーカルレンズ	274
倍率色収差	26
鼻パッド	141, 146
鼻幅	140
波面	38
波面収差解析	38
波面センサー	124
ハロー	225
光干渉断層計	232
非球面	273, 279
非球面係数	279
非屈折性調節性内斜視	133, 172
ビデオケラトスコープ	37
非点収差	36
等価球面度数	121
標準線	279
ピレンゼピン	148
ピンホール眼鏡	160
ピンホール現象	160
ピンホール効果	52, 130
フィッティングポイント	202
フーコーテスト	2
フーリエ解析	37
フェイスシールド型	189
フォトケラトスコープ	37

フォトレフラクション法	9
複視	159
副尺視力	48, 81
輻湊	158
輻湊運動	221
輻湊けいれん	222
輻湊性調節	127
輻湊反応	221
不正乱視	35, 124, 290
プッシュアップ	109
不同視	132, 157, 258, 270
不同視弱視	172
ぶどう腫	234
部分調節性内斜視	133, 172
プラスチック	139, 273
プラスレンズ	22
プリズム	265
プリズム角度	167
プリズム眼鏡	164
プリズム効果	25, 158, 159
プリズムジオプトリー	164
プリズム度数	103, 167
プルキンエⅠ像	36
プルキンエ・サンソン像	278
フルリム	140
フレーム	139, 145
フレネル膜プリズム	164
プレンティス位置	165
フロント型	189
分光透過率曲線	184
分散	26
分数視力	69, 82
ペイントマーク	202
ペナリゼーション法	57
偏心	280
偏心視	179
偏心視力	83
保護眼鏡	188
母子保健法	292
ポリメチルメタクリル塩酸	286
ホロプタ	69

ま 行

マイナスレンズ	22
マイヤー像	37
膜プリズム	133
ミドリンM®	102, 154
ミドリンP®	127, 154
ムーアジョンソン石川変法	57
無水晶体眼	136
ムスカリン受容体	148
面屈折力	192
モイスチャーエイド®	195
毛様体筋	249
盲人安全つえ	241
網膜視神経線維層欠損	237
網膜剝離	239
模型眼	134, 282
文字コントラスト感度	77
モダン	142

モノビジョン	123
紋理眼底	228

や 行

夜間・薄暮時視機能	78
薬剤ペナリゼーション	57
有水晶体レンズ	284
幼児期	136
横球面収差	36
横（の）色収差	26, 291
装用距離	199
読み分け困難	82, 294

ら 行

裸眼視力	81
乱視	21, 23, 35, 269
乱視軸	6, 31, 33, 92
乱視度数	6, 31, 33
乱視表	254
ランドルト環	32, 49, 77, 81
リム	140
リムレス	140
両眼加重	52, 56, 81
両岸雲霧法	42
両眼視簡易検査器	97
両眼視力	81
両眼同時雲霧法	108
療養補償給付	303
緑内障	236
臨界文字サイズ	181
累進屈折力レンズ	92, 148, 149, 200, 202, 274
累進多焦点眼鏡	264
レーザー	188
レーザー用保護眼鏡	188
レチノスコープ	100
レチノスコピー	12
レンズ	139, 273
レンズ打ち消し法	67
レンズ交換法	20
レンズ光心間距離	25
レンズメータ	197
連続円形切囊術	121
老眼鏡	106
労災保険法	303
老視	55, 114, 222, 225, 249, 260
老視用眼鏡	106
労働者災害補償保険	303
ロービジョン	179

わ 行

歪曲収差	36

数字

Ⅰ型アレルギー反応	195

ギリシャ文字

α 角	279
γ 角	279
κ 角	279
λ 角	279

A−E

Abbe number	200
aberration	35
absolute hyoeropia	56, 266
AC/A 比	172
accommodation	221
accommodative constriction	222
accommodative convergence/accommodation	172
accommodative IOL	226
accommodative palsy	223
accommodative response	217
accommodative spasm	222
accommodative stimulus	216
addition power	203
against the rule astigmatism	270
Airy's disc	288
amplitude of accommodation	214
Amsler 検査	93
angular vision	82
anisometropia	270
anisometropic amblyopia	172
apex	164
apex angle	164
Ar	217
arterior focal plane	269
As	217
asphericity factor	279
aspheric surface	279
astigmatism	269
auto refactkeratometer	2
auto refactmeter	2
awareness of proximity	42
axis	164
back vertex power	197
Badal 光学系	222
Band-Pass 型	74
base	164
BCVA	81
best-corrected visual acuity	81
best spectacle-corrected visual acuity	81
binocular summation	52, 56, 82
binocular visual acuity	81
blurring	42
blur spot	260
BSCVA	81
BVA	81
CCC	121
CCTV	241
centered optical system	278
central visual acuity	83
centration point	199
checker-board	53
choroidal neovascularization	231
chromatic aberration	35, 42
circle of least confusion	269
closed-circuit television	240
CNV	231
coaxial optical system	278
coma aberration	36
conductive keratoalsy	225
continuous curvilinear capsulorrhexis	121
contrast sensitivity	74
corneal inlay	226
corneal refraction	192
corrected visual acuity	81
cortical vision	82
cross cylinder	31
crowding phenomenon	82
curvature of field	36, 281
cycloplegics	44
cylindrical lens	20
D	10, 20, 214
D'ACOMO®	94, 215
decentration	280
decimal visual acuity	82
depth of field	260, 262
depth of focus	260
diopter	10, 20, 214
distant vision	82
distortion	36
drug penalisation	57
duochrome test	26
DVA 動体視力	84
dynamic visual acuity	84
Early Treatment Diabetic Retinopathy Study	71, 77
eccentric viewing	179
eccentric vision	83
emmetropia	266
epiretinal membrane	232
ERM	232
ETDRS 視力表	69, 71, 77
extrafoveal visual acuity	83
E 字視標	49

F−J

facultative hyoeropia	266
far sighted	266
far vision	82
filter glasses	184
Fk-map	112, 218
FOA 方式	199
focal points	281
focimeter	197
focus on axis	199
fogging	42
Foucault テスト	2
Fourier 解析	37
fractional visual acuity	82
Fresnel 膜プリズム	164, 178
functional visual acuity	74, 80
Galieo 式の単眼鏡	182
Gauss 光学	35
geometric axis	285
geometric mean	85
glare	184, 225
GM	85
gradient index lens	281
grating acuity	53
grating acuity card	59
GRIN lens	281
Gullstrand の模型眼	214, 268, 282
halo	125, 225
Helmholtz の学説	222
Helmholtz の模型眼	282
HFC	218, 222
high frequeny component	218, 222
Hirscherg 法	300
hyperacuity	81
hypermetropia	266
hyperopia	266
ICL	284
implantble collamer lens	284
implantble contact lens	284
infinit on axis	199
intermediate visual acuity	82
IOA 方式	199
irregular astigmatism	35
ISO/DIS・8596	49
IT 眼症	112, 222, 224
Jackson cross-cylinder	31
Jaeger スコア	82
J スコア	82

K−O

Kepler 式の単眼鏡	182
kinetic visual acuity	84
Knapp の法則	259
KVA 動体視力	84
lacquer	230
lag of accommodation	217
Landolt ring	32, 49, 60, 77, 81
LASEK	225
latent hyoeropia	266
latent nystagmus	60
Law-Pass 型	74
LEA symbols® playing card	62
LeGrand の模型眼	282
line of sight	285
logarithmic visual acuity	84
LogMAR	84, 86
logMAR 視力	69
M_1 選択的拮抗薬	148
macular hole	233
macular hole retinal detachment	232
Maddox	127
manifest hyoeropia	266
MAR	70, 84, 85
meridional amblyopia	172

mesopic contrast sensitivity	74	
mesopic visual function	78	
MF	232	
MH	233	
MHRD	232	
minimum angle of resolution		70, 84, 85
minimum legible	81	
minimum separable	48, 81	
minimum visible	48, 81	
minimum visual angle	81	
mire 像	37	
MNREAD	181	
modulation transfer function	74	
monochromatic aberration	35	
monocular vision	81	
monovision 法	159, 262	
Moore–Johnson 石川変法	57	
MTF	74	
multifocal IOL	226	
multiple-letter visual acuity chart	83	
myopia	266	
myopic chorioretinal atrophy	228	
myopic cornus	228	
myopic foveoschisis	232	
ND フィルタ	185	
near reflex spasm	222	
near sighted	266	
near-viewing aftereffect	127	
near vision	82	
near visual acuity	54	
near-work induced transient myopia		156
negative accommodation	290	
negative display	116	
nerve fiber layer defect	237	
neutral density filter	185	
New Aniseikonia Test	157	
NFLD	237	
nodal points	281	
nonrefractive accommodative esotropia		172
NP アコモドメータ®	215	
oblique astigmatism	270	
OCT	232	
OD	190	
Ohm 法	53	
OKN	52, 59	
OMA	299	
ophthalmic medical assistant	299	
opitic coherence tomograph	232	
optical axis	278	
optical density	190	
optokinetic nystagmus	52, 59	
Orinda Study	152	
ORT	299	
orthokeratology	151	
orthoptist	299	
over retioscopy	93	

P–T

PAL	200	
partially accommodative esotropia		172
P.D.	104	
penalisation	57	
personal eye protectors	188	
personal eye protectors against laser radiation		188
personal eye protectors for optical radiation		188
Phakic IOL	284	
phoria myopia	52	
photo refraction 法	9	
photphobia	184	
PL 法	59	
PMMA	286	
point spread function	288	
polymethylmethacrylate	286	
positive accommodation	290	
positive display	116	
posterior focal plane	269	
posterior staphyloma	228	
preferential looking 法	59	
Prentice 位置	165	
Prentice の（公）式	158, 180, 265	
presbyopia	55, 222	
principal points	281	
PRK	225	
progressive addition lens	200	
proximal accommodation	127	
PSF	288	
pupillary axis	285	
pupillary distance	104	
Purkinje-Sanson Images	278	
Purkinje I 像	36	
Q 値	279	
radial astigmatism	36	
RD	239	
red-green test	26	
refractive accommodative esotropia		172
relative hyperopia	56	
relative spectacle magnification	259	
RESEC	247	
resting position of accommodation		290
retinal detachment	239	
retinoscopy	12	
RSM	259	
Scheiner's disk principle	4	
Scheiner の原理	4	
Seidel 領域	35	
separation difficulty	82	
Singapore Cohort Study of the Risk Factors for Myopia		152
skiascopy	12	
Sloan letters	71	
SM	258	

Snelen 文字	49	
Snellen チャート	69	
Snellen 方式	82	
spacial frequency	53	
spectacle-domain OCT	234	
spectacle magnification	258	
spherical aberration	35	
spherical lens	20	
static visual acuity	84	
stimulus-response function	156	
Sturm のコノイド	129	
surface ablation	225	
surface power	192	
Sydney Myopia Study	152	
TAC	59	
teller acuity card	59	
tessellated fundus	228	
The Refractive Error Study in Children		247
tiling	104	
time-domain OCT	234	
tonic accommodation	127, 290	
total hyoeropia	266	
Tschening のカーブ	273	

U–Z

uncorrected visual acuity	81	
unilateral visual acuity	81	
VAc	81	
Vas	81	
Vasc	81	
VDT	106, 115, 222	
VDT 近点計®	215	
VDT 症候群	90	
VEP	52, 59	
vergence accommodation	127	
vernier acuity	48, 81	
visual acuity	81	
visual axis	278	
visual display terminal		90, 106, 115, 222
visual evoked potential	52, 59	
visual maintennce ratio	80	
visual regulation of axial length	148	
wavefront	38	
weakness of accommodation	223	
Weber Fechner's law	70	
with the rule astigmatism	270	
Zernike 多項式	39	
Zinn 小帯	249, 298	

Santen

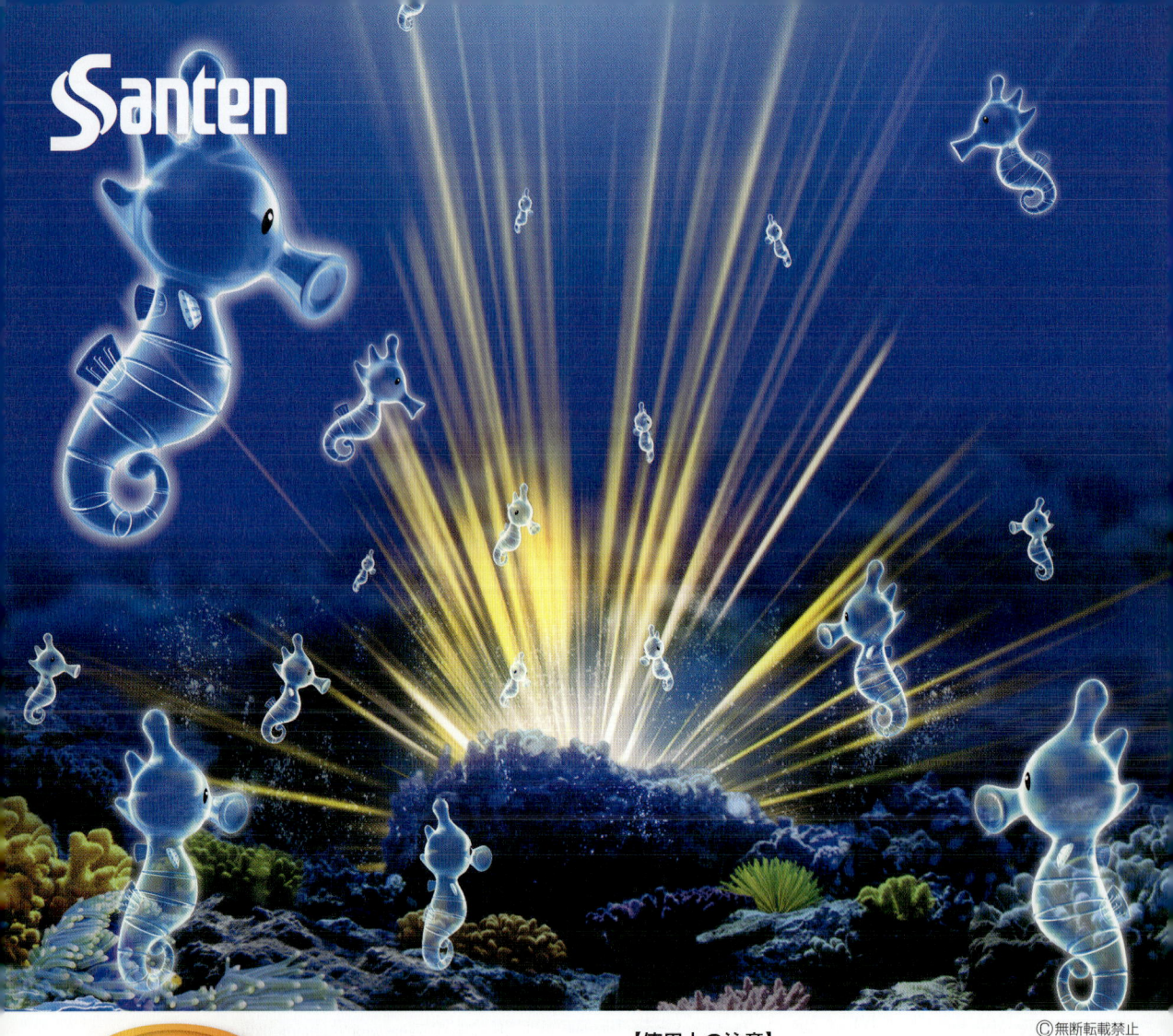

発売準備中

ドライアイ治療剤(ムチン/水分分泌促進点眼剤)

処方せん医薬品（注意－医師等の処方せんにより使用すること） 薬価基準未収載

ジクアス®点眼液3%
DIQUAS® ophthalmic solution 3%
ジクアホソルナトリウム点眼液

禁忌（次の患者には投与しないこと）
本剤の成分に対し過敏症の既往歴のある患者

【効能・効果】
ドライアイ
＜効能・効果に関連する使用上の注意＞
涙液異常に伴う角結膜上皮障害が認められ、ドライアイと診断された患者に使用すること。

【用法・用量】
通常、1回1滴、1日6回点眼する。

製造販売元
参天製薬株式会社
大阪市東淀川区下新庄3-9-19
資料請求先 医薬事業部 医薬情報室

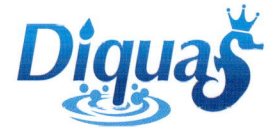

Diquas

【使用上の注意】
1.副作用
総症例655例中、副作用（臨床検査値異常変動を含む）が認められたのは155例（23.7%）であった。主な副作用は、眼刺激感44件（6.7%）、眼脂31件（4.7%）、結膜充血24件（3.7%）、眼痛18件（2.7%）、眼そう痒感16件（2.4%）、異物感14件（2.1%）、眼不快感7件（1.1%）等であった。（承認時）
副作用が認められた場合には投与を中止するなど適切な処置を行うこと。

頻度 種類	5%以上	0.1～5%未満
過敏症	—	眼瞼炎
眼	刺激感	眼脂、結膜充血、眼痛、そう痒感、異物感、不快感、結膜下出血、眼の異常感（乾燥感、違和感、ねばつき感）、霧視、羞明、流涙
その他	—	頭痛、好酸球増加、ALT(GPT)上昇

2.小児等への投与
低出生体重児、新生児、乳児、幼児又は小児に対する安全性は確立していない（使用経験がない）。

3.適用上の注意
1)投与経路：点眼用にのみ使用すること。
2)投与時：
(1)薬液汚染防止のため、点眼のとき、容器の先端が直接目に触れないように注意するよう指導すること。
(2)他の点眼剤と併用する場合には、少なくとも5分間以上の間隔をあけて点眼するよう指導すること。
(3)含水性ソフトコンタクトレンズ装用時の点眼は避けるよう指導すること。
［本剤に含まれているベンザルコニウム塩化物はソフトコンタクトレンズに吸着されることがある。］

投薬期間制限医薬品に関する情報：本剤は新医薬品であるため、厚生労働省告示第97号（平成20年3月19日付）に基づき、薬価基準収載後1年を経過する月の末日までは、1回14日分を限度として投薬すること。

●詳細は添付文書をご参照下さい。
●添付文書・使用上の注意（解説）の記載には十分ご留意しご使用下さい。

©無断転載禁止

2010年7月作成
DA10G000B51T0

Righton

他覚検査の新時代を築く
眼精疲労、調節障害検査の決定版

アコモレフシリーズ

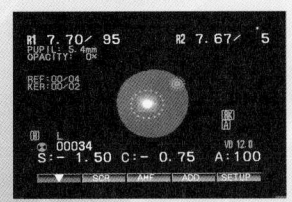

あたらしい検査機

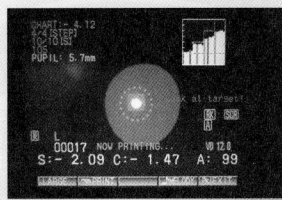

高速他覚屈折測定　　高速調節微動スクリーニング　　中間透光体混濁自動検知

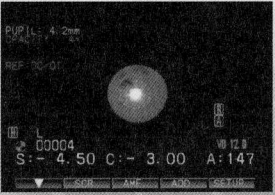

急速なLCD機器の発達や3D機器の普及に伴う眼精疲労、調節トラブルに対応。
さらに、屈折測定中に中間透光体混濁をもとらえる、
最も新しい眼負荷調節・屈折測定一体型!

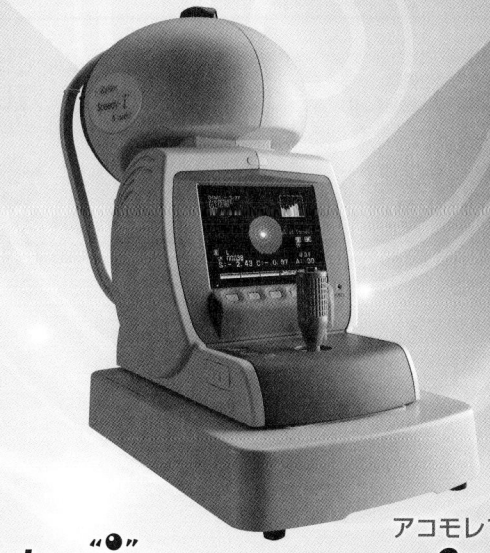

アコモレフ
Speedy-"i"

アコモレフケラト
Speedy-"i"
K-model

製造販売元　株式会社ライト製作所　TEL：03-3960-2275　eigyousitsu@rightmfg.co.jp

国内総代理店(眼科市場)　株式会社JFCセールスプラン　TEL：03-5684-8531(本社)　TEL：06-6271-3341(大阪)
　　　　　　　　　　　　　　　　　　　　　　　　TEL：052-261-1931(名古屋)　TEL：092-414-7360(福岡)

薬事許可番号 04B3X10001

LIPPY FOR ACTIVE KIDS

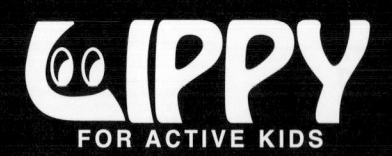

株式会社アックス
546-0012 大阪市東住吉区中野1-14-7
TEL06-6702-7521(代) FAX06-6702-882
info@axe.co.jp

LIPPYジュニアフレームは、お子様の顔の形状や耳の位置に合わせてジャストフィットさせる多機能性フレームです。

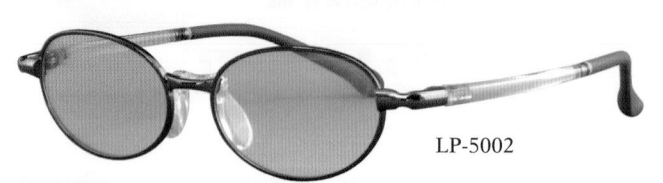

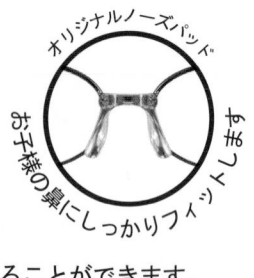

LP-5002

オリジナルノーズパッド
お子様の鼻にしっかりフィットします

■特徴■

1. 左右の耳の位置に合わせて、テンプル（つる）の長さを微調整することができます。二段曲げ・ひっかけ形状といったモダン調整も簡単にでき、快適なフィッティングを実現します。

2. 使用の際、力のかかる部分に厚みをもたせて設計してあります。それにより剛性を強化しています。

3. テンプル・ノーズパッドには、柔軟性に優れた素材【ポリアミドナイロン】を使用しています。医療にも使われている素材で、汗などによる変形・変質の心配がありません。

www.axe.co.jp

創意にみちたクリニカルガイド

編集●樋田哲夫（杏林大学前教授）
　　　江口秀一郎（江口眼科病院院長）

眼科診療のコツと落とし穴

① 手術—前眼部
AB判／並製／236頁
定価10,500円（本体10,000円+税）
ISBN978-4-521-73053-0

③ 検査・診断
AB判／並製／280頁
定価11,550円（本体11,000円+税）
ISBN978-4-521-73069-1

② 手術—後眼部・眼窩・付属器
AB判／並製／236頁
定価10,500円（本体10,000円+税）
ISBN978-4-521-73068-4

④ 薬物療法
AB判／並製／184頁
定価9,450円（本体9,000円+税）
ISBN978-4-521-73062-2

中山書店　〒113-8666 東京都文京区白山1-25-14　TEL 03-3813-1100　FAX 03-3816-1015
http://www.nakayamashoten.co.jp/

インフォームドコンセント支援システム

眼科用3次元CG病気解説・眼球描画・CG描画ツール

iCeye アイシーアイ

アップグレード版
WindowsXP/Vista/7対応
標準価格 ¥79,800

■東京都眼科医会監修　■東京都中小企業振興公社助成事業

さらに使いたくなるソフトに iCeye が進化！

「白内障」「緑内障」「加齢黄斑変性」の病気解説ツール iCeye に、「眼球描画ツール」と「CG 描画ツール」の二つの新しいツールが加わりました！

病気解説ツール

「何度も同じ説明をしなければならない」
「何度説明してもわかってもらえない」

眼科の知識を持たない患者さんへのインフォームドコンセントの一端を iCeye が担い、診療時間の短縮と医師の負担軽減を実現。医療スタッフの研修、検査や術前の説明にもご活用可能。

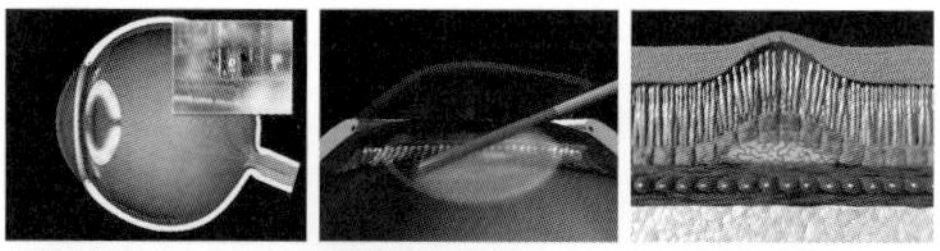

- 皮質白内障
- 超音波乳化吸引術
- 滲出型加齢黄斑変性
- 緑内障の見え方（視野欠損） 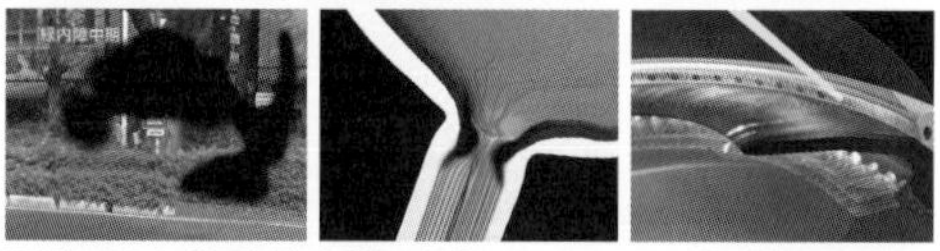
- 視神経の損傷
- レーザー線維柱帯形成術

眼球描画ツール

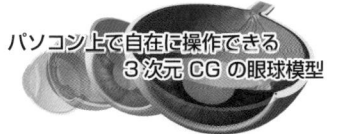

パソコン上で自在に操作できる3次元 CG の眼球模型

・拡大縮小機能で見せたい部分を大きく表示。
・回転機能で、いろいろな方向から患部を示すことが可能。
・眼球のようすを眼球内から見ることも可能。

CG 描画ツール

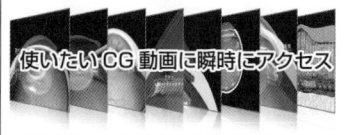

使いたいCG 動画に瞬時にアクセス

・病気解説ツールで使用している CG の見たい部分だけ選べる。
・患部、症状の変化、手術などのポイントを選択可能。
・静止画ではわかりにくい症状も動画なので理解しやすい。

新ツール共通機能

説明を加筆し静止画書出し

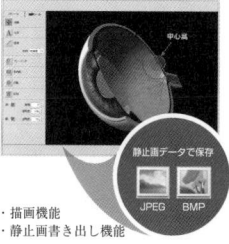

静止画データで保存　JPEG　BMP

・描画機能
・静止画書き出し機能

ご注文お問合せ

Mimir Sun-Bow
有限会社ミミル山房

TEL　042-577-3299
（平日 10:00 〜 20:00）

FAX　042-577-3705
E-mail　iceye@mimir.ne.jp
Web　http://iceye.mimir.ne.jp

〒186-0004 東京都国立市中1-9-4国立ビル506
iCeyeはミミル山房の登録商標です。

詳細はWebで　http://iceye.mimir.ne.jp

デモ版無料貸出

起きてからでは間に合わない！"万一"のための戦略集！

白内障 術中トラブルとリカバリーの基本

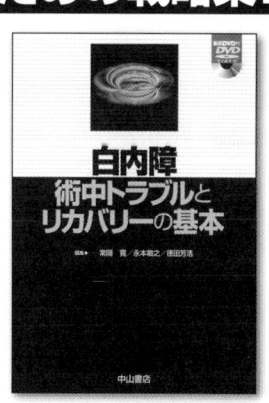

動画DVD付

ISBN978-4-521-73120-9

編集● 常岡　寛（東京慈恵会医科大学眼科学講座）
　　　永本敏之（杏林大学医学部眼科学）
　　　徳田芳浩（井上眼科病院）

B5判／並製／200頁／DVD（約130分）
定価12,600円（本体12,000円＋税）

CONTENTS

- 疼痛制御でのトラブル
- 切開時のトラブル
- CCC作製時のトラブル
- チン小帯脆弱例でのトラブル
- hydrodissection時のトラブル
- 核処理時のトラブル
- 後嚢のトラブル
- 核落下のトラブル
- IOLのトラブル
- IOL縫着時のトラブル

中山書店
〒113-8666　東京都文京区白山1-25-14　TEL 03-3813-1100　FAX 03-3816-1015
http://www.nakayamashoten.co.jp/

専門医認定をめざす，専門医の資格を更新する眼科医必携！
変化の速い眼科領域の知見をプラクティカルに解説

専門医のための 眼科診療クオリファイ

2011年11月 待望の刊行開始!!

●B5判／各巻約250頁／並製／本体予価：12,000〜15,000円

●シリーズ総編集
大鹿哲郎（筑波大学）
大橋裕一（愛媛大学）

●編集陣（五十音順）
相原 一（東京大学）
瓶井資弘（大阪大学）
白神史雄（香川大学）
中馬秀樹（宮崎大学）
仁科幸子（国立成育医療研究センター）
村田敏規（信州大学）

■ 本シリーズの特色

眼科医が日常臨床において頻繁に遭遇する疾患・検査・治療などのテーマを取りあげ，写真・図表を多用し，ビジュアルな誌面で解説．生涯学習にも最適！

日本眼科学会による第18回（2006年）以降の専門医認定試験の過去問題から，その分野の内容にあった問題を抽出し，解説する"**カコモン読解**"を掲載．（各巻平均30問掲載）

診断や治療を進めていくうえでの疑問や悩みについて，解決や決断に至るまでの考え方，アドバイスを解説する"**クリニカル・クエスチョン**"を掲載．

関連する大規模臨床試験について，これまでの経過や最新の結果報告を解説する"**エビデンスの扉**"を掲載．

●各巻の構成と編集

❶	屈折異常と眼鏡矯正	大鹿哲郎（筑波大学）	定価15,225円（本体14,500円+税）
❷	結膜炎オールラウンド	大橋裕一（愛媛大学）	定価14,700円（本体14,000円+税）
3	緑内障診断ガイド	相原 一（東京大学）	本体予価13,500円
4	加齢黄斑変性：診断と治療の最先端	瓶井資弘（大阪大学）	本体予価12,500円
5	全身疾患と眼	村田敏規（信州大学）	本体予価12,500円
6	コンタクトレンズ自由自在	大橋裕一（愛媛大学）	本体予価13,000円
7	視神経・視路の疾患	中馬秀樹（宮崎大学）	本体予価12,500円
8	網膜血管障害	白神史雄（香川大学）	本体予価13,500円
9	子どもの眼と疾患	仁科幸子（国立成育医療研究センター）	本体予価13,500円
10	眼内レンズの使い方	大鹿哲郎（筑波大学）	本体予価13,500円

※配本順，タイトル，価格は諸事情により変更する場合がございます　※白抜き数字は既刊

パンフレットございます！

前金制 お得で確実な定期購読を!!

10冊予価合計 ~~133,000円+税~~
13,000円おトク!!
定期購読料金 → **120,000円+税**

※送料サービス
※お申し込みはお出入りの書店または直接中山書店までお願いします

中山書店 〒113-8666 東京都文京区白山1-25-14 TEL 03-3813-1100 FAX 03-3816-1015
http://www.nakayamashoten.co.jp/

専門医のための眼科診療クオリファイ　1
屈折異常と眼鏡矯正

2010年11月15日　初版第1刷発行 ©〔検印省略〕

シリーズ総編集………大鹿哲郎
　　　　　　　　　　大橋裕一

編集……………………大鹿哲郎

発行者……………………平田　直

発行所……………………株式会社 中山書店
　　　　　〒113-8666 東京都文京区白山 1-25-14
　　　　　TEL 03-3813-1100（代表）　振替 00130-5-196565
　　　　　http://www.nakayamashoten.co.jp/

本文デザイン・装丁……藤岡雅史（プロジェクト・エス）

印刷・製本………………中央印刷株式会社

ISBN 978-4-521-73322-7
Published by Nakayama Shoten Co., Ltd.　　　　　　　　　Printed in Japan
落丁・乱丁の場合はお取り替えいたします

・本書の複製権・上映権・譲渡権・公衆送信権（送信可能化権を含む）は株式会社中山書店が保有します。

・ JCOPY ＜（社）出版者著作権管理機構 委託出版物＞
本書の無断複写は著作権法上での例外を除き禁じられています。複写される場合は、そのつど事前に、（株）日本著作出版権管理システム（電話 03-3817-5670, FAX 03-3815-8199, e-mail: info@jcls.co.jp）の許諾を得てください。